2025国家执业药师职业资格考试2000题

中药学专业知识（二）

主 编 于彩娜

副主编 姜 楠

编 者 （按姓氏笔画排序）

于彩娜 张红梅 张瀚文

姜 楠 訾 慧

中国健康传媒集团

中国医药科技出版社

内 容 提 要

　　本书由具有丰富考前培训经验的专家老师根据新版执业药师职业资格考试大纲及考试指南的内容要求精心编写而成。书中习题按新版考试指南章节编排，题量丰富，出题角度多样，题目难度恰当，题型与真题要求完全一致，并逐题配有答案和详尽解析。随书附赠配套数字化资源，包括历年真题、考生手册、思维导图、高频考点、飞升上岸修炼计划等；赠线上模拟试卷，方便考生系统复习后自查备考。考生可通过做题加深对所学知识点的理解、运用和记忆，提升应试能力。本书是参加2025年国家执业药师职业资格考试考生的辅导用书。

图书在版编目（CIP）数据

　　中药学专业知识（二）／于彩娜主编 . -- 北京：
中国医药科技出版社，2025.4. -- （2025国家执业药师
职业资格考试2000题）. -- ISBN 978-7-5214-5047-7

　　Ⅰ. R28-44

　　中国国家版本馆 CIP 数据核字第 20251V3D85 号

美术编辑　　陈君杞
责任编辑　　樊　莹
版式设计　　友全图文

出版　**中国健康传媒集团** | 中国医药科技出版社
地址　北京市海淀区文慧园北路甲 22 号
邮编　100082
电话　发行：010 - 62227427　邮购：010 - 62236938
网址　www. cmstp. com
规格　889 × 1194mm ¹⁄₁₆
印张　15¼
字数　523 千字
版次　2025 年 4 月第 1 版
印次　2025 年 4 月第 1 次印刷
印刷　大厂回族自治县彩虹印刷有限公司
经销　全国各地新华书店
书号　ISBN 978 - 7 - 5214 - 5047 - 7
定价　**69.00 元**

获取新书信息、投稿、
为图书纠错，请扫码
联系我们。

出 版 说 明

　　执业药师职业资格制度的核心是保障职业准入人员具备良好的职业素质和能力。国家执业药师职业资格考试以执业药师岗位职责和实践内容为出发点，以培养在药品质量管理和药学服务方面具有综合性职业能力、具备自主学习和终生学习的态度和意识、能较好地服务公众健康的人才为目标。

　　为了更好地服务于考生，帮助考生顺利通过考试，我们组织国内工作在教学一线、有着丰富考前培训经验的专家编写了这套丛书。本丛书依据新版考试大纲和考试指南，在对近几年考试真题的考点分布及题型比例、出题难度进行深入研究的基础上编写而成，力求语言规范化、试题原创性和考点全覆盖。本丛书具有以下特点：

　　1. 紧扣新版考纲。新版考试大纲从考试内容、重点要求、出题方向、考题类型等多方面，更加强调实践应用，要求药学服务从业人员系统地掌握"三基"，即基本理论、基本知识和基本技能，并要具备将这些知识在实践中领会、运用、综合、分析等方面的能力。本丛书题目的设计紧紧围绕"以用定考、以考促学、学以致用"这一中心原则。

　　2. 精选通关试题。本丛书所设题型与历年真题完全一致，包括最佳选择题（只有 1 个最符合题意）、配伍选择题（备选项可重复选用，也可不选用）、综合分析选择题（每组题基于同一个案例，只有 1 个最符合题意）和多项选择题（有 2 个或 2 个以上符合题意），并根据近年执业药师考试真题中各章节所占分值比重，对各章节试题总量和题型比例做了合理配置。对重要考点多角度出题，帮助考生举一反三，利用联想记忆、对比记忆和分类记忆等方法掌握相关考点内容。

　　3. 逐题精准解析。为方便考生及时补充知识缺漏，书中对每道试题均设有解析。针对难点和重点题目做了详细解析，旨在开拓考生解题思路。

　　4. 合理安排题量。本丛书各分册均设计试题 2000 余道，题量丰富，旨在使考生通过反复做题，从不同角度熟悉考点，提高复习效率和应试能力。

　　5. 附赠配套资源。为令本丛书更加立体化，使考前复习更加高效、便捷，随书附赠配套数字化资源，包括历年真题、考生手册、思维导图、高频考点、飞升上岸修炼计划等，并赠线上模拟试卷，便于考生熟悉题型，模拟考场，自查备考。获取步骤详见图书封底。

　　本丛书适合参加 2025 年国家执业药师职业资格考试的考生使用。在使用中，如果您有任何意见和建议，欢迎扫描版权页的二维码与我们联系，我们将在今后的工作中不断修订完善。

中国医药科技出版社

2025 年 4 月

目 录

上篇 通关试题

第一部分 常用单味中药 …………………………………………………………………… 2
  第一章 解表药 …………………………………………………………………………… 3
  第二章 清热药 …………………………………………………………………………… 7
  第三章 泻下药 …………………………………………………………………………… 16
  第四章 祛风湿药 ………………………………………………………………………… 18
  第五章 化湿药 …………………………………………………………………………… 21
  第六章 利水渗湿药 ……………………………………………………………………… 23
  第七章 温里药 …………………………………………………………………………… 26
  第八章 理气药 …………………………………………………………………………… 28
  第九章 消食药 …………………………………………………………………………… 31
  第十章 驱虫药 …………………………………………………………………………… 33
  第十一章 止血药 ………………………………………………………………………… 35
  第十二章 活血祛瘀药 …………………………………………………………………… 39
  第十三章 化痰止咳平喘药 ……………………………………………………………… 43
  第十四章 安神药 ………………………………………………………………………… 48
  第十五章 平肝息风药 …………………………………………………………………… 50
  第十六章 开窍药 ………………………………………………………………………… 53
  第十七章 补虚药 ………………………………………………………………………… 55
  第十八章 收涩药 ………………………………………………………………………… 63
  第十九章 涌吐药 ………………………………………………………………………… 66
  第二十章 杀虫燥湿止痒药 ……………………………………………………………… 67
  第二十一章 拔毒化腐生肌药 …………………………………………………………… 69
第二部分 常用中成药 …………………………………………………………………… 71
  第二十二章 内科常用中成药 …………………………………………………………… 72
  第二十三章 外科常用中成药 …………………………………………………………… 118
  第二十四章 妇科常用中成药 …………………………………………………………… 122
  第二十五章 儿科常用中成药 …………………………………………………………… 128
  第二十六章 眼科常用中成药 …………………………………………………………… 132
  第二十七章 耳鼻喉、口腔科常用中成药 ……………………………………………… 134
  第二十八章 骨伤科常用中成药 ………………………………………………………… 139

下篇 试题答案与解析

第一部分 常用单味中药 …………………………………………………………………… 143
  第一章 解表药 …………………………………………………………………………… 143
  第二章 清热药 …………………………………………………………………………… 145
  第三章 泻下药 …………………………………………………………………………… 152
  第四章 祛风湿药 ………………………………………………………………………… 154

第五章　化湿药 ………………………………………………………………………… 156

第六章　利水渗湿药 ………………………………………………………………… 157

第七章　温里药 ………………………………………………………………………… 160

第八章　理气药 ………………………………………………………………………… 161

第九章　消食药 ………………………………………………………………………… 163

第十章　驱虫药 ………………………………………………………………………… 164

第十一章　止血药 …………………………………………………………………… 165

第十二章　活血祛瘀药 …………………………………………………………… 167

第十三章　化痰止咳平喘药 …………………………………………………… 170

第十四章　安神药 …………………………………………………………………… 173

第十五章　平肝息风药 …………………………………………………………… 174

第十六章　开窍药 …………………………………………………………………… 176

第十七章　补虚药 …………………………………………………………………… 177

第十八章　收涩药 …………………………………………………………………… 183

第十九章　涌吐药 …………………………………………………………………… 184

第二十章　杀虫燥湿止痒药 …………………………………………………… 185

第二十一章　拔毒化腐生肌药 ………………………………………………… 186

第二部分　常用中成药 ……………………………………………………………… 188

第二十二章　内科常用中成药 ………………………………………………… 188

第二十三章　外科常用中成药 ………………………………………………… 221

第二十四章　妇科常用中成药 ………………………………………………… 224

第二十五章　儿科常用中成药 ………………………………………………… 227

第二十六章　眼科常用中成药 ………………………………………………… 230

第二十七章　耳鼻喉、口腔科常用中成药 ……………………………… 232

第二十八章　骨伤科常用中成药 ……………………………………………… 235

上篇

通关试题

第一部分
常用单味中药

第一章　解表药

1. 称为"夏月麻黄"的药物是
   A. 细辛
   B. 生姜
   C. 香薷
   D. 荆芥
   E. 紫苏叶

2. 善温中止呕，素有"呕家圣药"之美誉，胃寒呕吐者用之最宜的药物是
   A. 生姜
   B. 藁本
   C. 白芷
   D. 苍耳子
   E. 牛蒡子

3. 能鼓舞脾胃清阳上升，治项背强痛与阳明头痛最宜的药物是
   A. 麻黄
   B. 桂枝
   C. 葛根
   D. 柴胡
   E. 升麻

4. 发汗解暑宜水煎凉服，利水退肿须浓煎服的药物是
   A. 麻黄
   B. 广藿香
   C. 香薷
   D. 青蒿
   E. 浮萍

5. 菊花配枸杞子除能明目外，还能
   A. 润肺
   B. 补肝肾
   C. 强筋骨
   D. 平抑肝阳
   E. 清热解毒

6. 蝉蜕配胖大海除能利咽开音外，还能
   A. 清宣肺气
   B. 明目退翳
   C. 息风止痉
   D. 清热解毒
   E. 透疹止痒

7. 升麻升举脾胃清阳之气，治中气下陷，用法应是
   A. 生用
   B. 炙用
   C. 淋洗
   D. 含漱
   E. 研末调涂

8. 某医师治风热上攻，头痛眩晕，目赤多泪，选用薄荷，是因其能
   A. 疏散风热，清利头目
   B. 疏散风热，息风止痉
   C. 疏散风热，平肝明目
   D. 疏散风热，疏肝解郁
   E. 疏散风热，明目退翳

9. 辛散轻浮上行，微甘微寒清解，散升清泄，善治阳明头痛的药物是
   A. 薄荷
   B. 木贼
   C. 升麻
   D. 淡豆豉
   E. 蔓荆子

10. 细辛内服，煎汤，用量应是
    A. 1～3g
    B. 1～6g
    C. 3～6g
    D. 0.5～1g
    E. 0.5～3g

11. 牛蒡子除能疏散风热、解毒消肿、利咽透疹外，还能
    A. 燥湿祛痰
    B. 泻肺祛痰
    C. 温肺祛痰
    D. 敛肺祛痰
    E. 宣肺祛痰

12. 能散风寒、通鼻窍、祛风湿，止痛，治表证夹湿，鼻渊，鼻鼽，鼻塞流涕的药物是
    A. 紫苏叶
    B. 生姜
    C. 香薷
    D. 辛夷
    E. 苍耳子

13. 患者，男，68岁。视物昏花，肠燥便秘，宜选用的药物配伍是
    A. 桑叶配菊花
    B. 桂枝配白芍
    C. 菊花配枸杞子
    D. 桑叶配黑芝麻
    E. 蝉蜕配胖大海

14. 辛温行散，长于理气，风寒感冒兼气滞，以及脾胃气滞、妊娠呕吐者用之尤宜的药物是
    A. 防风
    B. 薄荷
    C. 紫苏叶
    D. 荆芥
    E. 西河柳

15. 患者，女，28岁。月经量多1年，近1个月又见月经淋漓不止，宜选用炒炭止血的药物是
    A. 麻黄
    B. 细辛
    C. 荆芥
    D. 菊花

E. 葛根

16. 功能发表透疹、祛风除湿，用量过大能令人心烦的药物是
    A. 辛夷　　　　　　　　B. 香薷
    C. 藁本　　　　　　　　D. 苍耳子
    E. 西河柳

17. 荆芥和防风的共同功效是
    A. 透疹　　　　　　　　B. 止血
    C. 胜湿　　　　　　　　D. 解痉
    E. 解表

18. 患者，男，48岁。恶寒发热，鼻塞，头痛，肢体疼痛，咳嗽喘息，痰色稀白，苔薄白，脉浮紧，宜选用的药物是
    A. 细辛　　　　　　　　B. 桑叶
    C. 菊花　　　　　　　　D. 香薷
    E. 西河柳

19. 葛根配黄芩、黄连除能清热燥湿解毒外，还能
    A. 发汗解表　　　　　　B. 宣肺降气而平喘
    C. 清宣肺气利咽　　　　D. 平肝明目
    E. 透热升阳止泻

20. 患者，男，38岁。寒热往来，心烦喜呕，口苦，咽干，舌苔薄白，脉弦，宜选用的药组是
    A. 桑叶配菊花　　　　　B. 桂枝配白芍
    C. 柴胡配黄芩　　　　　D. 麻黄配桂枝
    E. 蝉蜕配胖大海

21. 善开宣肺气而发汗解表、平喘，治风寒表实无汗，兼咳喘者最宜的药物是
    A. 细辛　　　　　　　　B. 麻黄
    C. 菊花　　　　　　　　D. 香薷
    E. 桂枝

22. 为治风通用药，散外风、息内风皆宜，治风寒、风热及表证夹湿皆可，风寒湿三邪客体用之最宜的药物是
    A. 防风　　　　　　　　B. 桑叶
    C. 羌活　　　　　　　　D. 葛根
    E. 菊花

23. 善治太阳经头痛，但因其辛温燥烈，伤阴耗血，故阴虚头痛者慎服的药物是
    A. 细辛　　　　　　　　B. 薄荷
    C. 白芷　　　　　　　　D. 羌活
    E. 菊花

24. 功能理气宽中、止痛、安胎，既治胸膈痞闷、胃脘疼痛、嗳气呕吐，又治胎动不安的药物是
    A. 紫苏叶　　　　　　　B. 紫苏梗
    C. 防风　　　　　　　　D. 荆芥
    E. 菊花

二、配伍选择题

[1～3题共用备选答案]
    A. 升麻　　　　　　　　B. 葛根
    C. 桑叶　　　　　　　　D. 柴胡
    E. 菊花

1. 患者，男，26岁。患肺热咳嗽，咯痰难出2周，近日痰中带血。宜选用的药物是

2. 患者，女，46岁。患风热感冒7天，近2日又见目赤肿痛、头痛。宜选用的药物是

3. 患者，女，36岁。患感冒2天，近1日又见寒热往来、胸胁胀痛。宜选用的药物是

[4～6题共用备选答案]
    A. 木贼　　　　　　　　B. 牛蒡子
    C. 蝉蜕　　　　　　　　D. 地肤子
    E. 蔓荆子

4. 可治疗风热感冒，咳嗽痰多，风疹瘙痒的药物是

5. 可治疗风热感冒，咽痛音哑，小儿惊哭夜啼的药物是

6. 可治疗风热感冒头痛，目赤多泪，目暗不明的药物是

[7～9题共用备选答案]
    A. 祛风止痛　　　　　　B. 明目退翳
    C. 凉血止血　　　　　　D. 宣肺祛痰
    E. 清利头目

7. 薄荷除能疏散风热外，还能

8. 蝉蜕除能疏散风热外，还能

9. 牛蒡子除能疏散风热外，还能

[10～11题共用备选答案]
    A. 紫苏叶　　　　　　　B. 藁本
    C. 白芷　　　　　　　　D. 生姜
    E. 辛夷

10. 能解表散寒、燥湿、止痛，治表证夹湿、阳明头痛的药物是

11. 能祛风散寒、除湿、止痛，治表证夹湿、巅顶头痛的药物是

[12～13题共用备选答案]

A. 荆芥 B. 蝉蜕
C. 桑叶 D. 菊花
E. 木贼

12. 既能疏散风热，又能清肺润燥的药物是

13. 既能疏散风热，又能清热解毒的药物是

[14～15题共用备选答案]

A. 辛夷 B. 荆芥
C. 桑叶 D. 蝉蜕
E. 淡豆豉

14. 既能散风寒，又能通鼻窍的药物是

15. 既能解表，又能除烦、宣发郁热的药物是

[16～17题共用备选答案]

A. 疏肝行气 B. 息风止痉
C. 清肺润燥 D. 明目退翳
E. 清热解毒

16. 薄荷除能疏散风热、清利头目外，还能

17. 升麻除能发表透疹、升举阳气外，还能

[18～19题共用备选答案]

A. 藁本 B. 荆芥
C. 桑叶 D. 蝉蜕
E. 白芷

18. 可治疗巅顶头痛的药物是

19. 可治疗鼻渊头痛的药物是

[20～22题共用备选答案]

A. 既疏散风热，又润肺止咳
B. 发汗解表力强
C. 主温燥，兼敛润
D. 清肺平喘，兼透表热
E. 宣肺降气而平喘止咳

20. 麻黄配桂枝的意义是

21. 麻黄配石膏的意义是

22. 麻黄配苦杏仁的意义是

[23～24题共用备选答案]

A. 既疏散风热，又润肺止咳
B. 发汗解表力强
C. 主温燥，兼敛润，善温肺化饮
D. 清肺平喘，兼透表热
E. 宣肺降气而平喘止咳

23. 细辛配干姜、五味子的意义是

24. 桑叶配苦杏仁的意义是

[25～27题共用备选答案]

A. 西河柳 B. 浮萍
C. 木贼 D. 淡豆豉
E. 蔓荆子

25. 可治疗麻疹透发不畅，风疹瘙痒，风湿痹痛的药物是

26. 可治疗风热感冒，麻疹透发不畅，风疹瘙痒，水肿尿少的药物是

27. 可治疗风热目赤，迎风流泪，目生云翳，出血证的药物是

[28～30题共用备选答案]

A. 疏散风热，平肝明目 B. 发汗解表
C. 调和营卫，解肌发表 D. 和解少阳
E. 清热燥湿，泻火解毒

28. 桑叶配菊花善

29. 麻黄配桂枝善

30. 桂枝配白芍善

三、综合分析选择题

[1～3题共用题干]

患者，男，30岁。症见汗出不止，四肢逆冷，头晕乏力，神疲倦怠，苔白，脉沉。医师诊断为自汗，证属卫阳不足、营卫不和、表虚不固，治以调和营卫、温阳益气、固表敛汗，处方为桂枝、白芍、生姜、大枣、甘草、附子、黄芪、煅龙骨、煅牡蛎，水煎服。

1. 处方中，既走表，又走里，凡风寒表证无论虚实皆宜的药物是

A. 麻黄 B. 紫苏叶
C. 桑叶 D. 蝉蜕
E. 桂枝

2. 医师在处方中选用附子，是因其能

A. 止汗 B. 解肌
C. 益气 D. 助阳
E. 敛汗

3. 治风寒表虚有汗常与桂枝配伍使用的药物是

A. 白芍 B. 黄芪
C. 麻黄 D. 附子
E. 煅龙骨

[4～6题共用题干]

患者，男，28岁。咳嗽，头痛，口微渴，咽痛，脉浮数。医师诊断为风热感冒初起，治以疏风清热、宣肺止咳，处方药物为桑叶、菊花、苦杏仁、连翘、

薄荷、桔梗、生甘草，水煎服。

4. 处方中桑叶除能疏散风热外，还能
   A. 清利头目
   B. 宣肺利咽
   C. 清肺润燥
   D. 清热解毒
   E. 疏肝解郁

5. 桑叶配菊花除能疏散风热外，还能
   A. 平抑肝阳
   B. 平肝健脾
   C. 平肝息风
   D. 平肝宁肺
   E. 平肝明目

6. 患者兼见音哑，拟在方中加用开音之品，宜选用的药物是
   A. 柴胡
   B. 葛根
   C. 蝉蜕
   D. 西河柳
   E. 牛蒡子

四、多项选择题

1. 既能疏散风热，又能明目退翳的药物有
   A. 薄荷
   B. 蝉蜕
   C. 桑叶
   D. 木贼
   E. 谷精草

2. 能清利头目的药物有
   A. 薄荷
   B. 蝉蜕
   C. 牛蒡子
   D. 蔓荆子
   E. 西河柳

3. 细辛的使用注意有
   A. 不宜与藜芦同用
   B. 用量不宜过大，尤其是散剂更须谨慎
   C. 肺热咳嗽者忌服
   D. 阴虚咳嗽者忌服
   E. 阴虚阳亢头痛者忌服

4. 羌活与藁本的共同功效有
   A. 散寒
   B. 止痛
   C. 通鼻窍
   D. 和中化湿
   E. 祛风除湿

5. 既能治疗感冒，又能治疗肝郁气滞证的药物有
   A. 薄荷
   B. 蝉蜕
   C. 桑叶
   D. 菊花
   E. 柴胡

第二章　清热药

一、最佳选择题

1. 患者，男，24 岁。感冒 5 日，症见咽喉肿痛、咳喘痰多、喉中辘辘如水鸡声，舌红，苔黄腻。证属热结痰瘀，治宜选用的药物是
   - A. 青黛
   - B. 白头翁
   - C. 射干
   - D. 鱼腥草
   - E. 石膏

2. 既能清热解毒、活血止痛，又能祛风通络，治肠痈腹痛、风湿痹痛的药物是
   - A. 大血藤
   - B. 鱼腥草
   - C. 紫草
   - D. 土茯苓
   - E. 蒲公英

3. 入心、胃、小肠经，既清心除烦、利尿，又凉散上焦风热，治风热表证及温病初期常用的药物是
   - A. 百合
   - B. 石膏
   - C. 天花粉
   - D. 竹叶
   - E. 芦根

4. 苦泄寒清，甘润滋滑，上清肺热而泻火，中清胃热而除烦渴，下滋肾阴而润燥滑肠、退虚热的药物是
   - A. 知母
   - B. 石膏
   - C. 黄芩
   - D. 黄柏
   - E. 黄连

5. 知母盐水炒用的目的是
   - A. 增强滋阴降火之功效
   - B. 增强清肺润燥之功效
   - C. 增强清热泻火之功效
   - D. 可软坚散结，用于肠燥便秘
   - E. 增强清胃生津之功效

6. 患者，男，46 岁。温病初起，症见胸中烦闷，虚烦不眠。宜配伍淡豆豉的药物是
   - A. 薄荷
   - B. 柴胡
   - C. 黄芩
   - D. 黄柏
   - E. 栀子

7. 栀子除能泻火除烦、清热利尿、消肿止痛外，还能

   - A. 凉血解毒
   - B. 清热燥湿
   - C. 清肝明目
   - D. 收湿敛疮
   - E. 活血化瘀

8. 患者，女，38 岁。患痰火郁结之瘰疬数年，近日出现头痛眩晕，目珠夜痛，医师处方中选用夏枯草，因其功效为
   - A. 平肝明目，化痰散结
   - B. 消痰软坚，养肝明目
   - C. 清热凉血，散结消肿
   - D. 清热生津，养肝明目
   - E. 清肝泻火，散结消肿

9. 患者，女，28 岁。妊娠 4 个月，症见胎漏下血，舌质红，脉数。医师诊断为胎动不安，证属胎热，宜选用的药物是
   - A. 白术
   - B. 黄芩
   - C. 黄柏
   - D. 杜仲
   - E. 桑寄生

10. 患者，男，42 岁。症见下痢赤白，泻下不爽，里急后重，肛门灼热，腹胀腹痛，舌红苔黄腻。证属湿热，宜配伍木香的药物是
    - A. 龙胆
    - B. 黄连
    - C. 黄芩
    - D. 黄柏
    - E. 白头翁

11. 患者，男，35 岁。症见呕吐，泛酸，胃中嘈杂，急躁易怒，胁痛口苦，舌红苔黄。证属肝火犯胃，宜选用的药物配伍是
    - A. 黄连配吴茱萸
    - B. 黄连配木香
    - C. 黄连配半夏
    - D. 黄连配生姜
    - E. 川楝子配吴茱萸

12. 治疗下焦湿热证，宜配伍黄柏的药物是
    - A. 木瓜
    - B. 秦艽
    - C. 苦参
    - D. 苍术
    - E. 独活

13. 能清热解毒，疏散风热，利尿的药物是
    - A. 石韦
    - B. 连翘
    - C. 茵陈
    - D. 金银花

E. 金钱草

14. 鱼腥草和马齿苋共有的功效是
A. 排脓消痈　　　　B. 通淋
C. 凉血止血　　　　D. 活血止痛
E. 清热解毒

15. 患者，男，36岁。咽痛5日，刻下症见咽喉肿痛，咽干口渴，大便数日不行，舌红少津，脉细数。治宜清热凉血、滋阴降火、解毒散结，宜选用的药物是
A. 玄参　　　　　　B. 牡丹皮
C. 赤芍　　　　　　D. 生地黄
E. 紫草

16. 患者，女，43岁。患湿热淋痛、小便不利数日，又出现阴痒、带下。当治以清热燥湿、杀虫止痒、利尿，宜选用的药物是
A. 玄参　　　　　　B. 苦参
C. 赤芍　　　　　　D. 黄柏
E. 黄芩

17. 生用清热，炒用安胎，酒炒上行，炒炭止血的药物是
A. 荆芥　　　　　　B. 艾叶
C. 菟丝子　　　　　D. 黄芩
E. 黄连

18. 患者，男，56岁。症见目赤肿痛，羞明多泪，便秘，舌红苔黄，脉弦数。当治以清热明目、润肠通便，宜选用的药物是
A. 决明子　　　　　B. 桑叶
C. 槐花　　　　　　D. 夏枯草
E. 菊花

19. 专入肝经，为清肝明目之要药，尤善治肝阴不足之目珠夜痛的药物是
A. 决明子　　　　　B. 夏枯草
C. 谷精草　　　　　D. 栀子
E. 苍术

20. 能清热凉血、滋阴降火、解毒散结，治热病伤阴，咽喉肿痛，痈肿疮毒，以及阴虚肠燥便秘的药物是
A. 射干　　　　　　B. 地黄
C. 玄参　　　　　　D. 赤芍
E. 牡丹皮

21. 苦能泄散，微寒能清，既清解热毒，又疏散风热，

还散结消肿、利尿，素有"疮家圣药"之称的药物是
A. 鱼腥草　　　　　B. 牛蒡子
C. 黄连　　　　　　D. 金银花
E. 连翘

22. 功能清热解毒、凉血止痢，主治热毒血痢、阴痒带下的药物是
A. 秦皮　　　　　　B. 黄连
C. 鸦胆子　　　　　D. 白头翁
E. 金银花

23. 能凉血除蒸、清肺降火，治疗阴虚潮热、骨蒸盗汗、肺热咳嗽的药物是
A. 青蒿　　　　　　B. 地骨皮
C. 胡黄连　　　　　D. 银柴胡
E. 牡丹皮

24. 能清热凉血、活血散瘀，治温邪伤阴、阴虚发热、夜热早凉、久病伤阴之无汗骨蒸的药物是
A. 地黄　　　　　　B. 赤芍
C. 牡丹皮　　　　　D. 玄参
E. 地骨皮

25. 既能清虚热、除骨蒸、解暑热、退黄，又能截疟的药物是
A. 秦艽　　　　　　B. 青蒿
C. 滑石　　　　　　D. 鸦胆子
E. 草果

26. 患者，男，24岁。症见咽喉肿痛、牙龈肿痛，舌红苔黄。证属火毒蕴结，当治以清热解毒、消肿利咽，宜选用的药物是
A. 射干　　　　　　B. 桔梗
C. 山豆根　　　　　D. 牛蒡子
E. 薄荷

27. 芦根的功效不包括
A. 消肿　　　　　　B. 生津
C. 利尿　　　　　　D. 除烦
E. 止呕

28. 患者，男，30岁。症见身热烦躁，口燥咽干，牙龈出血，黄疸，小便黄赤，大便干结，舌红苔黄，脉数有力。证属三焦火毒证，治以泻火解毒、利小便、缓通便，宜选用的药物是
A. 黄柏　　　　　　B. 黄连
C. 栀子　　　　　　D. 龙胆

E. 黄芩

29. 苦泄甘润寒清，咸软入肾走血，入肺、胃、肾经。既清热降火而凉血、解热毒，又滋阴生津、润肠通便、解毒散结的药物是
A. 大青叶　　　　B. 板蓝根
C. 牡丹皮　　　　D. 赤芍
E. 玄参

30. 能清热降火坚阴，常用治阴虚火旺的药物配伍是
A. 知母配黄柏　　B. 石膏配知母
C. 金银花配连翘　D. 大黄配芒硝
E. 生地黄配玄参

31. 不属于黄柏主治病证的是
A. 阴虚火旺之骨蒸劳热
B. 脚气痿躄
C. 带下阴痒
D. 黄疸尿赤
E. 肺热咳嗽

32. 治肝火扰肺之咳嗽胸痛、痰中带血，选用青黛内服，其用量是
A. 1~1.5g　　　　B. 1~3g
C. 3~4.5g　　　　D. 4.5~6g
E. 6~10g

33. 治外感风热每用，治咽喉红肿、热毒痈肿及内痈无论兼表与否皆宜。既清热解毒，又疏散风热，兼散结利尿的药物配伍是
A. 黄连配连翘　　B. 金银花配连翘
C. 大青叶配连翘　D. 穿心莲配连翘
E. 蒲公英配连翘

34. 不属于鸦胆子主治病证的是
A. 热毒血痢　　　B. 休息痢
C. 疔疮肿毒　　　D. 赘疣
E. 疟疾

35. 患者，男，48岁。体型瘦削，现症见咳嗽、咳痰，痰少质黏，口燥咽干，口渴，舌红少津，脉细数。治宜滋阴润肺、清热化痰，宜配伍川贝母的药物是
A. 石膏　　　　　B. 浙贝母
C. 知母　　　　　D. 生地黄
E. 芦根

36. 不属于石膏主治病证的是
A. 外感热病，高热烦渴

B. 阴虚火旺
C. 胃火亢盛
D. 肺热喘咳
E. 头痛、牙痛

37. 不属于知母主治病证的是
A. 热病烦渴　　　B. 燥热咳嗽
C. 肝胆火旺　　　D. 阴虚肠燥便秘
E. 肺热咳嗽

38. 患者，男，35岁。症见目黄，身黄，黄色鲜明，小便黄少，心烦，失眠，舌红，苔黄腻，脉数。宜配伍黄柏的药物是
A. 黄芩　　　　　B. 陈皮
C. 金银花　　　　D. 栀子
E. 夏枯草

39. 患者，男，30岁。症见呕吐吞酸，胃脘痞满不舒，口舌生疮，心烦不寐，耳道湿疮、流脓，舌红苔黄腻，脉滑数。证属湿热，选用的药物是
A. 黄连　　　　　B. 龙胆
C. 石膏　　　　　D. 金银花
E. 连翘

40. 苦寒，清泄而燥，沉降下行，既泻胆肝实火，又善除肝胆湿热的药物是
A. 黄连　　　　　B. 龙胆
C. 密蒙花　　　　D. 青葙子
E. 夏枯草

41. 赤芍除能治疗温病热入营血、血滞经闭、痛经外，还能治疗
A. 无汗骨蒸
B. 四肢、脘腹挛急疼痛
C. 血虚萎黄
D. 阴虚内热
E. 肝郁化火之胁痛

42. 紫草的功效是
A. 疏散风热，清热解毒
B. 生肌敛疮，润肠通便
C. 清热凉血，透疹消斑
D. 清热燥湿，泻火解毒
E. 解毒疗疮，退虚热

43. 患者，男，29岁。温病3天，症见高热，斑疹紫黑。证属血热毒盛，宜选用的药物是
A. 生地黄　　　　B. 玄参

C. 大青叶　　　　D. 青黛
E. 紫草

44. 关于水牛角的用法用量和使用注意，叙述错误的是
A. 宜锉碎先煎3小时以上
B. 浓缩粉，每次1.5~3g，每日2次
C. 脾胃虚寒者忌服
D. 煎汤，15~30g
E. 烊化兑服

45. 水牛角的功效不包括
A. 清热　　　　B. 凉血
C. 定惊　　　　D. 透疹
E. 泻火解毒

46. 患者，男，55岁。患肺痈，症见咳吐脓血，咳嗽痰稠，舌红，苔黄腻，脉滑数。宜配伍鱼腥草的药物是
A. 牛黄　　　　B. 桔梗
C. 水牛角　　　D. 败酱草
E. 陈皮

47. 既清热解毒、止带，又收涩止痢，还明目的药物是
A. 白头翁　　　B. 黄柏
C. 秦皮　　　　D. 龙胆
E. 车前子

48. 既能清热解毒，又能排脓祛瘀的药物是
A. 牡丹皮　　　B. 金荞麦
C. 车前子　　　D. 赤芍
E. 玄参

49. 银柴胡和胡黄连共有的功效是
A. 清湿热、解暑热
B. 解暑热、透表热
C. 退虚热、清湿热
D. 凉血热、退虚热
E. 退虚热、除疳热

50. 功能清热解毒、化痰散结，既治痈肿疔毒，又治瘰疬瘿瘤、癥瘕痞块的药物是
A. 半枝莲　　　B. 半边莲
C. 白花蛇舌草　D. 山慈菇
E. 地锦草

51. 能清热解毒、利湿通淋，临床常用来治疗胃癌、食管癌、直肠癌等癌肿的药物是

A. 鱼腥草　　　B. 地锦草
C. 败酱草　　　D. 垂盆草
E. 白花蛇舌草

52. 既可治疗骨蒸潮热，又可治疗小儿疳热的药物是
A. 青蒿　　　　B. 白薇
C. 秦皮　　　　D. 胡黄连
E. 黄柏

53. 关于青蒿的用法用量和使用注意，叙述正确的是
A. 先煎
B. 不入汤剂
C. 可鲜用绞汁
D. 煎汤15~20g
E. 肝脾不和者不宜服

54. 治肝火犯肺之咳痰黏稠、色黄带血，宜配伍海蛤壳的药物是
A. 青黛　　　　B. 夏枯草
C. 龙胆　　　　D. 决明子
E. 栀子

55. 金银花治血痢及便血的用法是
A. 露剂　　　　B. 鲜用
C. 炒炭用　　　D. 生用
E. 蜜炙

56. 功能清心、解毒、凉肝、息风，治温病高热动风，小儿急惊抽搐的药物是
A. 大青叶　　　B. 牛黄
C. 连翘　　　　D. 黄连
E. 赤芍

57. 热病后期，阴虚发热，症见夜热早凉，或低热不退。当治以清退虚热、滋阴凉血，宜配伍青蒿的药物是
A. 黄柏　　　　B. 石膏
C. 地骨皮　　　D. 白薇
E. 鳖甲

58. 关于石膏的性能特点，叙述错误的是
A. 生用甘辛大寒，主清泄，兼透解
B. 入肺、胃经，为治气分高热和肺胃实火之要药
C. 煅后性涩寒，主收敛，兼清泄
D. 煅用善清泄气分实热和肺胃实火
E. 外用能收敛生肌，兼清热

59. 关于鸦胆子的用法用量和使用注意，叙述错误的是
A. 用龙眼肉包裹或装入胶囊吞服

B. 脾胃虚弱者、胃肠出血者、肝肾疾病患者忌服

C. 内服入煎剂，0.5～2g

D. 宜中病即止，不可多用、久服

E. 孕妇、婴幼儿慎用

60. 善治肠痈腹痛，兼治肺痈，或兼脾虚者，宜配伍败酱草的药物是

A. 茯苓　　　　　　　B. 白术

C. 连翘　　　　　　　D. 生薏苡仁

E. 土茯苓

61. 内服善清解热毒、凉血消斑、泻火定惊，为治温毒发斑、血热吐衄、肝热惊痫、肝火扰肺之要药的是

A. 大青叶　　　　　　B. 青黛

C. 板蓝根　　　　　　D. 牛黄

E. 金银花

62. 患者，女，30 岁。产后 15 天出现乳房红肿疼痛，诊断为乳痈，医师处方选用蒲公英，因其既善清热解毒，又能

A. 清热凉血　　　　　B. 散结消痈

C. 疏散风热　　　　　D. 燥湿

E. 活血止痛

63. 患者，男，42 岁。梅毒病史 3 年。因服用汞剂而致肢体拘挛。治宜解毒、通利关节，宜选用的药物是

A. 重楼　　　　　　　B. 大血藤

C. 牛黄　　　　　　　D. 土茯苓

E. 半边莲

64. 患者，男，60 岁。平素体型肥胖，高血压病史 20 余年。1 天前突然昏倒，诊断为缺血性脑卒中，症见神识不清，呼吸气粗，喉间痰鸣，舌红，苔黄腻，脉滑数。证属中风痰热神昏，宜选用的药物是

A. 金银花　　　　　　B. 连翘

C. 羚羊角　　　　　　D. 水牛角

E. 牛黄

65. 患者，男，35 岁。3 天前感冒，今日加重，症见壮热，不恶寒反恶热，汗出，口渴多饮，面红目赤，舌红苔黄，脉洪数。证属气分高热，宜选用的药物配伍是

A. 薄荷配连翘　　　　B. 桂枝配麻黄

C. 石膏配知母　　　　D. 黄连配黄芩

E. 青蒿配地骨皮

66. 患者，女，51 岁。症见骨蒸潮热，盗汗，咳嗽咽干，牙龈出血，舌红，脉数。当治以凉血除蒸、

清肺降火，宜选用的药物是

A. 薄荷　　　　　　　B. 地骨皮

C. 石膏　　　　　　　D. 胡黄连

E. 青蒿

67. 患儿，男，5 岁。症见疳积发热，形体消瘦，咽喉肿痛，舌红，脉数。当治以退虚热、除疳热，宜选用的药物是

A. 黄柏　　　　　　　B. 地骨皮

C. 知母　　　　　　　D. 胡黄连

E. 青蒿

68. 患者，女，28 岁。产后 13 天，症见低热，心烦，尿频、尿急、尿痛，面色萎黄。宜选用的药物是

A. 牡丹皮　　　　　　B. 青蒿

C. 地骨皮　　　　　　D. 胡黄连

E. 白薇

69. 能清热泻火、除烦、生津，治热病烦渴，以及心火上炎之口舌生疮的药物是

A. 竹叶　　　　　　　B. 栀子

C. 黄柏　　　　　　　D. 夏枯草

E. 石膏

70. 患者，男，22 岁。刻下症见咽部红肿疼痛，吞咽困难，牙龈肿痛，舌红苔黄，脉数。治当清热解毒、凉血利咽，宜选用的药物是

A. 马齿苋　　　　　　B. 重楼

C. 板蓝根　　　　　　D. 青黛

E. 半枝莲

二、配伍选择题

[1～3 题共用备选答案]

A. 清热解毒，利水消肿

B. 清热解毒，泻下攻积

C. 清热解毒，凉血消肿

D. 清热解毒，化瘀利尿

E. 清热解毒，豁痰开窍

1. 半边莲的功效是

2. 半枝莲的功效是

3. 紫花地丁的功效是

[4～7 题共用备选答案]

A. 决明子　　　　　　B. 密蒙花

C. 青葙子　　　　　　D. 枸杞子

E. 谷精草

4. 患者，男，42 岁。患风热目赤，肿痛羞明，目生

翳膜，头痛。治当疏散风热、明目退翳，宜选用的
药物是

5. 患者，女，39 岁。患肝热目赤、目生翳膜、视物
昏花，肝火眩晕。治当清肝泻火、明目退翳，宜选
用的药物是

6. 患者，女，61 岁。患肝火上炎目赤、羞明多泪、
目生翳膜，肝虚目暗、视物昏花。治当清热泻火、
养肝明目、退翳，宜选用的药物是

7. 患者，男，72 岁。患肝经风热之目赤肿痛，伴大便
秘结。治当清热明目、润肠通便，宜选用的药物是

[8 ~ 11 题共用备选答案]

    A. 龙胆　　　　　　　B. 黄连
    C. 黄柏　　　　　　　D. 苦参
    E. 黄芩

8. 既能清热燥湿，又能杀虫止痒，治带下、阴痒、滴
虫阴道炎的药物是

9. 既能清热燥湿，又能泻肝胆火，治胁痛口苦、阴肿
阴痒、带下、湿疹瘙痒的药物是

10. 既能清热燥湿，又能止血，治湿热泻痢、血热咳
血的药物是

11. 既能清热燥湿，又能泻火解毒，治高热神昏、心
火亢盛、心烦不寐的药物是

[12 ~ 15 题共用备选答案]

    A. 金荞麦　　　　　　B. 鸦胆子
    C. 木蝴蝶　　　　　　D. 贯众
    E. 半枝莲

12. 患者，男，38 岁。患疔疮肿毒，咽喉肿痛，兼水
肿。宜选用的药物是

13. 患者，女，29 岁。患肺热咳嗽，喉痹，音哑；肝
胃气痛。宜选用的药物是

14. 患者，男，30 岁。患时疫感冒，风热头痛，温毒
发斑。宜选用的药物是

15. 患者，男，42 岁。患肺痈吐脓，肺热喘咳。宜选
用的药物是

[16 ~ 17 题共用备选答案]

    A. 肺痈　　　　　　　B. 肠痈
    C. 乳痈　　　　　　　D. 丹毒
    E. 疔毒

16. 蒲公英能清热解毒，消肿散结，善治

17. 鱼腥草能清热解毒，消痈排脓，善治

[18 ~ 20 题共用备选答案]

    A. 黄芩　　　　　　　B. 黄连

    C. 黄柏　　　　　　　D. 龙胆
    E. 夏枯草

18. 能清肝泻火，散结消肿的药物是

19. 能清热燥湿，除骨蒸的药物是

20. 能清热燥湿，止血，安胎的药物是

[21 ~ 24 题共用备选答案]

    A. 龙胆　　　　　　　B. 栀子
    C. 黄柏　　　　　　　D. 黄芩
    E. 黄连

21. 能清心、肺、三焦之火而泻火除烦解毒、凉血止
血的药物是

22. 能清热燥湿，善清上焦湿热，除肺与大肠之火的
药物是

23. 能泻胆肝实火而凉肝定惊、解热毒的药物是

24. 能清热燥湿，善清相火、退虚热、除下焦湿热的
药物是

[25 ~ 27 题共用备选答案]

    A. 清热生津、凉血、止血
    B. 补血滋阴
    C. 清热凉血、养阴生津
    D. 活血化瘀
    E. 退虚热

25. 干地黄长于

26. 鲜地黄长于

27. 熟地黄长于

[28 ~ 31 题共用备选答案]

    A. 金银花　　　　　　B. 野菊花
    C. 穿心莲　　　　　　D. 重楼
    E. 紫花地丁

28. 患者，男，36 岁。患疮痈肿毒，疼痛较甚，治当
清热解毒、消肿止痛，宜选用的药物是

29. 患者，女，47 岁。患肝阳上亢之目赤肿痛、头痛
眩晕，近日又患风热感冒、咽喉肿痛，治当清热
解毒、泻火平肝，宜选用的药物是

30. 患者，男，29 岁。患目赤肿痛、疔疮肿毒，治当
清热解毒、凉血消肿，宜选用的药物是

31. 患者，女，47 岁。患感冒发热、咽喉肿痛、湿热
泻痢，治当清热解毒、凉血、消肿、燥湿，宜选
用的药物是

[32 ~ 35 题共用备选答案]

    A. 地锦草　　　　　　B. 白鲜皮
    C. 秦皮　　　　　　　D. 紫花地丁

E. 金荞麦

32. 患者，男，42岁。患风湿热痹，又见湿热疮毒、黄水淋漓，宜选用的药物是

33. 患者，男，39岁。患火毒炽盛之疔疮肿毒、目赤肿痛，宜选用的药物是

34. 患者，女，45岁。患湿热泻痢、肝热目赤肿痛、赤白带下，宜选用的药物是

35. 患者，男，50岁。患湿热黄疸月余，近日又患血热之尿血、便血，宜选用的药物是

[36～38题共用备选答案]

　　A. 淡竹叶　　　　　　　B. 芦根
　　C. 栀子　　　　　　　　D. 石膏
　　E. 知母

36. 能清热泻火、利尿通淋，治心火下移小肠之小便短赤涩痛的药物是

37. 能泻火除烦、清热利湿，治湿热黄疸、淋证涩痛的药物是

38. 能清热泻火、生津止渴、利尿，治热病烦渴，小便短赤的药物是

三、综合分析选择题

[1～3题共用题干]

　　患者，男，62岁。体型肥胖，高血压病史20余年。刻下症见：神昏，喉间痰鸣，发热，舌红苔黄腻，脉滑数。中医辨证为中风痰热神昏，处方中选用牛黄。

1. 关于牛黄的性能特点，叙述错误的是
　　A. 甘凉清泄，芳香开化
　　B. 入心、肝经
　　C. 凡热毒、痰热、肝热、肝风、风痰所致疾患皆宜
　　D. 集清热解毒、化痰开窍、息风定惊于一体
　　E. 人工牛黄功似天然牛黄而力强

2. 牛黄入丸散剂的用量是
　　A. 0.15～0.35g　　　　B. 0.35～0.6g
　　C. 0.6～1g　　　　　　D. 1～3g
　　E. 0.01～0.03g

3. 若患者伴咽喉肿烂、口舌生疮，宜配伍的药物是
　　A. 石膏　　　　　　　　B. 生地黄
　　C. 黄连　　　　　　　　D. 珍珠
　　E. 水牛角

[4～6题共用题干]

　　患者，女，45岁。初夏，室外活动后出现发热1天，伴乏力倦怠，口渴。刻下症见面部潮红，口唇发干。形体偏瘦，平时常自觉口燥咽干，手脚心易出汗，易上火、心烦气躁，睡眠欠佳，大便干结，舌质红，脉浮细数。

4. 医师诊断为阴虚外感，宜选用的药物是
　　A. 板蓝根　　　　　　　B. 地骨皮
　　C. 石膏　　　　　　　　D. 白薇
　　E. 黄柏

5. 所选药物的功效是
　　A. 清热燥湿，消肿散结，解毒疗疮
　　B. 清热凉血，泄热通便，解毒消肿
　　C. 清热凉血，利尿通淋，解毒疗疮
　　D. 清热凉血，活血化瘀，利尿通淋
　　E. 清热燥湿，利尿通淋，化瘀止血

6. 治疗上述病证，宜配伍的药物是
　　A. 知母　　　　　　　　B. 玄参
　　C. 人参　　　　　　　　D. 五味子
　　E. 玉竹

[7～9题共用题干]

　　患者，女，53岁。心悸，失眠病史3年。就诊时，心悸不宁，失眠多梦，伴口舌生疮，舌尖红，脉细数。医师诊断为心火亢盛、阴血不足之心悸，处方药物为黄连、竹叶、阿胶、党参、茯神、龙眼肉等，水煎服。

7. 医师在处方中选用黄连，是因其能
　　A. 止血　　　　　　　　B. 退虚热
　　C. 清心火　　　　　　　D. 清热燥湿
　　E. 镇惊安神

8. 医师在处方中选用阿胶，是因其既能补血，还能
　　A. 滋阴　　　　　　　　B. 补气
　　C. 敛阴　　　　　　　　D. 清热
　　E. 解毒

9. 一段时间后，该患者又来就诊，自诉畏寒肢冷。医师诊断为上热下寒，遂加肉桂。医师加用肉桂，是因其能
　　A. 补肝肾　　　　　　　B. 补火助阳
　　C. 益肾补肺　　　　　　D. 泻火解毒
　　E. 回阳救逆

[10～12题共用题干]

　　患者，男，35岁。平素体格壮实，刻下症见身大热，大汗出，心烦，口渴，舌红苔黄，脉洪大而有力。

10. 中医辨证为气分高热证，医师处方中选用生石膏。

该药物的功效是

A. 清心凉血，生津止渴

B. 清热解毒，生津利尿

C. 清心凉肝，清热解毒

D. 清热泻火，除烦止渴

E. 清肝泻火，养阴生津

11. 石膏入汤剂的用法是

A. 冲服 　　　　　　　B. 后下

C. 打碎先煎 　　　　　D. 包煎

E. 泡服

12. 若患者伴肺胃火热伤津证，宜选用的药物配伍是

A. 石膏配知母 　　　　B. 石膏配天花粉

C. 石膏配麦冬 　　　　D. 石膏配芦根

E. 石膏配黄芩

四、多项选择题

1. 生地黄的主治病证有

A. 温病热入营血证

B. 血热之吐血、衄血

C. 内热消渴

D. 热病后期伤阴，舌绛烦渴

E. 肠燥津伤便秘

2. 重楼的使用注意有

A. 孕妇不宜服用

B. 体虚者不宜服用

C. 月经过多者不宜服用

D. 无实火热毒者不宜服用

E. 阴疽者不宜服用

3. 天花粉的功效有

A. 清热泻火 　　　　　B. 消肿散结

C. 消肿排脓 　　　　　D. 清肺化痰

E. 生津止渴

4. 黄芩的主治病证有

A. 湿温，暑湿

B. 血热之吐血、咳血、衄血

C. 胎热之胎动不安

D. 肺热咳喘

E. 少阳寒热

5. 青蒿的性能特点有

A. 苦寒清泄，辛香透散，入肝、胆经

B. 既清解暑热，又清泄肝胆热

C. 既退虚热，又清实热、凉血热

D. 既透阴分伏热，又透解表热

E. 既除疟热，又透营热

6. 既能凉血，又能活血的药物有

A. 紫草 　　　　　　　B. 玄参

C. 牡丹皮 　　　　　　D. 赤芍

E. 生地黄

7. 金银花的性能特点有

A. 以清为主，清中兼透

B. 甘寒清泄，轻扬疏透，清解疏散

C. 药力颇强而不苦泄，为解散热毒之良药

D. 温病各个阶段皆宜

E. 既善清解热毒，又善疏散风热

8. 大青叶、板蓝根、青黛的共同功效有

A. 定惊 　　　　　　　B. 利咽

C. 清热解毒 　　　　　D. 消肿止痛

E. 凉血

9. 败酱草的性能特点有

A. 既清热解毒、消痈排脓，又祛瘀止痛

B. 入心、肝经

C. 辛散苦泄，微寒能清

D. 主治肠痈腹痛

E. 可用于产后瘀阻腹痛

10. 黄芩、黄连、黄柏的共同功效有

A. 清热燥湿 　　　　　B. 清热凉血

C. 清热凉血 　　　　　D. 泻火解毒

E. 退虚热

11. 水牛角的主治病证有

A. 温病高热，神昏谵语

B. 阴虚盗汗，骨蒸潮热

C. 血热毒盛，发斑发疹

D. 风热感冒，温病初起

E. 痈肿疮疡，咽喉肿痛

12. 既能清热解毒，又能疏散风热的药物有

A. 牛蒡子 　　　　　　B. 薄荷

C. 连翘 　　　　　　　D. 蒲公英

E. 金银花

13. 马勃的主治病证有

A. 风热之咽喉肿痛 　　B. 热毒血痢

C. 肺热之喑哑、咳嗽 　D. 血热吐衄

E. 外伤出血

14. 生地黄和玄参的共同功效有
    A. 清热凉血　　　　　　B. 活血祛瘀
    C. 养阴　　　　　　　　D. 活血化瘀
    E. 清肝泻火

15. 栀子的主治病证有
    A. 热病心烦　　　　　　B. 湿热黄疸
    C. 血热尿血　　　　　　D. 扭挫伤痛
    E. 热毒疮疡

16. 内服入丸散的药物有
    A. 牛黄　　　　　　　　B. 青黛
    C. 板蓝根　　　　　　　D. 仙鹤草
    E. 栀子

17. 能清肝明目，治肝热之目赤肿痛的药物有
    A. 决明子　　　　　　　B. 夏枯草
    C. 车前子　　　　　　　D. 秦皮
    E. 枸杞子

18. 既能清热解毒，又能利咽的药物有
    A. 板蓝根　　　　　　　B. 马勃
    C. 马齿苋　　　　　　　D. 紫花地丁
    E. 射干

19. 关于赤芍的使用注意，叙述正确的有
    A. 虚寒经闭者忌服
    B. 虚寒痛经者忌服
    C. 月经过多者忌服
    D. 无实火热毒者忌服
    E. 不宜与藜芦同用

20. 石膏煅用的功效有
    A. 生津止渴　　　　　　B. 收湿敛疮
    C. 清热解毒　　　　　　D. 生肌
    E. 止血

21. 天花粉的主治病证有
    A. 内热消渴，热病伤津烦渴
    B. 肺热咳嗽，燥咳痰黏
    C. 湿疹，湿疮
    D. 跌打肿痛
    E. 疮疡肿毒

22. 栀子配茵陈的功效有
    A. 清热　　　　　　　　B. 利湿
    C. 退黄　　　　　　　　D. 凉血
    E. 止血

23. 关于栀子的用法，叙述正确的有
    A. 内服煎汤，6~10g
    B. 生用走气分而泻火
    C. 炒黑或炒炭入血分而凉血止血
    D. 姜汁炒除烦止呕
    E. 外用生品适量，研末调敷

24. 能清胃热，治胃热呕吐的药物有
    A. 生姜　　　　　　　　B. 枇杷叶
    C. 黄连　　　　　　　　D. 芦根
    E. 丁香

25. 可用于水火烫伤的药物有
    A. 大黄　　　　　　　　B. 栀子
    C. 地榆　　　　　　　　D. 紫草
    E. 炮姜

26. 既能清热解毒，又能利尿的药物有
    A. 鱼腥草　　　　　　　B. 连翘
    C. 蒲公英　　　　　　　D. 半边莲
    E. 半枝莲

27. 地骨皮的功效有
    A. 凉血　　　　　　　　B. 清肺降火
    C. 利水通淋　　　　　　D. 燥湿
    E. 除蒸

28. 关于天花粉的使用注意，叙述正确的有
    A. 脾胃虚寒、大便滑泄者忌服
    B. 不宜与川乌、制川乌同用
    C. 孕妇慎服
    D. 不宜与附子同用
    E. 不宜与白附子同用

29. 能凉血，可治疗阴虚发热的药物有
    A. 牡丹皮　　　　　　　B. 白薇
    C. 赤芍　　　　　　　　D. 地骨皮
    E. 胡黄连

第三章 泻下药

一、最佳选择题

1. 患者，男，39岁。现症见大便秘结，胃肠积滞，牙龈、咽喉肿痛，口舌生疮。宜选用的药物是
   - A. 番泻叶
   - B. 芒硝
   - C. 芦荟
   - D. 大黄
   - E. 甘遂

2. 患者，女，30岁。产后半月，体虚，5日未大便，证属血虚津亏肠燥便秘，宜选用的药物是
   - A. 番泻叶
   - B. 芒硝
   - C. 芦荟
   - D. 火麻仁
   - E. 甘遂

3. 大黄泻热通便力强，素有"将军"之号。关于大黄的用法与使用注意，叙述错误的是
   - A. 泻下宜生用
   - B. 哺乳期妇女应慎服
   - C. 酒大黄多用于上部火热证
   - D. 熟大黄多用于血热出血证
   - E. 气血亏虚者不可妄用

4. 患者，女，40岁。平素肝经火盛，心烦易怒，胁肋疼痛，近月余又见大便秘结，宜选用的药物是芦荟，因其功效是
   - A. 泻下通便，清心泻火
   - B. 泻下通便，清肝泻火
   - C. 泻下通便，消积平喘
   - D. 泻下通便，软坚散结
   - E. 泻下通便，凉血止血

5. 既能泻水逐饮，又能破血消癥，故水肿、鼓胀、癥瘕、闭经均可选用的药物是
   - A. 甘遂
   - B. 巴豆霜
   - C. 京大戟
   - D. 牵牛子
   - E. 千金子

6. 既可治疗肠燥便秘，又可治疗水肿腹满的药物是
   - A. 火麻仁
   - B. 郁李仁
   - C. 桃仁
   - D. 苦杏仁
   - E. 柏子仁

7. 药性辛热，有大毒，功能峻下冷积，逐水退肿，豁痰利咽的药物是
   - A. 大黄
   - B. 芒硝
   - C. 巴豆霜
   - D. 甘遂
   - E. 芫花

8. 患者，男，12岁。素有肠道寄生虫，近月余，症见大便秘结，食积停滞，治当泻下、杀虫、攻积，宜选用的药物是
   - A. 甘遂
   - B. 京大戟
   - C. 巴豆霜
   - D. 牵牛子
   - E. 芫花

9. 关于红大戟与京大戟，叙述错误的是
   - A. 源于大戟科植物
   - B. 性寒有毒
   - C. 功效为泻水逐饮，消肿散结
   - D. 京大戟毒大而泻下逐水力强
   - E. 红大戟毒小而散结消肿力佳

10. 千金子内服去壳，去油用；多制霜后入丸散的用量是
    - A. 0.03~0.1g
    - B. 0.3~0.5g
    - C. 0.5~1g
    - D. 1.5~3g
    - E. 3~5g

11. 关于芒硝的主治病证，叙述错误的是
    - A. 实热积滞，大便燥结
    - B. 咽喉肿痛，口舌生疮
    - C. 目赤肿痛，疮疡
    - D. 乳痈，肠痈，痔疮肿痛
    - E. 瘀血闭经，跌打损伤

12. 芒硝内服入汤剂的用法是
    - A. 包煎
    - B. 冲服
    - C. 后下
    - D. 先煎
    - E. 煎汤代水

13. 关于甘遂，叙述错误的是
    - A. 宜入丸散，每次1~3g
    - B. "能行经隧之水湿"，服后常引起峻泻，使体内水饮得以排出
    - C. 治水肿、风痰癫痫及疮毒之猛药

D. 有效成分不溶于水，研末服泻水力佳

E. 泻下有效成分不溶于水，醋制可减低毒性

二、配伍选择题

[1~2题共用备选答案]

A. 大黄配芒硝　　　　B. 大黄配巴豆、干姜

C. 枳实配白术　　　　D. 白矾配雄黄

E. 大黄配硫黄

1. 患者，男，47岁。实热积滞导致大便燥结、坚硬难下，腹部胀满，按之有结块。宜选用的药组是

2. 患者，女，67岁。寒积便秘，症见大便艰涩、腹痛拘急、胀满拒按、畏寒、手足不温。宜选用的药组是

[3~5题共用备选答案]

A. 泻下攻积　　　　B. 清热泻火

C. 解毒止血　　　　D. 活血化瘀

E. 消肿散结

3. 酒大黄的功效长于

4. 熟大黄的功效长于

5. 生大黄的功效长于

[6~7题共用备选答案]

A. 活血消癥　　　　B. 下气行水

C. 补虚　　　　　　D. 消积

E. 止咳平喘

6. 火麻仁除能润肠通便外，还能

7. 郁李仁除能润肠通便外，还能

[8~9题共用备选答案]

A. 大黄　　　　　　B. 芒硝

C. 芦荟　　　　　　D. 番泻叶

E. 火麻仁

8. 既可治疗热结便秘，又可治疗虫积腹痛的药物是

9. 既可治疗热结便秘，又可治疗食积胀满的药物是

三、综合分析选择题

[1~3题共用题干]

患者，男，35岁。谵语，日晡潮热，体温升高，腹内硬痛，6天未解大便，舌红苔黄燥，脉沉实有力。医师诊断后给予处方：生大黄15g、枳实20g、厚朴20g、芒硝15g。水煎，日1剂，分3次服。

1. 处方中大黄与芒硝配伍，除能泻下攻积、清热泻火外，还能

A. 活血祛瘀　　　　B. 润软燥屎

C. 镇静安神　　　　D. 行气止痛

E. 消积健胃

2. 欲使生大黄攻下作用强，入汤剂宜

A. 先煎　　　　　　B. 后下

C. 包煎　　　　　　D. 冲入药汁内

E. 与他药同煎

3. 芒硝除内服能泻热通便，润软燥屎外，外用还能

A. 健胃　　　　　　B. 杀虫

C. 消积　　　　　　D. 回乳

E. 利水

四、多项选择题

1. 芫花的主治病证有

A. 身面浮肿　　　　B. 胸胁停饮

C. 寒痰咳喘　　　　D. 癥瘕积聚

E. 顽癣冻疮

2. 大黄的主治病证有

A. 湿热泻痢初起，湿热黄疸

B. 血热之吐血、衄血、咯血

C. 水火烫伤，热毒疮肿

D. 癥瘕积聚，跌打损伤

E. 火热上攻之牙龈肿痛、口舌生疮、咽喉肿痛

3. 芫花苦能泄降，辛温行散，毒大力强，功效有

A. 峻下冷积　　　　B. 泻水逐饮

C. 破血消癥　　　　D. 豁痰利咽

E. 外用杀虫疗疮

4. 巴豆霜辛热泻散，大毒峻猛，入胃与大肠经，既可内服，又能外用，其功效有

A. 泻下冷积　　　　B. 逐水退肿

C. 豁痰利咽　　　　D. 外用蚀疮

E. 破血消癥

5. 关于牵牛子的用法和使用注意，叙述正确的有

A. 孕妇禁用

B. 不宜与巴豆、巴豆霜同用

C. 内服汤剂，3~6g

D. 入丸散，每次1.5~3g

E. 不宜与甘草同用

6. 大黄味苦，性寒，归脾、胃、大肠、肝、心包经，其功效有

A. 清热泻火　　　　B. 利湿退黄

C. 泻下攻积　　　　D. 逐瘀通经

E. 凉血解毒

17

第四章 祛风湿药

一、最佳选择题

1. 既能退虚热，又能清湿热的药物是
   A. 木瓜   B. 独活
   C. 桑枝   D. 秦艽
   E. 防己

2. 患者，女，38岁。症见风湿痹痛，拘挛麻木，胸胁胀痛，乳痈肿痛，治以祛风、通络、活血、下乳。宜选用的药物是
   A. 雷公藤   B. 伸筋草
   C. 丝瓜络   D. 豨莶草
   E. 乌梢蛇

3. 患者，男，60岁。患风湿痹痛3年，近日见口眼㖞斜，宜选用的药物是
   A. 木瓜   B. 独活
   C. 川乌   D. 蕲蛇
   E. 防己

4. 患者，女，58岁。患风湿痹痛25年，关节疼痛，遇寒湿加重，近日又见寒湿头痛、心腹冷痛，宜选用的药物是
   A. 秦艽   B. 川乌
   C. 木瓜   D. 防己
   E. 络石藤

5. 蕲蛇除能祛风、通络外，还能
   A. 利水   B. 止痉
   C. 凉血   D. 杀虫
   E. 活血

6. 治疗风湿痹痛，腰膝酸软，宜选用的配伍是
   A. 羌活配独活
   B. 木瓜配伸筋草
   C. 川乌配雷公藤
   D. 桑寄生配独活
   E. 豨莶草配臭梧桐

7. 既能治中风半身不遂，又能治皮肤瘙痒的药物是
   A. 防己   B. 木瓜
   C. 川乌   D. 桑寄生
   E. 乌梢蛇

8. 木瓜的功效是
   A. 舒筋活络，和胃化湿
   B. 舒筋活络，发表解暑
   C. 舒筋活络，温中止泻
   D. 舒筋活络，温中止呕
   E. 舒筋活络，行气安胎

9. 患者，男，40岁。风寒湿痹，腰膝冷痛，下肢拘挛麻木。宜选用的药物是
   A. 防己   B. 豨莶草
   C. 雷公藤   D. 千年健
   E. 络石藤

10. 患者，男，40岁。既往患风湿痹痛，筋脉拘挛，近日又见消化不良，津亏食少，宜选用的药物是
    A. 木瓜   B. 独活
    C. 威灵仙   D. 蕲蛇
    E. 豨莶草

11. 患者，女，26岁。既往患风湿痹痛，肢麻拘挛，现生产后乳汁不下，宜选用的药物是
    A. 千年健   B. 路路通
    C. 臭梧桐   D. 豨莶草
    E. 鹿衔草

12. 雷公藤毒大峻猛，其功效不包括
    A. 祛风除湿   B. 活血通络
    C. 消肿定痛   D. 利水消肿
    E. 杀虫解毒

13. 鹿衔草不具有的功效是
    A. 止咳   B. 祛风湿
    C. 强筋骨   D. 止血
    E. 活血通络

14. 狗脊除能祛风湿、补肝肾外，还能
    A. 安胎元   B. 止泻痢
    C. 利关节   D. 强腰膝
    E. 退虚热

15. 青风藤具有而威灵仙不具有的功效是
    A. 祛风湿   B. 通经络
    C. 消骨鲠   D. 利小便
    E. 清湿热

16. 臭梧桐除能祛风除湿外，还能
    A. 消肿定痛　　　　B. 杀虫解毒
    C. 平肝止痛　　　　D. 活血通络
    E. 利湿退黄

17. 祛风湿止痛力强，又清热利水，除下焦湿热的药物是
    A. 防己　　　　　　B. 独活
    C. 青风藤　　　　　D. 香加皮
    E. 五加皮

18. 生用性寒而清解力强，制用寒性减而清解力缓，善祛筋骨间风湿而通络的药物是
    A. 威灵仙　　　　　B. 徐长卿
    C. 豨莶草　　　　　D. 络石藤
    E. 鹿衔草

19. 关于木瓜的性能特点，叙述错误的是
    A. 酸温，舒筋祛湿生津
    B. 专入肝经
    C. 益筋血而平肝舒筋
    D. 味酸但不敛湿邪
    E. 性温但不燥烈伤阴

20. 老鹳草除能祛风湿，通经络外，还能
    A. 止泻痢　　　　　B. 强筋骨
    C. 利关节　　　　　D. 安胎元
    E. 补肝肾

二、配伍选择题

[1~3题共用备选答案]
    A. 防己　　　　　　B. 雷公藤
    C. 伸筋草　　　　　D. 千年健
    E. 徐长卿

1. 患风湿顽痹15年，近日关节拘挛疼痛加重。宜选用的药物是
2. 患风湿痹痛8年，近日又患湿疹。宜选用的药物是
3. 患风湿热痹1个月，近日又患脚气浮肿。宜选用的药物是

[4~6题共用备选答案]
    A. 海风藤　　　　　B. 徐长卿
    C. 青风藤　　　　　D. 络石藤
    E. 伸筋草

4. 既能祛风通络，又能凉血消肿的药物是
5. 既能祛风湿，又能利小便的药物是
6. 既能祛风、化湿，又能止痛、止痒的药物是

[7~9题共用备选答案]
    A. 少阴头痛　　　　B. 太阳头痛
    C. 骨鲠咽喉　　　　D. 小儿行迟
    E. 吐泻转筋

7. 独活的主治病证是
8. 木瓜的主治病证是
9. 威灵仙的主治病证是

[10~11题共用备选答案]
    A. 五加皮　　　　　B. 桑寄生
    C. 海风藤　　　　　D. 豨莶草
    E. 乌梢蛇

10. 既能补肝肾，又能利水消肿的药物是
11. 既能补肝肾，又能安胎元的药物是

[12~13题共用备选答案]
    A. 独活　　　　　　B. 羌活
    C. 姜黄　　　　　　D. 桂枝
    E. 蕲蛇

12. 性微温，作用偏里偏下，尤善治下半身风寒湿痹的药物是
13. 性温，搜剔走窜，内走脏腑，外达皮肤，善治痹痛拘挛、麻风顽癣的药物是

[14~15题共用备选答案]
    A. 丝瓜络　　　　　B. 穿山龙
    C. 桑寄生　　　　　D. 鹿衔草
    E. 路路通

14. 患者，女，28岁。哺乳期，乳汁不通，乳痈肿痛，兼见肝郁胸胁胀痛，宜选用的药物是
15. 患者，女，30岁。产后，乳房胀痛、乳汁不下，兼见风疹瘙痒，宜选用的药物是

[16~17题共用备选答案]
    A. 独活　　　　　　B. 木瓜
    C. 桑寄生　　　　　D. 鹿衔草
    E. 伸筋草

16. 除可治疗痹痛拘挛外，还可治疗脚气肿痛的药物是
17. 除可治疗风湿痹痛外，还可治疗跌打损伤的药物是

[18~20题共用备选答案]
    A. 煎汤，9~15g　　B. 煎汤，3~9g
    C. 煎汤，1.5~3g　　D. 煎汤，9~12g
    E. 煎汤，1~3g

18. 雷公藤煎汤内服的用量是
19. 蕲蛇煎汤内服的用量是
20. 川乌煎汤内服的用量是

[21～22题共用备选答案]

    A. 川乌   B. 路路通

    C. 豨莶草   D. 木瓜

    E. 臭梧桐

21. 性温，味酸，内有郁热、小便短赤者，以及胃酸过多者慎服的药物是

22. 性热有大毒，酒浸毒性增强，故不宜浸酒饮用的药物是

[23～24题共用备选答案]

    A. 独活配羌活   B. 豨莶草配臭梧桐

    C. 秦艽配防己   D. 川乌配雷公藤

    E. 五加皮配桑寄生

23. 治风湿痹痛无论在上、在下、在里、在表均可选的配伍是

24. 为风湿痹痛肢体麻木兼高血压者用之最宜的配伍是

三、综合分析选择题

[1～3题共用题干]

患者，女，56岁。风寒湿闭阻，肝肾两亏，气血不足，症见腰膝冷痛，屈伸不利，畏寒喜温，舌淡苔白，脉细弱。医师诊断为痹病，治以养血舒筋，祛风除湿，补益肝肾，处方药物为独活、桑寄生、防风、秦艽、桂枝、细辛、川牛膝、盐杜仲、当归、白芍、熟地黄、川芎、党参、茯苓、甘草，水煎服。

1. 医师在处方中选用党参，是因其能

    A. 补气养血   B. 补益肝肾

    C. 祛风除湿   D. 舒筋活络

    E. 活血通络

2. 处方中桑寄生配独活除能祛风寒湿外，还能

    A. 强腰膝   B. 利小便

    C. 散风寒   D. 通经络

    E. 清虚热

3. 处方中苦泄辛散，微寒能清，平和不燥，无燥烈伤阴耗气之弊的祛风湿药是

    A. 防风   B. 秦艽

    C. 牛膝   D. 独活

    E. 桑寄生

四、多项选择题

1. 祛风湿药的适用范围有

    A. 风湿痹痛   B. 筋脉拘挛

    C. 麻木不仁   D. 腰膝酸痛

    E. 热痹关节红肿

2. 具有补肝肾、安胎功效的药物有

    A. 杜仲   B. 续断

    C. 白术   D. 菟丝子

    E. 桑寄生

3. 独活与羌活的共同功效有

    A. 发表   B. 除湿

    C. 清湿热   D. 止痛

    E. 祛风

4. 关于雷公藤的使用注意，叙述正确的有

    A. 孕妇禁用

    B. 内服宜慎

    C. 白细胞减少症者慎服

    D. 不宜与白及同用

    E. 患有心、肝、肾器质性病变者慎服

5. 能利水的祛风湿药有

    A. 防己   B. 桑枝

    C. 威灵仙   D. 五加皮

    E. 路路通

6. 穿山龙的功效有

    A. 止咳平喘   B. 定惊止痉

    C. 祛风除湿   D. 舒筋通络

    E. 活血止痛

7. 既能祛风湿，又能补肝肾、强筋骨的药物有

    A. 桑寄生   B. 五加皮

    C. 威灵仙   D. 千年健

    E. 鹿衔草

8. 关于蕲蛇的性能特点，叙述正确的有

    A. 搜剔走窜，有毒力猛，重症、顽症每用

    B. 内走脏腑，外达皮肤

    C. 治痹证无论寒热皆宜

    D. 祛外风而通络止痒

    E. 息内风而止痉定惊

9. 关于川乌的使用注意，叙述正确的有

    A. 生川乌，孕妇禁用

    B. 制川乌，孕妇慎用

    C. 不宜浸酒饮用

    D. 反半夏、瓜蒌

    E. 反川贝母、浙贝母

第五章　化湿药

一、最佳选择题

1. 能燥湿健脾，祛风散寒，明目，既治湿阻中焦证、痰饮，又治风寒湿痹、表证夹湿的药物是
   - A. 厚朴
   - B. 广藿香
   - C. 豆蔻
   - D. 佩兰
   - E. 苍术

2. 患者，女，30岁。食欲不振3日，症见口中甜腻，舌质淡红，苔薄黄而腻。证属湿热困脾，治宜选用的药物是
   - A. 草豆蔻
   - B. 佩兰
   - C. 广藿香
   - D. 肉豆蔻
   - E. 豆蔻

3. 能燥湿温中、截疟除痰，既可治疗寒湿中阻证，又可治疗寒湿偏盛之疟疾的药物是
   - A. 苍术
   - B. 厚朴
   - C. 草果
   - D. 豆蔻
   - E. 草豆蔻

4. 患者，女，40岁。症见大便3日不行，脘腹胀满，不思饮食，伴喘咳胸满，苔腻，脉沉。宜选用的药物配伍是
   - A. 厚朴配枳实
   - B. 苍术配厚朴、陈皮
   - C. 砂仁配木香
   - D. 广藿香配佩兰
   - E. 莱菔子配紫苏子、芥子

5. 善醒脾化湿、行气、温中，理中上焦气机而止呕、宽胸的药物是
   - A. 苍术
   - B. 厚朴
   - C. 佩兰
   - D. 豆蔻
   - E. 草豆蔻

6. 患者，男，40岁。外感风寒，内伤湿滞，症见恶寒发热，头痛，胸膈满闷，脘腹胀满疼痛，恶心呕吐，苔白腻，脉濡缓。宜选用的药物是
   - A. 豆蔻
   - B. 广藿香
   - C. 佩兰
   - D. 砂仁
   - E. 草果

7. 凡湿浊中阻，无论兼寒兼热，有无表证，均可选用的药物配伍是
   - A. 苍术配白术
   - B. 厚朴配枳实
   - C. 砂仁配木香
   - D. 广藿香配佩兰
   - E. 苍术配厚朴

8. 因为辛苦温燥，故阴虚内热、气虚多汗者忌服的药物是
   - A. 苍术
   - B. 广藿香
   - C. 草果
   - D. 草豆蔻
   - E. 豆蔻

9. 能化湿开胃、温脾止泻、理气安胎，既治湿阻中焦证、脾胃虚寒之吐泻，又治妊娠恶阻、气滞之胎动不安的药物是
   - A. 广藿香
   - B. 豆蔻
   - C. 草果
   - D. 砂仁
   - E. 佩兰

二、配伍选择题

[1~2题共用备选答案]
   - A. 苍术
   - B. 厚朴
   - C. 砂仁
   - D. 广藿香
   - E. 豆蔻

1. 患者，女，33岁。过食不易消化食物，症见脘腹胀满，不思饮食，大便秘结，苔腻，脉沉有力。证属湿阻、食积、气滞，宜选用的药物是

2. 患者，女，28岁。妊娠6个月，症见脘腹胀满，恶心呕吐，腹泻，苔腻，脉滑。证属湿阻中焦、脾胃气滞，宜选用的药物是

[3~5题共用备选答案]
   - A. 行气，止呕
   - B. 止泻，安胎
   - C. 行气，消积
   - D. 截疟，除痰
   - E. 发汗，明目

3. 豆蔻除能化湿、温中外，还能

4. 草豆蔻除能燥湿、温中外，还能

5. 草果除能燥湿、温中外，还能

[6~7题共用备选答案]
   - A. 活血祛瘀
   - B. 醒脾开胃

    C. 和中止呕   D. 祛风散寒

    E. 理气安胎

6. 广藿香除能芳香化浊、发表解暑外，还能

7. 佩兰除能芳香化湿、发表解暑外，还能

[8～9题共用备选答案]

    A. 阴寒闭暑   B. 风寒湿痹

    C. 脚气肿痛   D. 湿热困脾

    E. 痰饮水肿

8. 佩兰既可治疗湿阻中焦、暑湿及湿温初起，又可治疗

9. 广藿香既可治疗湿阻中焦、暑湿及湿温初起，又可治疗

三、综合分析选择题

[1～3题共用题干]

患者，男，35岁。刻下症见：脘腹胀满，不思饮食，口淡无味，呕吐恶心，嗳气吞酸，肢体沉重，怠惰嗜卧，常多自利，舌苔白腻而厚，脉缓。医师诊断后给予处方：苍术15g、厚朴20g、陈皮20g、炙甘草10g。水煎，日一剂，分三次服。

1. 处方中苍术配厚朴、陈皮的主治病证是

    A. 湿温初起证

    B. 寒湿中阻，脾胃气滞证

    C. 外感表证夹湿

    D. 食积停滞证

    E. 湿热困脾证

2. 处方中的苍术苦燥辛散，芳香温化，除能燥湿健脾、祛风散寒外，还能

    A. 止泻   B. 安胎

    C. 明目   D. 消积

    E. 止呕

3. 苍术与白术共有的功效是

    A. 燥湿、健脾   B. 止汗、安胎

    C. 发汗、明目   D. 利水消肿

    E. 益气补中

四、多项选择题

1. 内服煎汤需后下的药物有

    A. 薄荷   B. 草果

    C. 砂仁   D. 豆蔻

    E. 草豆蔻

2. 关于化湿药的使用注意，叙述正确的有

    A. 阴虚血燥者慎用

    B. 气虚者慎用

    C. 阳虚者慎用

    D. 入汤剂不宜久煎

    E. 孕妇慎用

3. 患者，男，40岁。脘腹胀痛，喜温，不欲饮食，口淡无味，肢体沉重，舌苔白厚腻，脉缓。医师诊断为湿滞、食积夹寒证，选用砂仁配木香，是因其功能为

    A. 化湿   B. 理气

    C. 调中止痛   D. 止泻

    E. 止呕

4. 厚朴的主治病证有

    A. 食积气滞，腹胀便秘

    B. 风寒湿痹

    C. 湿阻中焦之脘腹胀满

    D. 痰饮咳喘

    E. 脾胃气滞之脘腹胀满

5. 豆蔻能化湿行气、温中止呕、开胃消食，主治病证有

    A. 寒湿食积   B. 湿阻中焦证

    C. 寒湿咳喘痰多   D. 脾胃气滞证

    E. 胃寒呕吐

第六章　利水渗湿药

一、最佳选择题

1. 善清利膀胱湿热而利尿通淋，兼杀虫而止痒，主治湿热淋痛、蛔虫病、蛲虫病、湿疹及阴痒的药物是
   - A. 萹蓄
   - B. 石韦
   - C. 连钱草
   - D. 地肤子
   - E. 广金钱草

2. 既能排脓，又能除痹的药物是
   - A. 白芷
   - B. 天花粉
   - C. 薏苡仁
   - D. 土茯苓
   - E. 白鲜皮

3. 通草的主治病证是
   - A. 小儿夜啼
   - B. 血热崩漏下血
   - C. 肺热咳嗽痰多
   - D. 产后乳汁不下
   - E. 肝热目赤肿痛

4. 患者，男，22岁。症见小便频急不爽，尿道灼热刺痛，尿黄浑浊，少腹拘急，腰痛，恶心呕吐，大便干结，舌红，苔黄腻，脉滑数。宜选用的药物是
   - A. 茯苓
   - B. 麻黄
   - C. 车前子
   - D. 广藿香
   - E. 豆蔻

5. 患者，女，26岁。症见小便频数，淋沥涩痛，少腹拘急引痛，伴有皮肤湿疹，痱子，舌红，苔黄腻，脉滑数。内服和外用皆宜选用的药物是
   - A. 木通
   - B. 地肤子
   - C. 瞿麦
   - D. 海金沙
   - E. 滑石

6. 患者，女，35岁。4天前家人因意外去世，症见心烦尿赤，口舌生疮，小便频数，淋沥涩痛，舌红，苔黄，脉数。宜选用的药物是
   - A. 通草
   - B. 木通
   - C. 瞿麦
   - D. 萹蓄
   - E. 冬葵子

7. 患者，男，49岁。2年前诊断患有胆结石，近日因饮食不节发病，症见身目俱黄，黄色鲜明，发热口渴，口干而苦，恶心欲吐，腹满胁痛，小便短黄，舌红，苔黄腻，脉弦数。宜选用的药物是
   - A. 茵陈
   - B. 海金沙
   - C. 广金钱草
   - D. 连钱草
   - E. 金钱草

8. 甘淡渗利兼补，性平不偏，善利水渗湿、健脾、宁心的药物是
   - A. 泽泻
   - B. 茯苓
   - C. 薏苡仁
   - D. 车前子
   - E. 金钱草

9. 患者，男，22岁。小便频数短涩，灼热刺痛尤甚。宜选用的药物是
   - A. 车前子
   - B. 滑石
   - C. 海金沙
   - D. 瞿麦
   - E. 地肤子

10. 患者，女，31岁。月经4个月未行，近1周出现小便淋沥涩痛，溺色黄赤，舌紫暗，边有瘀点，苔黄腻，脉滑数。宜选用的药物是
    - A. 萹蓄
    - B. 灯心草
    - C. 木通
    - D. 瞿麦
    - E. 滑石

11. 患者，男，57岁。小便混浊如米泔水，尿道热涩疼痛，舌红，苔黄腻，脉濡数。宜选用的药物是
    - A. 草薢
    - B. 滑石
    - C. 石韦
    - D. 木通
    - E. 海金沙

12. 灯心草入汤剂的用量是
    - A. 1～3g
    - B. 3～9g
    - C. 10～15g
    - D. 15～30g
    - E. 5～15g

13. 猪苓的主治病证是
    - A. 湿盛泄泻
    - B. 脾虚泄泻
    - C. 湿热泄泻
    - D. 食积泄泻
    - E. 阳虚泄泻

14. 患者，女，48岁。既往患尿路感染，反复发作。近日因感风热，诱发旧疾，尿频、尿急、尿痛、

尿色红赤、咳嗽、气急、痰黄。宜选用的药物是

A. 石韦 B. 通草

C. 瞿麦 D. 海金沙

E. 金钱草

15. 治疗暑湿身热烦渴，宜选用的药对是

A. 桂枝配甘草 B. 苍术配黄柏

C. 白芍配甘草 D. 当归配黄芪

E. 滑石配生甘草

16. 功效为通利二便，解酒毒，止渴除烦的药物是

A. 茯苓 B. 泽泻

C. 薏苡仁 D. 枳椇子

E. 车前子

17. 治疗脾虚水湿内盛，宜选用的药物配伍是

A. 茯苓配白术 B. 茯苓配桂枝

C. 茯苓配泽泻 D. 茯苓配猪苓

E. 泽泻配猪苓

18. 功善利湿退黄、清解热毒，既治湿热黄疸，又治痈肿疮疡、烧烫伤的药物是

A. 茵陈 B. 广金钱草

C. 垂盆草 D. 冬葵子

E. 连钱草

19. 患者，男，39岁。1年前医师诊断患有风湿痹痛，症见身目俱黄、黄色鲜明，发热口渴，口干而苦，恶心欲吐，腹满胁痛，大便秘结，小便短黄，舌红，苔黄腻，脉弦数。宜选用的药物是

A. 川芎 B. 虎杖

C. 延胡索 D. 郁金

E. 莪术

二、配伍选择题

[1~3题共用备选答案]

A. 利尿通淋，凉血止血

B. 清热利尿通淋，渗湿止泻，明目，祛痰

C. 利湿退黄，通经下乳

D. 利水渗湿，健脾止泻，除痹，排脓，解毒散结

E. 清热利尿，通气下乳

1. 通草的功效是

2. 车前子的功效是

3. 薏苡仁的功效是

[4~6题共用备选答案]

A. 萆薢 B. 石韦

C. 海金沙 D. 瞿麦

E. 地肤子

4. 能利尿通淋、凉血止血，治血淋的药物是

5. 能利尿通淋、活血通经，治瘀阻经闭的药物是

6. 能利湿去浊，治膏淋的药物是

[7~8题共用备选答案]

A. 木通 B. 通草

C. 灯心草 D. 冬葵子

E. 萹蓄

7. 功效为利水通淋，下乳，润肠通便的药物是

8. 功效为利水通淋，通经下乳，清心除烦的药物是

[9~11题共用备选答案]

A. 金钱草 B. 海金沙

C. 连钱草 D. 萆薢

E. 茵陈

9. 善治阳黄、阴黄与湿疹瘙痒的药物是

10. 善治湿热黄疸、肝胆结石的药物是

11. 善治湿热黄疸、跌打损伤的药物是

[12~14题共用备选答案]

A. 茵陈 B. 石韦

C. 灯心草 D. 冬葵子

E. 广金钱草

12. 既能利水通淋，又能润肠通便的药物是

13. 既能利尿通淋，又能清肺止咳的药物是

14. 既能利小便，又能清心火的药物是

[15~16题共用备选答案]

A. 石韦 B. 地肤子

C. 萹蓄 D. 茵陈

E. 车前子

15. 既能清热利湿，又能祛风止痒的药物是

16. 既能清热利尿通淋、祛痰，又能明目的药物是

[17~18题共用备选答案]

A. 湿温初起 B. 石淋

C. 口舌生疮 D. 肝胆结石

E. 毒蛇咬伤

17. 通草既治湿热淋证，又治

18. 广金钱草既治热淋，又治

三、综合分析选择题

[1~3题共用题干]

患者，男，29岁。身目俱黄，黄色鲜明，发热口渴，小便短黄，舌红、苔黄腻，脉弦数。医师诊断为

湿热黄疸。医师诊断后给予处方：茵陈、栀子、大黄。水煎，日一剂，分三次服。

1. 医师在处方中选用茵陈，是因其能
   A. 清热利湿，利尿通淋
   B. 清利湿热，利胆退黄
   C. 利尿通淋，退黄
   D. 利水渗湿，清热解毒
   E. 利尿通淋，泄热

2. 若患者伴有肝胆结石，宜选用的药物是
   A. 海金沙
   B. 金钱草
   C. 广金钱草
   D. 滑石
   E. 鸡内金

3. 关于上题中所选药物，叙述错误的是
   A. 治热毒疮肿，毒蛇咬伤
   B. 入肝、胆经，清利肝胆而退黄、排石
   C. 入肾与膀胱经，清热利尿而善通淋、排石
   D. 为治湿热黄疸、肝胆结石、石淋佳品
   E. 可治寒湿阴黄

[4～6题共用题干]
患者，男，53岁。大便时溏时泻，迁延反复，食少，食后脘闷不适，稍进油腻之物则便次明显增多，面色萎黄，肢倦乏力，舌质淡，苔薄白，脉细数。医师诊断为泄泻，脾虚证。医师给予处方：人参、茯苓、薏苡仁、山药、白术。水煎服，日一剂，分三次服。

4. 医师在处方中选用茯苓，是因其能
   A. 利水渗湿，健脾
   B. 健脾，安神
   C. 利水渗湿，安神
   D. 健脾燥湿，止泻
   E. 涩肠止泻，补阳

5. 为增强上方利水渗湿止泻之效，宜选配的药物是
   A. 通草
   B. 木通
   C. 萹蓄
   D. 草薢
   E. 泽泻

6. 茯苓的药性是
   A. 温
   B. 寒
   C. 凉
   D. 平
   E. 热

四、多项选择题

1. 车前子的功效有
   A. 清热利尿通淋
   B. 渗湿止泻
   C. 祛痰
   D. 明目
   E. 清解暑热

2. 利水渗湿药的适用范围有
   A. 小便不利，水肿
   B. 淋浊
   C. 黄疸
   D. 湿疮
   E. 痰饮

3. 能利尿通淋，善治石淋的药物有
   A. 草薢
   B. 车前子
   C. 金钱草
   D. 石韦
   E. 瞿麦

4. 能治疗血淋的药物有
   A. 瞿麦
   B. 石韦
   C. 草薢
   D. 小蓟
   E. 海金沙

5. 滑石的主治病证有
   A. 湿热淋证
   B. 湿热泄泻
   C. 湿疮，痱子
   D. 暑热烦渴
   E. 小便不利

6. 内服煎汤，宜包煎的药物有
   A. 茯苓
   B. 海金沙
   C. 车前子
   D. 滑石粉
   E. 地肤子

7. 连钱草的功效有
   A. 利水渗湿
   B. 利湿通淋
   C. 清热解毒
   D. 清热排脓
   E. 散瘀消肿

8. 茯苓的主治病证有
   A. 小便不利，痰饮
   B. 脾虚泄泻
   C. 心悸，失眠
   D. 水肿
   E. 湿痹筋脉拘挛

9. 广金钱草的主治病证有
   A. 石淋，热淋
   B. 肝胆结石
   C. 黄疸尿赤
   D. 跌打损伤
   E. 水肿尿少

10. 功能下乳，可治疗产后乳汁不下的药物有
    A. 木通
    B. 石韦
    C. 车前子
    D. 通草
    E. 冬葵子

11. 关于香加皮的用法用量、使用注意，叙述正确的有
    A. 内服：煎汤，6～12g
    B. 内服：煎汤，3～6g
    C. 含强心苷而有毒，不宜过量服用或长期服用
    D. 脾胃虚寒者慎用
    E. 不宜与西药地高辛等强心苷类药同用

第七章 温里药

一、最佳选择题

1. 患者，男，36 岁。既患中焦寒证之呃逆，又患肾虚阳痿。宜选用的药物是
   - A. 附子
   - B. 荜茇
   - C. 丁香
   - D. 小茴香
   - E. 高良姜

2. 患者，女，55 岁。平素脾胃虚寒，进食喜温热，近 1 个月自觉胃脘冷痛加重，不欲饮食，时有呕吐，呕吐物清稀量少。治宜温胃止呕、散寒止痛，宜选用的药物是
   - A. 肉桂
   - B. 高良姜
   - C. 吴茱萸
   - D. 青皮
   - E. 佛手

3. 吴茱萸除能散寒止痛，助阳止泻外，还能
   - A. 回阳救逆
   - B. 温通经脉
   - C. 温肺化饮
   - D. 降逆止呕
   - E. 杀虫止痒

4. 辛温燥散，入脾、胃、肾经，善温中散寒而止痛，并兼燥湿，杀虫，治中寒腹痛吐泻、虫积腹痛及湿疹阴痒的药物是
   - A. 干姜
   - B. 花椒
   - C. 小茴香
   - D. 高良姜
   - E. 吴茱萸

5. 患者，女，68 岁。平素畏寒，稍遇风寒或进食生冷则易出现腹痛、泄泻，喜温喜按，且咳痰，清稀量多，舌淡苔白。证属脾胃虚寒兼寒饮伏肺，治当温中散寒、温肺化饮，宜选用的药物是
   - A. 生姜
   - B. 干姜
   - C. 炮姜
   - D. 肉桂
   - E. 吴茱萸

6. 患者，男，40 岁。症见少腹部冷痛，睾丸坠胀疼痛，舌淡，苔白，脉弦紧。医师诊断为寒疝，证属肝经受寒，宜选用的药物是
   - A. 肉桂
   - B. 川楝子
   - C. 吴茱萸
   - D. 青皮
   - E. 高良姜

7. 不属于吴茱萸主治病证的是
   - A. 寒疝腹痛
   - B. 寒凝血瘀之胸痹心痛
   - C. 脘腹胀痛，呕吐吞酸
   - D. 寒湿脚气肿痛
   - E. 经寒痛经

8. 患者，男，40 岁。症见阳痿，畏寒肢冷，腰膝冷痛，手足不温。证属肾阳不足、命门火衰，宜选用的药物是
   - A. 干姜
   - B. 人参
   - C. 小茴香
   - D. 肉桂
   - E. 桂枝

9. 辛热逐寒、甘热补火，入心、肾、脾经，能上助心阳、中温脾阳、下壮肾阳，为补火助阳、回阳救逆之要药的是
   - A. 吴茱萸
   - B. 附子
   - C. 干姜
   - D. 鹿茸
   - E. 人参

10. 吴茱萸有小毒，煎汤内服的用量是
    - A. 1 ~ 3g
    - B. 2 ~ 5g
    - C. 0.5 ~ 1g
    - D. 5 ~ 10g
    - E. 10 ~ 15g

11. 关于肉桂的用法用量与使用注意，叙述正确的是
    - A. 煎汤，3 ~ 6g
    - B. 阳虚者慎用
    - C. 阴虚火旺者可单用
    - D. 不宜与赤石脂同用
    - E. 不入汤剂

12. 既能治疗寒疝腹痛、睾丸偏坠胀痛、经寒痛经，又能治疗寒凝气滞之脘腹胀痛的药物是
    - A. 小茴香
    - B. 花椒
    - C. 荜茇
    - D. 丁香
    - E. 肉桂

13. 辛温香燥，易伤阴助火，热证及阴虚火旺者忌用，且不宜与郁金同用的药物是
    - A. 干姜
    - B. 高良姜

C. 小茴香   D. 丁香

E. 肉桂

14. 能温肺化饮，治寒饮咳喘的药物组合是

A. 干姜、肉桂   B. 陈皮、半夏

C. 干姜、细辛   D. 桑白皮、葶苈子

E. 肉桂、桂枝

15. 既能补火助阳、引火归元，又能散寒止痛、温通经脉的药物是

A. 肉桂   B. 吴茱萸

C. 干姜   D. 丁香

E. 荜茇

16. 患者，男，67岁。平素形寒肢冷，晨起痰多，刻下症见咳喘，咳痰清稀量多，舌淡苔白滑，脉沉迟。医师诊断为寒饮咳喘，宜选用的药物是

A. 干姜   B. 陈皮

C. 苦杏仁   D. 葶苈子

E. 厚朴

二、配伍选择题

[1~4题共用备选答案]

A. 附子配大黄   B. 干姜配高良姜

C. 丁香配柿蒂   D. 肉桂配附子

E. 附子配细辛、麻黄

1. 治阳虚外感风寒，宜选用的药物配伍是

2. 治肾阳虚衰、脾肾阳衰及寒湿阻滞诸痛重症，宜选用的药物配伍是

3. 治中焦寒证之脘腹冷痛、吐泻，宜选用的药物配伍是

4. 治虚寒呕吐、呃逆，宜选用的药物配伍是

[5~8题共用备选答案]

A. 荜茇   B. 小茴香

C. 高良姜   D. 丁香

E. 花椒

5. 既能温中降逆，又能补肾助阳的药物是

6. 既能温中止痛，又能杀虫止痒的药物是

7. 既能散寒止痛，又能理气和胃的药物是

8. 既能温中散寒，又能下气止痛的药物是

三、综合分析选择题

[1~4题共用题干]

患者，男，79岁。慢性心力衰竭病史十余年。几日前天气突然变冷时出现畏寒肢冷、口唇青紫、咳嗽、咳痰清稀量多、不能平卧、肢体浮肿，现突然出现神识不清，四肢厥冷，脉微欲绝，冷汗淋漓。

1. 医师诊断为亡阳证，最宜选用的药物是

A. 人参   B. 鹿茸

C. 附子   D. 吴茱萸

E. 肉桂

2. 所选药物的正确用法是

A. 冲服   B. 后下

C. 先煎   D. 包煎

E. 另煎兑服

3. 治疗上述病证宜配伍使用的药物是

A. 黄芪   B. 麦冬

C. 西洋参   D. 炮姜

E. 干姜

4. 不宜与所选药物配伍使用的药物是

A. 瓜蒌   B. 五灵脂

C. 莱菔子   D. 赤石脂

E. 乌药

四、多项选择题

1. 荜茇的主治病证有

A. 湿疹瘙痒

B. 头痛，牙痛

C. 寒凝气滞，胸痹心痛

D. 虫积腹痛

E. 中焦寒证，脘腹冷痛，呕吐，泄泻

2. 患者，男，10岁。突发腹部绞痛，医生诊断为蛔虫腹痛，建议取花椒适量服用。这是因为花椒的功效有

A. 温中   B. 杀虫

C. 回阳   D. 降逆

E. 止痛

3. 荜澄茄的主治病证有

A. 胃寒呕逆，脘腹冷痛

B. 寒疝腹痛

C. 经寒痛经

D. 寒湿郁滞，小便浑浊

E. 肾虚阳痿

4. 肉桂的性能特点有

A. 辛甘而热   B. 气厚纯阳

C. 有毒力猛   D. 温补行散

E. 入血分，善温通经脉而行血

第八章　理气药

一、最佳选择题

1. 橘红与化橘红共有的功效是
   A. 行气止痛，健脾消食
   B. 行气开郁，发表散寒
   C. 疏肝理气，调经止痛
   D. 理气和胃，温肾散寒
   E. 理气宽中，燥湿化痰

2. 患者，女，46岁。患经寒腹痛，兼见遗尿。宜选用的药物是
   A. 木香　　　　　　　B. 枳实
   C. 陈皮　　　　　　　D. 薤白
   E. 乌药

3. 善疏肝理气而止痛，为疏肝理气之佳品，被李时珍誉为"气病之总司，女科之主帅"的药物是
   A. 陈皮　　　　　　　B. 青皮
   C. 香附　　　　　　　D. 沉香
   E. 木香

4. 患者，男，28岁。症见寒疝腹痛，睾丸肿痛，宜选用的药物是
   A. 陈皮　　　　　　　B. 柿蒂
   C. 沉香　　　　　　　D. 荔枝核
   E. 化橘红

5. 既能破气消积，又能化痰除痞的药物是
   A. 枳实　　　　　　　B. 青皮
   C. 陈皮　　　　　　　D. 三棱
   E. 莪术

6. 薤白辛散温通，苦泄滑利，善散阴寒之凝结，其主治病证是
   A. 肝胃不和之脘痛
   B. 痰浊闭阻之胸痹
   C. 肝郁气滞之胁痛
   D. 痰湿壅肺之咳喘
   E. 寒凝血瘀之胸腹刺痛

7. 患者，男，20岁。症见积滞内停，痞满胀痛，大便不通。宜选用的药物是

8. 辛香行散，苦温燥湿，既调理脾肺气机升降而理气调中，又燥湿而化痰浊的药物是
   A. 陈皮　　　　　　　B. 青皮
   C. 木香　　　　　　　D. 柿蒂
   E. 乌药

9. 治食积不消，不思饮食，伴脘腹胀痛，宜选用的药物是
   A. 青皮　　　　　　　B. 木香
   C. 乌药　　　　　　　D. 化橘红
   E. 川楝子

10. 患者，男，50岁。1个月前，因工作问题而心情不舒，导致肝胃气痛，症见胁肋胃脘胀痛。近10日来，又出现梅核气。治疗宜选用的药物是
    A. 梅花　　　　　　　B. 红花
    C. 菊花　　　　　　　D. 月季花
    E. 玫瑰花

11. 生用专行气滞，煨用实肠止泻的药物是
    A. 木香　　　　　　　B. 白术
    C. 葛根　　　　　　　D. 薤白
    E. 砂仁

12. 川楝子苦，寒。有小毒，入肝、小肠、膀胱经，其主治病证是
    A. 肝郁血瘀之脘痛
    B. 痰浊闭阻之胸痹
    C. 痰湿壅肺之咳喘
    D. 泻痢里急后重之腹痛
    E. 肝郁化火之脘腹胀痛

13. 乌药除能行气止痛外，还能
    A. 温肾　　　　　　　B. 发表
    C. 化痰　　　　　　　D. 消积
    E. 活血

14. 薤白辛散温通，能行胃肠滞气而行气导滞，故其是
    A. 肾虚作喘之佳品　　B. 脚气浮肿之佳品

（第7题选项）
A. 陈皮　　　　　　　B. 佛手
C. 乌药　　　　　　　D. 枳实
E. 甘松

C. 泻痢后重之佳品　　D. 咳嗽气喘之佳品

E. 子宫脱垂之佳品

15. 枳壳的功效是

A. 理气宽中，行滞消胀

B. 行气止痛，解毒消肿

C. 疏肝理气，和中化痰

D. 行气解郁，活血止痛

E. 行气宽中，发表散寒

16. 沉香内服煎汤，后下，用量是

A. 3～6g　　　　　B. 4～9g

C. 1～2g　　　　　D. 10～25g

E. 1～5g

17. 木香配延胡索，除能消食止痛外，还能

A. 燥湿化痰　　　　B. 活血行气

C. 温肾纳气　　　　D. 疏肝解郁

E. 温中止呕

18. 既治咳嗽痰多，又治食积伤酒的药物是

A. 化橘红　　　　　B. 梅花

C. 荔枝核　　　　　D. 玫瑰花

E. 川楝子

19. 青皮的主治病证不包括

A. 肝气犯肺之咳嗽气喘

B. 肝气郁滞之乳痈

C. 肝气郁滞之疝气疼痛

D. 肝气郁滞之乳癖

E. 食积气滞，脘腹胀痛

20. 苦寒，有小毒，孕妇慎用，脾胃虚寒者忌用的药物是

A. 木香　　　　　　B. 甘松

C. 化橘红　　　　　D. 川楝子

E. 沉香

21. 沉香除能行气止痛、温中止呕外，还能

A. 燥湿化痰　　　　B. 纳气平喘

C. 活血化瘀　　　　D. 疏肝解郁

E. 润肠通便

二、配伍选择题

[1～3题共用备选答案]

A. 陈皮　　　　　　B. 薤白

C. 香附　　　　　　D. 甘松

E. 乌药

1. 患者，女，50岁。既患有痰湿壅肺之咳嗽气喘，又患有脾胃气滞之脘腹胀满、食少吐泻。宜选用的药物是

2. 患者，男，66岁。既患有膀胱虚冷，遗尿尿频，又患有疝气疼痛。宜选用的药物是

3. 患者，女，45岁。既患有肝郁月经不调、乳房胀痛，又患有脾胃气滞、脘腹胀痛。宜选用的药物是

[4～6题共用备选答案]

A. 甘松　　　　　　B. 青皮

C. 玫瑰花　　　　　D. 枳实

E. 香橼

4. 患者，女，42岁。思虑伤脾，症见脘腹胀痛、食欲不振，呕吐。宜选用的药物是

5. 患者，女，40岁。患痰湿阻滞之胸痹、结胸。宜选用的药物是

6. 患者，女，38岁。患肝气郁滞之胸胁胀痛、乳痈，食积脘腹胀痛。宜选用的药物是

[7～9题共用备选答案]

A. 呃逆　　　　　　B. 下痢腹痛

C. 蛇虫咬伤　　　　D. 癥瘕积聚

E. 头癣

7. 木香的主治病证是

8. 柿蒂的主治病证是

9. 川楝子的主治病证是

[10～11题共用备选答案]

A. 甘松　　　　　　B. 沉香

C. 乌药　　　　　　D. 枳实

E. 香橼

10. 患者，女，60岁。大便不通，兼见脱肛。宜选用的药物是

11. 患者，女，66岁。脘腹胀闷作痛，气逆喘急。宜选用的药物是

[12～14题共用备选答案]

A. 活血止痛　　　　B. 补气健脾

C. 温中散寒　　　　D. 解毒消肿

E. 开郁醒脾

12. 枳实配白术除能行气消积祛湿外，还能

13. 川楝子配延胡索除能行气外，还能

14. 香附配高良姜除能疏肝理气止痛外，还能

[15～17题共用备选答案]

A. 疏肝解郁，调经止痛

B. 疏肝行气，升举阳气

C. 疏肝解郁，和中化痰

D. 疏肝破气，消积化滞

E. 行气解郁，和血止痛

15. 香附的功效是

16. 青皮的功效是

17. 玫瑰花的功效是

[18～20题共用备选答案]

　　A. 香橼　　　　　　　B. 甘松
　　C. 化橘红　　　　　　D. 香附
　　E. 枳壳

18. 味辛、苦，性温，既理气宽中，又燥湿化痰的药物是

19. 味辛、苦、酸，性微寒，既理气宽中，又行滞消胀的药物是

20. 味辛、微苦、微甘，性平，既理气宽中，又疏肝解郁，调经止痛的药物是

三、综合分析选择题

[1～3题共用题干]

　　患者，女，36岁。咳嗽痰多，色白易咯，胸脘痞闷，恶心呕吐，肢体困倦，舌苔白滑，脉滑。医师诊断为湿痰证，处方药物为半夏（制）、陈皮、茯苓、甘草，水煎服。

1. 医师在处方中选用陈皮，是因其除能燥湿化痰外，还能

　　A. 理气健脾　　　　　B. 行气止痛
　　C. 行气散结　　　　　D. 破气消积
　　E. 行气导滞

2. 处方中陈皮配半夏除能治痰湿蕴肺外，还能治

　　A. 痰湿中阻　　　　　B. 胁肋胀痛
　　C. 癥瘕积聚　　　　　D. 泻痢里急后重
　　E. 食积便秘胀痛

3. 若患者呕吐较重，宜选用

　　A. 半夏曲　　　　　　B. 清半夏
　　C. 姜半夏　　　　　　D. 生半夏
　　E. 竹沥半夏

[4～6题共用题干]

　　患者，男，60岁。胸部闷痛，胸痛彻背，喘息，短气，舌苔白腻，脉沉弦。医师诊断为胸痹，证属痰浊闭阻、胸阳不振，处方药物为瓜蒌、薤白、白酒，水煎服。

4. 医师在处方中选用薤白，是因其能

　　A. 通阳散结，燥湿化痰

　　B. 通阳散结，行滞消胀

　　C. 通阳散结，行气止痛

　　D. 通阳散结，行气导滞

　　E. 通阳散结，理气化痰

5. 处方中薤白配瓜蒌，除能宽胸通阳外，还能

　　A. 化痰散结　　　　　B. 化痰除痞
　　C. 化痰消胀　　　　　D. 化痰和中
　　E. 化痰消肿

6. 患者兼痰滞痞塞，为了增强行气消痰以通痞塞之力，最宜选配的药物是

　　A. 厚朴　　　　　　　B. 青皮
　　C. 陈皮　　　　　　　D. 佛手
　　E. 枳实

四、多项选择题

1. 能温中的理气药有

　　A. 娑罗子　　　　　　B. 大腹皮
　　C. 九香虫　　　　　　D. 刀豆
　　E. 沉香

2. 既能疏肝，又能化痰的药物有

　　A. 青皮　　　　　　　B. 香附
　　C. 佛手　　　　　　　D. 香橼
　　E. 梅花

3. 沉香味辛、苦，性微温，其性能特点有

　　A. 温而不燥

　　B. 行而不泄

　　C. 理气、降逆、纳气于一身

　　D. 辛香行散温通

　　E. 味苦质重下行

4. 既能疏肝，又能和胃的药物有

　　A. 香附　　　　　　　B. 川楝子
　　C. 佛手　　　　　　　D. 娑罗子
　　E. 青皮

5. 既能行气（理气），又能健脾的药物有

　　A. 陈皮　　　　　　　B. 青皮
　　C. 木香　　　　　　　D. 香附
　　E. 梅花

第九章 消食药

1. 鸡内金能健脾消食、涩精止遗、通淋化石，味甘，性平，其归经不包括
   A. 肾经　　　　　　　B. 脾经
   C. 胃经　　　　　　　D. 小肠经
   E. 膀胱经

2. 关于鸡内金的性能特点，叙述错误的是
   A. 甘益中，平不偏，消磨敛涩，药力较强
   B. 入小肠、膀胱经，既化坚消石，又固精止遗
   C. 入脾、胃经，善运脾健胃、消食化积，为消食运脾之要药
   D. 甘益中，平不偏，芽生发，焦味健胃
   E. 治结石、遗尿、遗精可选

3. 辛消散，甘益中，平不偏，能升能降的药物是
   A. 山楂　　　　　　　B. 麦芽
   C. 稻芽　　　　　　　D. 莱菔子
   E. 鸡内金

4. 患者，男，28 岁。平素患有胆结石，症见脘腹胀满，时而遗精。宜选用的药物是
   A. 山楂　　　　　　　B. 六神曲
   C. 鸡内金　　　　　　D. 金钱草
   E. 麦芽

5. 患者，男，67 岁，患食积不消，兼肝郁气滞，宜选用的药物是
   A. 山楂　　　　　　　B. 六神曲
   C. 鸡内金　　　　　　D. 金钱草
   E. 麦芽

6. 关于麦芽的用法用量，叙述错误的是
   A. 煎汤，10～15g
   B. 消积宜炒焦用
   C. 大剂量可用 30～120g
   D. 回乳，炒用60g
   E. 疏肝宜生用

7. 属于稻芽主治病证的是
   A. 肝郁气滞证　　　　B. 高脂血症

   C. 肝胆结石症　　　　D. 脾虚食少证
   E. 肝胃不和证

8. 味甘、辛，性温，功能消食化积，健脾和胃的药物是
   A. 稻芽　　　　　　　B. 麦芽
   C. 鸡内金　　　　　　D. 六神曲
   E. 莱菔子

9. 患者，男，50 岁。1 个月前感冒，经治疗后缓解，继而出现咳嗽、咳痰。现症见咳声重浊，吸气困难，痰黏色白，食积便秘，倦怠乏力，肢体困重，口腻，舌淡苔薄白。治当温肺化痰、降气止咳平喘，且消食除胀通便，宜配伍莱菔子使用的药物是
   A. 山楂、麦芽　　　　B. 杏仁、甘草
   C. 紫苏子、芥子　　　D. 大黄、芒硝
   E. 鸡内金、百部

10. 患者男，25 岁，平素消化不良，形体偏瘦，近日因节日庆祝贪食过多，现症见不喜饮食，胃痛反酸，食积不化、消化不良，治当消各种食积，又健胃和中，宜配伍山楂、六神曲的药物是
    A. 稻芽　　　　　　　B. 麦芽
    C. 枳实　　　　　　　D. 莱菔子
    E. 鸡内金

二、配伍选择题

[1～2 题共用备选答案]
   A. 山楂　　　　　　　B. 麦芽
   C. 鸡内金　　　　　　D. 莱菔子
   E. 六神曲

1. 消食，尤宜治油腻肉积的药物是
2. 消食，尤宜治米、面、薯、芋等积滞的药物是

[3～5 题共用备选答案]
   A. 降气化痰　　　　　B. 固精止遗
   C. 健脾开胃　　　　　D. 活血散瘀
   E. 疏肝

3. 鸡内金既能消食，又能
4. 莱菔子既能消食，又能
5. 稻芽既能消食，又能

三、综合分析选择题

[1～3题共用题干]

患者，女，46岁。脘腹、两胁胀满不舒，嗳腐吞酸，不思饮食，平素易怒，舌苔腻，脉弦滑。

1. 通过中医辨证论治，最宜选用的药物是
   A. 麦芽　　　　　　　B. 莱菔子
   C. 六神曲　　　　　　D. 山楂
   E. 鸡内金

2. 所选药物的使用注意是
   A. 妇女授乳期忌用
   B. 胃酸过多者慎服
   C. 脾胃虚弱而无积滞者慎服
   D. 无食积、痰滞者慎服
   E. 胃阴虚、胃火盛者不宜用

3. 所选药物的功效是
   A. 健脾消食，涩精止遗

B. 消食健胃，行气散瘀
C. 消食化积，通淋化石
D. 行气消食，回乳消胀
E. 消食除胀，降气化痰

四、多项选择题

1. 山楂的主治病证有
   A. 泻痢腹痛　　　　　　B. 小儿疳积
   C. 胸痹心痛　　　　　　D. 疝气疼痛
   E. 瘀血经闭

2. 莱菔子的主治病证有
   A. 食积气滞之脘腹胀满
   B. 痰涎壅盛之气喘咳嗽
   C. 遗尿，遗精
   D. 脾虚食少证
   E. 肝胃不和证

第十章　驱虫药

一、最佳选择题

1. 苦、涩，凉。归胃经，主治绦虫病的药物是
   - A. 鹤草芽
   - B. 榧子
   - C. 南瓜子
   - D. 贯众
   - E. 雷丸

2. 关于雷丸的性能特点，叙述错误的是
   - A. 苦寒泄降，入胃经与大肠经
   - B. 兼泻下而利于虫体排出
   - C. 既善驱杀绦虫，又能驱杀蛔虫、蛲虫、钩虫等
   - D. 为治虫积腹痛，特别是绦虫病之佳品
   - E. 能消积，治小儿疳积

3. 关于苦楝皮的性能特点，叙述错误的是
   - A. 苦燥寒清，有毒而力较强
   - B. 内服善毒杀蛔虫、蛲虫、钩虫
   - C. 为治小儿疳积之要药
   - D. 外用能除湿热、杀虫疗癣
   - E. 可治头癣、疥疮

4. 关于苦楝皮的使用注意，叙述错误的是
   - A. 孕妇慎服
   - B. 气虚下陷者不宜服
   - C. 肝肾功能不全者慎用
   - D. 脾胃虚寒者慎服
   - E. 不宜过量或持久服用

5. 关于槟榔的性能特点，叙述错误的是
   - A. 善杀虫而力强，兼缓泻而促排虫体
   - B. 能消积、行气、利水、截疟
   - C. 治多种寄生虫病，最宜绦虫、姜片虫病者
   - D. 治腹胀便秘、泻痢后重、水肿、脚气及疟疾
   - E. 凉血收敛而止血，治血热出血

6. 关于槟榔和常山的配伍意义，叙述错误的是
   - A. 两药相配，寒热并施，相反相成
   - B. 有较强的祛痰截疟之功
   - C. 治肠燥便秘与肺燥咳嗽
   - D. 可减少常山涌吐之副作用
   - E. 善治疟疾久发不止

7. 榧子甘润香甜，不具有的功效是
   - A. 杀虫
   - B. 润肠通便
   - C. 消积
   - D. 润肺止咳
   - E. 止血

8. 甘温气香，服药时忌饮茶的药物是
   - A. 南瓜子
   - B. 使君子
   - C. 苦楝皮
   - D. 雷丸
   - E. 榧子

二、配伍选择题

[1~3题共用备选答案]
   - A. 使君子
   - B. 雷丸
   - C. 槟榔
   - D. 南瓜子
   - E. 鹤草芽

1. 大量服用可致呃逆、眩晕、呕吐等不良反应，故不宜超量服用的药物是
2. 有效成分不溶于水，故不宜入煎剂的药物是
3. 下气破积之力较强，易伤正气，脾虚便溏及气虚下陷者不宜服用的药物是

[4~6题共用备选答案]
   - A. 鹤草芽
   - B. 雷丸
   - C. 南瓜子
   - D. 苦楝皮
   - E. 使君子

4. 内服，研粉吞服，每日1次，早晨空腹服的药物是
5. 内服，生用连壳或去壳后研细粉，冷开水调服的药物是
6. 内服，研粉，饭后用温开水调服，每日3次，连服3天的药物是

三、综合分析选择题

[1~3题共用题干]
　　患儿，男，8岁。绕脐疼痛，多食善饥，面黄肌瘦，大便时排出蛔虫。医师诊断后给予处方：使君子。

1. 该患儿服用使君子的每日剂量应是
   - A. 15粒
   - B. 10粒
   - C. 20粒
   - D. 5粒
   - E. 15g

2. 关于使君子的使用注意，叙述正确的是
   - A. 不宜与热茶同服
   - B. 饭后服

C. 孕妇慎用 　　　　　　D. 肝病患者慎用

E. 腹痛较剧时服用

3. 使君子的功效是

A. 杀虫利水 　　　　　　B. 杀虫疗癣

C. 杀虫消积 　　　　　　D. 杀虫止血

E. 杀虫通便

四、多项选择题

1. 不宜入煎剂的药物有

A. 使君子 　　　　　　B. 雷丸

C. 苦楝皮 　　　　　　D. 鹤草芽

E. 槟榔

2. 可治疗绦虫的药物有

A. 南瓜子 　　　　　　B. 鹤草芽

C. 雷丸 　　　　　　D. 使君子

E. 槟榔

3. 既能杀虫，又能润肺止咳的药物有

A. 款冬花 　　　　　　B. 鹤草芽

C. 百部 　　　　　　D. 榧子

E. 蛇床子

4. 关于驱虫药的使用注意，叙述正确的有

A. 孕妇慎用

B. 老弱患者慎用

C. 在发热或腹痛较剧时，宜先清热或止痛，待缓解后再使用驱虫药

D. 部分药物有毒，使用时应注意剂量，以免中毒

E. 一般应在空腹时服

第十一章 止血药

一、最佳选择题

1. 患者，女，36岁。症见月经淋漓不净、少腹轻度刺痛、有血块。医师诊断为崩漏，证属瘀血阻滞、血不归经，治宜选用的药物是
   A. 仙鹤草　　　　　　B. 鸡冠花
   C. 月季花　　　　　　D. 茜草
   E. 棕榈炭

2. 外涂主治水火烫伤，但因其含有鞣质，可被大量吸收而引起中毒性肝炎，所以大面积烧伤不宜使用的药物是
   A. 艾叶　　　　　　　B. 白及
   C. 小蓟　　　　　　　D. 地榆
   E. 棕榈炭

3. 炒炭止血作用好，生用或酒炒活血祛瘀作用好的药物是
   A. 大蓟　　　　　　　B. 白及
   C. 小蓟　　　　　　　D. 三七
   E. 茜草

4. 患者，男，45岁。患有痔疮10年余，近日因情志抑郁出现目赤肿痛、头痛、痔疮肿痛、便血，舌红苔黄，脉弦数。治宜清肝泻火、凉血止血，宜选用的药物是
   A. 决明子　　　　　　B. 夏枯草
   C. 槐花　　　　　　　D. 枸杞子
   E. 龙胆

5. 既能收敛止血，又能化瘀、利尿的药物是
   A. 白茅根　　　　　　B. 炮姜
   C. 艾叶　　　　　　　D. 仙鹤草
   E. 血余炭

6. 患者，女，32岁。患月经不调（经期延长）5年，现症见经行腹痛，淋漓不尽，面色无华，腹部喜温喜按，手足不温，畏寒怕冷。医师诊断为虚寒性崩漏下血，治宜温经止血、散寒止痛，处方中宜选用的药物是
   A. 艾叶　　　　　　　B. 棕榈炭
   C. 仙鹤草　　　　　　D. 白茅根
   E. 茜草

7. 味辛性热，归脾、胃、肾经。能温经止血、温中止痛的是
   A. 艾叶　　　　　　　B. 高良姜
   C. 赤石脂　　　　　　D. 炮姜
   E. 干姜

8. 长于收敛止血，大凡出血，无论寒热虚实，皆可配伍应用，尚能收涩止痢，治血痢；兼截疟、解毒，治疟疾，痈肿疮毒，阴痒带下及劳力过度所致的脱力劳伤的药物是
   A. 三七　　　　　　　B. 白及
   C. 黄芪　　　　　　　D. 仙鹤草
   E. 鹤草芽

9. 质黏腻，性收涩，收敛止血之功卓著，适用于体内外诸出血，内服、外用皆宜，兼益肺胃，最宜咯血、吐血等肺胃出血的药物是
   A. 血余炭　　　　　　B. 白及
   C. 茜草　　　　　　　D. 三七
   E. 蒲黄

10. 治出血过多而致气虚欲脱者，应急予
    A. 收敛止血之药
    B. 大补元气之药
    C. 益气补血之药
    D. 补气生血之药
    E. 温经止血之药

11. 患者，男，46岁。痔疮7年，症见肛门灼热肿痛，便血，舌红苔黄，脉数。诊断为血热痔疮出血，宜配伍地榆使用的药物是
    A. 蒲黄　　　　　　　B. 三七
    C. 槐角　　　　　　　D. 大蓟
    E. 小蓟

12. 微苦泄散，甘补温通，止血与化瘀力均强，并能补虚，有止血而不留瘀、活血而不耗气之优的药物是
    A. 茜草　　　　　　　B. 白及
    C. 炮姜　　　　　　　D. 蒲黄
    E. 三七

13. 患者，女，26 岁。妊娠 10 周，症见阴道少量出血，色鲜红，舌红，脉数。治当凉血止血、安胎，宜选用的药物是
    A. 桑寄生　　　　　　B. 白术
    C. 苎麻根　　　　　　D. 小蓟
    E. 白茅根

14. 能散瘀止血、安神，主治吐血、咯血、衄血、紫癜、崩漏、外伤出血及心悸失眠、烦躁不安的药物是
    A. 小蓟　　　　　　　B. 茜草
    C. 蒲黄　　　　　　　D. 景天三七
    E. 三七

15. 蒲黄除能止血、化瘀外，还能
    A. 通淋　　　　　　　B. 凉血止血
    C. 温经止血　　　　　D. 清热解毒
    E. 消肿止痛

16. 蒲黄配五灵脂，除可治疗血瘀出血外，还可治疗
    A. 脱力劳伤　　　　　B. 血瘀胸胁心腹诸痛
    C. 痈肿疮毒　　　　　D. 阴痒带下
    E. 肺痈而咳吐腥痰脓血

17. 蒲黄入煎剂的用法是
    A. 先煎　　　　　　　B. 后下
    C. 冲服　　　　　　　D. 包煎
    E. 泡服

18. 生用有收缩子宫的作用，故孕妇慎服的药物是
    A. 地榆　　　　　　　B. 三七
    C. 茜草　　　　　　　D. 白及
    E. 蒲黄

19. 患者，女，32 岁。症见经期持续十余日，淋漓不尽，经行腹痛，喜温喜按，舌淡，脉细涩。属崩漏下血、血虚有寒之证，治当养血止血，散寒暖宫调经，宜选用的药组是
    A. 大蓟、小蓟　　　　B. 艾叶、阿胶
    C. 白及、海螵蛸　　　D. 艾叶、香附
    E. 地榆、槐角

20. 不属于小蓟主治病证的是
    A. 尿血　　　　　　　B. 便血、吐血
    C. 痈肿疮毒　　　　　D. 虚寒性崩漏下血
    E. 外伤出血

21. 不属于三七主治病证的是
    A. 咯血、吐血、衄血

    B. 跌扑肿痛
    C. 胸腹刺痛
    D. 热毒疮肿
    E. 外伤出血

22. 小蓟除能凉血止血外，还能
    A. 清泻肝火　　　　　B. 散瘀解毒消痈
    C. 解毒敛疮　　　　　D. 清热安胎
    E. 生发乌发

23. 患者，女，29 岁。平素喜食辛辣食物，刷牙时牙龈出血，近日因家庭矛盾生气上火，症见尿中带血、小便黄少、口渴咽干、喜冷饮，舌红少津，脉数。医师诊断为尿血，证属血热，治当凉血止血、清热利尿，宜选用的药物是
    A. 白茅根　　　　　　B. 三七
    C. 苎麻根　　　　　　D. 小蓟
    E. 仙鹤草

24. 患者，女，33 岁。经行腹痛，经期延长，十余日不止，色暗有块，尿频、尿急、尿痛。治当止血、化瘀、通淋，宜选用的药物是
    A. 苎麻根　　　　　　B. 三七
    C. 蒲黄　　　　　　　D. 大蓟
    E. 地榆

25. 患者，女，34 岁。近半年情志不舒，症见经行腹痛，得温痛减，色暗，胸闷，胁肋胀痛。治当疏肝理气、散寒暖宫、调经止痛，宜与艾叶配伍使用的药物是
    A. 阿胶　　　　　　　B. 木香
    C. 桂枝　　　　　　　D. 炮姜
    E. 香附

26. 患者，男，32 岁。症见鼻腔出血，血色鲜红，舌红苔黄，脉数。证属血热出血，宜与大蓟配伍使用的药物是
    A. 蒲黄　　　　　　　B. 棕榈炭
    C. 地榆　　　　　　　D. 小蓟
    E. 仙鹤草

27. 能收敛止血，主治吐血、衄血、尿血、便血、崩漏，因收涩性强，出血兼瘀滞者慎服的药物是
    A. 茜草　　　　　　　B. 棕榈炭
    C. 艾叶　　　　　　　D. 大蓟
    E. 槐花

28. 苦寒清热，酸涩收敛，清血分之热以治本，兼能收敛止血以治标，为凉血止血之要药；又沉降入下焦，善治下焦血热妄行诸证的药物是
　　A. 小蓟　　　　　　　B. 地榆
　　C. 大蓟　　　　　　　D. 白茅根
　　E. 苎麻根

29. 能收敛止血，截疟，止痢，解毒，补虚，主治崩漏下血，阴痒带下及脱力劳伤的药物是
　　A. 地榆　　　　　　　B. 茜草
　　C. 大蓟　　　　　　　D. 仙鹤草
　　E. 白茅根

二、配伍选择题

[1~4 题共用备选答案]
　　A. 大蓟　　　　　　　B. 地榆
　　C. 白茅根　　　　　　D. 侧柏叶
　　E. 藕节

1. 既能凉血止血，又能解毒敛疮，主治便血、痔血、崩漏及水火烫伤的药物是

2. 既能凉血止血，又能清热利尿，主治血热吐血、衄血、尿血及热病烦渴的药物是

3. 既能凉血止血，又能散瘀解毒消痈，主治衄血、吐血、尿血、便血及痈肿疮毒的药物是

4. 既能收敛止血，又能化瘀，主治吐血、咯血、衄血、尿血、崩漏的药物是

[5~8 题共用备选答案]
　　A. 紫珠叶　　　　　　B. 仙鹤草
　　C. 鸡冠花　　　　　　D. 苎麻根
　　E. 血余炭

5. 能收敛止血、止带、止痢，主治吐血、崩漏、便血、痔血及赤白带下的药物是

6. 能凉血止血、安胎、解毒，主治血热所致的尿血及胎漏下血、胎动不安的药物是

7. 能收敛止血、化瘀、利尿，主治吐血、咯血、衄血及小便不利的药物是

8. 能凉血收敛止血、散瘀解毒消肿，主治衄血、咯血、热毒疮疡、水火烫伤的药物是

三、综合分析选择题

[1~4 题共用题干]
　　患者，男，38 岁。胃溃疡病史 5 年。近日胃中不适，时有胃脘痛，餐后明显，恶心呕吐，呕吐物呈咖啡色，大便色黑。

1. 通过中医辨证论治，最宜选用的药物是
　　A. 侧柏叶　　　　　　B. 艾叶
　　C. 黄芩　　　　　　　D. 炮姜
　　E. 白及

2. 不宜与该药物配伍使用的药物是
　　A. 川乌　　　　　　　B. 瓜蒌
　　C. 白蔹　　　　　　　D. 乌药
　　E. 半夏

3. 该药物除能治疗上述病证外，还能治疗
　　A. 肺热咳喘　　　　　B. 血热脱发
　　C. 手足皲裂　　　　　D. 胃寒呕吐
　　E. 跌打损伤

4. 治疗本证最宜与所选药物配伍使用的药物是
　　A. 桑螵蛸　　　　　　B. 海螵蛸
　　C. 龙骨　　　　　　　D. 牡蛎
　　E. 石决明

四、多项选择题

1. 既能凉血止血，又能利尿的药物有
　　A. 大蓟　　　　　　　B. 侧柏叶
　　C. 石韦　　　　　　　D. 白茅根
　　E. 地榆

2. 侧柏叶除能凉血止血外，还能
　　A. 清泻肝火　　　　　B. 散瘀消痈
　　C. 解毒敛疮　　　　　D. 化痰止咳
　　E. 生发乌发

3. 藕节的主治病证有
　　A. 咯血　　　　　　　B. 崩漏
　　C. 吐血　　　　　　　D. 衄血
　　E. 尿血

4. 大蓟和小蓟的共同功效有
　　A. 凉血止血　　　　　B. 解毒
　　C. 消痈　　　　　　　D. 利尿
　　E. 散瘀

5. 茜草苦泄散，寒清凉，功效有
　　A. 凉血　　　　　　　B. 止血
　　C. 祛瘀　　　　　　　D. 安胎
　　E. 通经

6. 仙鹤草的功效有
　　A. 收敛止血　　　　　B. 截疟
　　C. 止痢　　　　　　　D. 解毒

E. 补虚

7. 既能散瘀（化瘀、祛瘀），又能止血的药物有
A. 景天三七　　　　B. 茜草
C. 鸡冠花　　　　　D. 血余炭
E. 藕节

8. 能截疟的药物有
A. 仙鹤草　　　　　B. 青蒿

C. 鸦胆子　　　　　D. 草果
E. 槟榔

9. 茜草的主治病证有
A. 吐血，衄血　　　B. 跌打肿痛
C. 关节痹痛　　　　D. 虚寒性崩漏
E. 外伤出血

第十二章 活血祛瘀药

一、最佳选择题

1. 不属于五灵脂主治病证的是
   - A. 骨折肿痛
   - B. 血滞痛经、经闭，瘀滞崩漏
   - C. 蛇虫咬伤
   - D. 产后瘀阻腹痛，瘀血阻滞心腹刺痛
   - E. 血虚萎黄

2. 川芎除能活血行气外，还能
   - A. 祛风止痛
   - B. 利胆退黄
   - C. 化痰止咳
   - D. 清心除烦
   - E. 润肠通便

3. 自然铜辛行散，平不偏，专入肝经，其主治病证是
   - A. 筋骨折伤
   - B. 瘀阻腹痛
   - C. 风湿痹痛
   - D. 疮疡肿痛
   - E. 胸胁刺痛

4. 不属于莪术主治病证的是
   - A. 瘀血经闭
   - B. 癥瘕积聚
   - C. 疮痈肿痛
   - D. 胸痹心痛
   - E. 食积胀痛

5. 关于水蛭的性能特点，叙述错误的是
   - A. 咸入血，苦泄散
   - B. 平不偏，有小毒
   - C. 力较猛，入心、肝经
   - D. 为破血逐瘀消癥之良药
   - E. 中风偏瘫及跌扑损伤之血瘀重症每用

6. 关于儿茶的功效，叙述错误的是
   - A. 止血生肌
   - B. 清肺化痰
   - C. 活血止痛
   - D. 散结消肿
   - E. 收湿敛疮

7. 关于益母草性能特点，叙述错误的是
   - A. 苦泄辛散，微寒清解
   - B. 外伤科要药
   - C. 妇科调经良药
   - D. 治水瘀互阻之水肿
   - E. 治热毒瘀结之疮痈肿毒

8. 关于月季花的主治病证，叙述正确的是
   - A. 乳痈肿痛
   - B. 胸胁胀痛
   - C. 湿热黄疸
   - D. 白带过多
   - E. 创伤出血

9. 患者，女，25 岁。平素痛经，经色紫暗有血块。证属瘀血阻滞，当治以活血通经、散瘀止痛，宜选用的药物是
   - A. 小蓟
   - B. 血竭
   - C. 艾叶
   - D. 川牛膝
   - E. 红花

10. 关于牛膝的性能特点，叙述错误的是
    - A. 引血引火下行
    - B. 引药下行
    - C. 湿热下注常用
    - D. 生用长于补虚，善补肝肾、强筋骨
    - E. 苦泄降，酸入肝，甘补渗

11. 患者，女，42 岁。患月经不调 3 个月，症见月经延后，经期小腹疼痛，有灼热感，经色暗红，有血块，心烦，夜晚入睡困难，舌暗红，脉数。宜选用的药物是
    - A. 丹参
    - B. 益母草
    - C. 朱砂
    - D. 麝香
    - E. 西红花

12. 患者，男，62 岁。平素痰多，突然神志昏迷，不省人事，舌红苔黄腻，脉滑数。宜选用的药物配伍是
    - A. 川芎配石菖蒲
    - B. 姜黄配石菖蒲
    - C. 莪术配石菖蒲
    - D. 郁金配石菖蒲
    - E. 丹参配石菖蒲

13. 患者，女，45 岁。全身浮肿，面色黧黑，月经不调，舌色紫暗，边有瘀点，苔白，脉沉涩。诊断为水瘀互阻之水肿，当治以活血调经、利尿消肿，宜选用的药物是
    - A. 丹参
    - B. 益母草
    - C. 桃仁
    - D. 红花
    - E. 姜黄

14. 患者，女，46 岁。月经后期，经量偏少，或有血

块，腰膝酸软，舌淡苔薄白，脉沉细弦。当治以
逐瘀通经、补肝肾、强筋骨，宜选用的药物是
　　A. 牛膝　　　　　　B. 川牛膝
　　C. 三棱　　　　　　D. 红花
　　E. 莪术

15. 患者，男，22 岁。失眠，心悸，烦躁，舌红，苔
薄黄，脉数。医师选用丹参，是因其能
　　A. 活血祛瘀　　　　B. 清心除烦
　　C. 通经止痛　　　　D. 凉血消痈
　　E. 清热化痰

16. 咸软入血，寒清泄散，有小毒，力较强。专入肝
经，善破血逐瘀而消癥，治瘀血经闭、产后瘀阻
及癥瘕痞块的药物是
　　A. 水蛭　　　　　　B. 土鳖虫
　　C. 穿山甲　　　　　D. 没药
　　E. 姜黄

17. 患者，女，40 岁。素有痛经，近期工作量大增，
家中琐事繁多，痛经加重，并见经前乳房胀痛 3
个月，症见月经前 3 天小腹胀痛、乳房胀痛、胁
肋胀痛，偶有刺痛，口苦黄疸，小便黄赤，情志
多抑郁，偶见心烦躁动。宜选用的药物是
　　A. 川芎　　　　　　B. 延胡索
　　C. 丹参　　　　　　D. 郁金
　　E. 莪术

18. 关于延胡索的性能特点，叙述错误的是
　　A. 入血分以活血祛瘀
　　B. 疼痛属血瘀气滞者皆可投用
　　C. 治疼痛以兼寒者为佳
　　D. 辛散苦泄温通
　　E. 炒炭后其效更捷

19. 即可治疗经闭痛经，又可治疗肠痈、肠燥便秘的
药物是
　　A. 川芎　　　　　　B. 延胡索
　　C. 桃仁　　　　　　D. 红花
　　E. 丹参

20. 关于苏木的主治病证，叙述错误的是
　　A. 骨折筋伤　　　　B. 产后瘀阻
　　C. 痈疽肿痛　　　　D. 胁肋胀痛
　　E. 经闭痛经

21. 姜黄除能通经止痛外，还能
　　A. 通利关节　　　　B. 活血祛瘀

　　C. 舒筋活络　　　　D. 凉血解毒
　　E. 破血行气

22. 关于王不留行的主治病证，叙述错误的是
　　A. 中风瘫痪　　　　B. 淋证涩痛
　　C. 经闭痛经　　　　D. 乳痈肿痛
　　E. 乳汁不下

二、配伍选择题

[1~3 题共用备选答案]
　　A. 鸡血藤　　　　　B. 没药
　　C. 苏木　　　　　　D. 血竭
　　E. 王不留行
1. 既能活血，又能补血的药物是
2. 既能活血，又能止血的药物是
3. 既能活血，又能下乳的药物是

[4~6 题共用备选答案]
　　A. 消积止痛　　　　B. 祛风止痛
　　C. 消肿排脓　　　　D. 杀虫疗癣
　　E. 利胆退黄
4. 川芎除能活血行气外，还能
5. 莪术除能破血行气外，还能
6. 郁金除能活血，行气外，还能

[7~8 题共用备选答案]
　　A. 西红花　　　　　B. 郁金
　　C. 血竭　　　　　　D. 北刘寄奴
　　E. 五灵脂
7. 既能化瘀止血，又能生肌敛疮的药物是
8. 既能化瘀止血，又解蛇虫毒的药物是

[9~10 题共用备选答案]
　　A. 月季花　　　　　B. 乳香
　　C. 泽兰　　　　　　D. 没药
　　E. 牛膝
9. 功能活血调经，疏肝解郁的药物是
10. 功能活血调经，利水消肿的药物是

[11~12 题共用备选答案]
　　A. 川芎配柴胡、香附　B. 川芎配菊花
　　C. 川芎配红花　　　D. 川芎配郁金
　　E. 川芎配薄荷
11. 治肝郁气滞之胸闷胁痛、痛经及月经不调，宜选
用的药物配伍是
12. 治风热头痛或肝阳头痛，宜选用的药物配伍是

[13～15 题共用备选答案]

A. 丹参   B. 刘寄奴

C. 桃仁   D. 西红花

E. 牛膝

13. 性平，能活血祛瘀、润肠通便、止咳平喘的药物是

14. 性平，能逐瘀通经、补肝肾、强筋骨、引血下行的药物是

15. 性微寒，能活血祛瘀、清心除烦、凉血消痈的药物是

[16～17 题共用备选答案]

A. 通经止痛   B. 祛风止痛

C. 散寒止痛   D. 消积止痛

E. 消肿生肌

16. 三棱、莪术除能破血、行气外，还能

17. 乳香、没药除能定痛外，还能

[18～20 题共用备选答案]

A. 姜黄   B. 没药

C. 丹参   D. 西红花

E. 郁金

18. 既能活血、止痛，又能凉血消痈的药物是

19. 既能活血止痛，又能利胆退黄的药物是

20. 既能散瘀定痛，又能消肿生肌的药物是

[21～23 题共用备选答案]

A. 接骨   B. 疏肝

C. 通经   D. 止痒

E. 蚀疮

21. 土鳖虫除能破血外，还能

22. 水蛭除能破血外，还能

23. 斑蝥除能破血外，还能

[24～26 题共用备选答案]

A. 1～3g   B. 0.3～0.6g

C. 5～10g   D. 0.01～0.05g

E. 0.03～0.06g

24. 西红花内服煎汤的用量是

25. 斑蝥内服入丸散的用量是

26. 马钱子内服入丸散的用量是

三、综合分析选择题

[1～3 题共用题干]

患者，女，25 岁。头痛时作，痛连项背，恶寒畏风，遇风尤剧，口不渴，苔薄白，脉浮。医师诊为风寒头痛。医师诊断后给予处方：荆芥、防风、白芷、羌活、细辛。水煎服，日一剂，分三次服。

1. 为了增强上方的疗效，最宜选配的药物是

A. 延胡索   B. 姜黄

C. 红花   D. 川芎

E. 月季花

2. 所选药物的用法用量是

A. 研末，每次 2～5g   B. 煎汤，3～12g

C. 研末，每次 3～6g   D. 研末，每次 1～2.5g

E. 煎汤，3～10g

3. 若患者伴有咳嗽，宜选配的药物是

A. 红花   B. 桃仁

C. 益母草   D. 牛膝

E. 丹参

[4～5 题共用题干]

患者，男，36 岁。胸痛胸闷，胸胁胀满，心悸，唇舌紫暗，脉涩。医师诊断为胸痹，证属气滞血瘀。医师给予处方：桃仁、红花、当归、生地黄、牛膝、川芎、桔梗、赤芍、枳壳、甘草、柴胡。水煎服，日一剂，分三次服。

4. 为了增强上方活血行气之效，最宜选配的药物是

A. 没药   B. 水蛭

C. 姜黄   D. 鸡血藤

E. 苏木

5. 关于所选药物的使用注意，叙述正确的是

A. 血虚者慎用   B. 不宜与丁香同用

C. 反藜芦   D. 孕妇忌服

E. 多服、久服可致溏泄

[6～7 题共用题干]

患者，女，32 岁。经血非时而下，淋漓不净，血色紫暗有块，小腹疼痛拒按，舌紫暗，脉涩。医师诊断为崩漏，证属瘀血阻滞。医师给予处方：川芎、没药、三七。水煎服，日一剂，分三次服。

6. 为了增强上方止血之效，最宜选配的药物是

A. 五灵脂   B. 丹参

C. 郁金   D. 牛膝

E. 川牛膝

7. 所选药物的用法是

A. 活血止痛宜炒用   B. 化瘀止血宜生用

C. 包煎   D. 先煎

E. 冲服

四、多项选择题

1. 既能通经，又能利尿通淋的药物有
   A. 牛膝　　　　　　　B. 穿山甲
   C. 川牛膝　　　　　　D. 王不留行
   E. 益母草

2. 活血祛瘀药的使用注意有
   A. 妇女月经量多忌用
   B. 血虚闭经无瘀者忌用
   C. 出血无瘀者忌用
   D. 孕妇慎用或禁用
   E. 出血性疾病不宜使用

3. 延胡索的主治病证有
   A. 血瘀气滞之胸胁疼痛
   B. 产后瘀阻
   C. 胸痹心痛
   D. 跌扑肿痛
   E. 经闭痛经

4. 治疗筋骨折伤的药物有
   A. 莪术　　　　　　　B. 自然铜
   C. 土鳖虫　　　　　　D. 骨碎补
   E. 斑蝥

5. 牛膝与川牛膝的共同功效有
   A. 逐瘀通经　　　　　B. 利尿通淋
   C. 引血下行　　　　　D. 通利关节
   E. 补肝肾，强筋骨

6. 五灵脂与血竭的共同功效有
   A. 活血止痛　　　　　B. 化瘀止血
   C. 续筋接骨　　　　　D. 解蛇虫毒
   E. 生肌敛疮

7. 穿山甲与王不留行的共同功效有
   A. 活血　　　　　　　B. 通经
   C. 下乳　　　　　　　D. 消肿

E. 排脓

8. 刘寄奴的主治病证有
   A. 跌打损伤　　　　　B. 疮痈肿毒
   C. 瘀滞经闭　　　　　D. 癥瘕
   E. 食积腹痛

9. 可治疗风湿痹痛的活血祛瘀药有
   A. 川芎　　　　　　　B. 桃仁
   C. 延胡索　　　　　　D. 乳香
   E. 鸡血藤

10. 益母草的功效有
    A. 活血调经　　　　　B. 利尿消肿
    C. 清热解毒　　　　　D. 利尿通淋
    E. 消肿生肌

11. 能破血的药物有
    A. 莪术　　　　　　　B. 三棱
    C. 水蛭　　　　　　　D. 姜黄
    E. 土鳖虫

12. 既能治疗瘀血闭经，又能治疗食积腹痛的药物有
    A. 莪术　　　　　　　B. 三棱
    C. 刘寄奴　　　　　　D. 丹参
    E. 郁金

13. 北刘寄奴的主治病证有
    A. 跌打损伤　　　　　B. 血痢，血淋
    C. 月经不调　　　　　D. 湿热黄疸
    E. 癥瘕积聚

14. 关于郁金的性能特点，叙述正确的有
    A. 入肝、脾经
    B. 既活血止痛，又疏肝行气解郁
    C. 为活血行气凉血之要药
    D. 湿热郁闭心窍及湿热黄疸，皆可酌选
    E. 既活血祛瘀而通经止痛，又清心凉血而除烦、消痈

第十三章 化痰止咳平喘药

一、最佳选择题

1. 半夏不具有的功效是
   - A. 燥湿化痰
   - B. 降逆止呕
   - C. 利气宽胸
   - D. 消痞
   - E. 散结

2. 患者,男,21岁。肺热燥咳,干咳少痰。治当清肺化痰、润肺止咳,宜选用的药物是
   - A. 竹茹
   - B. 浙贝母
   - C. 枇杷叶
   - D. 川贝母
   - E. 竹沥

3. 功效为宣肺、利咽、祛痰、排脓的药物是
   - A. 桔梗
   - B. 天南星
   - C. 白附子
   - D. 芥子
   - E. 海浮石

4. 患者,男,65岁。平素咳嗽痰多,咯痰不爽,偶见眩晕,症见口眼㖞斜,舌淡,苔白腻,脉弦滑。证属风痰阻络,治当燥湿化痰、祛风止痉,宜选用的药物是
   - A. 天南星
   - B. 半夏
   - C. 川贝母
   - D. 浙贝母
   - E. 芥子

5. 功能温肺豁痰利气、散结通络止痛,外敷对皮肤有发疱作用的药物是
   - A. 半夏
   - B. 天南星
   - C. 白附子
   - D. 芥子
   - E. 海浮石

6. 患者,男,45岁。胸痹1天,症见胸痛,胸脘痞闷,伴咳嗽有痰、量多黄稠,大便干结难下。证属痰热内阻,治当清肺涤痰、宽胸散结、润燥滑肠,宜选用的药物是
   - A. 瓜蒌
   - B. 浙贝母
   - C. 半夏
   - D. 川贝母
   - E. 竹沥

7. 旋覆花苦降辛散,微温咸软,不具有的功效是
   - A. 消痰
   - B. 行水
   - C. 降气
   - D. 止呕
   - E. 止血

8. 患者,女,56岁。平素形体肥胖,症见心胸窒闷、气短喘促、肢体沉重、脘痞、痰多口黏,苔黄腻,脉滑数,证属痰热内蕴。治当清肺涤痰、宽胸散结,宜选用的药物是
   - A. 川贝母
   - B. 瓜蒌
   - C. 竹茹
   - D. 蛤壳
   - E. 芥子

9. 患者,女,26岁。症见咳久痰少,咯吐不爽,痰黏或夹血丝,咽干口燥,手足心热,舌红,少苔,脉细数。证属肺热燥咳,治当清肺化痰、润肺止咳,宜选用的药物是
   - A. 浙贝母
   - B. 竹沥
   - C. 紫菀
   - D. 马兜铃
   - E. 川贝母

10. 浙贝母不具有的功效是
    - A. 清热
    - B. 散结
    - C. 润肺
    - D. 化痰
    - E. 消肿

11. 关于竹茹的药性和用法,叙述错误的是
    - A. 味甘,性微寒
    - B. 化痰宜生用
    - C. 止呕宜姜汁制
    - D. 归肺、胃经
    - E. 归肝、胆经

12. 关于苦杏仁的功效及使用注意,叙述错误的是
    - A. 止咳平喘
    - B. 有小毒,内服不宜过量
    - C. 婴儿慎用
    - D. 燥湿化痰
    - E. 润肠通便

13. 功能润肺下气止咳,主治新久咳嗽、肺痨咳嗽、顿咳,久咳虚喘宜蜜炙用的药物是
    - A. 百部
    - B. 苦杏仁
    - C. 紫苏子
    - D. 紫苏叶
    - E. 川贝母

14. 紫苏子不具有的功效是
    - A. 降气
    - B. 化痰

C. 止咳　　　　　　　　D. 润肺

E. 润肠

15. 桑白皮与葶苈子均具有的功效是

A. 清热化痰　　　　　　B. 润肺止咳

C. 敛肺平喘　　　　　　D. 宣肺平喘

E. 利水消肿

16. 患者，男，20岁。症见肺热声哑，干咳无痰，咽喉干痛，舌红苔黄，脉滑数。治当清热润肺、利咽开音，宜选用的药物是

A. 浙贝母　　　　　　　B. 桔梗

C. 胖大海　　　　　　　D. 竹茹

E. 瓜蒌

17. 患者，女，25岁。症见心烦失眠，口苦痰多，头晕目眩，胸闷脘痞。证属胆火挟痰，治当清热化痰、除烦，宜选用的药物是

A. 竹沥　　　　　　　　B. 天竺黄

C. 竹茹　　　　　　　　D. 黄药子

E. 礞石

18. 患者，女，36岁。症见喉结两旁结块肿硬疼痛，痰多。证属痰浊凝结，医师治疗选用昆布，是因其能

A. 消痰软坚散结　　　　B. 降气祛痰

C. 化痰止咳　　　　　　D. 清热化痰

E. 散结消肿

19. 患者，男，28岁。症见咳嗽痰多，发热，微恶风寒。证属风热犯肺，治当散风清热、降气化痰，宜选用的药物是

A. 白前　　　　　　　　B. 半夏

C. 苦杏仁　　　　　　　D. 白果

E. 前胡

20. 枇杷叶除能清肺止咳外，还能

A. 降逆止呕　　　　　　B. 祛痰利咽

C. 清热化痰　　　　　　D. 润肠通便

E. 燥湿化痰

21. 白果的功效是

A. 润肺止咳　　　　　　B. 止咳平喘

C. 泻肺平喘　　　　　　D. 清肺止咳

E. 敛肺定喘

22. 洋金花的功效是

A. 定痛　　　　　　　　B. 清肠

C. 泻肺　　　　　　　　D. 润肺

E. 止带

23. 海藻除能消痰软坚散结外，还能

A. 利水消肿　　　　　　B. 利尿通淋

C. 利湿退黄　　　　　　D. 清热化痰

E. 止咳平喘

24. 黄药子的主治病证不包括

A. 瘿瘤痰核　　　　　　B. 蛇虫咬伤

C. 咽喉肿痛　　　　　　D. 癥瘕痞块

E. 胃痛泛酸

25. 款冬花除能止咳化痰外，还能

A. 润肺下气　　　　　　B. 清肺下气

C. 平喘下气　　　　　　D. 敛肺下气

E. 降肺下气

26. 既能治疗顽痰咳嗽，又能治疗风痰眩晕、破伤风的药物是

A. 半夏　　　　　　　　B. 天南星

C. 瓦楞子　　　　　　　D. 礞石

E. 葶苈子

27. 白前除能降气、止咳外，还能

A. 清热　　　　　　　　B. 止呕

C. 止痛　　　　　　　　D. 行水

E. 消痰

28. 猫爪草主治瘰疬痰核、疔疮肿毒、蛇虫咬伤，其除能解毒消肿外，还能

A. 润燥滑肠　　　　　　B. 宽胸散结

C. 定惊利窍　　　　　　D. 散风清热

E. 化痰散结

二、配伍选择题

[1~2题共用备选答案]

A. 解毒散结　　　　　　B. 化瘀散结

C. 润燥散结　　　　　　D. 理气散结

E. 消痞散结

1. 半夏既能化痰，又能

2. 白附子既能祛风痰，又能

[3~6题共用备选答案]

A. 咽痛喑哑　　　　　　B. 胎热胎动不安

C. 痰湿流注　　　　　　D. 风痰眩晕

E. 胃痛吞酸

3. 桔梗的主治病证是

4. 芥子的主治病证是

5. 竹茹的主治病证是
6. 蛤壳的主治病证是

[7～8题共用备选答案]

    A. 浙贝母   B. 川贝母
    C. 瓜蒌   D. 紫苏子
    E. 苦杏仁

7. 既能润肠通便，又能降气化痰的药物是
8. 既能润燥滑肠，又能清肺涤痰的药物是

[9～10题共用备选答案]

    A. 海浮石   B. 海藻
    C. 瓦楞子   D. 黄药子
    E. 礞石

9. 性平，功能消痰化瘀、软坚散结、制酸止痛的药物是
10. 性寒，功能化痰散结消瘿、清热凉血解毒的药物是

[11～12题共用备选答案]

    A. 海浮石   B. 瓦楞子
    C. 黄药子   D. 海藻
    E. 蛤壳

11. 性寒，能清肺化痰、软坚散结、利尿通淋的药物是
12. 性寒，能清热化痰、软坚散结、制酸止痛的药物是

[13～14题共用备选答案]

    A. 敛肺   B. 泻肺
    C. 清肺   D. 降肺
    E. 润肺

13. 紫菀除能消痰止咳外，还能
14. 马兜铃除能化痰止咳外，还能

[15～17题共用备选答案]

    A. 芥子   B. 百部
    C. 洋金花   D. 白附子
    E. 半夏

15. 性温，善治痰滞经络和痰湿流注的药物是
16. 性微温，善治顿咳和肺痨咳嗽的药物是
17. 性温，有毒，既治哮喘咳嗽，又用于外科麻醉的药物是

[18～19题共用备选答案]

    A. 天竺黄   B. 竹茹
    C. 竹沥   D. 黄药子

E. 蛤壳

18. 既清热滑痰，又定惊利窍的药物是
19. 既清热豁痰，又凉心定惊的药物是

[20～21题共用备选答案]

    A. 川贝母   B. 百部
    C. 款冬花   D. 浙贝母
    E. 蛤壳

20. 能清热润肺，治瘰疬、肺痈的药物是
21. 能清热化痰、软坚散结，治瘰疬、瘿瘤的药物是

[22～23题共用备选答案]

    A. 独角莲的干燥块根
    B. 独角莲的干燥块茎
    C. 半夏的干燥块茎
    D. 黄花乌头的干燥块根
    E. 乌头的干燥块根

22. 禹白附的来源是
23. 关白附的来源是

[24～27题共用备选答案]

    A. 蛲虫病、体虱   B. 痰湿流注
    C. 肺痈吐脓   D. 痔疮肿痛
    E. 肠燥便秘

24. 百部既治咳嗽，又治
25. 桔梗既治咳嗽，又治
26. 芥子既治咳嗽，又治
27. 马兜铃既治咳嗽，又治

三、综合分析选择题

[1～3题共用备选答案]

患者，男，35岁。咳声重浊，痰多色白，晨起为甚，胸闷脘痞，纳少。舌苔白腻，脉滑。医师诊断为咳嗽，证属痰浊蕴肺。医师给予处方：半夏、紫苏子、芥子、陈皮、茯苓、莱菔子。水煎服，日一剂，分三次服。

1. 处方中半夏宜选用的炮制品是

    A. 姜半夏   B. 生半夏
    C. 法半夏   D. 清半夏
    E. 竹沥半夏

2. 医师在处方中选用紫苏子，是因其能

    A. 降气化痰，止咳平喘
    B. 清热化痰，止咳平喘
    C. 降气化痰，润肠通便
    D. 止咳平喘，润肠通便

E. 润肺下气，化痰止咳

3. 不宜与医师处方中药物同用的药物是
   - A. 附子
   - B. 天南星
   - C. 桔梗
   - D. 干姜
   - E. 旋覆花

[4~6题共用题干]

患者，男，65岁。喘咳气涌，胸部胀痛，痰多黏稠色黄，胸中烦闷，身热，有汗，渴喜冷饮，面红，咽干，舌红，苔黄腻，脉滑数。医师诊断为喘证，证属痰热郁肺。医师给予处方：桑白皮、浙贝母、苦杏仁、半夏、黄芩、黄连、栀子。水煎服，日一剂，分三次服。

4. 医师在处方中选用桑白皮，是因其能
   - A. 清热化痰
   - B. 泻肺平喘
   - C. 利水消肿
   - D. 敛肺平喘
   - E. 止咳平喘

5. 在处方中对桑白皮的用法宜是
   - A. 生用
   - B. 蜜炙
   - C. 炒焦
   - D. 炒炭
   - E. 蒸用

6. 若患者伴有肠燥便秘，拟在方中加用润燥滑肠之品，宜选用
   - A. 葶苈子
   - B. 川贝母
   - C. 竹茹
   - D. 浙贝母
   - E. 瓜蒌

[7~9题共用题干]

患者，男，28岁。干咳少痰，咯痰不爽，鼻咽干燥，口干，舌尖红，苔薄黄少津，脉细数。医师诊断为咳嗽，证属燥热伤肺。医师给予处方：桑叶、苦杏仁、川贝母、南沙参、栀子。水煎服，日一剂，分三次服。

7. 医师在处方中选用川贝母，是因其能
   - A. 清热化痰，润肺止咳
   - B. 润肺止咳，散结消痈
   - C. 清热化痰，散结消痈
   - D. 清热化痰，除烦止呕
   - E. 清热化痰，散风清热

8. 为增强上方润肺止咳之效，宜选用的药物是
   - A. 白果
   - B. 马兜铃
   - C. 百部
   - D. 枇杷叶
   - E. 桔梗

9. 关于上题所选药物的使用注意，叙述正确的是
   - A. 脾虚食少便溏者忌用

B. 外感暴咳慎用
C. 咳血者慎服
D. 孕妇忌用
E. 不易久服

四、多项选择题

1. 能止呕的药物有
   - A. 半夏
   - B. 旋覆花
   - C. 海浮石
   - D. 礞石
   - E. 枇杷叶

2. 能化痰软坚散结的药物有
   - A. 昆布
   - B. 海藻
   - C. 黄药子
   - D. 瓦楞子
   - E. 蛤壳

3. 不宜与川乌、制川乌、草乌、制草乌、附子同用的药物有
   - A. 半夏
   - B. 瓜蒌
   - C. 川贝母
   - D. 浙贝母
   - E. 知母

4. 关于白果配麻黄的意义，叙述正确的有
   - A. 两药相配，性温而治风寒表证
   - B. 两药相配，敛肺而不留邪
   - C. 两药相配，收散并用
   - D. 两药相配，宣肺而不耗气
   - E. 两药相配，治哮喘痰嗽实证

5. 关于礞石的用法用量和使用注意，叙述正确的有
   - A. 小儿慢惊忌用
   - B. 煎汤，10~15g，布包先煎
   - C. 多入丸散服，3~6g
   - D. 孕妇慎用
   - E. 脾虚胃弱者慎用

6. 能润肺止咳的药物有
   - A. 川贝母
   - B. 百部
   - C. 紫菀
   - D. 款冬花
   - E. 浙贝母

7. 关于洋金花的用法用量和使用注意，叙述正确的有
   - A. 外感及痰热咳喘患者禁用
   - B. 青光眼、高血压患者禁用
   - C. 孕妇、心动过速者禁用
   - D. 内服宜入丸散，0.3~0.6g
   - E. 作卷烟分次燃吸（一日不超过1.5g）

8. 能清肺止咳的药物有

　　A. 瓜蒌　　　　　　　B. 竹茹

　　C. 蛤壳　　　　　　　D. 枇杷叶

　　E. 海浮石

9. 半夏的主治病证有

　　A. 痰饮眩悸　　　　　B. 呕吐反胃

　　C. 梅核气　　　　　　D. 痈肿痰核

　　E. 顽痰咳嗽

10. 关于苦杏仁配伍紫苏叶的意义，叙述正确的有

　　A. 功能发散表邪

　　B. 功能宣肺止咳

　　C. 治肺痨咳嗽

　　D. 治凉燥袭肺、肺失宣降之恶寒头痛、咳嗽痰稀

　　E. 治温燥犯肺、肺失宣降之发热头痛、咳嗽有痰

第十四章 安神药

一、最佳选择题

1. 患者，女，68岁。素体虚弱，患高血压病二十余年。症见头晕目眩、心悸失眠、耳鸣、目昏、喘促。宜选用的药物是
   A. 磁石
   B. 赭石
   C. 朱砂
   D. 龙骨
   E. 珍珠母

2. 患者，男，60岁。症见心悸，失眠，健忘，咳嗽痰多。宜选用的药物是
   A. 珍珠
   B. 远志
   C. 首乌藤
   D. 酸枣仁
   E. 合欢皮

3. 患者，女，52岁。虚烦失眠多梦，气短乏力，面色萎黄，身痛肢麻。医师在处方中重用首乌藤，因其除能养血安神外，还能
   A. 祛风通络
   B. 化痰通络
   C. 息风通络
   D. 镇惊通络
   E. 祛湿通络

4. 治疗虚烦不眠，心悸，阴虚盗汗，肠燥便秘。宜选用的药物是
   A. 柏子仁
   B. 酸枣仁
   C. 远志
   D. 首乌藤
   E. 合欢皮

5. 患者，男，25岁。症见心悸失眠，烦躁易怒，自汗盗汗。宜选用的药物是
   A. 朱砂
   B. 磁石
   C. 龙骨
   D. 琥珀
   E. 珍珠

6. 消化道溃疡病及胃炎患者慎服的药物是
   A. 朱砂
   B. 龙骨
   C. 远志
   D. 琥珀
   E. 珍珠

7. 既能安神，又能活血的药物是
   A. 龙骨、牛膝
   B. 朱砂、蒲黄
   C. 磁石、瞿麦
   D. 琥珀、合欢皮
   E. 珍珠、王不留行

8. 磁石配朱砂的意义是
   A. 重镇安神
   B. 息风止痉
   C. 平肝明目
   D. 疏肝解郁
   E. 明目退翳

9. 既善治忧郁、失眠，又能治跌打骨折、疮痈、肺痈的药物是
   A. 柏子仁
   B. 龙骨
   C. 首乌藤
   D. 珍珠
   E. 合欢皮

10. 甘寒清解，善重镇安神，为治心火亢盛诸证之要药的是
    A. 远志
    B. 磁石
    C. 朱砂
    D. 首乌藤
    E. 合欢皮

二、配伍选择题

[1～3题共用备选答案]
   A. 聪耳明目
   B. 收湿敛疮
   C. 软坚散结
   D. 清热解毒
   E. 明目除翳

1. 磁石除能镇惊安神、平肝潜阳外，还能
2. 龙骨除能镇惊安神、平肝潜阳外，还能
3. 牡蛎除能镇惊安神、平肝潜阳外，还能

[4～6题共用备选答案]
   A. 琥珀
   B. 远志
   C. 朱砂
   D. 磁石
   E. 首乌藤

4. 治疗失眠，伴乳痈肿痛，宜选用的药物是
5. 治疗失眠，伴小便不利，宜选用的药物是
6. 治疗失眠，伴血虚身痛肢麻，宜选用的药物是

[7～9题共用备选答案]
   A. 琥珀
   B. 磁石
   C. 远志
   D. 珍珠
   E. 朱砂

7. 内服0.1～0.5g，不宜入煎剂的药物是
8. 内服入汤剂先煎，亦入丸散剂的药物是

9. 内服 0.1 ~ 0.3g，多入丸散的药物是

[10 ~ 11 题共用备选答案]

    A. 朱砂   B. 磁石

    C. 琥珀   D. 柏子仁

    E. 首乌藤

10. 患者，女，30 岁。惊悸不眠，兼见口疮。宜选用的药物是

11. 患者，女，58 岁。惊风癫痫，兼见肾虚喘促。宜选用的药物是

[12 ~ 13 题共用备选答案]

    A. 朱砂   B. 远志

    C. 龙骨   D. 合欢皮

    E. 酸枣仁

12. 患者，女，30 岁。平素忧郁，症见烦躁不眠。证属肝郁气结，治当解郁安神，宜选用的药物是

13. 患者，女，50 岁。症见失眠多梦，惊悸怔忡，自汗盗汗。证属阴血亏虚，治当养心安神、敛汗、生津，宜选用的药物是

[14 ~ 15 题共用备选答案]

    A. 远志   B. 龙骨

    C. 琥珀   D. 首乌藤

    E. 酸枣仁

14. 生用微寒质重镇潜，煅后内服收敛固脱的药物是

15. 善养心、补肝、益胆而安神，兼能敛汗的药物是

[16 ~ 18 题共用备选答案]

    A. 敛汗生津   B. 明目消翳

    C. 明目解毒   D. 润肠通便

    E. 活血

16. 朱砂除能镇惊安神外，还能

17. 珍珠除能安神定惊外，还能

18. 酸枣仁除能宁心安神外，还能

三、多项选择题

1. 安神药的主治病证有

    A. 心悸   B. 失眠

    C. 多梦   D. 癫狂

    E. 惊痫

2. 龙骨和牡蛎的共同功效有

    A. 镇惊安神   B. 平肝潜阳

    C. 收敛固涩   D. 收湿敛疮

    E. 软坚散结

3. 磁石的功效有

    A. 镇惊安神   B. 清热解毒

    C. 平肝潜阳   D. 聪耳明目

    E. 纳气平喘

4. 关于朱砂的性能特点与使用注意，叙述正确的有

    A. 质重镇怯

    B. 甘寒清解

    C. 忌火煅

    D. 既不宜大量服用，也不宜少量久服

    E. 有毒而力强

第十五章　平肝息风药

一、最佳选择题

1. 决明子具有而石决明不具有的功效是
   - A. 明目
   - B. 平肝潜阳
   - C. 润肠通便
   - D. 制酸止痛
   - E. 补益肝阴

2. 患者，男，56 岁。平素易怒，1 个月前，症见目赤、视物模糊、眩晕、胁痛、口苦。医师诊断为目赤翳障，证属肝火上炎，且伴肝肾阴虚、肝阳上亢，宜选用的药物是
   - A. 石决明
   - B. 钩藤
   - C. 罗布麻叶
   - D. 赭石
   - E. 蒺藜

3. 患者，女，46 岁。患风疹瘙痒 10 年，近日复发，又见风热目赤、咽喉肿痛。宜选用的药物是
   - A. 地龙
   - B. 天麻
   - C. 僵蚕
   - D. 钩藤
   - E. 罗布麻叶

4. 患者，男，56 岁。症见眩晕耳鸣，头痛且胀，齿衄，面红目赤，易怒，失眠多梦，口苦，舌红，苔黄，脉弦滑。宜选用的药物是
   - A. 石决明
   - B. 槐花
   - C. 珍珠母
   - D. 赭石
   - E. 罗布麻叶

5. 患者，女，36 岁。6 个月前患湿疹未愈，现症见头晕目眩，惊悸，失眠，舌红，苔黄，脉弦滑。生用、内服，以及煅后外用，皆宜选用的药物是
   - A. 牡蛎
   - B. 赭石
   - C. 珍珠母
   - D. 石决明
   - E. 磁石

6. 罗布麻叶的功效不包括
   - A. 平肝
   - B. 清热
   - C. 利水
   - D. 明目
   - E. 安神

7. 治肝阳、肝风诸证，无论寒热虚实皆宜的药物是
   - A. 地龙
   - B. 天麻
   - C. 全蝎
   - D. 蜈蚣
   - E. 僵蚕

8. 味咸软坚，善平肝潜阳、镇惊安神、软坚散结，并兼益阴功效的药物是
   - A. 牡蛎
   - B. 天麻
   - C. 钩藤
   - D. 赭石
   - E. 蒺藜

9. 天麻配钩藤除能平肝阳外，还能
   - A. 收湿敛疮
   - B. 凉血解毒
   - C. 利尿
   - D. 疏肝
   - E. 息肝风

10. 地龙不具有的功效是
    - A. 平喘
    - B. 通络
    - C. 祛风
    - D. 利尿
    - E. 清热定惊

11. 患者，女，58 岁。平素易怒，近 1 个月，时觉头晕目眩；2 日前，又见目赤、风疹瘙痒。治疗宜选用的药物是
    - A. 防风
    - B. 蒺藜
    - C. 决明子
    - D. 石决明
    - E. 珍珠母

12. 既能息风，又能解毒的药物是
    - A. 羚羊角、牛黄
    - B. 石决明、决明子
    - C. 龙骨、牡蛎
    - D. 蒺藜、钩藤
    - E. 赭石、旋覆花

13. 患者，女，56 岁。症见半身不遂，小便不利。治当通络、利尿，宜选用的药物是
    - A. 地龙
    - B. 僵蚕
    - C. 蜈蚣
    - D. 全蝎
    - E. 天麻

14. 患者，男，66 岁。症见眩晕，易怒，每因恼怒而加重，烦躁不安，潮热盗汗，五心烦热，心悸失眠。证属阴虚阳亢，宜选用的药物是
    - A. 石决明
    - B. 赭石
    - C. 珍珠母
    - D. 牡蛎

E. 钩藤

15. 关于钩藤的主治病证，叙述错误的是
    A. 肝风内动
    B. 肝经有热之头胀、头痛
    C. 肝阳上亢之头晕目眩
    D. 肝气郁结之胸胁不舒
    E. 惊痫抽搐

16. 僵蚕除能息风止痉外，还能
    A. 通络止痛　　　　　B. 活血止痛
    C. 麻醉止痛　　　　　D. 祛风止痛
    E. 攻毒散结

二、配伍选择题

[1~2题共用备选答案]
    A. 平肝息风，清热凉肝
    B. 息风止痉，平抑肝阳，祛风通络
    C. 清热通络，平喘，利尿
    D. 息风止痉，通络止痛
    E. 平肝，清肝，明目

1. 全蝎配蜈蚣的功效是
2. 羚羊角配钩藤的功效是

[3~4题共用备选答案]
    A. 牡蛎　　　　　　　B. 蒺藜
    C. 赭石　　　　　　　D. 珍珠母
    E. 石决明

3. 既能平肝潜阳、重镇降逆，又能凉血止血的药物是
4. 既能潜阳补阴、软坚散结，又能重镇安神的药物是

[5~6题共用备选答案]
    A. 地龙　　　　　　　B. 全蝎
    C. 僵蚕　　　　　　　D. 菊花
    E. 罗布麻叶

5. 患者，男，46岁。患中风口喎，近2日又感受风热，症见头痛目赤，咽喉肿痛，皮肤瘙痒，舌红，苔薄黄。治宜选用的药物是
6. 患者，男，75岁。既往有高血压病史，1个月前又患脑梗死，至今仍有半身不遂、手足麻木。近1周慢性支气管炎发作，症见喘息痰黄，舌暗红，苔黄腻。治宜选用的药物是

[7~8题共用备选答案]
    A. 牛黄　　　　　　　B. 珍珠母
    C. 牡蛎　　　　　　　D. 赭石
    E. 僵蚕

7. 既能平肝潜阳，又能明目退翳的药物是
8. 既能潜阳补阴，又能软坚散结的药物是

[9~10题共用备选答案]
    A. 石决明　　　　　　B. 赭石
    C. 羚羊角　　　　　　D. 地龙
    E. 天麻

9. 既治肝阳上亢之头晕目眩，又治肝虚目昏的药物是
10. 既治肝阳上亢之头晕目眩，又治风湿痹痛的药物是

[11~12题共用备选答案]
    A. 0.5~1g　　　　　　B. 3~6g
    C. 0.3~0.6g　　　　　D. 3~5g
    E. 0.6~1g

11. 全蝎内服煎汤的用量是
12. 蜈蚣内服煎汤的用量是

三、综合分析选择题

[1~3题共用题干]
　　患者，男，62岁。半身不遂，肢体软弱，偏身麻木，面色淡白，气短乏力，心悸自汗。舌质暗淡，苔薄白，脉细涩无力。医师诊断为中风，证属气虚血瘀。医师给予处方药物：地龙、黄芪、川芎、桃仁、红花、赤芍、当归。水煎服，日一剂，分三次服。

1. 医师在处方中选用地龙，是因其能
    A. 平肝　　　　　　　B. 清肝
    C. 通络　　　　　　　D. 息风
    E. 疏肝

2. 为增强上方通络之效，宜配用的药物是
    A. 羚羊角　　　　　　B. 钩藤
    C. 蒺藜　　　　　　　D. 僵蚕
    E. 全蝎

3. 关于所配药物使用注意，叙述正确的是
    A. 风湿顽痹慎用　　　B. 孕妇禁用
    C. 血虚生风宜用　　　D. 用量不宜过小
    E. 不可外用

[4~6题共用题干]
　　患者，男，58岁。眩晕耳鸣，头痛且胀，每因恼怒而加重，急躁易怒，面色潮红，口苦，舌红，苔黄，脉弦。医师诊断为眩晕，证属肝阳上亢，给予处方：天麻、钩藤、石决明、牡蛎、栀子、牛膝、杜仲。水煎服，日一剂，分三次服。

4. 处方中，钩藤的用法是
   A. 先煎　　　　　　　B. 包煎
   C. 后下　　　　　　　D. 烊化
   E. 另煎

5. 若患者伴有胸胁胀闷，善太息，证属肝气郁结，宜配用的药物是
   A. 蒺藜　　　　　　　B. 赭石
   C. 天麻　　　　　　　D. 地龙
   E. 罗布麻叶

6. 患者突然眩晕加重，手足麻木，继而震颤抽搐，壮热神昏。处方中应加入息风、解毒之品，宜选用的药物是
   A. 钩藤　　　　　　　B. 僵蚕
   C. 石决明　　　　　　D. 全蝎
   E. 羚羊角

四、多项选择题

1. 入汤剂宜先煎的药物有
   A. 牡蛎　　　　　　　B. 赭石
   C. 僵蚕　　　　　　　D. 珍珠母
   E. 石决明

2. 天麻与钩藤的共同功效有
   A. 息风止痉　　　　　B. 祛风通络
   C. 凉血解毒　　　　　D. 化痰散结
   E. 平阳

3. 既能平肝，又能息风的药物有
   A. 羚羊角　　　　　　B. 钩藤
   C. 天麻　　　　　　　D. 牡蛎
   E. 僵蚕

4. 全蝎与蜈蚣的共同功效有
   A. 息风止痉　　　　　B. 解毒散结
   C. 通络止痛　　　　　D. 活血化瘀
   E. 化痰止咳

5. 龙骨与牡蛎的共同功效有
   A. 收湿敛疮　　　　　B. 镇惊安神
   C. 平肝潜阳　　　　　D. 收敛固涩
   E. 软坚散结

第十六章 开窍药

一、最佳选择题

1. 患者，男，25 岁。症见痧胀，腹痛吐泻，突然中暑神昏。宜选用的药物是
   - A. 蟾酥
   - B. 麝香
   - C. 石菖蒲
   - D. 苏合香
   - E. 冰片

2. 患者，男，76 岁。近半年经常出现心悸，乏力，失眠健忘，耳聋耳鸣，脘腹痞胀，不思饮食，舌淡苔白腻。治当开窍豁痰、化湿和胃，宜选用的药物是
   - A. 麝香
   - B. 石菖蒲
   - C. 冰片
   - D. 苏合香
   - E. 远志

3. 患者，男，60 岁。体型肥胖，1 天前冒雪跋涉后突然昏倒，诊断为缺血性脑卒中。现症见神识不清，口唇青紫，喉间痰鸣，舌淡苔白腻，脉沉迟。诊断为寒闭神昏，宜选用的药物是
   - A. 冰片
   - B. 牛黄
   - C. 安息香
   - D. 水牛角
   - E. 苏合香

4. 麝香辛散温通，芳香走窜，入丸散内服的用量是
   - A. 0.03 ~ 0.1g
   - B. 0.1 ~ 0.3g
   - C. 0.3 ~ 1g
   - D. 1 ~ 3g
   - E. 0.01 ~ 0.03g

5. 苏合香除能止痛外，还能
   - A. 清热解毒
   - B. 化湿和胃
   - C. 开窍辟秽
   - D. 行气活血
   - E. 开窍宁神

6. 既治痰湿蒙闭心窍诸证，又治湿浊中阻与噤口痢的药物是
   - A. 马齿苋
   - B. 黄连
   - C. 石菖蒲
   - D. 鸦胆子
   - E. 白头翁

7. 为开窍醒神之良药，治闭证神昏无论寒热皆宜的药物是
   - A. 牛黄
   - B. 石菖蒲
   - C. 冰片
   - D. 麝香
   - E. 苏合香

8. 患者，男，24 岁。症见咽喉肿痛，口舌生疮，舌红苔黄，脉数。宜选用的外用药物是
   - A. 连翘
   - B. 安息香
   - C. 石膏
   - D. 石菖蒲
   - E. 冰片

9. 关于开窍药的使用注意，叙述错误的是
   - A. 内服多入丸散，仅个别能入煎剂
   - B. 只宜暂用
   - C. 不宜久服
   - D. 适用于神昏闭证
   - E. 适用于神昏脱证

10. 冰片（合成龙脑）内服的用量是
    - A. 0.03 ~ 0.1g
    - B. 0.15 ~ 0.3g
    - C. 0.3 ~ 1g
    - D. 1 ~ 3g
    - E. 0.1 ~ 0.15g

11. 安息香的主治病证是
    - A. 口舌生疮
    - B. 心神不宁
    - C. 脱证神昏
    - D. 心腹疼痛，痹痛日久
    - E. 湿浊中阻

12. 关于麝香的用法和使用注意，叙述正确的是
    - A. 妇女月经期忌用
    - B. 入煎剂宜后下
    - C. 性温，寒闭不用
    - D. 阴虚火旺者慎服
    - E. 孕妇慎用

13. 功能化痰开窍，治疗痰阻心窍之癫痫发狂和心神不安，石菖蒲需配伍的药物是
    - A. 莲子
    - B. 远志
    - C. 酸枣仁
    - D. 柏子仁
    - E. 首乌藤

二、配伍选择题

[1 ~ 3 题共用备选答案]
   - A. 清热化痰
   - B. 清热止痛

  C. 化湿和胃   D. 行气活血，止痛

  E. 活血通经

1. 冰片除能开窍醒神外，还能

2. 麝香除能开窍醒神外，还能

3. 安息香除能开窍醒神外，还能

三、多项选择题

1. 石菖蒲的主治病证有

  A. 痰湿蒙蔽心窍之神昏

  B. 湿浊中阻之脘腹痞胀

  C. 疮疡肿痛

  D. 心气不足之心悸失眠

  E. 热闭神昏

2. 麝香的主治病证有

  A. 闭经，癥瘕   B. 胸痹心痛

  C. 热病神昏   D. 咽喉肿痛

  E. 跌打损伤

3. 苏合香与安息香共同的功效有

  A. 清热   B. 止痛

  C. 辟秽   D. 行气

  E. 开窍

4. 关于蟾酥的用法用量和使用注意，叙述正确的有

  A. 内服，0.015~0.03g   B. 多入丸散用

  C. 妇女月经期忌用   D. 孕妇慎用

  E. 年老体弱者慎用

第十七章 补虚药

一、最佳选择题

1. 主以扶正气，兼能除水邪。既善补中气、升举清阳，又善补肺气、益卫固表的药物是
   - A. 黄芪
   - B. 人参
   - C. 白术
   - D. 山药
   - E. 红景天

2. 医师在某些处方中，常以党参替换人参使用，但会加大用量的原因是
   - A. 二者均能补脾肺之气，党参补气之力逊于人参
   - B. 二者均能补脾肺之气，党参补气之力强于人参
   - C. 二者均能生津养血，药力相似
   - D. 二者均能大补元气，党参补气之力逊于人参
   - E. 二者均能安神益智，党参补气之力逊于人参

3. 患者，男，40岁。平素脾胃虚弱，近1个月加重，症见头晕目眩、倦怠乏力、少气懒言，大便泄泻，2~3次/日。证属中气下陷，宜选用的药物配伍是
   - A. 人参配附子
   - B. 白芍配甘草
   - C. 砂仁配木香
   - D. 白术配苍术
   - E. 黄芪配柴胡、升麻

4. 患者，男，66岁。平素倦怠乏力，食少便溏，近半个月劳累后，出现心动悸，宜选用的药物是
   - A. 绞股蓝
   - B. 白术
   - C. 甘草
   - D. 黄芪
   - E. 蜂蜜

5. 患者，男，18岁。运动时汗出较多，运动后乏力明显。证属脾肺气虚、表虚不固，宜选用的药物是
   - A. 大枣
   - B. 西洋参
   - C. 饴糖
   - D. 黄芪
   - E. 党参

6. 补气健脾宜炒用，健脾止泻宜炒焦用，燥湿利水宜生用的药物是
   - A. 山药
   - B. 苍术
   - C. 茯苓
   - D. 白扁豆
   - E. 白术

7. 人参大补元气，治气虚欲脱，肢冷脉微，文火另煎的用量范围应是
   - A. 3~9g
   - B. 10~15g
   - C. 1~3g
   - D. 15~30g
   - E. 50g以上

8. 白术与苍术共有的功效是
   - A. 燥湿健脾
   - B. 利水消肿
   - C. 固表止汗
   - D. 益气安胎
   - E. 祛风湿

9. 关于山药的性能特点，叙述错误的是
   - A. 甘补兼涩，性平不偏
   - B. 药力平和，平补气阴，为治气虚或气阴两虚之佳品
   - C. 滋阴益气而生津，为治肾阴虚及消渴所常用
   - D. 涩精止带，为治肾虚不固之要药
   - E. 既能益气补中，又能升举清阳

10. 患儿，男，5岁。症见食欲不振，倦怠乏力，腰膝酸软，脚软行迟，少眠多梦。治以益气健脾、补肾安神，宜选用的药物是
    - A. 红景天
    - B. 饴糖
    - C. 绞股蓝
    - D. 刺五加
    - E. 熟地黄

11. 患者，男，55岁。患有癌肿，平素倦怠食少，体检查出高脂血症，感冒后出现痰热咳喘。治以益气健脾、化痰止咳、清热解毒、化浊降脂，宜选用的药物是
    - A. 红景天
    - B. 山药
    - C. 绞股蓝
    - D. 刺五加
    - E. 甘草

12. 白术的主治病证不包括
    - A. 脾胃气虚之食少便溏、倦怠乏力
    - B. 脾虚水肿，痰饮
    - C. 表虚自汗
    - D. 肾虚之遗精、尿频、带下
    - E. 脾虚气弱之胎动不安

13. 太子参与西洋参共有的功效是
    - A. 补气生血
    - B. 补气生津

C. 补气养阴　　　　D. 补气活血
E. 补气安神

14. 平补脾、肺、肾之气阴的药物是
　　A. 山药、黄精　　　B. 山药、石斛
　　C. 蜂蜜、饴糖　　　D. 甘草、石斛
　　E. 百合、黄精

15. 甘草与大枣共有的功效是
　　A. 补气，养血安神　B. 补气，缓急止痛
　　C. 补气，祛痰止咳　D. 补气，缓和药性
　　E. 补气，解毒

16. 患儿，男，2岁。骨软行迟、囟门不合，神疲羸瘦。证属精血虚亏，宜选用的药物是
　　A. 鹿茸　　　　　　B. 锁阳
　　C. 白芍　　　　　　D. 紫河车
　　E. 当归

17. 峻补元阳、大补精血，为治肾阳不足、精血亏虚证之首选的药物是
　　A. 鹿茸　　　　　　B. 锁阳
　　C. 白芍　　　　　　D. 紫河车
　　E. 当归

18. 鹿茸甘温峻补，为血肉有情之品，正确的用法用量是
　　A. 研末冲服，1~2g
　　B. 研末冲服，0.1~0.3g
　　C. 研末冲服，0.03~0.1g
　　D. 另煎，5~10g
　　E. 另煎，1~5g

19. 患者，男，60岁。腰膝酸软，筋骨无力，畏寒肢冷，下半身明显，大便干结。证属肾阳不足、精血亏虚，治以补肾阳、益精血、润肠通便，宜选用的药物是
　　A. 鹿茸　　　　　　B. 淫羊藿
　　C. 核桃仁　　　　　D. 补骨脂
　　E. 肉苁蓉

20. 患者，女，35岁。高血压病史1年，现妊娠8周，症见胎动不安，妊娠漏血，腰膝酸痛，筋骨无力。证属肝肾亏虚，宜选用的药物是
　　A. 白术　　　　　　B. 续断
　　C. 黄芪　　　　　　D. 杜仲
　　E. 菟丝子

21. 甘温而补，善温补肝肾而强筋健骨、安胎，兼降血压的药物是
　　A. 鹿茸　　　　　　B. 淫羊藿
　　C. 巴戟天　　　　　D. 补骨脂
　　E. 杜仲

22. 患者，女，38岁。平素腰膝酸软疼痛，脚弱无力，月经先期、量多，今日不慎从高处跌落，腕骨骨折，瘀肿疼痛。宜选用的药物是
　　A. 蛤蚧　　　　　　B. 续断
　　C. 骨碎补　　　　　D. 狗脊
　　E. 菟丝子

23. 患者，男，65岁。平素泄泻，腹中冷痛，口多涎唾。证属脾阳虚，治以温脾止泻摄唾，宜选用的药物是
　　A. 佩兰　　　　　　B. 补骨脂
　　C. 白术　　　　　　D. 益智
　　E. 茯苓

24. 既入肾经，善补阳益阴、固精缩尿，又入肝脾经，善养肝明目、补脾止泻，此外，还能安固胎元，外用消风祛斑的药物是
　　A. 枸杞子　　　　　B. 沙苑子
　　C. 车前子　　　　　D. 金樱子
　　E. 菟丝子

25. 既能养血调经，又能柔肝止痛、平抑肝阳的药物是
　　A. 当归　　　　　　B. 熟地黄
　　C. 白芍　　　　　　D. 生地黄
　　E. 赤芍

26. 患者，男，40岁。久咳虚喘，伴阳痿、腰膝酸痛，近5日又见咳痰带血。治以补肾益肺、止血化痰，宜选用的药物是
　　A. 枸杞子　　　　　B. 蛤蚧
　　C. 紫河车　　　　　D. 冬虫夏草
　　E. 补骨脂

27. 补肾益精而强健腰膝，补肺肾而定喘嗽的药物是
　　A. 肉苁蓉　　　　　B. 补骨脂
　　C. 锁阳　　　　　　D. 益智
　　E. 核桃仁

28. 患者，女，38岁。产后乳少，面色萎黄，乏力消瘦，腰膝酸软无力，伴冷感。证属肾虚精亏、气血两亏，医生诊断后给予处方：紫河车研末，2~3g。因其功效为

A. 温肾补精，养血益气

B. 温肾补精，固精缩尿

C. 温肾补精，养血补阴

D. 养血止血，滋阴润燥

E. 养血滋阴，益精添髓

29. 患者，女，40岁。带下病1月余，症见带下量多，清稀色白，腰痛，尿频，目暗不明。治以补肾助阳、固精缩尿、养肝明目，宜选用的药物是

A. 白术、山药　　　　B. 车前子、泽泻

C. 白芍、白术　　　　D. 菟丝子、沙苑子

E. 五味子、枸杞子

30. 患者，男，40岁。跌打损伤，平素阳痿精少、尿频，宜选用的药物是

A. 鹿茸　　　　　　　B. 没药

C. 海马　　　　　　　D. 乳香

E. 血竭

31. 仙茅与淫羊藿共有的功效是

A. 补肾壮阳，祛风除湿

B. 补肾壮阳，固精缩尿

C. 补肾壮阳，养肝明目

D. 补肾壮阳，缓和药性

E. 补肾壮阳，定喘止咳

32. 患者，女，30岁。月经量多，面色、口唇、爪甲淡白无华，头目眩晕，心悸失眠，舌淡，脉细。治以补血滋阴、止血，宜选用的药物是

A. 桑椹　　　　　　　B. 阿胶

C. 白芍　　　　　　　D. 龙眼肉

E. 制何首乌

33. 患者，女，40岁。热病之后，手足瘛疭，精神倦怠，心悸失眠，月经过多，舌绛苔少，脉虚弱。治当滋阴潜阳、养血补心、固经止崩，宜选用的药物是

A. 龙眼肉　　　　　　B. 蛤蟆油

C. 阿胶　　　　　　　D. 鳖甲

E. 龟甲

34. 关于白芍的主治病证，叙述错误的是

A. 血虚萎黄，月经不调，痛经，崩漏

B. 阴虚盗汗，表虚自汗

C. 肝脾不和之胸胁脘腹疼痛，或四肢拘急作痛

D. 肝阳上亢之头痛眩晕

E. 肝火上炎之目赤肿痛

35. 患者，女，40岁。素体脾气虚弱，食少体倦，近2个月又见心血不足，心悸怔忡、失眠健忘，宜选用的药物是

A. 当归　　　　　　　B. 白芍

C. 何首乌　　　　　　D. 龙眼肉

E. 阿胶

36. 患者，男，45岁。干咳痰黏，且气阴不足，烦热口干，治以养阴清肺、益胃生津、化痰、益气，宜选用的药物是

A. 玉竹　　　　　　　B. 麦冬

C. 石斛　　　　　　　D. 北沙参

E. 南沙参

37. 关于南沙参与北沙参，叙述错误的是

A. 均性微寒，均能养阴清肺、益胃生津

B. 南沙参源于桔梗科，兼能益气祛痰

C. 北沙参源于伞形科，长于滋阴

D. 南沙参善治肺热燥咳或阴虚劳嗽有痰者

E. 北沙参善治燥咳或阴虚劳嗽无痰及阴伤重症者

38. 关于石斛的性能特点，叙述错误的是

A. 甘能滋养，微寒清泄，以清滋为用

B. 能养胃阴、生津液，治津伤或胃阴不足之口渴

C. 能滋肾阴、清虚热，治阴虚之虚热不退

D. 能明目、强腰

E. 鲜用药力较弱，干品药力较强

39. 与解表药同用，能滋阴解表，治阴虚外感的药物是

A. 百合　　　　　　　B. 玉竹

C. 天冬　　　　　　　D. 麦冬

E. 南沙参

40. 生用解毒、消痈、截疟、润肠燥，制用补肝肾、益精血、乌须发、强筋骨的药物是

A. 白芍　　　　　　　B. 地黄

C. 阿胶　　　　　　　D. 鳖甲

E. 何首乌

41. 患者，女，45岁。平素阴虚燥咳，近10日失眠多梦、精神恍惚。宜选用的药物是

A. 麦冬　　　　　　　B. 西洋参

C. 石斛　　　　　　　D. 百合

E. 南沙参

42. 患者，女，60岁。消渴病史5年，口渴多饮，口干便燥，久咳肺燥，腰膝酸软，倦怠乏力。证属

肺脾肾亏损、气阴两虚，治以补气养阴、健脾、润肺、益肾，宜选用的药物是

A. 枸杞子　　　　　B. 麦冬

C. 石斛　　　　　　D. 玉竹

E. 黄精

43. 患者，女，36 岁。症见眩晕耳鸣，腰膝酸软，月经量多。证属肝肾阴虚，宜选用的药物配伍是

A. 黄芪配当归　　　B. 女贞子配墨旱莲

C. 麦冬配天冬　　　D. 白芍配甘草

E. 人参配蛤蚧

44. 患者，女，70 岁。平素腰膝酸软，头晕目昏，虚劳骨蒸，近月余又见水肿。治以补肾清肝、明目、利尿，宜选用的药物是

A. 枸杞子　　　　　B. 女贞子

C. 楮实子　　　　　D. 菟丝子

E. 沙苑子

45. 患者，女，20 岁。素体肺肾阴精亏虚，肺痨病史 2 年，症见咳嗽咳血，体弱，神疲乏力，心悸失眠，盗汗。治以补肾益精、养阴润肺，宜选用的药物是

A. 蛤蟆油　　　　　B. 麦冬

C. 石斛　　　　　　D. 南沙参

E. 龟甲

46. 既善补肾阳、益精血，又能祛风湿、强筋骨，为治肾阳虚衰或兼风湿之要药的是

A. 续断　　　　　　B. 巴戟天

C. 肉苁蓉　　　　　D. 狗脊

E. 仙茅

二、配伍选择题

[1~4 题共用备选答案]

A. 人参配附子　　　B. 人参配核桃仁

C. 人参配鹿茸　　　D. 甘草配白芍

E. 人参配蛤蚧

1. 亡阳气脱者，宜选用的药物配伍是

2. 脘腹或四肢拘急疼痛者，宜选用的药物配伍是

3. 元气不足，诸虚百损者，宜选用的药物配伍是

4. 肺肾两虚之喘咳者，宜选用的药物配伍是

[5~6 题共用备选答案]

A. 人参　　　　　　B. 党参

C. 山药　　　　　　D. 西洋参

E. 黄芪

5. 患者，男，66 岁。消渴病史 10 余年，症见气虚乏

力、阴虚口干，时而遗精。治以滋阴益气、涩精，宜选用的药物是

6. 患者，女，66 岁。消渴病史 10 余年，夏季汗多，气短乏力，口渴心烦。治以补气养阴、清热生津，宜选用的药物是

[7~9 题共用备选答案]

A. 人参　　　　　　B. 刺五加

C. 白术　　　　　　D. 红景天

E. 黄芪

7. 患者，女，33 岁。素体脾胃虚弱，妊娠 20 周，症见表虚自汗，倦怠乏力。治以健脾益气、止汗、安胎，宜选用的药物是

8. 患者，女，66 岁。素体脾胃虚弱，症见疮疡溃久不敛。治以健脾益气、托毒生肌，宜选用的药物是

9. 患者，女，55 岁。素体脾胃虚弱，近 1 个月常腰膝酸软，心悸气短，偶有失眠多梦。治以健脾益气、补肾安神，宜选用的药物是

[10~12 题共用备选答案]

A. 大枣　　　　　　B. 饴糖

C. 蜂蜜　　　　　　D. 甘草

E. 山药

10. 患者，女，35 岁。虚寒腹痛，喜温喜按，气短乏力，干咳无痰。治以补脾益气、缓急止痛、润肺止咳，宜选用的药物是

11. 患者，女，35 岁。脘腹疼痛，食少倦怠，肺虚久咳少痰，大便干结难下。治以补中、润燥、止痛，宜选用的药物是

12. 患者，女，35 岁。脘腹挛急疼痛，倦怠乏力，食少便溏，偶见心悸。治以补脾益气、缓急止痛，宜选用的药物是

[13~14 题共用备选答案]

A. 人参　　　　　　B. 山药

C. 海马　　　　　　D. 白扁豆

E. 鹿茸

13. 妇人带下病，证属脾虚夹湿，治以健脾化湿，宜选用的药物是

14. 妇人带下病，证属冲任虚寒，治以壮肾阳、益精血、调理冲任，宜选用的药物是

[15~18 题共用备选答案]

A. 止血化痰

B. 强筋骨，调冲任，托疮毒

C. 润肠通便

D. 益气补阴

E. 纳气定喘

15. 鹿茸除能补肾阳、益精血外，还能

16. 肉苁蓉除能补肾阳、益精血外，还能

17. 蛤蚧除能补肾阳、益精血外，还能

18. 锁阳除能补肾阳、益精血外，还能

[19～21 题共用备选答案]

A. 续断　　　　　　　B. 鹿茸

C. 狗脊　　　　　　　D. 牛膝

E. 杜仲

19. 既能补肝肾、强筋骨，又能安胎的药物是

20. 既能补肝肾、强筋骨，又能止崩漏的药物是

21. 既能补肝肾、强腰膝，又能祛风湿的药物是

[22～24 题共用备选答案]

A. 鹿茸　　　　　　　B. 白术

C. 当归　　　　　　　D. 黄芪

E. 蜂蜜

22. 疮痈不溃或久溃不敛，证属气血不足，宜选用的药物是

23. 疮痈久溃不敛，证属肾阳不足、精血亏虚，宜选用的药物是

24. 局部适量外涂可治疗疮疡不敛的药物是

[25～27 题共用备选答案]

A. 0.1～0.5g　　　　　B. 2～3g

C. 0.5～1g　　　　　　D. 1～2g

E. 3～10g

25. 鹿茸内服，研末，用量应是

26. 紫河车内服，研末，用量应是

27. 仙茅内服，煎汤，用量应是

[28～30 题共用备选答案]

A. 清热凉血，滋腻性小

B. 滋阴，而清热凉血力较逊，滋腻性稍强

C. 清热凉血、活血止痛，行散性强

D. 养血滋阴、填精生髓，滋腻性强

E. 养血调经、柔肝止痛，清泄性强

28. 鲜地黄长于

29. 干地黄长于

30. 熟地黄长于

[31～33 题共用备选答案]

A. 生津，润燥　　　　B. 益精填髓

C. 止血，润燥　　　　D. 益气助阳

E. 活血，通经

31. 熟地黄除能补血滋阴外，还能

32. 桑椹除能补血滋阴外，还能

33. 阿胶除能补血滋阴外，还能

[34～37 题共用备选答案]

A. 蛤蟆油　　　　　　B. 石斛

C. 楮实子　　　　　　D. 女贞子

E. 枸杞子

34. 肝肾阴虚之目暗不明，伴见腰膝酸痛、血虚萎黄，治以滋补肝肾、益精明目，宜选用的药物是

35. 肾虚之目暗不明，伴见胃阴不足之口干烦渴、食少干呕，治以滋肾阴、清虚热，宜选用的药物是

36. 肝肾虚亏之目暗不明、视力减退，伴见须发早白、眩晕耳鸣，治以滋补肝肾、明目乌发，宜选用的药物是

37. 肝热目生翳膜，伴见腰膝酸软、水肿胀满，治以补肾清肝、明目、利尿，宜选用的药物是

[38～41 题共用备选答案]

A. 桑椹　　　　　　　B. 制何首乌

C. 熟地黄　　　　　　D. 女贞子

E. 墨旱莲

38. 治疗须发早白，能补肝肾、益精血的药物是

39. 治疗须发早白，能滋阴补血、生津润燥的药物是

40. 治疗须发早白，能滋补肝肾、凉血止血的药物是

41. 治疗须发早白，能滋补肝肾、清虚热、明目的药物是

[42～44 题共用备选答案]

A. 退热除蒸　　　　　B. 凉血止血

C. 益胃生津　　　　　D. 明目乌发

E. 清肝明目，利尿

42. 女贞子除能滋补肝肾外，还能

43. 墨旱莲除能滋阴益肾外，还能

44. 楮实子除能滋阴益肾外，还能

[45～47 题共用备选答案]

A. 润肠通便　　　　　B. 清心安神

C. 生津止渴　　　　　D. 补肾益精

E. 补气健脾

45. 蛤蟆油除能养阴润肺外，还能

46. 百合除能养阴润肺外，还能

47. 黄精除能养阴润肺外，还能

[48～49 题共用备选答案]

A. 利水消肿　　　　　B. 润肠通便

C. 引血下行　　　　　D. 舒筋活络

E. 凉血止血

48. 当归除能补血活血、调经止痛外，还能

49. 鸡血藤除能活血补血、调经止痛外，还能

三、综合分析选择题

[1～4题共用题干]

患者，男，35岁。夏季感受暑热之邪，服用解暑剂后，暑热已解，但余气阴两虚。刻下症见：心悸气短，少气懒言，口渴多汗，脉微。医师诊断后给予处方：人参9g、麦冬12g、五味子5g。水煎服，日一剂，分三次服。

1. 处方中，人参配麦冬、五味子的功效是

　A. 补肺益肾，定喘止嗽，调经止痛

　B. 益气养阴，生津止渴，敛阴止汗

　C. 补气扶正，壮阳益精，托毒生肌

　D. 补益肺肾，纳气平喘，敛疮生肌

　E. 大补大温，益气回阳，纳气平喘

2. 人参的功效不包括

　A. 补脾益肺　　　　B. 大补元气

　C. 生津养血　　　　D. 养阴清热

　E. 安神益智

3. 关于人参的使用注意，叙述正确的是

　A. 邪实而正不虚者可用

　B. 热病气虚津伤之口渴不可用

　C. 内热消渴证不可用

　D. 不宜与红茶同服

　E. 不宜与藜芦、五灵脂同用

4. 与人参配伍，可治疗肺肾两虚之动辄气喘的药物是

　A. 补骨脂　　　　　B. 附子

　C. 沉香　　　　　　D. 肉桂

　E. 蛤蚧

[5～8题共用题干]

患者，女，55岁。泄泻1年余，加重1周。刻下症见腹痛泄泻，每天黎明时腹痛，痛后即腹泻，不思饮食，神疲乏力，腰膝酸软冷痛，舌淡苔薄白，脉沉迟无力。医师诊断后给予处方：补骨脂15g、肉豆蔻9g、五味子12g、吴茱萸9g、芡实12g、山药12g、水煎服，日1剂，分3次服。

5. 处方中以补骨脂为主药，是因为其功效是

　A. 温肾助阳，温脾止泻

　B. 温肾助阳，敛肺止咳

　C. 温肾助阳，益气健脾

　D. 温肾助阳，涩肠止泻

　E. 温肾助阳，祛寒除湿

6. 能固精缩尿的补阳药，除补骨脂外，还有

　A. 沙苑子、菟丝子

　B. 淫羊藿、巴戟天

　C. 蛤蚧、核桃仁

　D. 杜仲、续断

　E. 锁阳、肉苁蓉

7. 补骨脂制成20%～30%酊剂外用涂患处，可治疗

　A. 疮疡不敛　　　　B. 白癜风

　C. 水火烫伤　　　　D. 筋骨断折

　E. 疔疮疖肿

8. 补骨脂与益智共有的功效是

　A. 补肾助阳，固精缩尿，养肝明目

　B. 补肾助阳，养心安神，温脾止泻

　C. 补肾助阳，益肺养阴，定喘止咳

　D. 补肾助阳，固精缩尿，温脾止泻

　E. 补肾助阳，固精缩尿，纳气平喘

[9～12题共用题干]

患者，女，35岁。头目眩晕，面色萎黄，唇甲色淡，大便干结，月经量少，经行腹痛，舌淡白，脉细弱。医师诊断后给予处方：当归25g、熟地15g、白芍15g、川芎10g。

9. 当归的功效是

　A. 补血活血，调经止痛，润肠通便

　B. 补益精血，解毒，截疟，润肠通便

　C. 养血调经，敛阴止汗，柔肝止痛，平抑肝阳

　D. 补血止血，滋阴润燥

　E. 补心脾，益气血，安心神

10. 关于当归的主治病证，叙述错误的是

　A. 血虚萎黄，眩晕心悸

　B. 月经不调，闭经，痛经

　C. 虚寒腹痛，瘀血作痛，跌扑损伤，风湿痹痛

　D. 肾阴不足之潮热、盗汗、遗精，消渴

　E. 血虚肠燥便秘

11. 当归配黄芪的功效是

　A. 益气活血　　　　B. 益气生血

　C. 益气调经　　　　D. 益气升阳

　E. 活血利水

12. 当归尾长于

　A. 补血　　　　　　B. 破血

C. 止痛　　　　　　D. 调经

E. 润肠

[13～15题共用题干]

患者，女，70岁。消渴病史20余年，症见口渴多饮，多食易饥，心烦失眠，大便干结，偶有咳嗽痰黏。医师选用的药物是麦冬。

13. 麦冬的功效不包括

A. 润肺　　　　　　B. 益气

C. 生津　　　　　　D. 清心

E. 养阴

14. 关于麦冬的性能特点，叙述错误的是

A. 为滋养清润之品

B. 养阴清心而除烦安神

C. 养阴生津而润肺益胃

D. 滋补肝肾而益精明目

E. 滋润肠燥而通便

15. 麦冬与百合共有的功效是

A. 益气，生津　　　B. 润肺，清心

C. 益胃，润肠　　　D. 滋肾，养肝

E. 益精，补血

四、多项选择题

1. 关于人参的主治病证，叙述正确的有

A. 阳痿宫冷

B. 脾气虚弱之食欲不振、呕吐泄泻

C. 肺气虚弱之气短喘促、脉虚自汗

D. 气血亏虚，久病虚羸

E. 心神不安，失眠多梦，惊悸健忘

2. 关于黄芪的主治病证，叙述正确的有

A. 脾虚乏力，中气下陷

B. 自汗，盗汗

C. 气虚水肿、小便不利

D. 血虚萎黄，气血两虚

E. 气血不足所致的痈疽难溃或溃久不敛

3. 既能补气，又能养血的药物有

A. 人参　　　　　　B. 大枣

C. 龙眼肉　　　　　D. 紫河车

E. 党参

4. 湿盛中满者，不宜选用的补气药有

A. 甘草　　　　　　B. 大枣

C. 山药　　　　　　D. 饴糖

E. 蜂蜜

5. 红景天的功效有

A. 平喘　　　　　　B. 通脉

C. 活血　　　　　　D. 益气

E. 养血

6. 关于西洋参的性能特点，叙述正确的有

A. 味甘能补，苦凉清泄，为凉补之品

B. 善补气养阴，治气阴两虚证，兼热者尤宜

C. 善清热生津，治阴虚津伤证，兼热者尤宜

D. 善补气养血，治气血两虚证，偏热者尤宜

E. 善补气升阳，治中气下陷证

7. 关于淫羊藿的性能特点，叙述正确的有

A. 补肾阳而强筋骨

B. 祛风湿而蠲痹痛

C. 为肾虚阳痿所常用

D. 为风寒湿痹所常用

E. 功力较强而灵验，故又名仙灵脾

8. 肉苁蓉与锁阳共同的功效有

A. 补肾阳　　　　　B. 益精血

C. 强筋骨　　　　　D. 润肠通便

E. 祛风湿

9. 能固精缩尿，治疗遗精、遗尿、尿频的药物有

A. 益智　　　　　　B. 补骨脂

C. 菟丝子　　　　　D. 桑螵蛸

E. 覆盆子

10. 能安胎，治疗胎动不安的药物有

A. 白术　　　　　　B. 砂仁

C. 杜仲　　　　　　D. 黄芩

E. 菟丝子

11. 关于菟丝子的主治病证，叙述正确的有

A. 肝肾不足之腰膝酸软、阳痿遗精、遗尿尿频、白带过多

B. 肝肾不足之目昏不明、耳鸣

C. 脾虚便溏或脾肾泄泻

D. 肾虚之胎漏、胎动不安

E. 外治白癜风

12. 可治疗肾虚作喘的药物有

A. 补骨脂　　　　　B. 蛤蚧

C. 益智　　　　　　D. 冬虫夏草

E. 沙苑子

13. 既能养阴，又能补血的药物有
     A. 熟地黄　　　　　　B. 阿胶
     C. 桑椹　　　　　　　D. 龟甲
     E. 墨旱莲

14. 龟甲和鳖甲共同的主治病证有
     A. 阴虚阳亢之头晕目眩
     B. 热病伤阴之虚风内动
     C. 阴虚发热
     D. 肾虚腰膝痿弱、筋骨不健、小儿囟门不合
     E. 久疟疟母，癥瘕

15. 能生津益胃的药物有
     A. 北沙参　　　　　　B. 麦冬

C. 石斛　　　　　　　D. 黄精
E. 玉竹

16. 巴戟天与淫羊藿共同的功效有
     A. 补肾阳　　　　　　B. 益精血
     C. 强筋骨　　　　　　D. 行血脉
     E. 祛风湿

17. 麦冬和天冬共同的主治病证有
     A. 肺燥干咳
     B. 内热消渴
     C. 肠燥便秘
     D. 阴虚火旺之心烦失眠
     E. 骨蒸潮热

第十八章　收涩药

一、最佳选择题

1. 功能固表止汗，益气，除热的药物是
   - A. 糯稻根
   - B. 浮小麦
   - C. 石榴皮
   - D. 麻黄根
   - E. 地骨皮

2. 患者，男，70岁。咳嗽病史20余年，近日见动则气喘，自汗乏力，心悸，虚烦不眠，口渴，舌质淡红，少苔。证属肺肾两虚，宜选用的药物是
   - A. 天冬
   - B. 五味子
   - C. 浮小麦
   - D. 山茱萸
   - E. 薏苡仁

3. 患者，男，60岁。脾胃虚寒之泄泻病史5年，现症见肠鸣腹胀，久泻不止，畏寒肢冷。宜选用的药物是
   - A. 芡实
   - B. 椿皮
   - C. 肉豆蔻
   - D. 蛇床子
   - E. 海螵蛸

4. 温肾暖脾止泻之功显著，治脾肾两虚泄泻每用的药物配伍是
   - A. 肉豆蔻配补骨脂
   - B. 浮小麦配麻黄根
   - C. 桑螵蛸配海螵蛸
   - D. 诃子配白果
   - E. 山茱萸配覆盆子

5. 患者，男，40岁。阳痿不育多年，现症见精滑不固。证属肾阳亏虚，治当补肾助阳、固精缩尿，宜选用的药物是
   - A. 诃子
   - B. 金樱子
   - C. 莲子
   - D. 桑螵蛸
   - E. 肉豆蔻

6. 性平不偏，上敛肺气以止咳，下涩大肠以止泻，并能收敛以止血，且因酸味独重，还善安蛔、生津的药物是
   - A. 五味子
   - B. 五倍子
   - C. 乌梅
   - D. 赤石脂
   - E. 肉豆蔻

7. 医师常将芡实与金樱子配伍同用，二者配伍后的功效是
   - A. 补阳固涩止泻
   - B. 补肾固崩止带
   - C. 补肾固涩止遗
   - D. 补肺固表止汗
   - E. 补阴固表止遗

8. 既补肾阳，又补肾精，为阴阳并补之品的药物是
   - A. 金樱子
   - B. 肉豆蔻
   - C. 山茱萸
   - D. 五味子
   - E. 莲子

9. 上能敛肺止咳平喘，下能滋肾涩精止泻，外能固表收敛止汗，又能益气生津宁心安神的药物是
   - A. 五味子
   - B. 五倍子
   - C. 山茱萸
   - D. 莲子
   - E. 桑螵蛸

10. 罂粟壳煎汤内服，成人每次用量是
    - A. 3～6g
    - B. 3～9g
    - C. 3～10g
    - D. 6～12g
    - E. 5～10g

11. 患者，女，38岁。泄泻1年，近日又见崩漏带下。宜选用的药物是
    - A. 五加皮
    - B. 桑白皮
    - C. 石榴皮
    - D. 地骨皮
    - E. 合欢皮

12. 既能补脾止泻，又能益肾固精、除湿止带的药物是
    - A. 芡实
    - B. 诃子
    - C. 乌梅
    - D. 赤石脂
    - E. 肉豆蔻

13. 山茱萸除能补益肝肾外，还能
    - A. 收涩固脱
    - B. 回阳救逆
    - C. 大补元气
    - D. 引火归元
    - E. 疏肝下气

14. 敛肺清火开音宜生用，涩肠止泻宜煨用的药物是
    - A. 五味子
    - B. 赤石脂
    - C. 桑螵蛸
    - D. 诃子
    - E. 椿皮

15. 肉豆蔻煨用能
    A. 清热燥湿
    B. 温中止泻
    C. 敛疮生肌
    D. 滋肾宁心
    E. 益气生津

二、配伍选择题

[1~2题共用备选答案]
    A. 浮小麦
    B. 麻黄根
    C. 覆盆子
    D. 石榴皮
    E. 糯稻根

1. 既能除热、固表止汗，又能益气的药物是
2. 既能固表止汗、退虚热，又能益胃生津的药物是

[3~4题共用备选答案]
    A. 椿皮
    B. 苦参
    C. 覆盆子
    D. 芡实
    E. 糯稻根

3. 既能清热燥湿，又能收敛止带的药物是
4. 既能清热燥湿，又能杀虫止痒的药物是

[5~7题共用备选答案]
    A. 虚烦心悸
    B. 蛔厥呕吐腹痛
    C. 遗精滑精
    D. 胃痛吞酸
    E. 咽痛音哑

5. 诃子的主治病证是
6. 乌梅的主治病证是
7. 桑螵蛸的主治病证是

[8~10题共用备选答案]
    A. 赤石脂
    B. 椿皮
    C. 芡实
    D. 莲子
    E. 海螵蛸

8. 患者，女，33岁。既患赤白带下，又见疮癣作痒。治当清热燥湿、收敛止带，宜选用的药物是
9. 患者，女，26岁。既患崩漏下血，又见胃痛吞酸。治当收敛止血、制酸止痛，宜选用的药物是
10. 患者，女，46岁。既患久泻，又见惊悸失眠。治当补脾止泻、养心安神，宜选用的药物是

[11~12题共用备选答案]
    A. 五味子
    B. 五倍子
    C. 肉豆蔻
    D. 莲子
    E. 山茱萸

11. 患者，女，40岁。带下量多3年，证属脾肾两虚，治当补脾、益肾、止带，宜选用的药物是

12. 患者，男，55岁。头晕目眩，腰膝酸软，阳痿，证属肝肾亏虚，治当补益肝肾，宜选用的药物是

[13~14题共用备选答案]
    A. 覆盆子
    B. 补骨脂
    C. 金樱子
    D. 益智
    E. 桑螵蛸

13. 既能固精缩尿，又能养肝明目的药物是
14. 既能固精缩尿，又能固崩止带的药物是

[15~16题共用备选答案]
    A. 诃子
    B. 乌梅
    C. 椿皮
    D. 山茱萸
    E. 赤石脂

15. 煨用性平偏温，善涩肠止泻，久泻久痢有寒者宜用的药物是
16. 酸涩收敛，质重走下，主入大肠经，功专收敛，最善固涩下焦滑脱的药物是

三、综合分析选择题

[1~3题共用题干]
    患者，男，28岁。胃脘灼热疼痛，痞胀不适，口干口苦，纳少消瘦，手足心热，舌尖红，脉细数。医师诊断为胃痛，证属气阴两虚，治以益气养阴、健脾和胃，处方药物为黄精（蒸）、党参、北沙参、玄参、乌梅、陈皮，水煎服。

1. 医师在处方中选用乌梅，是因其能
    A. 安蛔
    B. 敛肺
    C. 涩肠
    D. 止血
    E. 生津

2. 若患者症见寒热错杂，最宜选配的药组是
    A. 附子、细辛
    B. 干姜、黄连
    C. 桂枝、花椒
    D. 黄芩、黄柏
    E. 大黄、生地黄

3. 为了增强上方益气养阴之力，最宜选配的药物是
    A. 山药
    B. 当归
    C. 栀子
    D. 淫羊藿
    E. 巴戟天

[4~6题共用题干]
    患者，男，68岁，患慢性支气管炎，常年久咳不止。近日感受风寒，症见恶寒发热，无汗，喘咳痰稀，舌淡，苔白滑，脉浮。证属外寒内饮，医师治以解表散寒、温肺化饮，处方药物为麻黄、桂枝、干姜、细辛、五味子、白芍、半夏、炙甘草，水

煎服。

4. 医师在处方中选用五味子，是因其能
   - A. 安蛔
   - B. 下气
   - C. 缩尿
   - D. 宁心
   - E. 收敛固涩

5. 处方中细辛配干姜、五味子的意义是
   - A. 温中止呕
   - B. 温肺化饮
   - C. 温中回阳
   - D. 温通经脉
   - E. 温肾助阳

6. 为了增强上方敛肺之力，最宜选配的药物是
   - A. 白果
   - B. 细辛
   - C. 石膏
   - D. 苦杏仁
   - E. 桑白皮

四、多项选择题

1. 收涩药的功效有
   - A. 固表止汗
   - B. 敛肺止咳
   - C. 涩肠止泻
   - D. 收敛止血
   - E. 固精缩尿止带

2. 五倍子的功效有
   - A. 敛肺降火
   - B. 滋肾宁心
   - C. 涩肠止泻
   - D. 敛汗、止血
   - E. 收湿敛疮

3. 可治疗自汗、盗汗的药物有
   - A. 浮小麦
   - B. 五倍子
   - C. 麻黄根
   - D. 糯稻根
   - E. 肉豆蔻

4. 罂粟壳有毒，其使用注意有
   - A. 运动员慎用
   - B. 孕妇及儿童禁用
   - C. 咳嗽初起者忌服
   - D. 泻痢初起者忌服
   - E. 不宜大量服用或久服

5. 诃子具有而乌梅不具有的功效是
   - A. 敛肺
   - B. 降火
   - C. 利咽
   - D. 生津
   - E. 安蛔

第十九章 涌吐药

一、最佳选择题

1. 味苦，性寒，有毒，功能涌吐痰食、祛湿退黄的药物是
   A. 轻粉
   B. 常山
   C. 瓜蒂
   D. 藜芦
   E. 毛茛

2. 关于瓜蒂的用法用量和使用注意，叙述错误的是
   A. 内服：煎汤，2.5~5g
   B. 外用研末吹鼻，待鼻中流出黄水即停药
   C. 孕妇、体虚、心脏病、失血者忌服
   D. 上部无实邪者忌服
   E. 服药应从大剂量开始

3. 瓜蒂的主治病证不包括
   A. 风痰壅盛
   B. 湿热泻痢
   C. 宿食停滞
   D. 湿热黄疸
   E. 痰热癫痫

4. 涌吐宜生用，截疟宜酒炒用的药物是
   A. 常山
   B. 藜芦
   C. 瓜蒂
   D. 草果
   E. 砒石

5. 藜芦内服的用法用量是
   A. 煎汤，0.1~0.3g
   B. 煎汤，0.3~0.6g
   C. 入丸散，0.1~0.3g
   D. 入丸散，0.3~0.6g
   E. 入丸散，1~3g

6. 有毒而涌吐，易损伤正气，故用量不宜过大，孕妇禁用的药物是
   A. 丁香
   B. 常山
   C. 桔梗
   D. 柿蒂
   E. 枳实

二、配伍选择题

[1~3题共用备选答案]
   A. 截疟
   B. 杀虫疗癣
   C. 祛痰止咳
   D. 破血消癥
   E. 祛湿退黄

1. 常山除能涌吐痰涎外，还能
2. 藜芦除能涌吐风痰外，还能
3. 瓜蒂除能涌吐痰食外，还能

三、多项选择题

1. 藜芦的主治病证有
   A. 中风
   B. 癫痫
   C. 喉痹
   D. 疥癣
   E. 秃疮

2. 关于藜芦的使用注意，叙述正确的有
   A. 孕妇禁服
   B. 不宜与赤芍、白芍同用
   C. 不宜与西洋参、党参同用
   D. 不宜与人参、丹参同用
   E. 不宜与南沙参、北沙参同用

第二十章　杀虫燥湿止痒药

一、最佳选择题

1. 某男，31岁。患酒皶鼻、粉刺。治以清热杀虫、燥湿止痒，宜选用的外用药物配伍是
   - A. 大黄配芒硝
   - B. 大黄配干姜
   - C. 白矾配雄黄
   - D. 硫黄配大黄
   - E. 大黄配巴豆

2. 因有毒，不可内服的药物是
   - A. 蜂房
   - B. 白矾
   - C. 蛇床子
   - D. 硫黄
   - E. 土荆皮

3. 蛇床子辛散苦燥温补，其主治病证不包括
   - A. 阴痒带下
   - B. 泻痢不止
   - C. 湿疹瘙痒
   - D. 宫冷不孕
   - E. 湿痹腰痛

4. 能解毒杀虫、燥湿祛痰、截疟的药物是
   - A. 轻粉
   - B. 雄黄
   - C. 硫黄
   - D. 白矾
   - E. 炉甘石

5. 土荆皮能杀虫、疗癣、止痒，主治
   - A. 湿疹
   - B. 湿疮
   - C. 疥癣瘙痒
   - D. 疟疾
   - E. 疮疡溃烂

6. 蜂房除能攻毒杀虫外，还能
   - A. 燥湿止痒
   - B. 祛风止痛
   - C. 拔毒化腐
   - D. 敛疮生肌
   - E. 清热凉血

7. 患者，男，58岁。患皮肤瘙痒2年，现症见全身遍布抓痕、痂皮、黑色斑点，时起脓疱，自觉瘙痒难忍，遇热及夜间更甚，痛苦不堪。医师诊断为疥癣，为其配制能解毒杀虫止痒的外用药膏，宜选用的药物是
   - A. 轻粉
   - B. 蜂房
   - C. 雄黄
   - D. 硫黄
   - E. 蛇床子

8. 关于雄黄的用法用量和使用注意，叙述错误的是
   - A. 孕妇禁用
   - B. 外用不可大面积或长期涂敷
   - C. 内服，入丸散，0.05～0.1g
   - D. 因含有重金属汞，故入药忌火煅
   - E. 内服宜慎，不可久用

9. 患者，男，24岁。患湿疹，症见双下肢，尤其小腿处多数密集的粟粒大小的丘疹、丘疱疹，基底潮红，瘙痒剧烈，抓破后呈点状渗出。医师处方雄黄研末外敷，宜配伍的药物是
   - A. 白矾
   - B. 土荆皮
   - C. 轻粉
   - D. 蜂房
   - E. 大蒜

二、配伍选择题

[1～2题共用备选答案]
   - A. 解毒杀虫，燥湿祛痰
   - B. 补火助阳通便
   - C. 祛风燥湿，杀虫止痒
   - D. 止血止泻，祛除风痰
   - E. 坠痰镇惊，攻毒截疟

1. 白矾外用解毒杀虫、燥湿止痒，内服能
2. 硫黄外用解毒杀虫止痒，内服能

[3～5题共用备选答案]
   - A. 白矾
   - B. 蜂房
   - C. 大蒜
   - D. 铅丹
   - E. 蛇床子

3. 能攻毒杀虫、祛风止痛，治顽癣、鹅掌风的药物是
4. 能温肾壮阳，治肾虚阳痿、宫冷不孕的药物是
5. 能杀虫、止痢，治泄泻、痢疾的药物是

[6～8题共用备选答案]
   - A. 白矾
   - B. 硫黄
   - C. 蜂房
   - D. 雄黄
   - E. 土荆皮

6. 既能治疗痈疽疔疮，又能治疗虫积腹痛的药物是
7. 外用可治疗脱肛、痔疮，内服可治疗久泻不止、便血、崩漏的药物是
8. 既能治疗阳痿足冷、虚喘冷哮，又能治疗疥癣、秃

疮、阴疽恶疮的药物是

[9~12题共用备选答案]

    A. 0.01~0.05g

    B. 0.05~0.1g

    C. 0.6~1.5g

    D. 1.5~3g

    E. 3~10g

9. 雄黄内服入丸散的用量是

10. 硫黄炮制后内服入丸散的用量是

11. 白矾内服入丸剂的用量是

12. 蛇床子煎汤内服的用量是

三、多项选择题

1. 大蒜的主治病证有

    A. 痈肿疮疡   B. 风湿痹痛

    C. 肺痨   D. 泄泻

    E. 痢疾

2. 关于硫黄的使用注意，叙述正确的有

    A. 不宜与芒硝、玄明粉同用

    B. 阴虚火旺者忌用

    C. 孕妇慎用

    D. 性温有毒

    E. 内服宜慎，不可久用

3. 蛇床子的功效有

    A. 温肾壮阳   B. 祛痰消积

    C. 燥湿祛风   D. 攻毒截疟

    E. 杀虫止痒

4. 关于雄黄的性能特点，叙述正确的有

    A. 辛散苦燥，温毒峻烈

    B. 入肝、大肠经

    C. 多作外用，少作内服

    D. 治疮肿、疥癣、蛇伤及虫积

    E. 功能截疟定惊

5. 关于白矾的性能特点，叙述正确的有

    A. 内服能壮阳通便，治肾阳不足诸证

    B. 外用解毒杀虫、燥湿止痒

    C. 酸涩收敛，寒清质燥，药力较强

    D. 内服止血止泻、清热消痰

    E. 能祛湿热而退黄疸

第二十一章　拔毒化腐生肌药

一、最佳选择题

1. 轻粉味辛、性寒、有毒，关于其使用注意，叙述错误的是
   A. 内服慎用，不可过量或久服
   B. 外用可以长久涂敷，亦可大面积涂敷
   C. 孕妇禁服
   D. 服后要及时漱口，以免口腔糜烂
   E. 肝肾功能不全者禁服

2. 患者，男，39岁。既患目赤肿痛，睑弦赤烂，又患湿疮瘙痒。治当解毒明目退翳，收湿止痒敛疮，宜选用的外用药物是
   A. 轻粉　　　　　　　　B. 硼砂
   C. 炉甘石　　　　　　　D. 铅丹
   E. 砒石

3. 红粉味辛、性热、有大毒，关于其使用注意，叙述正确的是
   A. 肝肾功能不全者忌服
   B. 只可外用，不可内服
   C. 孕妇可在医生指导下外用
   D. 老人忌用
   E. 外用可以长久涂敷

4. 硼砂既可内服，又可外用，其主治病证不包括
   A. 咽喉肿痛　　　　　　B. 口舌生疮
   C. 目赤翳障　　　　　　D. 痰热咳嗽
   E. 惊痫癫狂

5. 内服能劫痰平喘、攻毒抑癌，入丸散，每次0.002~0.004g的药物是
   A. 炉甘石　　　　　　　B. 轻粉
   C. 红粉　　　　　　　　D. 砒石
   E. 硼砂

6. 内服能清肺化痰，入丸散，每次1.5~3g的药物是
   A. 炉甘石　　　　　　　B. 轻粉
   C. 红粉　　　　　　　　D. 砒石
   E. 硼砂

7. 辛寒燥烈，毒大力强，入大肠经。外用善攻毒杀虫

敛疮，内服能祛痰消积、逐水通便的药物是
   A. 炉甘石　　　　　　　B. 轻粉
   C. 红粉　　　　　　　　D. 砒石
   E. 硼砂

8. 辛热燥烈，毒大力猛，多作外用。善拔毒去腐，治疮疡溃烂、腐肉不去的药物是
   A. 炉甘石　　　　　　　B. 轻粉
   C. 红粉　　　　　　　　D. 砒石
   E. 硼砂

9. 铅丹外用拔毒生肌、杀虫止痒，内服能
   A. 坠痰镇惊　　　　　　B. 清肺化痰
   C. 劫痰平喘　　　　　　D. 攻毒抑癌
   E. 逐水通便

10. 砒石内服除能治疗癌肿外，还能治疗
   A. 二便不利　　　　　　B. 痰涎积滞
   C. 痰热咳嗽　　　　　　D. 惊痫癫狂
   E. 寒痰哮喘

二、配伍选择题

[1~3题共用备选答案]
   A. 内服祛痰消积　　　　B. 内服劫痰平喘
   C. 内服清肺化痰　　　　D. 内服坠痰镇惊
   E. 内服活血化瘀

1. 轻粉除能外用攻毒杀虫外，还能
2. 砒石除能外用攻毒杀虫外，还能
3. 铅丹除能外用拔毒杀虫外，还能

[4~5题共用备选答案]
   A. 轻粉　　　　　　　　B. 红粉
   C. 硼砂　　　　　　　　D. 炉甘石
   E. 铅丹

4. 既能治疗目赤翳障，又能治疗湿疮瘙痒的药物是
5. 既能治疗目赤翳障，又能治疗痰热咳嗽的药物是

[6~7题共用备选答案]
   A. 轻粉　　　　　　　　B. 红粉
   C. 硼砂　　　　　　　　D. 炉甘石
   E. 铅丹

6. 既能治疗梅毒，又能治疗痰涎积滞、水肿鼓胀的药

物是

7. 既能治疗梅毒，又能治疗窦道瘘管、脓水淋漓的药物是

[8~9题共用备选答案]

A. 砒石　　　　　　B. 炉甘石

C. 硼砂　　　　　　D. 铅丹

E. 红粉

8. 只可外用，不可内服，功能拔毒、除脓、去腐、生肌的药物是

9. 外用适量，水飞点眼，治目赤肿痛、翳膜遮睛的药物是

[10~13题共用备选答案]

A. 0.9~1.5g

B. 0.002~0.004g

C. 0.3~0.6g

D. 1.5~3g

E. 0.1~0.2g

10. 砒石内服入丸散的用量是

11. 硼砂内服入丸散的用量是

12. 轻粉内服入丸剂的用量是

13. 铅丹内服入丸散的用量是

三、多项选择题

1. 砒石的功效有

A. 内服劫痰平喘　　　B. 内服攻毒抑癌

C. 外用攻毒杀虫　　　D. 外用蚀疮去腐

E. 外用生肌消肿

2. 拔毒化腐生肌药的适用范围有

A. 痈疽疮疖肿痛

B. 脓成不溃、腐肉不尽或久溃不敛

C. 痧胀吐泻昏厥

D. 闭经

E. 痹痛拘挛

3. 拔毒化腐生肌药的性能功效有

A. 大多有毒

B. 外用为主，兼可内服

C. 拔毒化腐

D. 消肿敛疮

E. 止痛、开窍、破血

4. 关于砒石的使用注意，叙述正确的有

A. 外用不宜过量或长时间大面积涂敷

B. 内服不能浸酒，不可超量使用或持续使用

C. 不宜同水银同用

D. 孕妇慎用

E. 孕妇禁用

5. 孕妇禁用的药物有

A. 轻粉　　　　　　B. 红粉

C. 砒石　　　　　　D. 硼砂

E. 铅丹

第二部分
常用中成药

第二十二章 内科常用中成药

第一节 解表剂

一、最佳选择题

1. 桂枝合剂主治感冒风寒表虚证，方中臣药是
   A. 桂枝　　　　　　　B. 白芍
   C. 麻黄　　　　　　　D. 生姜
   E. 大枣

2. 患者，女，25 岁。感冒 3 天，刻下症见发热恶风、头痛、咽痛、汗出、鼻塞流涕、咳嗽、舌边尖红、苔薄黄。医师诊断为上呼吸道感染外感风热证，治以清热解毒、利咽止咳，宜选用的中成药是
   A. 感冒疏风丸　　　　B. 感冒清热颗粒
   C. 桑菊感冒片　　　　D. 柴银口服液
   E. 银翘解毒丸

3. 服药后需多饮热开水或热粥，覆被保暖，取微汗为度的中成药是
   A. 桂枝合剂　　　　　B. 感冒清热颗粒
   C. 桑菊感冒片　　　　D. 正柴胡饮颗粒
   E. 银翘解毒丸

4. 患者，男，25 岁。食用大闸蟹后上吐下泻 1 天，症见呕吐泄泻、头痛昏重、胸膈痞闷、脘腹胀痛，选用中成药藿香正气水治疗，因其功能是
   A. 疏风解表，散寒除湿
   B. 解肌发表，调和营卫
   C. 解表散寒，祛风胜湿
   D. 祛风解表，化湿和中
   E. 解表化湿，理气和中

5. 患者，女，60 岁。素有高血压病，近日感冒，应慎服的中成药是
   A. 表实感冒颗粒　　　B. 正柴胡饮颗粒
   C. 感冒清热颗粒　　　D. 羚羊感冒片
   E. 连花清瘟胶囊

6. 患者，女，35 岁。感冒 3 日，症见发热，咳嗽，咽痛。医师诊断为外感风热感冒，治以疏风解表、清热解毒，宜选用的中成药是
   A. 九味羌活丸　　　　B. 双黄连合剂
   C. 连花清瘟胶囊　　　D. 桂枝合剂
   E. 感冒清热颗粒

7. 桑菊感冒片组方中的君药是
   A. 连翘、金银花　　　B. 连翘、薄荷素油
   C. 桔梗、苦杏仁　　　D. 连翘、芦根
   E. 桑叶、菊花

8. 藿香正气水组方中，既能解表化湿，又能理气和中的药物是
   A. 苍术　　　　　　　B. 白术
   C. 广藿香油　　　　　D. 佩兰
   E. 姜厚朴

9. 桑菊感冒片的药物组成不包括
   A. 桑叶、菊花　　　　B. 桔梗、连翘
   C. 苦杏仁、石膏　　　D. 芦根、甘草
   E. 薄荷素油、桔梗

10. 九味羌活丸的药物组成不包括
    A. 羌活、川芎　　　　B. 细辛、白术
    C. 甘草、地黄　　　　D. 白芷、黄芩
    E. 防风、细辛

11. 九味羌活丸组方中，活血理气、祛风止痛的药物是
    A. 白芷　　　　　　　B. 细辛
    C. 川芎　　　　　　　D. 生地
    E. 黄芩

12. 属于荆防颗粒药物组成的是
    A. 半夏、陈皮　　　　B. 人参、甘草
    C. 白前、独活　　　　D. 枳壳、桔梗
    E. 桔梗、苦杏仁

13. 患者，男，25 岁。症见发热恶寒、无汗、头痛、鼻塞、喷嚏、咽痒咳嗽、四肢酸痛。医师诊断为外感风寒感冒，宜选用的中成药是
    A. 正柴胡饮颗粒　　　B. 感冒清热颗粒
    C. 银翘解毒丸　　　　D. 羚羊感冒胶囊

E. 表实感冒颗粒

14. 荆防颗粒组方中的桔梗，除能开宣肺气外，还能
    A. 利咽止痛　　　　　B. 载药上行
    C. 祛痰止咳　　　　　D. 消肿排脓
    E. 化湿和中

15. 参苏丸的药物组成有
    A. 前胡、柴胡　　　　B. 葛根、升麻
    C. 茯苓、白术　　　　D. 半夏（制）、陈皮
    E. 苦杏仁、桔梗

16. 患者，男，20岁。患流行性感冒2天，刻下症见发热，恶寒，肌肉酸痛，鼻塞流涕，咳嗽，头痛，咽干咽痛，舌偏红，苔黄腻。证属热毒袭肺，宜选用的中成药是
    A. 荆防颗粒　　　　　B. 桂枝合剂
    C. 连花清瘟胶囊　　　D. 双黄连颗粒
    E. 九味羌活丸

17. 患者，女，32岁。感冒3天，症见恶寒发热、头痛鼻塞、咳嗽痰多、胸闷呕逆、乏力气短。宜选用的中成药是
    A. 参苏丸　　　　　　B. 正柴胡饮颗粒
    C. 荆防颗粒　　　　　D. 九味羌活丸
    E. 表实感冒颗粒

18. 患者，女，30岁。感冒3日，症见头痛，咳嗽，口干，咽痛。宜选用的中成药是
    A. 银翘解毒丸　　　　B. 桑菊感冒片
    C. 荆防颗粒　　　　　D. 桂枝合剂
    E. 感冒清热颗粒

19. 表虚感冒颗粒的功能除散风解肌外，还有
    A. 益气祛痰　　　　　B. 清热止痛
    C. 养血和营　　　　　D. 解热止咳
    E. 和营退热

20. 功能清热解表，主治流行性感冒所致发热恶风、头痛头晕、咳嗽、胸闷、咽喉肿痛的中成药是
    A. 银翘解毒丸　　　　B. 羚羊感冒胶囊
    C. 双黄连合剂　　　　D. 桑菊感冒片
    E. 感冒清热颗粒

二、配伍选择题

[1~2题共用备选答案]
    A. 感冒清热颗粒　　　B. 双黄连口服液
    C. 保济丸　　　　　　D. 藿香正气水

E. 桂枝合剂

1. 既能治疗外感风寒、内伤湿滞所致的感冒，又能治疗夏伤暑湿所致的感冒的中成药是
2. 既能治疗暑湿感冒，又能用于晕车晕船的中成药是

[3~4题共用备选答案]
    A. 银翘解毒丸　　　　B. 桑菊感冒片
    C. 荆防颗粒　　　　　D. 双黄连合剂
    E. 感冒清热颗粒

3. 患者，女，感冒3日，症见头痛发热、恶寒身痛、鼻流清涕、咳嗽咽干。宜选用的中成药是
4. 患者，女，感冒3日，症见发热头痛、咳嗽口干、咽喉肿痛。宜选用的中成药是

[5~6共用备选答案]
    A. 发汗解表　　　　　B. 散寒解表
    C. 解表除湿　　　　　D. 疏风清热
    E. 降气平喘

5. 桑菊感冒片除能宣肺止咳外，还能
6. 感冒疏风丸除能宣肺止咳外，还能

[7~10题共用备选答案]
    A. 解热止痛　　　　　B. 解表清热
    C. 发汗解表　　　　　D. 解表胜湿
    E. 化湿和中

7. 感冒清热颗粒的功能除疏风散寒外，还有
8. 正柴胡饮颗粒的功能除发散风寒外，还有
9. 表实感冒颗粒的功能除祛风散寒外，还有
10. 荆防颗粒的功能除散寒祛风外，还有

[11~14题共用备选答案]
    A. 解表　　　　　　　B. 解表、理气
    C. 清热解表　　　　　D. 祛暑、消食
    E. 祛风解表

11. 六合定中丸的功能除有除湿、和中外，还有
12. 午时茶颗粒的功能除有化湿、和中外，还有
13. 保济丸的功能除有祛湿、和中外，还有
14. 藿香正气水的功能除有化湿、和中外，还有

[15~16题共用备选答案]
    A. 荆防颗粒　　　　　B. 午时茶颗粒
    C. 参苏丸　　　　　　D. 九味羌活丸
    E. 银翘解毒丸

15. 患者，男，30岁。感冒，症见恶寒、发热、无汗、头重而痛、肢体酸痛。证属外感风寒挟湿，宜选用的中成药是
16. 患者，男，30岁。感冒，症见头身疼痛、恶寒无

汗、鼻塞流涕、咳嗽。证属外感风寒挟湿，宜选用的中成药是

[17～20题共用备选答案]

　　A. 藿香正气水　　　　B. 午时茶颗粒

　　C. 保济丸　　　　　　D. 六合定中丸

　　E. 甘露消毒丸

17. 患者，男，45岁。泄泻，症见腹痛腹泻、恶心呕吐、恶寒发热、头痛身楚、胸脘满闷，证属外感风寒、内伤食积，宜选用的中成药是

18. 患者，男，45岁。泄泻，症见呕吐泄泻、脘腹胀痛、头痛昏重、胸膈痞闷。证属外感风寒、内伤湿滞，宜选用的中成药是

19. 患者，男，45岁。泄泻，症见寒热头痛、胸闷恶心、吐泻腹痛。证属夏伤暑湿、宿食停滞，宜选用的中成药是

20. 患者，男，45岁。泄泻，症见腹泻腹痛、恶心呕吐、肠胃不适、发热头痛。医师诊断为暑湿感冒，宜选用的中成药是

[21～22题共用备选答案]

　　A. 桂枝合剂　　　　　　B. 表实感冒颗粒

　C. 感冒清热颗粒　　　　D. 正柴胡饮颗粒

　E. 荆防颗粒

21. 患者，女，22岁。症见头痛发热、汗出恶风、鼻塞干呕。医师诊断为感冒风寒表虚证，宜选用的中成药是

22. 患者，女，22岁。症见恶寒重发热轻、无汗、头项强痛、鼻流清涕、咳嗽、痰白稀。医师诊断为感冒风寒表实证，宜选用的中成药是

[23～24题共用备选答案]

　A. 桑菊感冒片　　　　　B. 银翘解毒丸

　C. 感冒清热颗粒　　　　D. 连花清瘟胶囊

　E. 止嗽定喘口服液

23. 功能为辛凉宣泄、清肺平喘的中成药是

24. 功能为清瘟解毒、宣肺泄热的中成药是

[25～26题共用备选答案]

　A. 柴银口服液　　　　　B. 表虚感冒颗粒

　C. 感冒清热颗粒　　　　D. 感冒疏风丸

　E. 参苏丸

25. 患者，女，32岁。症见发热恶风、有汗、头痛项强、咳嗽痰白、鼻鸣干呕、苔薄白、脉浮缓。医师诊断为感冒风寒表虚证，宜选用的中成药是

26. 患者，女，32岁。症见恶寒发热、咳嗽气促、头

痛鼻塞、鼻流清涕、骨节痛、四肢倦怠。医师诊断为风寒感冒，宜选用的中成药是

三、综合分析选择题

[1～4题共用题干]

　　患者，男，37岁。春夏相交之季，症见发热、头痛、咳嗽、口干、咽喉疼痛。医师诊断为风热感冒，给予中成药银翘解毒丸治疗。

1. 银翘解毒丸的功能是

　A. 疏风散寒，解表清热　B. 疏风解表，清热解毒

　C. 发散风寒，解热止痛　D. 疏风清热，宣肺止咳

　E. 清瘟解毒，宣肺泄热

2. 银翘解毒丸组方中，金银花、连翘除能疏散风热，芳香辟秽外，还能

　A. 解表除湿　　　　　　B. 清热解毒

　C. 燥湿化痰　　　　　　D. 宣肺止咳

　E. 降气平喘

3. 不属于银翘解毒丸组方中臣药的是

　A. 薄荷　　　　　　　　B. 荆芥

　C. 淡豆豉　　　　　　　D. 牛蒡子（炒）

　E. 桔梗

4. 服用银翘解毒丸的正确方法是

　A. 用热稀粥送服　　　　B. 用盐汤送服

　C. 用芦根汤送服　　　　D. 用枣汤送服

　E. 用姜汤送服

[5～7题共用题干]

　　患者，女，30岁。深秋时节外出淋雨，刻下症见恶寒、发热、无汗、头重而痛、肢体酸痛。医师给予九味羌活丸治疗。

5. 九味羌活丸的功能是

　A. 疏风解表，散寒除湿　B. 解表化湿，理气和中

　C. 发散风寒，解热止痛　D. 发汗解表，祛风散寒

　E. 解肌发表，调和营卫

6. 九味羌活丸还能治疗

　A. 外感风寒，内伤食积证

　B. 外感风寒，内伤湿滞证

　C. 晕车晕船

　D. 暑湿感冒

　E. 原患风湿痹痛又感风寒，并兼里热者

7. 九味羌活丸组方中，清热生津而除口苦、口渴，并防辛温苦燥伤津的药物是

A. 羌活、防风　　　　B. 黄芩、地黄
C. 细辛、川芎　　　　D. 石膏、知母
E. 苍术、白芷

[8～10 题共用题干]

患者，女，20 岁。平素身体虚弱，3 天前气温骤降，感受风寒后出现恶寒发热、头痛鼻塞、咳嗽痰多、胸闷呕逆、乏力气短，医师诊断为感冒，给予中成药参苏丸治疗。

8. 参苏丸的功能除疏风散寒外，还有
　　A. 解肌发表，调和营卫
　　B. 益气解表，祛痰止咳
　　C. 解热止痛，祛湿和中
　　D. 解表清热，宣肺止咳
　　E. 发汗解表，清热解毒

9. 参苏丸组方中的臣药除葛根、制半夏外，还有
　　A. 陈皮、炒枳壳　　B. 木香、陈皮
　　C. 桔梗、炒枳壳　　D. 前胡、桔梗
　　E. 党参、前胡

10. 参苏丸组方中，制半夏的配伍意义是
　　A. 降逆止呕，散结消痞
　　B. 理气化痰，降逆散结
　　C. 补气行气，燥湿化痰
　　D. 燥湿化痰，散结消痞
　　E. 燥湿化痰，降逆止呕

四、多项选择题

1. 藿香正气水的药物组成除广藿香油外，还有
　　A. 苍术、厚朴（姜制）B. 陈皮、大腹皮
　　C. 紫苏叶油、白芷　　D. 杏仁、桔梗
　　E. 生半夏、甘草浸膏

2. 属于银翘解毒丸药物组成的有

A. 薄荷　　　　　　　B. 荆芥
C. 桔梗　　　　　　　D. 牛蒡子（炒）
E. 蝉蜕

3. 银翘解毒丸主治风热感冒所致的发热头痛、咳嗽口干、咽喉疼痛，组方中有利咽之功的药物有
　　A. 连翘　　　　　　　B. 金银花
　　C. 薄荷　　　　　　　D. 牛蒡子（炒）
　　E. 桔梗

4. 桂枝合剂的药物组成除桂枝外，还有
　　A. 半夏、生姜　　　　B. 生姜、紫苏
　　C. 白芍、甘草　　　　D. 杏仁、桔梗
　　E. 生姜、大枣

5. 桂枝合剂中，具有调和营卫作用的配伍有
　　A. 桂枝配白芍　　　　B. 桂枝配生姜
　　C. 生姜配大枣　　　　D. 桂枝配甘草
　　E. 白芍配大枣

6. 荆防颗粒以荆芥、防风为君药，组方中助君药散风寒、祛风湿、止痹痛的臣药有
　　A. 羌活　　　　　　　B. 独活
　　C. 柴胡　　　　　　　D. 前胡
　　E. 川芎

7. 关于藿香正气水的注意事项，叙述正确的有
　　A. 不建议儿童、孕妇及哺乳期妇女使用
　　B. 有高血压、心脏病、肝病、糖尿病、肾病等慢性病严重者应在医师指导下服用
　　C. 吐泻严重者应及时去医院就诊
　　D. 服药期间不得与头孢菌素类（如头孢氨苄、头孢呋辛、头孢他啶等）药联合使用
　　E. 服药后不得从事驾驶机、车、船，从事高空作业、机械作业及操作精密仪器

第二节　祛暑剂

一、最佳选择题

1. 功能为辟瘟解毒、消肿止痛的中成药是
　　A. 甘露消毒丸　　　B. 六合定中丸
　　C. 六一散　　　　　D. 紫金锭
　　E. 十滴水

2. 既可用于治疗感受暑热秽浊之邪所致的中暑，外用又可治疗疔疮疖肿、痄腮、丹毒、喉风的中成药是

A. 六合定中丸　　　B. 六一散
C. 十滴水　　　　　D. 紫金锭
E. 甘露消毒丸

3. 患者，女，25 岁。症见恶寒发热，头痛，胸闷恶心，吐泻腹痛。证属夏伤暑湿、宿食停滞，宜选用的中成药是
　　A. 六一散　　　　　B. 六合定中丸
　　C. 清暑益气丸　　　D. 紫金锭

E. 甘露消毒丸

4. 关于十滴水的注意事项，叙述错误的是
   A. 孕妇忌用
   B. 驾驶员慎用
   C. 酒精过敏者慎用
   D. 高空作业者慎用
   E. 服药期间，忌食辛辣、油腻食物

5. 某女，55岁。平素体虚，夏日不慎中暑，症见头晕身热、四肢倦怠、自汗心烦、咽干口渴。治疗宜选用的中成药是
   A. 甘露消毒丸　　　　　B. 六合定中丸
   C. 六一散　　　　　　　D. 十滴水
   E. 清暑益气丸

6. 患者，女，18岁。长夏中暑，出现头晕、恶心、腹痛、胃肠不适，宜选用的中成药是
   A. 甘露消毒丸　　　　　B. 六合定中丸
   C. 六一散　　　　　　　D. 十滴水
   E. 清暑益气丸

7. 患者，男，28岁。夏月高温多雨而中暑，症见身热肢酸，胸闷腹胀，尿赤黄疸。证属暑湿蕴结，治当芳香化湿、清热解毒，宜选用的中成药是
   A. 甘露消毒丸　　　　　B. 六合定中丸
   C. 六一散　　　　　　　D. 十滴水
   E. 清暑益气丸

二、配伍选择题

[1～3题共用备选答案]
   A. 清暑益气丸　　　　　B. 六合定中丸
   C. 紫金锭　　　　　　　D. 正柴胡饮颗粒
   E. 甘露消毒丸

1. 孕妇忌服的中成药是
2. 孕妇禁用的中成药是
3. 孕妇慎用的中成药是

[4～7题共用备选答案]
   A. 藿香正气水　　　　　B. 六合定中丸
   C. 六一散　　　　　　　D. 清暑益气丸
   E. 十滴水

4. 功能为清暑利湿的中成药是
5. 功能为祛暑利湿、补气生津的中成药是
6. 功能为祛暑除湿、和中消食的中成药是
7. 功能为健胃、祛暑的中成药是

三、综合分析选择题

[1～3题共用题干]
   患者，男，35岁。形体肥胖，长夏酷暑突患热病，症见发热、身倦、口渴、泄泻、小便黄少，舌红苔黄腻。证属暑湿证，选用六一散治疗。

1. 六一散的药物组成是
   A. 石膏、甘草　　　　　B. 滑石粉、甘草
   C. 寒水石、甘草　　　　D. 滑石粉、大枣
   E. 黄连、甘草

2. 六一散组方中的君药是
   A. 滑石粉　　　　　　　B. 甘草
   C. 大枣　　　　　　　　D. 寒水石
   E. 黄连

3. 六一散外用可治疗
   A. 痤疮　　　　　　　　B. 疔疮
   C. 疖肿　　　　　　　　D. 痱子
   E. 丹毒

四、多项选择题

1. 关于六合定中丸的注意事项，叙述正确的有
   A. 湿热泄泻、实热积滞胃痛者慎服
   B. 服药期间，饮食宜清淡
   C. 服药期间，忌食辛辣、油腻食物
   D. 孕妇慎用
   E. 肠炎脱水严重者应配合适当补液

2. 关于祛暑剂的注意事项，叙述正确的有
   A. 脾胃虚寒者慎用
   B. 祛暑剂大多辛香温燥，易伤阴津，故阴虚血燥者慎用
   C. 祛暑辟秽剂辛香走窜，含有毒药物，故孕妇忌用
   D. 祛暑辟秽剂不宜过量、久用
   E. 孕妇慎用

3. 祛暑剂的分类有
   A. 祛暑除湿剂　　　　　B. 祛暑辟秽剂
   C. 祛暑和中剂　　　　　D. 清暑益气剂
   E. 清热解毒剂

4. 紫金锭是著名的祛暑辟秽中成药，功能为辟瘟解毒、消肿止痛，其主治有
   A. 乳岩　　　　　　　　B. 痄腮
   C. 丹毒　　　　　　　　D. 喉风
   E. 疔疮疖肿

第三节 表里双解剂

一、最佳选择题

1. 患者，女，16岁。外感春温，症见发热，微恶风寒，咳嗽痰黄，头痛，口渴，舌红苔黄。证属风温肺热、卫气同病，宜选用的中成药是
   A. 葛根芩连丸
   B. 荆防颗粒
   C. 双清口服液
   D. 连花清瘟胶囊
   E. 九味羌活口服液

2. 表里双解剂的功能不包括
   A. 解表   B. 清里
   C. 攻里   D. 温里
   E. 理气

3. 防风通圣丸组方中，与君臣药同用，均能体现"发汗不伤正，清下不伤里"的药物不包括
   A. 当归   B. 白芍
   C. 川芎   D. 炒白术
   E. 桔梗

4. 关于防风通圣丸的方义，叙述错误的是
   A. 通利二便分消里热
   B. 行气活血同行
   C. 发汗而不伤正
   D. 清下而不伤里
   E. 汗下清利共施

5. 防风通圣丸是临床常用中成药，其组方中的君药是
   A. 麻黄、荆芥穗、防风、薄荷
   B. 大黄、芒硝、滑石、栀子
   C. 石膏、黄芩、连翘、桔梗
   D. 当归、白芍、川芎、白术（炒）
   E. 麻黄、荆芥穗、白芍、川芎

6. 防风通圣丸组方中的解表药不包括
   A. 麻黄   B. 桂枝
   C. 防风   D. 荆芥穗
   E. 薄荷

7. 葛根芩连丸的药物组成不包括
   A. 葛根   B. 黄芩
   C. 黄连   D. 炙甘草

   E. 连翘

二、配伍选择题

[1~2题共用备选答案]
   A. 银翘解毒丸   B. 双清口服液
   C. 防风通圣丸   D. 双黄连口服液
   E. 感冒清热颗粒

1. 患者，女，28岁。症见发热、头痛、咳嗽、口干、咽喉疼痛。证属风热感冒初起，宜选用的中成药是

2. 患者，女，50岁。瘰疬初起，症见恶寒壮热、头痛咽干、小便短赤、大便秘结。证属外寒内热、表里俱实，宜选用的中成药是

[3~5题共用备选答案]
   A. 利湿止泻   B. 疏风解表
   C. 解表通里   D. 解热止痛
   E. 疏透表邪

3. 双清口服液除能清热解毒外，还能

4. 防风通圣丸除能清热解毒外，还能

5. 双黄连合剂除能清热解毒外，还能

三、综合分析选择题

[1~4题共用题干]

患者，男，20岁。午餐与友人吃川味火锅，下午出现泄泻，刻下症见泄泻腹痛、便黄而黏、肛门灼热。医师诊断为湿热泄泻，给予处方葛根芩连丸。

1. 葛根芩连丸全方外疏内清、表里同治，除能清热解毒、利湿止泻外，还能
   A. 活血化瘀   B. 解肌透表
   C. 升阳举陷   D. 凉血止血
   E. 缓急止痛

2. 葛根芩连丸具有解肌透表、清热解毒、利湿止泻之功，除能治疗湿热蕴结所致的泄泻腹痛外，还能治疗
   A. 风热感冒所致的发热恶风、头痛身痛
   B. 风寒感冒所致的发热恶风、头痛身痛
   C. 风寒湿感冒所致的发热恶风、头痛身痛
   D. 血脉瘀阻之胸痹心痛
   E. 瘀血阻络所致的中风

3. 葛根芩连丸组方中的君药是

A. 麻黄根　　　　　　B. 白茅根

C. 葛根　　　　　　　D. 黄芩

E. 黄连

4. 关于葛根芩连丸的注意事项，叙述错误的是

　　A. 慢性虚寒性痢疾慎用

　　B. 脾胃虚寒腹泻慎用

　　C. 服药期间，忌食辛辣、油腻食物

　　D. 不可过量、久用

　　E. 严重脱水者，服用剂量加倍

四、多项选择题

1. 防风通圣丸的药物组成有

　　A. 麻黄、防风　　　　B. 大黄、芒硝

C. 石膏、黄芩　　　　D. 滑石、栀子

E. 白芍、川芎

2. 表里双解剂的分类有

　　A. 解表清里剂　　　　B. 解表攻里剂

　　C. 解表补虚剂　　　　D. 解表和里剂

　　E. 解表消食剂

3. 防风通圣丸具有解表通里，清热解毒之功，除能治疗外寒内热、表里俱实之恶寒壮热、头痛咽干、小便短赤、大便秘结，还能治疗

　　A. 瘰疬初起　　　　　B. 风疹

　　C. 痱子　　　　　　　D. 湿疮

　　E. 丹毒

第四节　泻下剂

一、最佳选择题

1. 患者，女，40 岁。便秘 3 日，刻下症见大便秘结、胸腹胀满、饮食无味、烦躁不宁、舌红少津，证属胃肠积热、肠燥津伤，宜选用的中成药是

　　A. 增液口服液　　　　B. 麻仁胶囊

　　C. 九制大黄丸　　　　D. 麻仁滋脾丸

　　E. 通便灵胶囊

2. 既能治疗长期卧床便秘、老年习惯性便秘，又能治疗一时性腹胀便秘的中成药是

　　A. 通便宁片　　　　　B. 当归龙荟丸

　　C. 九制大黄丸　　　　D. 增液口服液

　　E. 通便灵胶囊

3. 增液口服液除能养阴生津外，又能

　　A. 清热泻火　　　　　B. 益气补中

　　C. 清热润燥　　　　　D. 助阳益气

　　E. 滋补肝肾

4. 九制大黄丸的功能是

　　A. 泻下导滞　　　　　B. 泻热通便

　　C. 清热利湿　　　　　D. 活血化瘀

　　E. 凉血解毒

5. 麻仁胶囊组方中，能行胃肠滞气，促进津液输布，以增润肠通便之力的药物是

　　A. 炒枳实、姜厚朴　　B. 麻仁、杏仁

　　C. 炒白芍、姜厚朴　　D. 苦杏仁、姜厚朴

　　E. 大黄、苦杏仁

6. 关于舟车丸的注意事项，叙述错误的是

　　A. 孕妇禁用

　　B. 不可过量久服

　　C. 服药期间，低盐饮食

　　D. 服药期间，宜清淡饮食

　　E. 水肿属阴水者禁用

7. 舟车丸的药物组成不包括

　　A. 甘遂（醋制）、红大戟（醋制）

　　B. 芫花（醋制）、牵牛子（炒）

　　C. 大黄、芒硝

　　D. 青皮（醋制）、陈皮

　　E. 木香、轻粉

8. 关于通便宁片的注意事项，叙述错误的是

　　A. 孕妇忌服

　　B. 初次服用者及便秘轻症者一次服用 1～2 片

　　C. 痔疮较重者慎用，或遵医嘱

　　D. 体虚者忌长期服用

　　E. 完全肠梗阻者慎用

9. 治疗胃肠积滞所致的便秘、湿热下痢、口渴不休、停食停水、胸热心烦、小便赤黄，宜选用的中成药是

　　A. 当归龙荟丸　　　　B. 通便宁片

　　C. 麻仁胶囊　　　　　D. 九制大黄丸

　　E. 舟车丸

10. 患者，男，30 岁。便秘 5 日，刻下症见大便干结难下、腹部胀满不舒。证属肠热津亏，治当润肠

通便, 宜选用的中成药是

A. 增液口服液　　　　B. 当归龙荟丸

C. 九制大黄丸　　　　D. 麻仁胶囊

E. 通便灵胶囊

二、配伍选择题

[1~2 题共用备选答案]

A. 大黄、苦杏仁、炒白芍

B. 炒枳实、姜厚朴

C. 醋甘遂、醋红大戟、醋芫花

D. 大黄、炒牵牛子

E. 醋青皮、陈皮

1. 麻仁胶囊组方中的臣药是

2. 舟车丸组方中的臣药是

[3~5 题共用备选答案]

A. 当归龙荟丸　　　　B. 通便宁片

C. 通便灵胶囊　　　　D. 九制大黄丸

E. 增液口服液

3. 某男, 40 岁。近半年调转成都工作, 常食辛辣食物, 现便秘半月余, 刻下症见大便秘结, 腹痛拒按, 腹胀纳呆, 口干苦, 小便短赤, 舌红苔黄, 脉弦滑数。宜选用的中成药是

4. 某女, 40 岁。平素肝胆火旺, 急躁易怒, 近 10 日便秘, 刻下症见心烦不宁, 头晕目眩, 耳鸣耳聋, 胁肋疼痛, 脘腹胀痛, 大便秘结, 舌红苔黄, 脉弦数。宜选用的中成药是

5. 某男, 30 岁。半个月前患温热病, 服用清热泻火解毒之品, 热势已退, 但已 5 日未大便, 刻下症见大便燥结, 兼见口干咽燥, 唇舌干燥, 小便短赤, 舌红少津。宜选用的中成药是

[6~7 题共用备选答案]

A. 舟车丸　　　　B. 尿毒清颗粒

C. 九制大黄丸　　　　D. 肾炎四味片

E. 肾炎康复片

6. 某男, 50 岁。患有水肿, 症见蓄水腹胀, 四肢浮肿, 胸腹胀满, 停饮喘急, 大便秘结, 小便短少。宜选用的中成药是

7. 某男, 50 岁。患有慢性肾功能衰竭, 氮质血症期, 症见少气乏力, 腰膝酸软, 恶心呕吐, 肢体浮肿, 面色萎黄。宜选用的中成药是

[8~10 题共用备选答案]

A. 增液口服液　　　　B. 苁蓉通便口服液

C. 麻仁胶囊　　　　D. 麻仁滋脾丸

E. 通便灵胶囊

8. 既能润肠通便, 又能滋阴补肾的中成药是

9. 既能润肠通便, 又能泻热导滞的中成药是

10. 既能润肠通便, 又能消食导滞的中成药是

三、综合分析选择题

[1~3 题共用题干]

患者, 男, 60 岁。慢性肾功能衰竭病史 5 年, 刻下症见少气乏力, 腰膝酸软, 恶心呕吐, 肢体浮肿, 面色萎黄。医师诊断为水肿, 证属脾肾亏损、湿浊内停、瘀血阻滞, 给予尿毒清颗粒温开水冲服。

1. 尿毒清颗粒的功能不包括

A. 通腑降浊　　　　B. 健脾

C. 活血化瘀　　　　D. 利湿

E. 温肾

2. 关于尿毒清颗粒的用量, 叙述正确的是

A. 一日 2 次, 每次服 1 袋; 若效果不显, 服 2 袋

B. 一日 3 次, 每次服 1 袋; 若效果不显, 服 2 袋

C. 一日 4 次, 6 时、12 时、18 时各服 1 袋; 22 时服 2 袋

D. 一日 5 次, 5 时、10 时、15 时、20 时各服 1 袋, 24 时服 2 袋

E. 每日最大服用量为 6 袋

3. 关于尿毒清颗粒的注意事项, 叙述错误的是

A. 肝肾阴虚证慎用

B. 24 小时尿量 <1500ml 的患者, 服药时应监测血钾

C. 忌食肥肉、动物内脏、豆类及坚果果实等高蛋白食物

D. 慢性肾功能衰竭尿毒症晚期患者服用本品亦效佳

E. 低盐饮食, 严格控制入水量

四、多项选择题

1. 泻下剂中, 属孕妇禁用的中成药有

A. 通便宁片　　　　B. 当归龙荟丸

C. 九制大黄丸　　　　D. 通便灵胶囊

E. 舟车丸

2. 麻仁胶囊的药物组成有

A. 大黄　　　　B. 芒硝

C. 苦杏仁　　　　D. 姜厚朴

E. 炒白芍

3. 关于苁蓉通便口服液的主治，叙述正确的有
   A. 中老年人习惯性便秘属精血亏虚者
   B. 病后精血亏虚之便秘
   C. 妇人产后便秘属精血亏虚者
   D. 热结便秘
   E. 肠热津亏便秘

4. 关于麻仁胶囊的注意事项，叙述正确的有
   A. 老人慎用
   B. 孕妇慎用
   C. 虚寒性便秘慎用
   D. 忌食辛辣、香燥、刺激性食物、药物
   E. 肠热津亏所致的便秘慎用

5. 通便宁片的功能有
   A. 宽中
   B. 理气
   C. 益阴
   D. 泻下
   E. 补肾

第五节　清热剂

一、最佳选择题

1. 患者，男，37岁。近日头晕耳鸣、咳嗽吐衄、痰多黄稠、咽膈不利、口渴心烦。证属肝火犯肺，宜选用的中成药是
   A. 龙胆泻肝丸
   B. 黛蛤散
   C. 芩连片
   D. 清热解毒口服液
   E. 板蓝根颗粒

2. 龙胆泻肝丸组方中养血滋阴润肠，以防苦燥伤阴生热的药物是
   A. 酒当归、地黄
   B. 酒当归、柴胡
   C. 柴胡、黄芩
   D. 盐车前子、泽泻
   E. 黄芩、炒栀子

3. 患者，女，35岁。性格急躁易怒，2日前与人争吵后头晕，刻下症见头晕，口苦，胁肋胀痛，小便赤涩疼痛，带下量多、色黄、气味臭秽，舌红苔黄，脉弦数。证属肝胆湿热，宜选用的中成药是
   A. 龙胆泻肝丸
   B. 黄连上清片
   C. 一清颗粒
   D. 清胃黄连丸
   E. 加味逍遥丸

4. 患者，男，28岁。近日感受火热邪气，症见身热烦躁、牙龈肿痛、大便秘结、痔血。证属火毒血热，宜选用的中成药是
   A. 龙胆泻肝丸
   B. 新雪颗粒
   C. 一清颗粒
   D. 清胃黄连丸
   E. 黛蛤散

5. 脾胃虚寒者禁用的中成药是
   A. 一清颗粒
   B. 黛蛤散
   C. 清胃黄连丸
   D. 导赤丸
   E. 黄连上清丸

6. 龙胆泻肝丸能清肝胆、利湿热，组方以龙胆为君。处方中的臣药是
   A. 黄芩、泽泻
   B. 黄芩、栀子（炒）
   C. 车前子、木通
   D. 酒当归、地黄
   E. 酒当归、柴胡

7. 患者，男，45岁。近日常食辛辣，突发头痛眩晕、目赤耳鸣、口燥咽干、大便燥结。证属胃肠积热，宜选用的中成药是
   A. 芩连片
   B. 黛蛤散
   C. 西黄丸
   D. 牛黄上清丸
   E. 牛黄至宝丸

8. 芩连片的功能不包括
   A. 清热
   B. 消肿
   C. 解毒
   D. 止痛
   E. 利尿

9. 患者，男，25岁。素体强壮，近日外感风热，2天后出现高热、烦躁。治当清热解毒，宜选用的中成药是
   A. 芩连片
   B. 清胃黄连丸
   C. 新雪颗粒
   D. 导赤丸
   E. 牛黄至宝丸

10. 西黄丸组方中，既行血分之滞而活血通经，又散结消肿止痛的药物是
    A. 牛黄
    B. 制乳香
    C. 麝香
    D. 制没药
    E. 苏合香

11. 关于抗癌平丸的用法和注意事项，叙述错误的是
    A. 可以常服、久服
    B. 饭后半小时服，或遵医嘱
    C. 孕妇禁用

D. 脾胃虚寒者慎用

E. 服药期间忌食辛辣、油腻、生冷食物

12. 关于板蓝根颗粒的用法用量及注意事项，叙述错误的是

　　A. 老人禁用

　　B. 素体脾胃虚弱者慎用

　　C. 服药期间，忌食辛辣、油腻食物

　　D. 用于腮腺炎时，应隔离治疗

　　E. 阴虚火旺慎用

13. 治疗脏腑蕴热之头痛目赤，口鼻生疮，热痢腹痛，湿热带下，疮疖肿痛，宜选用的中成药是

　　A. 一清颗粒

　　B. 清胃黄连丸

　　C. 牛黄上清丸

　　D. 板蓝根颗粒

　　E. 芩连片

14. 新雪颗粒的功能是

　　A. 清热祛湿　　　　B. 清热解毒

　　C. 泻火通便　　　　D. 清胃泻火

　　E. 散风止痛

15. 黄连上清丸除能散风清热外，还能

　　A. 清热解毒　　　　B. 清热祛湿

　　C. 泻火止痛　　　　D. 清胃泻火

　　E. 散风止痛

16. 关于黄连上清丸的注意事项，叙述错误的是

　　A. 脾胃虚寒者禁用

　　B. 孕妇慎用

　　C. 阴虚火旺者慎用

　　D. 服药期间，忌食辛辣、油腻食物

　　E. 老人、儿童禁用

17. 龙胆泻肝丸组方中，能舒畅肝胆气机的药物是

　　A. 酒当归　　　　B. 柴胡

　　C. 香附　　　　　D. 龙胆

　　E. 栀子

二、配伍选择题

[1~2题共用备选答案]

　　A. 新雪颗粒　　　　B. 黄连上清丸

　　C. 清开灵口服液　　D. 双黄连合剂

　　E. 一清颗粒

1. 患者，男，30岁。症见高热，烦躁。证属外感热

病、热毒壅盛，宜选用的中成药是

2. 患者，男，30岁。症见发热、咳嗽、咽痛。诊断为感冒，证属外感风热，宜选用的中成药是

[3~5题共用备选答案]

　　A. 龙胆泻肝丸　　　B. 一清颗粒

　　C. 黛蛤散　　　　　D. 板蓝根颗粒

　　E. 黄连上清丸

3. 患者，女，35岁。症见头晕目赤、耳鸣耳聋、胁痛口苦、尿赤涩痛。证属肝胆湿热，宜选用的中成药是

4. 患者，男，30岁。症见头晕耳鸣、咳嗽吐衄、痰多黄稠、咽膈不利、口渴心烦。证属肝火犯肺，宜选用的中成药是

5. 患者，男，41岁。症见头晕目眩、咽痛耳鸣、牙齿疼痛、口舌生疮、大便秘结、小便短赤。证属风热上攻、肺胃热盛，宜选用的中成药是

[6~10题共用备选答案]

　　A. 一清颗粒　　　　B. 牛黄上清丸

　　C. 导赤丸　　　　　D. 板蓝根颗粒

　　E. 牛黄至宝丸

6. 既能清热泻火，又能利尿通便的中成药是

7. 既能清热解毒，又能凉血利咽的中成药是

8. 既能清热解毒，又能泻火通便的中成药是

9. 既能清热泻火解毒，又能化瘀凉血止血的中成药是

10. 既能清热泻火，又能散风止痛的中成药是

[11~15题共用备选答案]

　　A. 龙胆泻肝丸　　　B. 黛蛤散

　　C. 西黄丸　　　　　D. 抗癌平丸

　　E. 清胃黄连丸

11. 功能为清肝胆、利湿热的中成药是

12. 功能为清胃泻火、解毒消肿的中成药是

13. 功能为清热解毒、散瘀止痛的中成药是

14. 功能为清肝利肺、降逆除烦的中成药是

15. 功能为清热解毒、消肿散结的中成药是

[16~17题共用备选答案]

　　A. 牛黄上清丸　　　B. 抗癌平丸

　　C. 西黄丸　　　　　D. 牛黄解毒丸

　　E. 牛黄清胃丸

16. 热毒瘀血壅滞所致的胃癌、食道癌、贲门癌、直肠癌，治宜清热解毒、散瘀止痛，宜选用的中成药是

17. 热毒壅结所致的痈疽疔毒、瘰疬、流注、癌肿，

治宜清热解毒、消肿散结，宜选用的中成药是

三、综合分析选择题

[1~4题共用题干]

患者，女，30岁。患口疮1天，舌上、舌边溃疡较多，色红疼痛，心烦不安，口干欲饮，小便短黄，大便秘结，舌尖红，苔薄黄，脉数。医师诊断后给予导赤丸。

1. 导赤丸的药物组成不包括
   A. 黄连、栀子（姜炒）　B. 黄芩、连翘
   C. 木通、滑石　　　　　D. 玄参、赤芍
   E. 地黄、大黄

2. 导赤丸的功能是
   A. 清热泻火，利尿通便
   B. 清热解毒，凉血利咽
   C. 清热泻火，散风止痛
   D. 清热泻火，化瘀凉血
   E. 清热泻火，降逆除烦

3. 导赤丸组方中的君药有
   A. 地黄、大黄、玄参
   B. 连翘、木通、大黄
   C. 玄参、地黄、赤芍
   D. 滑石、天花粉、姜栀子
   E. 黄连、黄芩、姜栀子

4. 关于导赤丸的注意事项，叙述错误的是
   A. 孕妇禁用
   B. 妇女月经期禁用
   C. 脾虚便溏及体弱年迈者慎用
   D. 服药期间，忌食辛辣、油腻食物
   E. 治疗口腔炎、口腔溃疡时，可配合使用外用药

四、多项选择题

1. 牛黄至宝丸的功能有
   A. 清热解毒　　　　B. 镇痉开窍
   C. 泻火通便　　　　D. 消肿散结
   E. 散瘀止痛

2. 因含有雄黄而孕妇禁用的中成药有
   A. 牛黄解毒丸　　　B. 抗癌平丸
   C. 牛黄至宝丸　　　D. 一清颗粒
   E. 西黄丸

3. 关于龙胆泻肝丸的使用注意，叙述正确的有
   A. 孕妇、脾胃虚寒及年老体弱者慎用

B. 服药期间，忌食辛辣、油腻食物
C. 高血压剧烈头痛，服药后头痛不见减轻，伴有呕吐、神志不清，或口眼㖞斜、瞳仁大小不等等高血压危象者，应立即停药并采取相应急救措施
D. 以其治疗急性结膜炎时，可配合使用外滴眼药
E. 体质壮实者，可以久服

4. 可治疗热毒瘀血壅结所致的痈疽疔毒、瘰疬、流注、癌肿等的中成药有
   A. 板蓝根颗粒　　　B. 西黄丸
   C. 抗癌平丸　　　　D. 新雪颗粒
   E. 芩连片

5. 关于西黄丸的注意事项，叙述正确的有
   A. 体弱年迈者慎用
   B. 孕妇禁服
   C. 妇女经期禁用
   D. 脾胃虚寒者慎用
   E. 服药期间，忌食辛辣、刺激食物

6. 患者，女，20岁。近日身热烦躁、目赤口疮、大便秘结、痔血。证属火毒血热，处方一清颗粒。关于该中成药的注意事项，叙述正确的有
   A. 服药期间，忌食辛辣、油腻之品，并戒烟酒
   B. 出现腹泻时可酌情减量
   C. 出血量多者，应采取综合急救措施
   D. 阴虚火旺、体弱年迈者慎用
   E. 中病即止，不可过量、久用

7. 患者，男，20岁。近2日出现咽喉肿痛、牙龈肿痛、口舌生疮、目赤肿痛。证属火热内盛，处方牛黄解毒丸。关于该中成药的用法用量及注意事项，叙述正确的有
   A. 水蜜丸一次2g，大蜜丸一次1丸，一日2~3次
   B. 孕妇禁用
   C. 虚火上炎所致的口疮、牙痛、喉痹慎服
   D. 脾胃虚弱者慎用
   E. 因其含有雄黄，故不宜过量、久服

8. 功能清热、泻火、凉血、解毒，可治疗火热毒邪壅盛之里热证的中成药有
   A. 龙胆泻肝丸　　　B. 牛黄上清丸
   C. 导赤丸　　　　　D. 芩连片
   E. 银翘解毒丸

9. 关于清热剂的注意事项，叙述正确的有

A. 孕妇禁用

B. 体弱年老者禁用

C. 脾胃虚寒者慎用

D. 阳虚有寒者慎用

E. 大多苦寒清泄，有伤阳败胃之弊

10. 牛黄解毒丸善清热解毒，治火热内盛所致的病证，症见有

    A. 咽喉肿痛   B. 牙龈肿痛

    C. 肺火咳痰   D. 口舌生疮

    E. 目赤肿痛

第六节　温里剂

一、最佳选择题

1. 患者，女，25 岁。平素喜食冷饮，近 1 个月脘腹冷痛，加重 3 日，刻下症见脘腹冷痛，恶心呕吐，大便泄泻，手足不温，舌淡苔白，脉沉细。证属脾胃虚寒，宜选用的中成药是

    A. 附子理中丸   B. 小建中合剂

    C. 香砂养胃颗粒   D. 香砂平胃丸

    E. 良附丸

2. 香砂平胃丸除能和胃止痛外，还能

    A. 理气化湿   B. 理气消积

    C. 温中散寒   D. 散寒化湿

    E. 行气活血

3. 理中丸的组方中，补气健脾，培补后天之本，以助君药振奋脾阳而祛寒健胃的药物是

    A. 炮姜   B. 西洋参

    C. 土白术   D. 党参

    E. 高良姜

4. 患者，男，35 岁。十二指肠溃疡病史 5 年，脘腹疼痛 1 周，加重 3 天，刻下症见脘腹疼痛，喜温喜按，嘈杂吞酸，食少，神疲乏力，舌淡苔白，脉细弦。证属脾胃虚寒，宜选用的中成药是

    A. 附子理中丸   B. 小建中合剂

    C. 香砂养胃颗粒   D. 香砂平胃丸

    E. 良附丸

5. 功能温中祛寒、回阳救逆的中成药是

    A. 四逆散   B. 四逆汤

    C. 理中丸   D. 附子理中丸

    E. 小建中合剂

6. 辛热峻补，主治阳虚欲脱、冷汗自出、四肢厥逆、下利清谷、脉微欲绝的中成药是

    A. 理中丸   B. 四逆汤

    C. 四逆散   D. 附子理中丸

    E. 桂附地黄丸

7. 四逆汤的组方中，既善益气安中，又解附片之毒，还缓附、姜之峻，并寓护阴之意的药物是

    A. 饴糖   B. 大枣

    C. 蜂蜜   D. 生甘草

    E. 炙甘草

8. 良附丸主治寒凝气滞之脘痛吐酸、胸腹胀满，其功能是

    A. 温胃理气

    B. 理气化湿，和胃止痛

    C. 温中止痛

    D. 温中止呕

    E. 温中散寒，健胃

二、配伍选择题

[1～3 题共用备选答案]

    A. 炮姜   B. 淡附片

    C. 饴糖   D. 干姜

    E. 生姜

1. 理中丸组方中的君药是

2. 四逆汤组方中的君药是

3. 小建中合剂组方中的君药是

[4～6 题共用备选答案]

    A. 附子理中丸   B. 小建中合剂

    C. 香砂养胃颗粒   D. 香砂平胃丸

    E. 良附丸

4. 患者，女，35 岁。症见脘痛吐酸，胸腹胀满。证属寒凝气滞，宜选用的中成药是

5. 患者，女，35 岁。症见胃痛隐隐，脘闷不舒，呕吐酸水，嘈杂不适，不思饮食，四肢倦怠。证属胃阳不足、湿阻气滞，宜选用的中成药是

6. 患者，女，35 岁。症见胃脘疼痛，胸膈满闷，恶心呕吐，纳呆食少。证属湿浊中阻、脾胃不和，宜选用的中成药是

[7～8 题共用备选答案]

    A. 健脾和胃

B. 理气化湿，和胃止痛

C. 温中和胃

D. 温中补虚，缓急止痛

E. 温经散寒

7. 香砂养胃颗粒的功能是

8. 小建中合剂的功能是

三、综合分析选择题

[1~4题共用题干]

患者，女，26岁。炎热夏季，贪凉饮冷，入秋后，再食生冷食物则泄泻，症见大便溏薄，受凉或服用生冷食物后泄泻，伴有不消化食物，偶见呕吐，腹中冷痛，喜温喜按，手足不温。医师给予中成药理中丸。

1. 理中丸的功能是

A. 温中散寒，健胃

B. 温中补虚，缓急止痛

C. 温中降逆

D. 健脾养胃

E. 温胃理气

2. 关于理中丸的注意事项，叙述正确的是

A. 孕妇禁用

B. 脾胃虚寒所致的呕吐泄泻、胸满腹痛、消化不良者慎用

C. 忌食生冷、油腻、不易消化食物

D. 所含附子有毒，故不宜过量久服

E. 湿热中阻所致的胃痛、呕吐、泄泻者可用

3. 理中丸的组方中，既益气健脾，又燥湿利水的药物是

A. 炮姜　　　　　　B. 附子（制）

C. 土白术　　　　　　D. 党参

E. 茯苓

4. 理中丸与小建中合剂共有的药物是

A. 白芍　　　　　　B. 茯苓

C. 桂枝　　　　　　D. 党参

E. 炙甘草

四、多项选择题

1. 因药物组成中有附子，故不宜过量服用与久服的中成药有

A. 鼻渊舒胶囊　　　　　　B. 附子理中丸

C. 良附丸　　　　　　D. 右归丸

E. 四逆汤

2. 四逆汤的药物组成有

A. 白芍　　　　　　B. 淡附片

C. 柴胡　　　　　　D. 干姜

E. 甘草（炙）

3. 关于四逆汤的注意事项，叙述正确的有

A. 所含附子有毒，故不宜过量服用与久服

B. 孕妇禁用

C. 湿热、阴虚、实热所致腹痛、泄泻者忌用

D. 热邪所致的呕吐、腹痛、泄泻者慎用

E. 冠心病心绞痛病情急重者应配合抢救措施

4. 小建中合剂的药物组成有

A. 饴糖、炙甘草　　　　　　B. 桂枝、白芍

C. 生姜、大枣　　　　　　D. 干姜、人参

E. 淡附子、甘草

第七节　祛痰剂

一、最佳选择题

1. 礞石滚痰丸组方中，既降气止痛、调达气机，又防寒凉太过的药物是

A. 金礞石（煅）　　　　　　B. 沉香

C. 黄芩　　　　　　D. 熟大黄

E. 甘草

2. 患者，女，45岁。近日来，咳嗽痰多，胸闷气急。医师诊断为痰气阻肺证，宜选用的中成药是

A. 清气化痰丸　　　　　　B. 复方鲜竹沥液

C. 橘贝半夏颗粒　　　　　　D. 二陈丸

E. 礞石滚痰丸

3. 关于二陈丸的注意事项，叙述错误的是

A. 痰湿停滞导致的咳嗽痰多不宜用

B. 服药期间，忌食辛辣、生冷、油腻食物

C. 肺阴虚所致的燥咳忌用

D. 肺阴虚所致的咯血忌用

E. 不宜长期服用

4. 含有麻黄，心脏病患者慎用的中成药是

A. 礞石滚痰丸　　　　　　B. 清气化痰丸

C. 橘贝半夏颗粒　　　　　　D. 复方鲜竹沥液

E. 半夏天麻丸

5. 半夏天麻丸组方中的佐药是

A. 法半夏、天麻

B. 陈皮、茯苓、炒白术

C. 黄芩、泽泻、黄柏

D. 炙黄芪、炒白术、陈皮

E. 六神曲（麸炒）、炒麦芽、黄柏

6. 患者，女，40岁。甲状腺轻度肿大，医师诊断为痰火郁结所致的瘿瘤初起，宜选用的中成药是

A. 清气化痰丸　　　　B. 消瘿丸

C. 橘贝半夏颗粒　　　D. 半夏天麻丸

E. 礞石滚痰丸

7. 清气化痰丸主治痰热阻肺所致的咳嗽痰多、痰黄黏稠、胸腹满闷，组方中的君药是

A. 胆南星　　　　　　B. 酒黄芩

C. 瓜蒌仁霜　　　　　D. 陈皮

E. 制半夏

8. 患者，男，41岁。症见癫狂、惊悸、大便秘结。证属痰火扰心，宜选用的中成药是

A. 复方鲜竹沥液　　　B. 礞石滚痰丸

C. 消瘿丸　　　　　　D. 清气化痰丸

E. 橘贝半夏颗粒

9. 礞石滚痰丸的功能是

A. 润燥化痰　　　　　B. 逐痰降火

C. 燥湿化痰　　　　　D. 化痰止咳

E. 清肺化痰

10. 患者，女，30岁。近日来，咳嗽痰多、痰黄黏稠、胸腹满闷。证属痰热阻肺，宜选用的中成药是

A. 二陈丸　　　　　　B. 礞石滚痰丸

C. 消瘿丸　　　　　　D. 清气化痰丸

E. 橘贝半夏颗粒

11. 需饭前服用的中成药是

A. 二陈丸　　　　　　B. 复方鲜竹沥液

C. 消瘿丸　　　　　　D. 清气化痰丸

E. 礞石滚痰丸

12. 患者，男，55岁。高血压病史5年，体虚肥胖，近日来眩晕、头痛、如蒙如裹、胸脘满闷。证属脾虚湿盛、痰浊内阻，宜选用的中成药是

A. 清气化痰丸　　　　B. 二陈丸

C. 消瘿丸　　　　　　D. 复方鲜竹沥液

E. 半夏天麻丸

13. 礞石滚痰丸的药物组成不包括

A. 金礞石（煅）　　　B. 沉香

C. 黄芩　　　　　　　D. 熟大黄

E. 甘草

14. 礞石滚痰丸主治痰火扰心所致的癫狂惊悸，或喘咳痰稠、大便秘结。组方中的佐药是

A. 胆南星　　　　　　B. 黄芩

C. 金礞石（煅）　　　D. 熟大黄

E. 沉香

15. 关于礞石滚痰丸的注意事项，叙述错误的是

A. 孕妇忌服

B. 非痰热实证慎用

C. 体虚及小儿虚寒成惊者慎用

D. 须病除即止，切勿过量久用

E. 药力峻猛，善于单独治疗癫狂重症

二、配伍选择题

[1～3题共用备选答案]

A. 橘贝半夏颗粒　　　B. 清肺抑火丸

C. 清气化痰丸　　　　D. 二陈丸

E. 礞石滚痰丸

1. 患者，男，30岁。痰气阻肺导致咳嗽痰多，胸闷气急。治当化痰止咳、宽中下气，宜选用的中成药是

2. 患者，男，30岁。痰热阻肺导致咳嗽痰多、痰黄黏稠、胸腹满闷。治当清肺化痰，宜选用的中成药是

3. 患者，男，30岁。痰热阻肺导致咳嗽，痰黄黏稠，口干咽痛，大便干燥。治当清肺止咳、化痰通便，宜选用的中成药是

[4～5题共用备选答案]

A. 橘贝半夏颗粒　　　B. 半夏天麻丸

C. 天麻钩藤颗粒　　　D. 天麻丸

E. 正天丸

4. 患者，男，50岁。症见眩晕、头痛、如蒙如裹、胸脘满闷。证属脾虚湿盛、痰浊内阻，宜选用的中成药是

5. 患者，男，50岁。症见头痛、眩晕、耳鸣、眼花、震颤、失眠。证属肝阳上亢，宜选用的中成药是

[6～7题共用备选答案]

A. 参苓白术散　　　　B. 半夏天麻丸

C. 天麻钩藤颗粒　　　D. 香砂六君子丸

E. 六君子丸

6. 功能为补脾益气、燥湿化痰的中成药是

7. 功能为健脾祛湿、化痰息风的中成药是

[8~9题共用备选答案]

    A. 复方鲜竹沥液　　　B. 半夏天麻丸

    C. 天麻钩藤颗粒　　　D. 急支糖浆

    E. 二陈丸

8. 功能清热化痰、止咳，主治痰热咳嗽，痰黄黏稠的中成药是

9. 功能清热化痰、宣肺止咳，主治外感风热所致的咳嗽的中成药是

三、综合分析选择题

[1~3题共用题干]

    患者，某女，45岁。症见咳嗽痰多，色白易咯，胸膈痞闷，不欲饮食，恶心呕吐，肢体困倦，舌苔白滑，脉滑。医师诊断为湿痰证，给予处方二陈丸。

1. 二陈丸的功能是

    A. 燥湿化痰，理气和胃

    B. 清热化痰，理气和中

    C. 润燥化痰，理气止咳

    D. 健脾祛湿，化痰息风

    E. 化痰止咳，宽中下气

2. 二陈丸组方中的臣药是

    A. 白术　　　　　　　B. 茯苓

    C. 生姜　　　　　　　D. 半夏（制）

    E. 陈皮

3. 二陈丸组方中，既助君臣药利湿化痰，又能健脾，使生痰无源的药物是

    A. 苍术　　　　　　　B. 茯苓

    C. 生姜　　　　　　　D. 半夏（制）

    E. 陈皮

四、多项选择题

1. 半夏天麻丸的药物组成有

    A. 炙黄芪　　　　　　B. 苍术

    C. 茯苓　　　　　　　D. 泽泻

    E. 黄柏

2. 清气化痰丸的药物组成有

    A. 胆南星、酒黄芩　　B. 瓜蒌仁霜、苦杏仁

    C. 陈皮、枳实　　　　D. 茯苓、半夏（制）

    E. 茯苓、白术

3. 清气化痰丸组方中的臣药有

    A. 胆南星　　　　　　B. 瓜蒌仁霜

    C. 酒黄芩　　　　　　D. 苦杏仁

    E. 茯苓

4. 关于半夏天麻丸的注意事项，叙述正确的有

    A. 脾虚湿盛、痰浊内阻所致的头痛、眩晕慎用

    B. 孕妇禁用

    C. 肝肾阴虚、肝阳上亢所致的头痛、眩晕慎用

    D. 平素大便干燥者慎用

    E. 服药期间，忌食生冷、油腻及海鲜类食物

5. 关于祛痰剂的注意事项，叙述正确的有

    A. 使用时应区分痰饮性质

    B. 有咯血倾向者慎用辛燥的祛痰剂

    C. 有高血压、心脏病者宜慎用含有麻黄的祛痰剂

    D. 脾胃虚寒者慎用

    E. 孕妇慎用

6. 二陈丸的药物组成有

    A. 半夏（制）　　　　B. 陈皮

    C. 茯苓　　　　　　　D. 白术

    E. 甘草

7. 清气化痰丸组方中的臣药有

    A. 枳实　　　　　　　B. 陈皮

    C. 茯苓　　　　　　　D. 苦杏仁

    E. 制半夏

第八节　止咳平喘剂

一、最佳选择题

1. 患者，女，68岁。素体气虚，咳嗽日久，气短喘促。治当益气补肺、止嗽定喘，宜选用的中成药是

    A. 强力枇杷露　　　　B. 蛤蚧定喘丸

    C. 人参保肺丸　　　　D. 橘红丸

    E. 通宣理肺丸

2. 通宣理肺丸的功能是

    A. 解表散寒，宣肺止咳　B. 宣肺散寒，止咳祛痰

    C. 清肺润燥，化痰止咳　D. 清热化痰，宣肺止咳

    E. 辛凉宣泄，清肺平喘

3. 养阴清肺膏组方中，既能清利头目，又能载药上行的药物是

    A. 牡丹皮　　　　　　B. 薄荷

C. 麦冬 　　　　　　D. 甘草

E. 白芍

4. 含罂粟壳与麻黄，不宜过量服用、久用的中成药是
   A. 强力枇杷露　　　　B. 蛤蚧定喘丸
   C. 人参保肺丸　　　　D. 蛇胆川贝散
   E. 急支糖浆

5. 杏苏止咳颗粒组方中，善降气祛痰，兼宣散表邪的药物是
   A. 前胡　　　　　　B. 桔梗
   C. 紫苏叶　　　　　D. 黄芩
   E. 陈皮

6. 功能养阴敛肺、镇咳祛痰，主治久咳劳嗽、支气管炎的中成药是
   A. 强力枇杷露　　　　B. 急支糖浆
   C. 蛇胆川贝散　　　　D. 橘红丸
   E. 通宣理肺丸

7. 患者，女，60岁，平素咳嗽气短，近日喘促、胸闷加重，且伴有咽干、盗汗、小便频数等。证属肾不纳气，治宜补肾纳气、涩精止遗，宜选用的中成药是
   A. 降气定喘丸　　　　B. 七味都气丸
   C. 人参保肺丸　　　　D. 二母宁嗽丸
   E. 养阴清肺膏

8. 七味都气丸除能补肾纳气外，还能
   A. 益气固表　　　　B. 涩精止遗
   C. 健脾补肾　　　　D. 止嗽定喘
   E. 降气化痰

9. 患者，女，20岁。感冒2日，症见发热、恶寒、咳嗽，鼻塞流涕，头痛，无汗，肢体酸痛。证属风寒束表、肺气不宣，宜选用的中成药是
   A. 橘红丸　　　　　B. 通宣理肺丸
   C. 桂枝合剂　　　　D. 小青龙胶囊
   E. 蛇胆川贝散

10. 某男，50岁。正值初秋，感冒1周，症见咳嗽、痰黄而黏不易咳出、胸闷气促、久咳不止、声哑喉痛。证属燥热蕴肺，宜选用的中成药是
    A. 橘红丸　　　　　B. 川贝止咳露
    C. 养阴清肺膏　　　D. 二母宁嗽丸
    E. 蛇胆川贝软胶囊

11. 患者，男，54岁。症见咳嗽，痰黄黏稠，口干咽痛，大便干燥。医师诊断为痰热阻肺之咳嗽，宜

选用的中成药是
    A. 橘红丸　　　　　B. 清肺抑火丸
    C. 蛇胆川贝散　　　D. 养阴清肺膏
    E. 二母宁嗽丸

12. 患者，女，30岁。症见痰黄而黏，胸闷，咽喉痛痒，声音嘶哑。医师诊断为肺燥咳嗽，宜选用的中成药是
    A. 桂龙咳喘宁胶囊　　B. 清肺抑火丸
    C. 蜜炼川贝枇杷膏　　D. 蛇胆川贝散
    E. 急支糖浆

13. 患者，女，65岁。症见虚劳久咳，哮喘，气短烦热，胸满郁闷，自汗盗汗。中医诊断为肺肾两虚、阴虚肺热证，宜选用的中成药是
    A. 蛤蚧定喘丸　　　B. 固本咳喘片
    C. 七味都气丸　　　D. 人参保肺丸
    E. 降气定喘丸

14. 二母宁嗽丸组方中，知母、川贝母的配伍意义是
    A. 理气健脾化痰　　B. 清肺润燥，化痰止咳
    C. 滋肾敛肺止咳　　D. 理气宽中，燥湿化痰
    E. 清热化痰，润燥滑肠

15. 脾胃虚弱便溏者禁用的中成药是
    A. 蛤蚧定喘丸　　　B. 蠲哮片
    C. 人参保肺丸　　　D. 小青龙胶囊
    E. 通宣理肺丸

16. 功能为宣肺散寒、止咳祛痰的中成药是
    A. 清肺抑火丸　　　B. 橘红丸
    C. 急支糖浆　　　　D. 川贝止咳露
    E. 杏苏止咳颗粒

17. 小青龙胶囊与止嗽定喘口服液共有的药物是
    A. 麻黄　　　　　　B. 桂枝
    C. 苦杏仁　　　　　D. 干姜
    E. 半夏

18. 功能为泻肺除壅、涤痰祛瘀、利气平喘的中成药是
    A. 清肺抑火丸　　　B. 桂龙咳喘宁胶囊
    C. 人参保肺丸　　　D. 降气定喘丸
    E. 蠲哮片

19. 患者，男，40岁。患急性支气管炎3日，症见发热、恶寒、胸膈满闷、咳嗽咽痛。治当清热化痰、宣肺止咳，宜选用的中成药是
    A. 强力枇杷露　　　B. 急支糖浆

C. 桂龙咳喘宁胶囊   D. 苏子降气丸

E. 养阴清肺膏

20. 患者，男，60 岁。既往有慢性支气管炎病史，偶感风寒，症见咳嗽、气喘、痰涎壅盛，宜选用的中成药是
    A. 蠲哮片   B. 橘红丸
    C. 通宣理肺丸   D. 桂龙咳喘宁胶囊
    E. 止嗽定喘口服液

21. 小青龙胶囊组方中，助君药解表散寒、温化痰饮的药物是
    A. 麻黄、桂枝   B. 干姜、细辛
    C. 细辛、半夏   D. 白芍、五味子
    E. 白芍、炙甘草

22. 既可治疗风热咳嗽、痰多上气，又可治疗燥咳的中成药是
    A. 川贝止咳露   B. 蛇胆川贝散
    C. 蜜炼川贝枇杷膏   D. 养阴清肺膏
    E. 急支糖浆

23. 患者，女，45 岁。感冒 3 日，痰黄而黏，不易咳出，胸闷气促，久咳不止，声哑喉痛，医师给予二母宁嗽丸。该中成药除能清肺润燥外，还能
    A. 化痰止咳   B. 止咳平喘
    C. 降气平喘   D. 涤痰祛瘀
    E. 益气补肺

24. 患者，女，18 岁。近日因外感引发咳嗽，痰多。证属肺热咳嗽，治当清肺、止咳、祛痰，宜选用的中成药是
    A. 橘红丸   B. 蛇胆川贝散
    C. 急支糖浆   D. 强力枇杷露
    E. 蜜炼川贝枇杷膏

25. 杏苏止咳颗粒组方中的臣药是
    A. 前胡   B. 桔梗
    C. 紫苏叶   D. 陈皮
    E. 枇杷叶

26. 患者，男，20 岁。感冒 2 日，发热，恶寒，胸膈满闷，咳嗽咽痛。医师给予急支糖浆。该中成药的功能是
    A. 止嗽，祛痰
    B. 清肺止咳，化痰通便
    C. 宣肺散寒，止咳祛痰
    D. 清热化痰，宣肺止咳

E. 清肺润燥，化痰止咳

27. 关于杏苏止咳颗粒的注意事项，叙述错误的是
    A. 燥热咳嗽者慎用
    B. 风热咳嗽者慎用
    C. 阴虚干咳者慎用
    D. 服药期间，宜食清淡易消化食物，忌食辛辣食物
    E. 风寒感冒咳嗽者慎用

28. 患者，男，75 岁。虚劳久咳、哮喘、气短烦热、胸满郁闷、自汗盗汗，医师给予处方蛤蚧定喘丸。该中成药的功能是
    A. 清肺止咳，化痰通便
    B. 滋阴清肺，止咳平喘
    C. 清热化痰，宣肺止咳
    D. 清热化痰，敛肺止咳
    E. 止咳化痰，降气平喘

29. 杏苏止咳颗粒的药物组成不包括
    A. 苦杏仁   B. 前胡
    C. 陈皮   D. 半夏
    E. 紫苏叶

30. 橘红丸属止咳平喘剂，其除能止咳外，还能
    A. 宣肺散寒   B. 滋阴清肺
    C. 清肺，化痰   D. 清热，敛肺
    E. 清热疏风

31. 清肺抑火丸的药物组成不包括
    A. 黄芩、黄柏   B. 栀子、浙贝母
    C. 桔梗、杏仁   D. 苦参、知母
    E. 天花粉、大黄

32. 清肺抑火丸组方中的君药是
    A. 黄芩   B. 浙贝母
    C. 桔梗   D. 前胡
    E. 苦参

33. 患者，男，65 岁。患慢性支气管哮喘，症见咳嗽痰多、气逆喘促。医师给予处方降气定喘丸，其功能是
    A. 宣肺散寒，止咳祛痰
    B. 滋阴清肺，降气平喘
    C. 清肺，化痰，止咳
    D. 降气定喘，祛痰止咳
    E. 益气补肺，止嗽定喘

34. 止嗽定喘口服液的药物组成不包括
    A. 麻黄   B. 桔梗

C. 石膏
D. 苦杏仁
E. 甘草

35. 养阴清肺膏组方中，善凉血清热、活血止痛的药物是
A. 赤芍
B. 丹参
C. 牡丹皮
D. 白芍
E. 玄参

36. 关于橘红丸的注意事项，叙述错误的是
A. 孕妇慎用
B. 阴虚燥咳者慎用
C. 服药期间，忌食辛辣、油腻食物
D. 气虚咳喘者慎用
E. 痰热咳嗽者慎用

37. 养阴清肺膏的药物组成不包括
A. 地黄、玄参
B. 牡丹皮、川贝母
C. 薄荷、甘草
D. 麦冬、白芍
E. 知母、黄芩

38. 止嗽定喘口服液组方中的臣药是
A. 麻黄
B. 石膏
C. 前胡
D. 甘草
E. 苦杏仁

39. 桂龙咳喘宁胶囊除能止咳化痰外，还能
A. 降气平喘
B. 清肺平喘
C. 敛肺平喘
D. 纳气平喘
E. 润肺平喘

40. 其含麻黄，运动员禁用的中成药是
A. 蛇胆川贝散
B. 急支糖浆
C. 橘红丸
D. 川贝止咳露
E. 蜜炼川贝枇杷膏

41. 关于蛤蚧定喘丸的注意事项，叙述错误的是
A. 孕妇慎用
B. 咳嗽新发者慎用
C. 因其含有毒的罂粟壳，不可过量或久用
D. 服药期间，忌食辛辣、生冷、油腻食物
E. 含麻黄，高血压病患者、心脏病患者、青光眼患者慎用

42. 属于苏子降气丸药物组成的是
A. 姜半夏、厚朴
B. 炒紫苏子、白前
C. 陈皮、木香
D. 橘红、沉香
E. 当归、肉桂

二、配伍选择题

[1~3题共用备选答案]
A. 解表散寒
B. 疏风清热
C. 清热化痰
D. 清热润燥
E. 降气化痰

1. 通宣理肺丸除能宣肺止咳外，还能
2. 桑菊感冒片除能宣肺止咳外，还能
3. 急支糖浆除能宣肺止咳外，还能

[4~5题共用备选答案]
A. 益气补肺，通窍化浊
B. 益气固表，健脾补肾
C. 益气固表，化痰通窍
D. 健脾祛湿，祛痰止咳
E. 滋阴益气，固本培元

4. 固本咳喘片主治脾虚痰盛、肾气不固所致的咳嗽，其功能是
5. 人参固本丸主治阴虚气弱，虚劳咳嗽，其功能是

[6~8题共用备选答案]
A. 通宣理肺丸
B. 杏苏止咳颗粒
C. 急支糖浆
D. 小青龙胶囊
E. 桂龙咳喘宁胶囊

6. 患者，男，40岁。感冒咳嗽，症见发热，恶寒，咳嗽，鼻塞流涕，头痛，无汗，肢体酸痛。证属风寒束表、肺气不宣，宜选用的中成药是
7. 患者，男，40岁。感冒咳嗽，症见发热，恶寒，胸膈满闷，咳嗽咽痛。证属外感风热，宜选用的中成药是
8. 患者，男，40岁。感冒咳嗽，症见恶寒，发热，无汗，喘咳痰稀。证属风寒水饮，宜选用的中成药是

[9~10题共用备选答案]
A. 杏苏止咳口服液
B. 降气定喘丸
C. 桂龙咳喘宁胶囊
D. 蠲哮片
E. 止嗽定喘口服液

9. 某女，58岁。外感风寒，3日后患急性支气管炎，症见身热口渴、咳嗽痰盛、喘促气逆、胸膈满闷。证属表寒里热，治疗宜选用的中成药是
10. 某男，62岁。症见气粗痰涌、痰鸣如吼、咳呛阵作、痰黄稠厚。证属痰瘀伏肺，治疗宜选用的中成药是

[11～15题共用备选答案]

　　A. 蛤蚧定喘丸

　　B. 川贝止咳露

　　C. 二母宁嗽丸

　　D. 人参保肺丸

　　E. 止嗽定喘口服液

11. 患者，男，32岁。因表寒里热导致身热口渴，咳嗽痰盛，喘促气逆，胸膈满闷。治当辛凉宣泄、清肺平喘，宜选用的中成药是

12. 患者，女，50岁。因燥热蕴肺导致痰黄而黏，不易咳出，胸闷气促，声哑喉痛。治当清肺润燥、化痰止咳，宜选用的中成药是

13. 患者，男，78岁。因肺肾两虚、阴虚肺热导致虚劳久咳，时而哮喘，气短烦热，胸满郁闷，自汗盗汗。治当滋阴清肺、止咳平喘，宜选用的中成药是

14. 患者，男，65岁。因肺气亏虚、肺失宣降导致虚劳久咳，气短喘促。治当益气补肺，止嗽定喘，宜选用的中成药是

15. 患者，某男，25岁。感冒3日，痰多上气，证属风热咳嗽。治当止嗽祛痰，宜选用的中成药是

[16～17题共用备选答案]

　　A. 痰热喘促　　　　　B. 肺热喘息

　　C. 肺虚所致的喘促　　D. 痰浊阻肺所致的喘促

　　E. 肾不纳气所致的喘促

16. 补肺平喘剂的主治是

17. 纳气平喘剂的主治是

三、综合分析选择题

[1～3题共用题干]

　　患者，男，73岁。平素体虚咳嗽，近日感受风寒，症见恶寒发热、无汗、喘咳痰涎清稀而量多、胸痞、身体疼痛、头面四肢浮肿，舌苔白滑，脉浮。医师诊断后给予小青龙胶囊。

1. 小青龙胶囊的功能是

　　A. 解表化饮，止咳平喘

　　B. 助阳解表

　　C. 解表散寒，宣肺止咳

　　D. 止咳化痰，降气平喘

　　E. 发汗祛湿，兼清里热

2. 小青龙胶囊组方中的臣药是

　　A. 麻黄、桂枝　　　　B. 法半夏、生姜

　　C. 干姜、细辛　　　　D. 五味子、白芍

　　E. 生姜、细辛

3. 关于小青龙胶囊的注意事项，叙述错误的是

　　A. 儿童、孕妇、哺乳期妇女禁用

　　B. 含麻黄，高血压患者、青光眼患者慎用

　　C. 内热咳喘及虚喘者慎用

　　D. 风寒水饮之咳喘慎用

　　E. 肝肾功能不全者禁服

[4～6题共用题干]

　　患者，男，68岁。症见喘咳痰多、短气、胸膈满闷、腰酸脚软、肢体浮肿，舌苔白滑，脉弦滑。医师诊断后给予苏子降气丸。

4. 苏子降气丸的功能是

　　A. 益气补肺，止嗽定喘

　　B. 降气化痰，温肾纳气

　　C. 降气定喘，祛痰止咳

　　D. 止咳化痰，降气平喘

　　E. 清肺，止咳，祛痰

5. 苏子降气丸组方中的佐药是

　　A. 炒紫苏子、生姜　　B. 姜半夏、厚朴

　　C. 前胡、陈皮　　　　D. 沉香、当归

　　E. 苏叶、生姜

6. 关于苏子降气丸的注意事项，叙述正确的是

　　A. 阴虚、舌红无苔者忌服

　　B. 孕妇、哺乳期妇女禁用

　　C. 肝肾功能不全者禁服

　　D. 高血压患者、青光眼患者慎用

　　E. 运动员慎用

[7～9题共用题干]

　　患者，男，65岁。素有咳喘，近日突然咳嗽、气喘加重，且伴有烦热、胸满郁闷、自汗盗汗。医师诊断为肺肾两虚、阴虚肺热之咳喘。

7. 宜选用的中成药是

　　A. 通宣理肺丸　　　　B. 蛤蚧定喘丸

　　C. 蛇胆川贝散　　　　D. 降气定喘丸

　　E. 人参保肺丸

8. 用药7天后，患者气喘、烦热、胸满郁闷、汗出均减轻，但有咽喉干痛、干咳等，诊其证转为阴虚燥咳。治当养阴润燥、清肺利咽，宜选用的中成药是

　　A. 养阴清肺膏　　　　B. 蛇胆川贝散

　　C. 橘红丸　　　　　　D. 人参保肺丸

E. 蠲哮片

9. 上题所选中成药组方中的君药是
　A. 地黄　　　　　　B. 麦冬
　C. 玄参　　　　　　D. 白芍
　E. 川贝母

[10～12题共用题干]

　患者，男，60岁。5年前被诊断为支气管哮喘，多在夜间发作，发作时顿感胸部胀闷，呼吸困难（呼气延长）并伴有哮鸣音、干咳和紫绀，为减轻气喘，常被迫坐起。经西医治疗，病情缓解。为进一步缓解病情，遂请中医诊治，因煎药不便，希望服用中成药。

10. 患者此时处于支气管哮喘缓解期，刻下症见咳嗽、痰多、喘息气促、动则喘剧，并伴有倦怠乏力、少气懒言，舌红，苔薄白腻，脉沉而尺弱。证属脾虚痰盛、肾气不固，宜选用的中成药是
　A. 七味都气丸　　　B. 蛤蚧定喘丸
　C. 固本咳喘片　　　D. 麦味地黄丸
　E. 人参保肺丸

11. 上药服用7天，症状缓解，医师嘱其继续服用该中成药。1个月后，患者复诊。诉云：因前日嗜食辛辣，且感受风寒，病情突然加重，刻下症见气粗痰涌、痰鸣如吼、咳呛阵作、痰黄稠厚，兼大便秘结、紫绀。医师诊断为支气管哮喘急性发作期，痰瘀伏肺证，宜选用的中成药是
　A. 橘红丸　　　　　B. 蠲哮片
　C. 川贝止咳露　　　D. 小青龙胶囊
　E. 蜜炼川贝枇杷膏

12. 7日后，患者再来就诊。诉云：服药后虽由黄稠痰转为灰白稀痰，大便由秘结转为通畅，但仍咳嗽痰多、气逆喘促。医师诊断为痰浊阻肺证，宜选用的中成药是
　A. 清肺抑火丸　　　B. 降气定喘丸
　C. 礞石滚痰丸　　　D. 止嗽定喘口服液
　E. 通宣理肺丸

四、多项选择题

1. 含有麻黄，高血压病患者慎用的中成药有
　A. 桂龙咳喘宁胶囊　B. 降气定喘丸
　C. 二母宁嗽丸　　　D. 通宣理肺丸
　E. 小青龙胶囊

2. 含有罂粟壳，不可过量服用、久服的中成药有
　A. 通宣理肺丸　　　B. 强力枇杷露
　C. 苏子降气丸　　　D. 人参保肺丸
　E. 固本咳喘片

3. 止咳平喘剂的分类有
　A. 泄热平喘剂　　　B. 润肺止咳剂
　C. 化痰平喘剂　　　D. 清肺止咳剂
　E. 散寒止咳剂

4. 通宣理肺丸的功能有
　A. 解表　　　　　　B. 宣肺
　C. 散寒　　　　　　D. 止咳
　E. 止血

5. 二母宁嗽丸组方中的臣药有
　A. 石膏　　　　　　B. 炒栀子
　C. 黄芩　　　　　　D. 炒瓜蒌子
　E. 蜜桑白皮

6. 可治疗燥邪犯肺或阴虚生燥之咳嗽的中成药有
　A. 养阴清肺丸　　　B. 二母宁嗽丸
　C. 蜜炼川贝枇杷膏　D. 清气化痰丸
　E. 橘贝半夏颗粒

7. 可治疗肾虚喘促的中成药有
　A. 苏子降气丸　　　B. 七味都气丸
　C. 固本咳喘片　　　D. 蛤蚧定喘丸
　E. 人参保肺丸

8. 功能为清肺止咳的中成药有
　A. 清肺抑火丸　　　B. 蛇胆川贝散
　C. 橘红丸　　　　　D. 杏苏止咳颗粒
　E. 通宣理肺丸

9. 关于小青龙胶囊的药物组成及方义简释，叙述正确的有
　A. 五味子滋肾敛肺止咳，为佐药
　B. 细辛、生姜温化痰饮，为臣药
　C. 法半夏燥湿化痰、和胃降逆，为佐药
　D. 白芍养血敛阴，为佐药
　E. 麻黄、苦杏仁宣肺降气、止咳平喘，为君药

10. 运动员禁用中成药有
　A. 小青龙胶囊　　　B. 急支糖浆
　C. 止嗽定喘口服液　D. 通宣理肺丸
　E. 蛇胆川贝散

第九节 开窍剂

一、最佳选择题

1. 患者，男，20 岁。症见高热烦躁、神昏谵语、惊风抽搐、斑疹吐衄、尿赤便秘。证属热入心包、热动肝风。宜选用的中成药是
   - A. 安宫牛黄丸
   - B. 紫雪散
   - C. 银翘解毒丸
   - D. 苏合香丸
   - E. 清开灵口服液

2. 患者，男，56 岁。平素怕冷，形体肥胖。冬季气温骤降，突发中风昏迷，偏瘫，肢体不利，证属痰迷心窍。宜选用的中成药是
   - A. 礞石滚痰丸
   - B. 半夏天麻丸
   - C. 甘露消毒丸
   - D. 苏合香丸
   - E. 天麻钩藤颗粒

3. 患者，男，20 岁。感冒 2 天，刻下症见高热不退、烦躁不安、咽喉肿痛，舌质红绛，苔黄，脉数。治当清热解毒、镇静安神，宜选用的中成药是
   - A. 安宫牛黄丸
   - B. 紫雪散
   - C. 银翘解毒丸
   - D. 苏合香丸
   - E. 清开灵口服液

4. 关于安宫牛黄丸的方义简释，叙述错误的是
   - A. 君药有牛黄、麝香（或人工麝香）
   - B. 臣药有黄连、黄芩、栀子
   - C. 臣药有冰片、郁金
   - D. 臣药有水牛角浓缩粉、黄柏
   - E. 佐药有朱砂、珍珠、雄黄

5. 患儿，男，5 岁。感受时邪，症见高热不退、惊厥、烦躁不安、神昏。治当清热解毒、开窍镇惊，宜选用的中成药是
   - A. 新雪颗粒
   - B. 局方至宝散
   - C. 苏合香丸
   - D. 牛黄解毒丸
   - E. 紫雪散

6. 苏合香丸组方中，既燥湿消痰，又补气涩敛而防香散耗气之弊的配伍是
   - A. 诃子肉、荜茇
   - B. 沉香、白术
   - C. 白术、诃子肉
   - D. 木香、香附
   - E. 丁香、白术

7. 功能为芳香开窍、行气止痛的中成药是
   - A. 安宫牛黄丸
   - B. 紫雪散
   - C. 局方至宝散
   - D. 苏合香丸
   - E. 冠心苏合滴丸

二、配伍选择题

[1～3 题共用备选答案]
   - A. 行气止痛
   - B. 解毒，镇惊
   - C. 祛痰化浊
   - D. 止痉安神
   - E. 镇静安神

1. 安宫牛黄丸除能清热、开窍外，还能

2. 紫雪散除能清热开窍外，还能

3. 苏合香丸除能芳香开窍外，还能

[4～5 题共用备选答案]
   - A. 平肝安神
   - B. 镇惊安神
   - C. 镇静安神
   - D. 止痉安神
   - E. 养血安神

4. 万氏牛黄清心丸除能清热解毒外，还能

5. 清开灵口服液除能清热解毒外，还能

三、综合分析选择题

[1～3 题共用题干]
   患者，男，53 岁。外感瘟疫毒邪，热入心包，症见高热不退、躁扰不宁、神昏、谵语，舌红绛，脉数有力。中医诊断为神昏闭证，证属热病，邪入心包。

1. 宜选用的中成药是
   - A. 安宫牛黄丸
   - B. 紫雪散
   - C. 万氏牛黄清心丸
   - D. 苏合香丸
   - E. 清开灵口服液

2. 选用中成药的功能不包括
   - A. 清热
   - B. 解毒
   - C. 镇惊
   - D. 止痉
   - E. 开窍

3. 选用中成药的药物组成不包括
   - A. 牛黄、水牛角浓缩粉
   - B. 黄连、黄芩、栀子
   - C. 麝香或人工麝香、冰片、郁金

D. 朱砂、珍珠、雄黄

E. 石膏、知母、生地

四、多项选择题

1. 安宫牛黄丸是救急的中成药，为治疗高热惊厥、神昏谵语之要药，其使用注意事项有

   A. 闭证转为脱证者应立即停药

   B. 不宜过量服用或久服

   C. 肝肾功能不全者慎用

   D. 寒闭神昏者不宜服用

   E. 服药期间，忌食辛辣食物

2. 安宫牛黄丸组方中牛黄合麝香的配伍意义有

   A. 清热解毒　　　　　B. 燥湿化痰

   C. 开窍醒神　　　　　D. 解毒辟秽

E. 息风定惊

3. 苏合香丸组方中，收清热镇心、安神定惊之效的药物有

   A. 雄黄　　　　　　　B. 珍珠

   C. 安息香　　　　　　D. 朱砂

   E. 水牛角浓缩粉

4. 关于苏合香丸的注意事项，叙述正确的有

   A. 孕妇禁用

   B. 热病、阳闭、脱证不宜使用

   C. 中风病正气不足者慎用，或配合扶正中药服用

   D. 因含朱砂，且易耗伤正气，故不宜过量或长期服用

   E. 因含朱砂，肝肾功能不全者慎用

第十节　固涩剂

一、最佳选择题

1. 患者，女，50岁。白天时时汗出，恶风，面色㿠白。证属表虚不固。宜选用的中成药是

   A. 桂枝合剂　　　　　B. 玉屏风颗粒

   C. 参苏胶囊　　　　　D. 桑菊感冒颗粒

   E. 补中益气丸

2. 缩泉丸组方中的臣药是

   A. 补骨脂　　　　　　B. 益智仁

   C. 山药　　　　　　　D. 乌药

   E. 白芍

3. 患者，男，50岁。慢性肠炎病史5年，症见腹痛绵绵、大便清稀，偶有黏液及黏液血便、食少腹胀、腰酸乏力、形寒肢冷、舌淡苔白、脉虚。证属脾肾阳虚，宜选用的中成药是

   A. 四神丸　　　　　　B. 四君子合剂

   C. 固本益肠片　　　　D. 金锁固精丸

   E. 参苓白术散

4. 功能为温肾散寒、涩肠止泻，主治肾阳不足所致泄泻的中成药是

   A. 缩泉丸　　　　　　B. 参苓白术散

   C. 固本益肠片　　　　D. 四神丸

   E. 补中益气丸

5. 玉屏风颗粒组方中的君药是

   A. 人参　　　　　　　B. 大枣

C. 防风　　　　　　　D. 黄芪

E. 白术

二、配伍选择题

[1~2题共用备选答案]

   A. 缩泉丸　　　　　　B. 四神丸

   C. 玉屏风颗粒　　　　D. 金锁固精丸

   E. 固本益肠片

1. 患者，男，40岁。因肾虚不固导致遗精滑泄、神疲乏力、四肢酸软、腰酸耳鸣。宜选用的中成药是

2. 患者，女，60岁。因肾虚导致小便频数、夜间遗尿。宜选用的中成药是

[3~5题共用备选答案]

   A. 固肾涩精　　　　　B. 补肾缩尿

   C. 益气，固表，止汗　D. 温肾散寒，涩肠止泻

   E. 健脾温肾，涩肠止泻

3. 缩泉丸的功能是

4. 玉屏风颗粒的功能是

5. 金锁固精丸的功能是

[6~7题共用备选答案]

   A. 缩尿　　　　　　　B. 益气固表

   C. 涩精止遗　　　　　D. 温肾散寒

   E. 健脾温肾

6. 固本益肠片除能涩肠止泻外，还能

7. 四神片除能涩肠止泻外，还能

三、综合分析选择题

[1～3题共用题干]

患者，男，52岁。泄泻3年，加重1周。症见黎明前腹部胀痛，肠鸣即泻，泻后痛减，腹部喜暖喜按，食少不化，面色暗黄，神疲肢冷。医师处以四神丸治疗。

1. 医师处以四神丸，因其主治
 A. 肾阳不足所致的泄泻
 B. 脾阳不足所致的泄泻
 C. 脾胃虚弱所致的泄泻
 D. 湿浊内盛所致的泄泻
 E. 肝脾不和所致的泄泻

2. 四神丸组方中的臣药是
 A. 制附子　　　　　 B. 制吴茱萸
 C. 煨肉豆蔻　　　　 D. 醋五味子

E. 盐炒补骨脂

3. 盐炒补骨脂在方中的配伍作用是
 A. 补肾助阳，温脾止泻
 B. 补脾益胃，温中散寒
 C. 温脾暖胃，涩肠止泻
 D. 温补固肾，涩肠止泻
 E. 温中散寒，助阳止泻

四、多项选择题

1. 关于金锁固精丸的方义，叙述正确的有
 A. 炒沙苑子补肾助阳固精，为君药
 B. 莲子补脾止泻、益肾固精，为臣药
 C. 蒸芡实补脾祛湿、益肾固精，为臣药
 D. 莲须固肾涩精，为佐药
 E. 煅龙骨、煅牡蛎收敛固涩而止遗滑，为佐药

第十一节　补虚剂

一、最佳选择题

1. 人参固本丸除能固本培元外，还能
 A. 益气补血　　　　 B. 养血安神
 C. 滋阴清热　　　　 D. 养阴生津
 E. 滋阴益气

2. 因所含附子大热有毒，故不可过量或久服的中成药是
 A. 六味地黄丸　　　 B. 济生肾气丸
 C. 五子衍宗丸　　　 D. 知柏地黄丸
 E. 河车大造丸

3. 患者，男，50岁。因脾胃虚弱、中气下陷导致泄泻，症见体倦乏力，食少腹胀，便溏久泻，肛门下坠。宜选用的中成药是
 A. 启脾丸　　　　　 B. 四君子丸
 C. 参苓白术散　　　 D. 补中益气丸
 E. 香砂六君子丸

4. 患者，男，46岁。须发早白，遗精早泄，头眩耳鸣，腰酸背痛。证属肝肾不足，宜选用的中成药是
 A. 河车大造丸　　　 B. 六味地黄丸
 C. 桂附地黄丸　　　 D. 龟鹿二仙膏
 E. 七宝美髯丸

5. 因含有硫酸亚铁，对胃有刺激性，宜在饭后服用的中成药是

A. 当归补血口服液　 B. 四物合剂
C. 七宝美髯丹　　　 D. 龟鹿二仙膏
E. 健脾生血颗粒

6. 患者，女，35岁。面色萎黄，头晕眼花，心悸气短，月经量少，小腹作痛。证属血虚，宜选用的中成药是
 A. 健脾生血颗粒　　 B. 四物合剂
 C. 人参养荣丸　　　 D. 八珍颗粒
 E. 当归补血口服液

7. 患者，男，55岁。腹泻数年，症见食少便溏、气短咳嗽、肢倦乏力。证属脾胃虚弱，宜选用的中成药是
 A. 四神丸　　　　　 B. 薯蓣丸
 C. 固本益肠片　　　 D. 参苓白术散
 E. 香砂六君子丸

8. 功能滋阴降火，主治阴虚火旺、潮热盗汗、口干咽痛、耳鸣遗精的中成药是
 A. 六味地黄丸　　　 B. 知柏地黄丸
 C. 杞菊地黄丸　　　 D. 麦味地黄丸
 E. 桂附地黄丸

9. 七宝美髯丸的功能是
 A. 补气养血　　　　 B. 益气复脉
 C. 健脾养心　　　　 D. 滋补肝肾
 E. 益气养阴

10. 人参归脾丸除能益气补血外，还能
    A. 健脾和胃　　　　　B. 健脾养心
    C. 健脾疏肝　　　　　D. 健脾益肺
    E. 健脾涩肠

11. 当归补血口服液的药物组成为
    A. 党参、当归　　　　B. 人参、当归
    C. 黄芪、当归　　　　D. 熟地黄、当归
    E. 白芍、当归

12. 患者，男，55岁。胃病病史数年，症见食量不多、气虚痰多、腹胀便溏。证属脾胃虚弱，宜选用的中成药是
    A. 四君子丸　　　　　B. 六君子丸
    C. 养胃舒胶囊　　　　D. 人参归脾丸
    E. 香砂六君丸

13. 健脾生血颗粒除能健脾和胃外，还能
    A. 养阴生津　　　　　B. 滋阴益气
    C. 补气养血　　　　　D. 清心养血
    E. 养血安神

14. 患者，女，47岁。消化不良，嗳气食少，脘腹胀满，大便溏泄。证属脾虚气滞，宜选用的中成药是
    A. 香砂六君丸　　　　B. 四君子丸
    C. 柴胡舒肝丸　　　　D. 木香顺气丸
    E. 人参归脾丸

15. 补中益气丸组方中，助君药炙黄芪升阳举陷的药物组合是
    A. 党参、升麻　　　　B. 升麻、柴胡
    C. 白术、柴胡　　　　D. 党参、白术
    E. 白术、柴胡

16. 中西合剂，善治气阴两虚所致消渴病的中成药是
    A. 十全大补丸　　　　B. 参芪降糖胶囊
    C. 消渴丸　　　　　　D. 玉泉丸
    E. 人参固本丸

17. 十全大补丸的功能是
    A. 健脾和胃　　　　　B. 滋补肾阴
    C. 温补肾阳　　　　　D. 温补气血
    E. 益气养阴

18. 患者，男，45岁。腰膝酸冷，精神不振，怯寒畏冷，阳痿遗精，大便溏薄，尿频而清。证属肾阳不足、命门火衰，宜选用的中成药是
    A. 薯蓣丸　　　　　　B. 右归丸

    C. 六君子丸　　　　　D. 五子衍宗丸
    E. 补中益气丸

19. 治疗气阴不足肾虚消渴，2型糖尿病，宜选用的中成药是
    A. 参芪降糖胶囊　　　B. 生脉饮
    C. 六味地黄丸　　　　D. 人参固本丸
    E. 消渴丸

20. 患者，男，58岁。脾胃虚弱，消化不良，腹胀便溏。宜选用的中成药是
    A. 启脾丸　　　　　　B. 四君子丸
    C. 六君子丸　　　　　D. 补中益气丸
    E. 参苓白术散

21. 四物合剂的药物组成中没有
    A. 熟地黄　　　　　　B. 白芍
    C. 川芎　　　　　　　D. 当归
    E. 赤芍

22. 大补阴丸的功能是
    A. 滋阴降火　　　　　B. 滋阴润肺
    C. 滋阴补肾　　　　　D. 滋肾养肝
    E. 清热养阴

23. 关于玉泉丸的注意事项，叙述错误的是
    A. 孕妇慎用
    B. 阴阳两虚消渴者慎用
    C. 服药期间，忌食肥甘、辛辣食物
    D. 服药期间，控制饮食，注意合理的饮食结构
    E. 重症糖尿病患者应合用其他降糖药物治疗

24. 薯蓣丸除能调理脾胃外，还能
    A. 滋阴益气　　　　　B. 燥湿化痰
    C. 益气和营　　　　　D. 升阳举陷
    E. 养血安神

25. 功能为滋阴清热、补肾益肺，主治肺肾两亏、虚劳咳嗽、骨蒸潮热、盗汗遗精、腰膝酸软的中成药是
    A. 大补阴丸　　　　　B. 麦味地黄丸
    C. 河车大造丸　　　　D. 人参固本丸
    E. 参苓白术散

26. 左归丸组方中的君药是
    A. 山药　　　　　　　B. 山茱萸
    C. 熟地黄　　　　　　D. 龟甲胶
    E. 枸杞子

27. 既治脾胃虚弱所致的食少便溏，又治脾肺气虚所致的气短咳嗽、肢倦乏力的中成药是
    A. 四神丸　　　　　　B. 四君子丸
    C. 参苓白术散　　　　D. 补中益气丸
    E. 固本益肠片

28. 四物合剂组方中的臣药是
    A. 川芎　　　　　　　B. 当归
    C. 熟地黄　　　　　　D. 阿胶
    E. 白芍

29. 患者，男，32岁。阳痿病史2年，症见阳痿、遗精早泄、腰痛、尿后余沥。证属肾虚精亏，宜选用的中成药是
    A. 薯蓣丸　　　　　　B. 左归丸
    C. 补中益气丸　　　　D. 五子衍宗丸
    E. 济生肾气丸

30. 生脉饮除能益气复脉外，还能
    A. 养阴清热　　　　　B. 养阴安神
    C. 养阴生津　　　　　D. 养阴补肾
    E. 养阴补肺

31. 参芪降糖胶囊除能益气滋阴外，还能
    A. 益肺　　　　　　　B. 养心
    C. 养肝　　　　　　　D. 补肾
    E. 健脾

32. 养胃舒胶囊除能益气养阴、健脾和胃外，还能
    A. 消食化滞　　　　　B. 行气导滞
    C. 固本培元　　　　　D. 养血安神
    E. 行气活血

33. 关于参苓白术散的注意事项，叙述错误的是
    A. 湿热内蕴所致泄泻、厌食、水肿者不宜使用
    B. 痰火咳嗽者不宜使用
    C. 孕妇慎用
    D. 宜饭后服用
    E. 服药期间，忌食荤腥油腻等不易消化食物

34. 患者，女，37岁。脾胃气虚，胃纳不佳，食少便溏。治宜益气健脾，宜选用的中成药是
    A. 薯蓣丸　　　　　　B. 人参归脾丸
    C. 六君子丸　　　　　D. 四君子丸
    E. 香砂六君子丸

35. 关于杞菊地黄丸的注意事项，叙述错误的是
    A. 实火亢盛所致的头晕者慎用
    B. 实火亢盛所致的耳鸣者慎用
    C. 脾虚便溏者慎用
    D. 肝肾阴虚慎用
    E. 服药期间，忌食酸冷食物

36. 人参归脾丸含有的药物有
    A. 人参、炙黄芪、当归、白术（麸炒）、山药
    B. 人参、炙黄芪、当归、苍术、龙眼肉
    C. 茯苓、远志（去心、甘草炙）、酸枣仁（炒）、木香
    D. 茯苓、远志（去心、甘草炙）、酸枣仁（炒）、香附
    E. 茯苓、远志（去心、甘草炙）、酸枣仁（炒）、陈皮

37. 当归补血口服液组方中的君药是
    A. 当归　　　　　　　B. 人参
    C. 黄芪　　　　　　　D. 白术
    E. 熟地黄

38. 八珍颗粒组方中的佐药是
    A. 白术　　　　　　　B. 茯苓
    C. 当归　　　　　　　D. 川芎
    E. 白芍

39. 某男，52岁。夏月中暑，心悸气短，自汗，脉微。证属气阴两亏，治宜选用的中成药是
    A. 玉泉丸　　　　　　B. 生脉饮
    C. 四君子丸　　　　　D. 左归丸
    E. 大补阴丸

40. 四君子丸的功能是
    A. 补脾益肺　　　　　B. 益气和胃
    C. 温补脾胃　　　　　D. 益气健脾
    E. 调理脾胃

41. 患者，女，36岁。病后虚弱，形瘦神疲，食少便溏。证属心脾不足、气血两亏，宜选用的中成药是
    A. 四物合剂　　　　　B. 大补阴丸
    C. 六味地黄丸　　　　D. 人参固本丸
    E. 人参养荣丸

42. 患者，男，55岁。症见潮热盗汗，咳嗽咯血，耳鸣遗精。证属阴虚火旺，宜选用的中成药是
    A. 大补阴丸　　　　　B. 河车大造丸
    C. 麦味地黄丸　　　　D. 杞菊地黄丸
    E. 六味地黄丸

43. 关于七宝美髯丸的注意事项，叙述错误的是
    A. 孕妇慎用

B. 脾胃虚弱者慎用

C. 感冒患者慎用

D. 肝肾不足者慎用

E. 服药期间，忌食辛辣、油腻食物

44. 功能为补肾生精、益气养血，主治肾虚精亏、气血两虚所致的心悸气短，失眠健忘，遗精盗汗，腰腿酸软，耳鸣耳聋的中成药是

A. 龟鹿二仙膏　　　B. 七宝美髯丸

C. 补肾益脑丸　　　D. 精乌胶囊

E. 人参固本丸

45. 精乌胶囊除能补肝肾外，还能

A. 益精血，壮筋骨　B. 填精止遗

C. 益气补血　　　　D. 健脾和胃

E. 固本培元

二、配伍选择题

[1~2题共用备选答案]

A. 麦味地黄丸

B. 杞菊地黄丸

C. 济生肾气丸

D. 桂附地黄丸

E. 知柏地黄丸

1. 患者，男，55岁。肢体浮肿，腰膝痠重，小便不利，痰饮咳喘。证属肾阳不足、水湿内停，宜选用的中成药是

2. 患者，男，40岁。潮热盗汗，口干咽痛，耳鸣遗精，小便短赤。证属阴虚火旺，宜选用的中成药是

[3~5题共用备选答案]

A. 强腰　　　　　　B. 益精

C. 益肺，滋阴清热　D. 益气养血

E. 健脾，益气养阴

3. 河车大造丸除能补肾外，还能

4. 青娥丸除能补肾外，还能

5. 五子衍宗丸除能补肾外，还能

[6~8题共用备选答案]

A. 启脾丸　　　　　B. 参苓白术散

C. 六君子丸　　　　D. 补中益气丸

E. 薯蓣丸

6. 功能为补中益气，升阳举陷的中成药是

7. 功能为健脾和胃的中成药是

8. 功能为补脾胃，益肺气的中成药是

[9~11题共用备选答案]

A. 肾虚精亏所致的阳痿不育

B. 肾阳不足、水湿内停所致的肾虚水肿

C. 肾阳不足，腰膝失于温养所致的腰痛

D. 肾阳不足所致的小便不利或反多

E. 肾阳不足、命门火衰所致的腰膝痠冷

9. 右归丸主治

10. 五子衍宗丸主治

11. 济生肾气丸主治

[12~13题共用备选答案]

A. 益气健脾，养肝　B. 补脾益肺

C. 益气健脾，和胃　D. 补脾益气，燥湿化痰

E. 补中益气，升阳举陷

12. 患者，男，24岁。症见食量不多，气虚痰多。治宜选用六君子丸，因其功能是

13. 患者，女，36岁。症见消化不良，嗳气食少，脘腹胀满，大便溏泄。治宜选用香砂六君丸，因其功能是

[14~16题共用备选答案]

A. 滋阴降火　　　　B. 滋阴补肾

C. 滋肾养肺　　　　D. 滋肾养肝

E. 滋肾养心

14. 六味地黄丸的功能是

15. 杞菊地黄丸的功能是

16. 麦味地黄丸的功能是

[17~18题共用备选答案]

A. 启脾丸　　　　　B. 薯蓣丸

C. 补中益气丸　　　D. 五子衍宗丸

E. 河车大造丸

17. 虚劳咳嗽，证属肺肾两虚，宜选用的中成药是

18. 虚劳，证属气血两虚、脾肺不足，宜选用的中成药是

[19~21题共用备选答案]

A. 消渴丸　　　　　B. 龟鹿二仙膏

C. 养胃舒胶囊　　　D. 人参固本丸

E. 参芪降糖胶囊

19. 患者，男，46岁。胃痛1个月余，症见胃脘灼热疼痛，痞胀不适，口干口苦，纳少消瘦，手足心热。证属脾胃气阴两虚，宜选用的中成药是

20. 患者，女，43岁。虚劳咳嗽，心悸气短，骨蒸潮热，腰酸耳鸣，遗精盗汗，大便干燥。证属阴虚气弱，宜选用的中成药是

21. 患者，女，50岁。消渴病史3年，症见多饮、多尿、多食、消瘦、体倦乏力、眠差、腰痛。证属气阴两虚，宜选用的中成药是

[22~23题共用备选答案]

A. 温肾化气　　　B. 温补肾阳，填精止遗

C. 补肾强腰　　　D. 补肾定喘

E. 滋肾补阴

22. 左归丸的功能是

23. 右归丸的功能是

[24~26题共用备选答案]

A. 补养气血　　　B. 补气养阴

C. 养血调经　　　D. 补气生津

E. 温补气血

24. 当归补血口服液的功能是

25. 四物合剂的功能是

26. 人参养荣丸的功能是

[27~29题共用备选答案]

A. 补气利水消肿

B. 补中益气，升阳举陷

C. 补气升阳，健脾生血

D. 补气固表止汗

E. 补气托毒生肌

27. 补中益气丸组方中，炙黄芪的配伍意义是

28. 人参归脾丸组方中，炙黄芪的配伍意义是

29. 玉屏风胶囊组方中，黄芪的配伍意义是

[30~31题共用备选答案]

A. 当归补血口服液　　B. 益血生片

C. 四物合剂　　　　　D. 再造生血片

E. 健脾生血颗粒

30. 患者，女，48岁。缺铁性贫血5年，症见面色无华、眩晕气短、体倦乏力、腰膝酸软。证属脾肾两亏、精血不足，宜选用的中成药是

31. 患者，女，45岁。缺铁性贫血5年，症见心悸气短、头晕目眩、倦怠乏力、腰膝酸软、面色苍白、唇甲色淡，证属肝肾不足、气血两虚，宜选用的中成药是

[32~34题共用备选答案]

A. 和胃　　　B. 燥湿化痰

C. 利水消肿　　D. 升阳举陷

E. 补益肺气

32. 香砂六君丸除能益气健脾外，还能

33. 补中益气丸除能补中益气外，还能

34. 六君子丸除能补脾益气外，还能

[35~36题共用备选答案]

A. 人参归脾丸　　　B. 人参固本丸

C. 参苓白术散　　　D. 十全大补丸

E. 八珍颗粒

35. 某女，37岁。症见面色苍白、气短心悸、头晕自汗、体倦乏力、四肢不温、月经量多。宜选用的中成药是

36. 某女，42岁。症见面色萎黄、食欲不振、四肢乏力、月经过多。宜选用的中成药是

[37~39题共用备选答案]

A. 左归丸　　　B. 右归丸

C. 青娥丸　　　D. 五子衍宗丸

E. 龟鹿二仙膏

37. 患者，男，45岁。真阴不足，腰酸膝软，盗汗，遗精，神疲口燥。宜选用的中成药是

38. 患者，男，48岁。肾虚腰痛，起坐不利，膝软乏力。宜选用的中成药是

39. 患者，男，40岁。肾虚精亏导致腰膝酸软，遗精，阳痿。宜选用的中成药是

[40~41题共用备选答案]

A. 燥湿化痰　　　B. 止渴除烦，益气和中

C. 益气和营　　　D. 补肾益肺

E. 填精止遗

40. 玉泉丸除能养阴生津外，还能

41. 河车大造丸除能滋阴清热外，还能

[42~44题共用备选答案]

A. 填精止遗　　　B. 补气养血

C. 益气和营　　　D. 利水消肿

E. 健脾和胃

42. 济生肾气丸除能温肾化气外，还能

43. 右归丸除能温补肾阳外，还能

44. 龟鹿二仙膏除能温肾益精外，还能

[45~47题共用备选答案]

A. 气阴两亏所致的消渴

B. 肺肾阴亏所致的消渴

C. 阴虚内热所致的消渴

D. 肾阳不足所致的消渴

E. 肾阴亏损所致的消渴

45. 六味地黄丸可治

46. 桂附地黄丸可治

47. 麦味地黄丸可治

三、综合分析选择题

[1~4题共用题干]

患者，男，48岁。近3个月，头晕耳鸣，腰膝酸软，骨蒸潮热，盗汗，遗精。医师诊断为肾阴亏损证，给予处方六味地黄丸。

1. 六味地黄丸的君药是

A. 山药
B. 泽泻
C. 茯苓
D. 山萸肉
E. 熟地黄

2. 熟地黄在六味地黄丸中的配伍意义是

A. 补益肝肾，收敛固涩
B. 滋补肾阴，填精益髓
C. 养阴益气，补脾肺肾
D. 补肾固精缩尿
E. 健脾，渗利水湿

3. 若患者又兼肺阴虚，症见潮热盗汗，咽干咳血，眩晕耳鸣，腰膝痠软，消渴，宜服用的中成药是

A. 大补阴丸
B. 麦味地黄丸
C. 知柏地黄丸
D. 河车大造丸
E. 杞菊地黄丸

4. 若患者又兼肝阴虚，症见眩晕耳鸣，羞明畏光，迎风流泪，视物昏花，宜服用的中成药是

A. 玉泉丸
B. 大补阴丸
C. 麦味地黄丸
D. 杞菊地黄丸
E. 知柏地黄丸

[5~8题共用题干]

患者，男，62岁。腰痛半年，自行服药无明显缓解。刻下症见：腰膝痠软冷痛，肢体浮肿，夜尿频多，舌淡胖，脉沉细弱。证属肾阳不足。

5. 治宜选用的中成药是

A. 六味地黄丸
B. 左归丸
C. 右归丸
D. 桂附地黄丸
E. 青娥丸

6. 所选中成药的功能是

A. 滋阴补肾
B. 补肾填精
C. 温补肾阳
D. 温阳利水
E. 补肾强腰

7. 所选中成药组方中的臣药是

A. 肉桂、制附子、鹿角胶
B. 熟地黄、酒萸肉、山药

C. 茯苓、泽泻、牡丹皮
D. 熟地黄、泽泻、杜仲
E. 山药、茯苓、巴戟天

8. 经治疗，患者症状明显缓解。1年后再次来诊。症见腰膝痠冷，精神不振，怯寒畏冷，阳痿遗精，大便溏薄，尿频而清。证属肾阳不足、命门火衰，宜选用的中成药是

A. 左归丸
B. 右归丸
C. 济生肾气丸
D. 五子衍宗丸
E. 杞菊地黄丸

[9~12题共用题干]

患者，女，46岁。症见心悸，怔忡，失眠健忘，食少体倦，面色萎黄。医师诊断后给予处方人参归脾丸。

9. 医师予以人参归脾丸，是因其主治

A. 气血两虚证
B. 脾虚气滞证
C. 气阴两虚证
D. 心脾两虚，气血不足证
E. 脾胃虚弱，中气下陷证

10. 人参归脾丸组方中的君药是

A. 黄芪、当归
B. 人参、炙黄芪
C. 黄芪、龙眼肉
D. 当归、龙眼肉
E. 龙眼肉、炒白术

11. 人参归脾丸组方中，配伍意义为行气、消食、健脾的药物是

A. 炒白术
B. 龙眼肉
C. 砂仁
D. 木香
E. 陈皮

12. 人参归脾丸除能治疗上述病证外，还能治疗

A. 脾胃虚弱，脘腹胀满，食欲不振
B. 气血两虚、脾肺不足所致的虚劳
C. 脾胃虚弱，食量不多，气虚痰多
D. 脾阳虚弱、冷积内停所致的便秘、腹痛
E. 脾不统血所致的便血、崩漏、带下

四、多项选择题

1. 龟鹿二仙膏的药物组成除龟甲、鹿角外，还有

A. 当归
B. 党参
C. 熟地黄
D. 枸杞子
E. 黄精

2. 生脉饮的药物组成有
    A. 红参
    B. 天冬
    C. 麦冬
    D. 五味子
    E. 西洋参

3. 七宝美髯丸组方中的臣药有
    A. 枸杞子
    B. 酒蒸牛膝
    C. 当归
    D. 炒补骨脂
    E. 炒菟丝子

4. 右归丸组方中的君药有
    A. 肉桂
    B. 桂枝
    C. 炮附片
    D. 鹿角胶
    E. 龟板胶

5. 左归丸的药物组成有
    A. 熟地黄、龟甲胶
    B. 鹿角胶、枸杞子
    C. 菟丝子、山茱萸
    D. 山药、牛膝
    E. 当归、沙苑子

6. 薯蓣丸的功能为调理脾胃、益气和营，其主治有
    A. 虚劳
    B. 胃脘痛
    C. 痹病
    D. 闭经
    E. 月经不调

7. 功能为补益气血，主治气血两虚证的中成药有
    A. 当归补血口服液
    B. 八珍颗粒
    C. 四物合剂
    D. 十全大补丸
    E. 生脉饮

8. 功能为补气养阴的中成药有
    A. 养胃舒胶囊
    B. 消渴丸

C. 生脉饮
    D. 人参固本丸
    E. 参芪降糖胶囊

9. 关于消渴丸的注意事项，叙述正确的是
    A. 服药期间，忌烟、酒
    B. 阴阳两虚消渴者慎用
    C. 垂体前叶功能减退者慎用
    D. 肾上腺皮质功能减退者慎用
    E. 服用本品时，禁止加服磺酰脲类抗糖尿病药

10. 关于参芪降糖胶囊的注意事项，叙述正确的是
    A. 服药期间，忌食肥甘、辛辣食物，控制饮食
    B. 服药期间，注意合理的饮食结构
    C. 避免长期精神紧张，适当进行体育活动
    D. 重症病例应合用其他降糖药物治疗，以防病情加重
    E. 与西药降糖药联合用药时，要及时监测血糖，避免发生低血糖反应

11. 可以治疗消渴的中成药有
    A. 玉泉丸
    B. 六味地黄丸
    C. 麦味地黄丸
    D. 参芪降糖胶囊
    E. 桂附地黄丸

12. 关于补虚中成药的注意事项，叙述正确的有
    A. 必须辨别虚实真假，勿犯"虚虚实实"之戒
    B. 易碍胃，故虚而兼见气滞者，不宜单独使用
    C. 易生湿，故虚而兼见湿盛者，不宜单独使用
    D. 孕妇慎用
    E. 小儿慎用

第十二节　安神剂

一、最佳选择题

1. 患者，女，51岁。近2个月来，心悸健忘、失眠多梦、大便干燥。证属心阴不足，治宜选用的中成药是
    A. 柏子养心丸
    B. 枣仁安神液
    C. 人参归脾丸
    D. 朱砂安神丸
    E. 天王补心丸

2. 某女，40岁。近2个月来，工作繁忙，加班熬夜，出现头眩心悸、失眠健忘等症，医师诊断为失眠，证属阴虚血少。治以滋阴养血、宁心安神，宜选用的中成药是

A. 人参归脾丸
    B. 养血安神丸
    C. 柏子养心丸
    D. 枣仁安神液
    E. 朱砂安神丸

3. 某女，40岁。素体气虚，饮食不佳。近2个月，出现心悸易惊、失眠多梦、健忘、手脚发凉等症。医师诊断为失眠，证属心气虚寒。治以补气、养血、安神，宜选用的中成药是
    A. 枣仁安神液
    B. 柏子养心丸
    C. 朱砂安神丸
    D. 天王补心丸
    E. 人参归脾丸

4. 患者，女，35岁。因琐事困扰致失眠、心烦、焦虑、健忘。医师认为其病乃系情志不畅、肝郁气滞

所致。宜选用的中成药是

A. 天王补心丸　　　B. 枣仁安神液

C. 柏子养心丸　　　D. 解郁安神颗粒

E. 朱砂安神丸

5. 关于天王补心丸的注意事项，叙述错误的是

A. 肝肾功能不全者禁用

B. 孕妇慎用

C. 可长期服用

D. 不可与溴化物、碘化物同服

E. 服药期间，不宜饮用浓茶、咖啡等刺激性饮品

6. 天王补心丸除能补心安神外，还能

A. 疏肝解郁　　　B. 滋阴养血

C. 补气养血　　　D. 清心养血

E. 清热镇惊

7. 天王补心丸组方中，载药上行入胸心的药物是

A. 丹参　　　B. 麦冬

C. 桔梗　　　D. 甘草

E. 炒酸枣仁

8. 患者，女，48 岁。近半年来，月经量多，失血较重，近日出现失眠、健忘、心烦、头晕。医师诊断为失眠，证属心血不足。处以枣仁安神液治疗，该中成药的功能是

A. 补益气血，养心安神

B. 益气，宁心，安神

C. 清心养血，镇惊安神

D. 滋阴清热，补心安神

E. 养血安神

9. 患者，女，40 岁。症见失眠、心烦、焦虑，且情绪不稳、急燥易怒、胁肋胀痛、月经不调。医生诊断后，处以解郁安神颗粒。该中成药的功能是

A. 疏肝解郁，滋阴养血

B. 疏肝解郁，安神定志

C. 补气养血，宁心安神

D. 养血补肝，除烦安神

E. 清热镇惊，养血安神

10. 除能疏肝解郁外，又能养血柔肝、宁心安神，治疗情志不畅、肝郁气滞所致失眠的中成药是

A. 解郁安神颗粒　　　B. 百乐眠胶囊

C. 养血安神丸　　　D. 枣仁安神液

E. 舒眠片

二、配伍选择题

[1～4 题共用备选答案]

A. 天王补心丸　　　B. 百乐眠胶囊

C. 养血安神丸　　　D. 枣仁安神液

E. 舒眠片

1. 主治阴虚血少所致的头眩心悸、失眠健忘的中成药是

2. 主治阴虚火旺所致入睡困难、多梦易醒、醒后不眠、头晕乏力、烦躁易怒、心悸不安的中成药是

3. 主治心血不足所致的失眠、健忘、心烦、头晕的中成药是

4. 主治情志不畅、肝郁气滞所致的失眠、多梦易惊的中成药是

[5～6 题共用备选答案]

A. 百乐眠胶囊　　　B. 柏子养心丸

C. 解郁安神颗粒　　　D. 朱砂安神丸

E. 舒眠片

5. 具有疏肝解郁、养血柔肝、宁心安神功能的中成药是

6. 具有滋阴清热、养心安神功能的中成药是

三、综合分析选择题

[1～3 题共用题干]

患者，男，30 岁。症见心中烦热，焦躁失眠，口舌糜烂疼痛，口渴，心悸不宁，舌尖红，脉细数。医师诊断后给予处方朱砂安神丸。

1. 朱砂安神丸的功能是

A. 滋阴清热，养心安神　B. 清心养血，镇惊安神

C. 滋阴养血，补心安神　D. 疏肝解郁，养血安神

E. 疏肝解郁，宁心安神

2. 朱砂安神丸组方中的臣药是

A. 朱砂、黄连　　　B. 当归、地黄

C. 朱砂、当归　　　D. 地黄、黄连

E. 当归、甘草

3. 朱砂安神丸的药物组成不包括

A. 朱砂　　　B. 黄连

C. 当归　　　D. 栀子

E. 甘草

四、多项选择题

1. 关于朱砂安神丸的注意事项，叙述正确的有

A. 孕妇慎用

B. 心火亢盛，阴血不足，阴不制阳，扰动心神所致的心神不宁者忌服

C. 用于治疗失眠时，睡前忌吸烟、喝酒、饮茶和咖啡

D. 因含朱砂，故不宜过量或久服，以防引起中毒

E. 不宜与碘化物、溴化物并用，以防产生毒副作用

2. 安神剂的分类有

A. 补虚安神剂　　　　B. 解郁安神剂

C. 重镇安神剂　　　　D. 清火安神剂

E. 交通心肾安神剂

3. 天王补心丸的药物组成有

A. 玄参　　　　B. 丹参

C. 党参　　　　D. 苦参

E. 太子参

4. 因含有朱砂，不宜过量服用或久服的中成药有

A. 解郁安神颗粒　　　　B. 柏子养心丸

C. 朱砂安神丸　　　　D. 养血安神丸

E. 天王补心丸

第十三节 和解剂

一、最佳选择题

1. 患者，女，25岁。平素体弱，感冒3天，症见寒热往来，胸胁苦满，食欲不振，心烦喜呕，口苦咽干。证属邪犯少阳，宜选用的中成药是

A. 小柴胡颗粒　　　　B. 桂枝合剂

C. 感冒清热颗粒　　　　D. 正柴胡饮颗粒

E. 参苏丸

2. 小柴胡颗粒组方中，善清少阳之热，为臣药的药物是

A. 半夏　　　　B. 黄芩

C. 柴胡　　　　D. 生姜

E. 人参

3. 患者，女，38岁。症见两胁胀痛，头晕目眩，倦怠食少，月经不调，脐腹胀痛。证属肝郁血虚、肝脾不和，宜选用的中成药是

A. 逍遥颗粒　　　　B. 小柴胡颗粒

C. 四逆散　　　　D. 加味逍遥丸

E. 柴胡舒肝丸

4. 小柴胡颗粒除能解表散热外，还能

A. 养血健脾　　　　B. 疏肝和胃

C. 理气止痛　　　　D. 养血疏肝

E. 理气养血

二、配伍选择题

[1~3题共用备选答案]

A. 利胆，泻下清热　　B. 健脾，养血调经

C. 理气，消胀止痛　　D. 清热，健脾养血

E. 和中，理气化湿

1. 柴胡舒肝丸既能舒肝，又能

2. 逍遥颗粒既能疏肝，又能

3. 加味逍遥丸既能舒肝，又能

三、综合分析选择题

[1~4题共用题干]

患者，女，30岁。胁肋胀痛2周余。近3个月工作压力大，且家中琐事繁多，刻下症见胸胁胀痛，心情郁闷不舒，头晕目眩，食欲减退，月经延后。医师诊断为胁痛，证属肝郁脾虚。

1. 治疗上述病证，宜选用的中成药是

A. 逍遥颗粒　　　　B. 小柴胡颗粒

C. 加味逍遥丸　　　　D. 正柴胡饮颗粒

E. 四逆散

2. 所选中成药的功能是

A. 解表散热，疏肝和胃

B. 疏风散寒，解表清热

C. 解肌发表，调和营卫

D. 疏肝理脾，行气止痛

E. 疏肝健脾，养血调经

3. 所选中成药组方中的臣药是

A. 生地黄、当归　　　　B. 白芍、当归

C. 白芍、赤芍　　　　D. 炒白术、茯苓

E. 人参、炙甘草

4. 所选中成药的药物组成不包括

A. 茯苓　　　　B. 当归

C. 柴胡　　　　D. 炒白术

E. 赤芍

四、多项选择题

1. 属于小柴胡颗粒药物组成的有

A. 柴胡、黄芩　　　　B. 姜半夏、生姜

C. 党参、甘草　　　　D. 桂枝、白芍

E. 炒白术、茯苓

2. 关于加味逍遥丸的注意事项，叙述正确的有
   A. 脾胃虚寒、脘腹冷痛、大便溏薄者慎用

B. 服药期间，忌食生冷食物

C. 服药期间，忌食油腻食物

D. 服药应从小剂量开始，逐渐加量

E. 注意调节情志，切忌气恼劳碌

第十四节　理气剂

一、最佳选择题

1. 患者，女，46岁。症见脘腹疼痛，胁痛，手足不温。证属肝气郁结，医生予以四逆散治疗。四逆散组方中的臣药是
   A. 柴胡　　　　B. 枳壳（麸炒）
   C. 甘草　　　　D. 白芍
   E. 赤芍

2. 患者，女，46岁。症见脘胁疼痛，口苦嘈杂，呕吐酸水，不喜热饮。证属肝火犯胃，医生予以左金丸治疗。左金丸组方中的佐药是
   A. 黄连　　　　B. 黄芩
   C. 吴茱萸　　　D. 山茱萸
   E. 龙胆

3. 功能为行气化湿、健脾和胃的中成药是
   A. 气滞胃痛颗粒　　B. 柴胡舒肝丸
   C. 木香顺气丸　　　D. 逍遥丸
   E. 加味逍遥丸

4. 患者，男，40岁。症见胸膈痞闷、脘腹胀痛、呕吐恶心、嗳气纳呆。证属湿滞脾胃，宜选用的中成药是
   A. 左金丸　　　　B. 四逆散
   C. 柴胡舒肝丸　　D. 木香顺气丸
   E. 胃苏颗粒

5. 患者，女，40岁。体硕肥胖，症见胸脘痞闷、腹中胀满、饮食停滞、嗳气吞酸。医师诊断为瘀热痰湿内生导致的脾胃气郁证，宜选用的中成药是
   A. 越鞠丸　　　　B. 左金丸
   C. 胃苏颗粒　　　D. 健脾消食丸
   E. 木香顺气颗粒

6. 患者，男，38岁。症见胸痞胀满、胃脘疼痛。证属肝郁气滞，医生予以气滞胃痛颗粒治疗。该中成药的功能是
   A. 疏肝理气，和胃止痛

B. 疏肝解郁，透解郁热

C. 平肝降逆，疏郁止痛

D. 行气化湿，健脾和胃

E. 理气解郁，宽中除满

7. 胃苏颗粒具有理气消胀、和胃止痛之功，其主治是
   A. 湿阻中焦型胃脘痛　B. 肝火犯胃型胃脘痛
   C. 脾胃不和型胃脘痛　D. 气滞型胃脘痛
   E. 中焦虚寒型胃脘痛

8. 气滞胃痛颗粒的药物组成不包括
   A. 柴胡　　　　B. 木香
   C. 白芍　　　　D. 醋延胡索
   E. 枳壳

二、配伍选择题

[1~3题共用备选答案]
   A. 左金丸　　　　B. 四逆散
   C. 柴胡舒肝丸　　D. 胃苏颗粒
   E. 越鞠丸

1. 患者，女，36岁。胃脘胀痛，窜及两胁，得嗳气或矢气则舒，情绪郁怒则加重，胸闷食少，排便不畅，舌苔薄白，脉弦。属气滞型胃脘痛，宜选用的中成药是

2. 患者，女，30岁。近日因琐事情绪低落，且胸胁痞闷、食滞不消、呕吐酸水。证属肝气不舒、食积气滞，宜选用的中成药是

3. 患者，男，50岁。近日脘胁疼痛，口苦嘈杂，呕吐酸水，不喜热饮。证属肝火犯胃，宜选用的中成药是

[4~6题共用备选答案]
   A. 舒肝理气，消胀止痛

B. 疏肝理气，和胃止痛

C. 理气消胀，和胃止痛

D. 理气解郁，宽中除满

E. 行气化湿，健脾和胃

4. 越鞠丸的功能是

5. 柴胡舒肝丸的功能是

6. 木香顺气丸的功能是

[7～9题共用备选答案]

    A. 解表散热   B. 理气、止痛

    C. 泻火、止痛   D. 理脾养血

    E. 益气健脾

7. 小柴胡颗粒除能疏肝和胃外，还能

8. 气滞胃痛颗粒除能疏肝、和胃外，还能

9. 左金丸除能疏肝、和胃外，还能

三、综合分析选择题

[1～3题共用题干]

　　患者，女，40岁。症见脘腹痛、胁痛、手足不温。证属肝气郁结，医师给予处方四逆散。

1. 四逆散除能疏肝理脾外，还能

    A. 透解郁热   B. 养血敛阴

    C. 柔肝止痛   D. 行气止痛

    E. 疏散风热

2. 四逆散组方中，能缓急止痛的药物配伍是

    A. 柴胡、白芍   B. 白芍、麸炒枳壳

    C. 柴胡、麸炒枳壳   D. 白芍、甘草

    E. 柴胡、甘草

3. 关于四逆散的注意事项，叙述错误的是

    A. 肝气郁结、肝脾不和所致的胁痛者慎用

    B. 服药期间，忌恼怒劳累，保持心情舒畅

    C. 寒厥所致的四肢不温者慎用

    D. 肝阴亏虚胁痛者慎用

    E. 孕妇慎用

四、多项选择题

1. 关于理气剂的注意事项，叙述正确的有

    A. 不宜过量服用、久服

    B. 气滞兼阴虚者不宜使用

    C. 阴虚火旺者不宜使用

    D. 孕妇不宜使用

    E. 有出血倾向者忌用

2. 四逆散的药物组成有

    A. 柴胡   B. 枳壳（麸炒）

    C. 白芍   D. 香附

    E. 甘草

3. 左金丸的药物组成有

    A. 山茱萸   B. 黄连

    C. 黄芩   D. 吴茱萸

    E. 栀子

第十五节　活血剂

一、最佳选择题

1. 复方丹参片主治气滞血瘀所致的胸痹，症见胸闷、心前区刺痛，其组方中具有通窍止痛、醒神化浊之功，并引药入心经，为佐使药的是

    A. 冰片   B. 当归

    C. 三七   D. 川芎

    E. 丹参

2. 既能治疗瘀血阻络所致的中风，又能治疗瘀血胸痹的中成药是

    A. 诺迪康胶囊   B. 消栓通络胶囊

    C. 血塞通颗粒   D. 冠心苏合滴丸

    E. 消栓颗粒

3. 某女，52岁，素体虚弱。近几日来，出现心悸不宁、气短乏力、胸闷胸痛。医生诊疗后认为该病乃因气阴两虚、心脉瘀阻所致，处以稳心颗粒。该中

成药的功能是

    A. 活血化瘀，化痰通络

    B. 益气养血，祛风化痰

    C. 益气养阴，活血化瘀

    D. 益气复脉，活血化瘀

    E. 益气养阴，活血止血

4. 患者，男，47岁。心肌缺血导致心前区疼痛、固定不移。医师诊断为气滞血瘀导致的胸痹，处以麝香保心丸。该中成药的功能是

    A. 芳香温通，益气强心

    B. 活血通络，行气止痛

    C. 温经通络，活血止痛

    D. 益气养阴，活血祛瘀

    E. 益气活血，温阳散寒

5. 患者，女，55岁。患冠心病室性早搏3年，症见心悸不安、气短乏力、动则加剧、胸部阴痛、失眠多

梦、盗汗、神倦、懒言。医师处以参松养心胶囊，服后症状得到控制。该中成药除能活血通络外，还能

A. 益气强心，清心安神

B. 益气复脉，养阴生津

C. 益气养阴，清心安神

D. 益气强心，养阴生津

E. 益气复脉，平肝安神

6. 心可舒胶囊除能行气止痛外，还能

A. 活血止血　　　　B. 益气强心

C. 益气活血　　　　D. 益气养阴

E. 活血化瘀

7. 复方丹参片的功能是

A. 活血化瘀，通脉止痛

B. 活血化瘀，理气止痛

C. 活血化瘀，益气养阴

D. 活血止痛，益气强心

E. 活血止痛，舒筋活络

8. 消栓通络胶囊除能活血化瘀外，还能

A. 清心安神　　　　B. 益气养阴

C. 行气止痛　　　　D. 益气强心

E. 温经通络

9. 某男，50岁。患胸痹日久，痛如针刺而有定处，伴内热烦闷、心悸失眠、急躁易怒。证属气滞血瘀，治疗宜选用的中成药是

A. 逐瘀通脉胶囊　　B. 血塞通颗粒

C. 复方丹参片　　　D. 九气拈痛丸

E. 血府逐瘀口服液

10. 血府逐瘀口服液组方中的君药是

A. 桃仁、红花　　　B. 桃仁、川芎

C. 赤芍、桃仁　　　D. 牛膝、川芎

E. 当归、川芎

11. 患者，男，65岁。中风3个月，现症见半身不遂，口舌㖞斜，言语謇涩，气短乏力，面色㿠白。证属气虚血瘀之中风，医师处以消栓颗粒。该中成药的功能是

A. 益气养阴，活血化瘀

B. 补气活血通络

C. 芳香温通，益气强心

D. 益气活血，通络止痛

E. 益气活血，通脉止痛

12. 血府逐瘀口服液组方中，既能逐瘀通经，又能引血下行的药物是

A. 桃仁　　　　　　B. 红花

C. 川芎　　　　　　D. 牛膝

E. 赤芍

13. 患者，女，45岁。症见心悸不安、气短乏力、胸部闷痛、失眠多梦、盗汗。证属气阴两虚、心络瘀阻，宜选用的中成药是

A. 心可舒胶囊　　　B. 通心络胶囊

C. 诺迪康胶囊　　　D. 参松养心胶囊

E. 稳心颗粒

14. 某男，67岁。素患脑动脉硬化病，刻下症见头晕、头痛、耳鸣，舌质暗红，脉沉涩。治疗宜选用的中成药是

A. 血塞通颗粒　　　B. 消栓通络胶囊

C. 消栓颗粒　　　　D. 人参再造丸

E. 逐瘀通脉胶囊

15. 治疗瘀血痹阻所致的胸痹心痛、眩晕头痛、经期腹痛，宜选用的中成药是

A. 诺迪康胶囊　　　B. 丹七片

C. 复方丹参片　　　D. 通心络胶囊

E. 稳心颗粒

16. 复方丹参片为治疗气滞血瘀所致胸痹的常用药，其组方中的臣药是

A. 红花　　　　　　B. 当归

C. 三七　　　　　　D. 冰片

E. 丹参

17. 速效救心丸用于治疗气滞血瘀所致的冠心病、心绞痛。该中成药除能祛瘀止痛外，还能

A. 益气养阴　　　　B. 化痰通络

C. 温经通络　　　　D. 通经活络

E. 行气活血

18. 益心舒胶囊治疗气阴两虚、瘀血阻脉所致的胸痹，该中成药除能益气复脉、活血化瘀外，还能

A. 养阴生津　　　　B. 行气止痛

C. 祛风化痰　　　　D. 清心安神

E. 通络止痛

19. 既能治疗心气虚乏、血瘀络阻所致的冠心病心绞痛，又能治疗气虚血瘀络阻型中风的中成药是

A. 麝香保心丸　　　B. 心可舒胶囊

C. 消栓颗粒　　　　D. 通心络胶囊

E. 华佗再造丸

20. 轻度充血性心力衰竭，症见心慌气短，动则加剧，夜间不能平卧，下肢浮肿，倦怠乏力，小便短少，口唇青紫，畏寒肢冷，咳吐稀白痰。证属阳气虚乏、络瘀水停，宜选用的中成药是

A. 芪苈强心胶囊　　　B. 心可舒胶囊

C. 华佗再造丸　　　　D. 通心络胶囊

E. 稳心颗粒

二、配伍选择题

[1~3 共用备选答案]

A. 诺迪康胶囊　　　　B. 人参再造丸

C. 复方丹参片　　　　D. 冠心苏合滴丸

E. 益心舒胶囊

1. 治疗气滞血瘀所致的胸痹，宜选用的中成药是

2. 治疗气虚血瘀所致的胸痹，宜选用的中成药是

3. 治疗气阴两虚、瘀血阻脉所致的胸痹，宜选用的中成药是

[4~7 题共用备选答案]

A. 诺迪康胶囊　　　　B. 消栓通络胶囊

C. 抗栓再造丸　　　　D. 消栓颗粒

E. 华佗再造丸

4. 治疗瘀血阻络所致的中风，宜选用的中成药是

5. 治疗中风之气虚血瘀证，宜选用的中成药是

6. 治疗瘀血阻窍、脉络失养所致的中风，宜选用的中成药是

7. 治疗痰瘀阻络之中风恢复期和后遗症，宜选用的中成药是

[8~9 题共用备选答案]

A. 通心络胶囊

B. 消栓通络胶囊

C. 速效救心丸

D. 冠心苏合滴丸

E. 华佗再造丸

8. 冠心病，证属气滞血瘀，治疗宜选用的中成药是

9. 冠心病，证属寒凝气滞，治疗宜选用的中成药是

[10~12 题共用备选答案]

A. 消栓颗粒

B. 逐瘀通脉胶囊

C. 诺迪康胶囊

D. 麝香保心丸

E. 通心络胶囊

10. 脑出血患者禁用的中成药是

11. 不宜与洋地黄类药物同用的中成药是

12. 痰浊蒙蔽者禁用的中成药是

[13~14 题共用备选答案]

A. 化痰，益气养阴

B. 化痰，行气止痛

C. 化痰，养血止血

D. 舒筋，息风镇痉

E. 舒筋，化痰息风

13. 华佗再造丸除能活血化瘀、通络外，还能

14. 抗栓再造丸除能活血化瘀、通络外，还能

[15~18]

A. 消栓通络胶囊　　　B. 稳心颗粒

C. 参松养心胶囊　　　D. 益心舒胶囊

E. 养胃舒胶囊

15. 功能为益气复脉、活血化瘀、养阴生津的中成药是

16. 功能为益气养阴、活血通络、清心安神的中成药是

17. 功能为益气养阴、活血化瘀的中成药是

18. 功能为益气养阴、健脾和胃、行气导滞的中成药是

[19~20 题共用备选答案]

A. 益气温阳，利水消肿

B. 熄风化痰

C. 平肝息风

D. 息风镇痉

E. 滋阴补肾，化痰息风

19. 芪苈强心胶囊除能活血通络外，还能

20. 天丹通络胶囊除能活血通络外，还能

三、综合分析选择题

[1~3 题共用题干]

患者，女，57 岁。胸闷憋气，兼短暂刺痛反复发作多年，近日因琐事发怒而导致病情加重。刻下症见胸部刺痛，发作频繁，憋气满闷，心悸头晕，烦躁失眠，舌暗红，脉弦细略数。中医诊断为胸痹，证属心血闭阻、气滞血瘀，处方血府逐瘀口服液。

1. 血府逐瘀口服液的功能是

A. 活血祛瘀，行气止痛

B. 芳香温通，益气强心

C. 补气活血通络

D. 益气养阴，活血化瘀

E. 益气活血，通络止痛

2. 血府逐瘀口服液组方中，载药上行的药物是
   A. 升麻
   B. 牛膝
   C. 柴胡
   D. 麸炒枳壳
   E. 桔梗

3. 关于血府逐瘀口服液的注意事项，叙述错误的是
   A. 治疗期间，若心痛持续发作，宜加用硝酸酯类药
   B. 孕妇慎用
   C. 如出现剧烈心绞痛、心肌梗死，应及时救治
   D. 气虚血瘀者慎用
   E. 脾胃虚弱者慎用

[4～5题共用题干]
患者，女，48岁。症见胸闷、刺痛、心悸气短、神疲乏力、少气懒言、头晕目眩。中医诊断为胸痹，证属气虚血瘀，处方诺迪康胶囊。

4. 诺迪康胶囊的功能是
   A. 益气活血，通脉止痛
   B. 益气养阴，活血化瘀
   C. 补气活血通络
   D. 行气活血，祛瘀止痛
   E. 活血化瘀，行气止痛

5. 关于诺迪康胶囊的注意事项，叙述错误的是
   A. 孕妇慎用
   B. 妇女月经期慎用
   C. 治疗期间，若心绞痛持续发作，宜加用硝酸酯类药
   D. 若出现剧烈心绞痛、心肌梗死，应及时救治
   E. 运动员禁用

四、多项选择题

1. 血府逐瘀口服液的药物组成有
   A. 炒桃仁、红花
   B. 地黄、川芎
   C. 赤芍、当归
   D. 牛膝、柴胡
   E. 桔梗、麸炒枳壳

2. 可治疗瘀血阻滞所致的胸痹的中成药有
   A. 复方丹参片
   B. 丹七片

C. 消栓通络胶囊
D. 血塞通颗粒
E. 血府逐瘀口服液

3. 治疗气阴两虚、瘀血阻脉所致的胸痹、心悸，可选用的中成药有
   A. 稳心颗粒
   B. 通心络胶囊
   C. 参松养心胶囊
   D. 逐瘀通脉胶囊
   E. 益心舒胶囊

4. 治疗气虚血瘀所致的胸痹，可选用的中成药有
   A. 复方丹参片
   B. 通心络胶囊
   C. 心可舒胶囊
   D. 诺迪康胶囊
   E. 速效救心丸

5. 关于活血剂的注意事项，叙述正确的有
   A. 月经过多者慎用或忌用
   B. 孕妇忌用
   C. 药力较猛的活血剂，易伤正气，不宜过量或久服
   D. 有出血倾向者慎用或忌用
   E. 服药期间，忌郁闷、恼怒，应保持心情舒畅

6. 抗栓再造丸的功能有
   A. 活血化瘀
   B. 化痰通络
   C. 行气止痛
   D. 舒筋活络
   E. 息风镇痉

7. 通心络胶囊与诺迪康胶囊共有的功能是
   A. 益气
   B. 活血
   C. 养阴
   D. 豁痰
   E. 止痛

8. 可治疗气滞血瘀引起的痛经的中成药有
   A. 元胡止痛片
   B. 九气拈痛丸
   C. 诺迪康胶囊
   D. 逐瘀通络胶囊
   E. 华佗再造丸

9. 血府逐瘀口服液中桔梗的配伍意义有
   A. 宣肺化痰
   B. 宣散肺气
   C. 利咽止咳
   D. 载药上行
   E. 利咽排脓

第十六节　止血剂

一、最佳选择题

1. 患者，女，32岁。素有痔疮，近日过食辛辣食物而病情加重，症见痔疮肿痛；便血，量少色鲜红。

医师诊断为血热之肠风便血、痔疮肿痛，处以槐角丸。该中成药除能凉血止血外，还能
   A. 活血化瘀
   B. 清肠疏风
   C. 温经通络
   D. 通脉活络

E. 消肿止痛

2. 关于槐角丸的注意事项，叙述错误的是
    A. 虚寒性便血者慎用
    B. 服药期间，忌食辛辣、油腻食物
    C. 若痔疮便血、肿痛严重，或便血呈喷射状者，应及时采取综合急救措施
    D. 体弱年迈者慎用
    E. 孕妇慎用

3. 出血兼瘀血证，症见咯血、吐血、衄血、便血、崩漏、外伤出血、胸腹刺痛等，宜选用的中成药是
    A. 三七片   B. 丹七片
    C. 止血定痛片   D. 致康胶囊
    E. 槐角丸

4. 患者，男，50 岁。十二指肠溃疡病史 3 年余，症见脘腹疼痛，进食缓解，时见柏油样便，宜选用的中成药是
    A. 三七片   B. 止血定痛片
    C. 槐角丸   D. 复方丹参片
    E. 丹七片

5. 功能清热凉血止血、化瘀生肌定痛，主治热灼血脉、瘀血阻络之出血的中成药是
    A. 复方丹参片   B. 血府逐瘀口服液
    C. 槐角丸   D. 致康胶囊
    E. 丹七片

二、配伍选择题

[1~3 题共用备选答案]
    A. 三七片   B. 止血定痛片
    C. 槐角丸   D. 复方丹参片
    E. 血府逐瘀口服液

1. 功能为散瘀止血、消肿止痛的中成药是
2. 功能为清肠疏风、凉血止血的中成药是
3. 功能为散瘀、止血、止痛的中成药是

[4~5 题共用备选答案]
    A. 活血化瘀，通脉止痛
    B. 活血祛瘀，通脉活络
    C. 散瘀止血，消肿止痛
    D. 活血化瘀，温经通络
    E. 清热凉血，化瘀止血
4. 三七片的功能是
5. 丹七片的功能是

三、多项选择题

1. 关于止血剂的注意事项，叙述正确的有
    A. 出血量多而急迫者，不宜单用中药止血剂，应采取综合急救措施
    B. 出血无瘀血者不宜用化瘀止血药
    C. 孕妇慎用
    D. 年老体弱者慎用
    E. 过敏者慎用

2. 槐角丸的主治有
    A. 胃寒之胃痛
    B. 血热之痔疮肿痛
    C. 血热之肠风便血
    D. 跌仆肿痛之瘀血出血
    E. 胃热之泛酸

第十七节　消导剂

一、最佳选择题

1. 患者，女，22 岁。胃痛胀满，消化不良，痛经，便秘，舌红，苔黄腻。证属脾胃不和、积滞内停，宜选用的中成药是
    A. 保和丸   B. 枳实导滞丸
    C. 开胃健脾丸   D. 麻仁丸
    E. 六味安消散

2. 患者，男，21 岁。因聚餐暴饮暴食，出现脘腹胀满、嗳腐吞酸、不欲饮食，证属食积停滞。医生予

以保和丸治疗，该中成药的功能是
    A. 健脾消食，和胃   B. 消食，导滞，和胃
    C. 消积导滞，清利湿热   D. 消积导滞，活血止痛
    E. 利湿化浊，清热解毒

3. 患者，女，35 岁。症见脘腹胀痛、不思饮食、大便秘结、舌苔黄腻，脉沉有力。医生予以枳实导滞丸治疗。该中成药既能导滞，又能
    A. 消积，清利湿热   B. 消积，健脾和胃
    C. 行气，泻下攻积   D. 行气，润肠通便
    E. 行气，健脾利湿

4. 六味安消散除能消积导滞、活血止痛外，还能
   A. 清胃健脾　　　　　B. 燥湿健脾
   C. 健脾利水　　　　　D. 和胃健脾
   E. 开胃和中

5. 患儿，男，7岁。食积停滞，脘腹胀满，嗳腐吞酸，不欲饮食，舌淡，苔白腻。宜选用的中成药是
   A. 保和丸　　　　　　B. 枳实导滞丸
   C. 开胃健脾丸　　　　D. 六味安消散
   E. 麻仁丸

6. 患者，男，66岁。症见食欲不振，腹胀泄泻，嗳气吞酸。证属脾胃虚弱、中气不和，宜选用的中成药是
   A. 保和丸　　　　　　B. 开胃健脾丸
   C. 枳实导滞丸　　　　D. 参苓白术散
   E. 六味安消散

7. 保和丸组方中的君药是
   A. 连翘　　　　　　　B. 六神曲（炒）
   C. 茯苓　　　　　　　D. 炒莱菔子
   E. 焦山楂

8. 关于六味安消散的注意事项，叙述错误的是
   A. 脾胃虚寒之胃痛、便秘者慎用
   B. 妇女月经期慎用
   C. 服药期间，戒烟、酒
   D. 服药期间，忌饮茶
   E. 孕妇忌服

9. 四磨汤口服液的功能是
   A. 和胃健脾，消积导滞
   B. 消积导滞，清利湿热
   C. 顺气降逆，消积止痛
   D. 消食，导滞，和胃
   E. 健脾消食和胃

10. 患者，女，58岁。不思饮食，嗳腐酸臭，脘腹胀满，证属脾胃虚弱所致的食积，治疗宜选用的中成药是
    A. 健脾消食片　　　　B. 开胃健脾丸
    C. 枳实导滞丸　　　　D. 保和丸
    E. 四磨汤口服液

二、配伍选择题

[1~2题共用备选答案]
   A. 脾胃虚弱、中气不和所致的泄泻、痞满
   B. 脾胃虚弱，食少便溏，气短咳嗽，肢倦乏力

   C. 脾胃虚弱、中气下陷所致的泄泻、脱肛、阴挺
   D. 脾胃虚弱，食量不多，气虚痰多，腹胀便溏
   E. 心脾两虚、气血不足所致的心悸、怔忡、失眠健忘、食少体倦、面色萎黄

1. 开胃健脾丸主治
2. 人参归脾丸主治

三、综合分析选择题

[1~3题共用题干]
   患者，女，18岁。脘腹胀痛，不思饮食，湿热痢疾，里急后重，舌红，苔黄腻，脉滑数。证属饮食积滞，湿热内阻。

1. 通过中医辨证论治，宜选用的中成药是
   A. 保和丸　　　　　　B. 开胃健脾丸
   C. 枳实导滞丸　　　　D. 香连丸
   E. 六味安消散

2. 所选中成药组方中的佐药是
   A. 大黄、黄芩、黄连
   B. 苍术、茯苓、泽泻
   C. 黄芩、黄连、茯苓
   D. 茯苓、大黄、炒六神曲
   E. 茯苓、炒白术、泽泻

3. 医师选用该中成药，因其功能是
   A. 消积导滞，健脾和胃
   B. 消积导滞，健脾利水
   C. 消积导滞，泻下攻积
   D. 消积导滞，清利湿热
   E. 消积导滞，清热泻火

四、多项选择题

1. 枳实导滞丸的药物组成有
   A. 枳实（炒）、大黄
   B. 黄芩、黄连（姜汁炒）
   C. 陈皮、半夏
   D. 茯苓、白术（炒）
   E. 六神曲（炒）、泽泻

2. 六味安消胶囊的功能有
   A. 和胃健脾　　　　　B. 消积导滞
   C. 活血止痛　　　　　D. 凉血止血
   E. 清热利湿

3. 保和丸的药物组成有

A. 焦山楂、六神曲（炒）

B. 炒菜菔子、炒麦芽

C. 半夏（制）、陈皮

D. 茯苓、连翘

E. 炒白术、泽泻

4. 四磨汤口服液的主治有

A. 脾胃虚弱、中气不和所致的泄泻、痞满

B. 脾胃虚弱所致的食积，亦用治小儿疳积

C. 婴幼儿乳食内滞，症见腹胀、腹痛、啼哭不安、厌食纳差、腹泻或便秘

D. 中老年气滞、食积证，症见脘腹胀满、腹痛、便秘

E. 脾胃不和、积滞内停所致的胃痛胀满、消化不良、便秘、痛经

第十八节　治风剂

一、最佳选择题

1. 川芎茶调散组方中的臣药是

　　A. 细辛、防风　　　　　B. 羌活、白芷

　　C. 荆芥、防风　　　　　D. 荆芥、薄荷

　　E. 羌活、独活

2. 强力天麻杜仲丸除能散风止痛外，还能

　　A. 平肝息风　　　　　　B. 清热安神

　　C. 活血舒筋　　　　　　D. 养血平肝

　　E. 养血安神

3. 关于脑立清丸的注意事项，叙述错误的是

　　A. 孕妇忌服

　　B. 体弱虚寒者忌

　　C. 肾精亏虚所致的头晕、耳鸣者慎用

　　D. 肝阳上亢所致的头晕、目眩者忌服

　　E. 服药期间，忌食寒凉、油腻食物

4. 能疏风止痛，主治外感风邪所致头痛的中成药是

　　A. 川芎茶调散　　　　　B. 芎菊上清丸

　　C. 脑立清丸　　　　　　D. 正天丸

　　E. 天麻钩藤颗粒

5. 患者，女，52岁。高血压病史3年，症见头晕目眩、耳鸣口苦、心烦难寐，证属肝阳上亢。宜选用的中成药是

　　A. 正天丸　　　　　　　B. 脑立清丸

　　C. 芎菊上清丸　　　　　D. 川芎茶调散

　　E. 华佗再造丸

二、配伍选择题

[1～3题共用备选答案]

　　A. 清热安神　　　　　　B. 养血安神

　　C. 镇心安神　　　　　　D. 健脾安神

　　E. 醒脑安神

1. 天麻钩藤颗粒除能平肝息风外，还能

2. 脑立清丸除能平肝潜阳外，还能

3. 松龄血脉康胶囊除能平肝潜阳外，还能

[4～6题共用备选答案]

　　A. 疏风止痛

　　B. 清热解表，散风止痛

　　C. 平肝息风，清热安神

　　D. 平肝潜阳，醒脑安神

　　E. 疏风活血，养血平肝，通络止痛

4. 川芎茶调颗粒的功能是

5. 芎菊上清丸的功能是

6. 正天丸的功能是

[7～9题共用备选答案]

　　A. 正天丸　　　　　　　B. 脑立清丸

　　C. 天麻钩藤颗粒　　　　D. 芎菊上清丸

　　E. 松龄血脉康胶囊

7. 患者，女，50岁。外感风热后，头痛3天，症见头痛、恶风身热、鼻流清涕、牙疼喉痛。证属外感风邪，治当清热解表、散风止痛，宜选用的中成药是

8. 患者，女，47岁。头痛反复发作7年，证属外感风邪、瘀血阻络、血虚失养、肝阳上亢，治当疏风活血、养血平肝、通络止痛，宜选用的中成药是

9. 患者，男，52岁。患高血压及高血脂症2年，症见头痛、眩晕、急躁易怒、心悸、失眠。证属肝阳上亢，治当平肝潜阳、镇心安神，宜选用的中成药是

三、综合分析选择题

[1～3题共用题干]

　　患者，男，55岁。高血压病史1年，近期血压控制不佳。刻下症见：头痛、眩晕、耳鸣、眼花、震

颤、失眠。医生诊断后，给予天麻钩藤颗粒。

1. 天麻钩藤颗粒组方中，天麻、钩藤的配伍意义是
   A. 平肝潜阳　　　　B. 平肝息风
   C. 清热安神　　　　D. 补益肝肾
   E. 活血利水

2. 天麻钩藤颗粒组方中的臣药是
   A. 栀子　　　　　　B. 牛膝
   C. 石决明　　　　　D. 盐杜仲
   E. 桑寄生

3. 天麻钩藤颗粒组方中，黄芩的配伍意义是
   A. 清热泻火　　　　B. 清肺止咳
   C. 燥湿止痢　　　　D. 凉血止血
   E. 清热安胎

四、多项选择题

1. 能疏散外风，治疗外风所致头痛的中成药有
   A. 正天丸　　　　　B. 脑立清丸
   C. 川芎茶调散　　　D. 天麻钩藤颗粒
   E. 芎菊上清丸

2. 关于川芎茶调散的注意事项，叙述正确的有
   A. 血虚者慎用　　　B. 孕妇慎用
   C. 肝肾不足者慎用　D. 久病气虚者慎用
   E. 肝阳上亢头痛者慎用

3. 能平息内风，主治肝阳上亢所致头痛的中成药有
   A. 天麻钩藤颗粒　　B. 脑立清片
   C. 川芎茶调散　　　D. 芎菊上清丸
   E. 松龄血脉康胶囊

第十九节　祛湿剂

一、最佳选择题

1. 患者，男，30岁。痢疾3天，刻下症见大便脓血、里急后重、发热腹痛。证属大肠湿热，宜选用的中成药是
   A. 茵陈蒿汤　　　　B. 茵陈五苓丸
   C. 香连化滞丸　　　D. 六一散
   E. 香连丸

2. 患者，女，34岁。慢性肾炎病史3年，刻下症见浮肿，腰痛，乏力，小便不利。证属湿热内蕴兼气虚，宜选用的中成药是
   A. 肾炎康复片　　　B. 八正合剂
   C. 肾炎四味片　　　D. 三金片
   E. 五苓散

3. 香连丸的组成药物是
   A. 沉香、黄连　　　B. 木香、萸黄连
   C. 木香、胡黄连　　D. 木香、连翘
   E. 沉香、连翘

4. 患者，女，52岁。慢性肾炎病史5年，刻下症见浮肿，腰膝酸软，神疲乏力，头晕耳鸣。证属气阴两虚、脾肾不足、水湿内停，宜选用的中成药是
   A. 肾炎康复片　　　B. 八正合剂
   C. 肾炎四味片　　　D. 三金片
   E. 五苓散

5. 三金片既能清热解毒、利湿通淋，又能
   A. 健脾　　　　　　B. 活血
   C. 益肾　　　　　　D. 止血
   E. 排石

6. 患者，男，22岁。排尿不畅，尿中有砂石，伴有血尿、腰腹疼痛。医师处以排石颗粒，因其功能是
   A. 清热利尿，活血化瘀
   B. 清热利水，养阴生津
   C. 清热泻火，利湿通淋
   D. 清热利水，通淋排石
   E. 清肝，利湿，退黄

7. 关于五苓散的注意事项，叙述正确的是
   A. 孕妇禁用
   B. 湿热下注、气滞水停、风水泛溢所致的水肿者慎用
   C. 痰热犯肺、湿热下注、阴虚津少所致的喘咳、泄泻、小便不利可以使用
   D. 服药期间，可进食辛辣类食物
   E. 服药期间，可进食油腻和煎炸类食物

8. 茵栀黄口服液除能退黄外，还能
   A. 清热解毒，利湿
   B. 清热解毒，凉血
   C. 清热解毒，消肿
   D. 清热解毒，止痛
   E. 清热解毒，活血

9. 香连丸的功能是
    A. 清热化湿,行气止痛
    B. 清热化湿,活血止痛
    C. 清热化湿,和胃止痛
    D. 清热化湿,散寒止痛
    E. 清热化湿,消痰止痛

10. 因所含苦木有一定毒性,不宜久服的中成药是
    A. 消炎利胆片   B. 肾炎四味片
    C. 癃闭舒胶囊   D. 排石颗粒
    E. 三金片

11. 五苓散中炒白术的配伍意义是
    A. 利水渗湿,泄热消肿
    B. 利水渗湿,健脾
    C. 利水渗湿,消肿
    D. 健脾补气,燥湿利水
    E. 补火温阳化气

12. 香连丸主治大肠湿热所致的痢疾,组方中的君药是
    A. 香附   B. 木香
    C. 黄连   D. 吴茱萸
    E. 山茱萸

13. 患者,女,62岁。小便不利、水肿腹胀、呕逆泄泻、渴不思饮。医师诊断为水肿,处方五苓散。该中成药除能利湿行水外,还能
    A. 温阳化气   B. 降逆止呕
    C. 生津止渴   D. 健脾止泻
    E. 行气消胀

14. 萆薢分清丸主治肾不化气、清浊不分所致的白浊、小便频数,其功能是
    A. 分清化浊,利湿行水
    B. 分清化浊,清热通淋
    C. 分清化浊,清热利湿
    D. 分清化浊,利尿通淋
    E. 分清化浊,温肾利湿

15. 癃清片的主治是
    A. 下焦湿热所致的热淋
    B. 下焦湿热所致的石淋
    C. 下焦湿热所致的血淋
    D. 肾虚湿热所致的癃闭
    E. 肾虚湿热所致的热淋

16. 五苓散组方中的君药是

    A. 泽泻   B. 猪苓
    C. 茯苓   D. 炒白术
    E. 肉桂

二、配伍选择题

[1~2题共用备选答案]
    A. 肾炎康复片   B. 茵陈五苓丸
    C. 济生肾气丸   D. 右归丸
    E. 五苓散

1. 患者,男,60岁。水肿3天,刻下症见小便不利、水肿腹胀、呕逆泄泻、渴不思饮。证属阳不化气、水湿内停,宜选用的中成药是

2. 患者,男,60岁。水肿3天,刻下症见水肿、腰膝酸重、小便不利、痰饮咳喘。证属肾阳不足、水湿内停,宜选用的中成药是

[3~4题共用备选答案]
    A. 凉血   B. 养阴补肺
    C. 补血补肝   D. 通淋
    E. 补气健脾

3. 肾炎四味片的功能除清热利尿外,还有

4. 八正合剂的功能除清热利尿外,还有

[5~6题共用备选答案]
    A. 茵栀黄口服液   B. 八正合剂
    C. 癃闭舒胶囊   D. 三金片
    E. 癃清片

5. 患者,男,52岁。前列腺增生,症见腰膝酸软、尿频、尿急、尿痛、尿线细,伴小腹拘急疼痛。证属肾气不足、湿热瘀阻,宜选用的中成药是

6. 患者,男,61岁。前列腺增生,症见尿频、尿急、余沥不尽、尿道灼热、会阴少腹腰骶部疼痛。证属湿热内蕴,宜选用的中成药是

[7~8题共用备选答案]
    A. 凉血止血   B. 化瘀止血
    C. 利水,排石   D. 解毒,凉血
    E. 养阴生津

7. 癃清片除能清热、通淋外,还能

8. 排石颗粒除能清热、通淋外,还能

[9~10题共用备选答案]
    A. 排石颗粒   B. 八正合剂
    C. 癃闭舒胶囊   D. 三金片
    E. 癃清片

9. 患者,女,41岁。淋证,症见尿频、尿急、尿痛,

腰痛，小腹坠胀。证属下焦湿热，宜选用的中成药是

10. 患者，女，22岁。淋证，症见小便短赤、淋沥涩痛、口燥咽干。证属湿热下注，宜选用的中成药是

[11~12题共用备选答案]

 A. 消炎利胆片   B. 龙胆泻肝丸

 C. 茵栀黄口服液 D. 茵陈五苓丸

 E. 五苓散

11. 功能为清热、祛湿、利胆的中成药是

12. 功能为清肝胆、利湿热的中成药是

[13~14题共用备选答案]

 A. 消炎利胆片   B. 胆宁片

 C. 茵栀黄口服液 D. 茵陈五苓丸

 E. 龙胆泻肝丸

13. 患者，男，46岁。急性胆囊炎，症见胁痛、口苦。证属肝胆湿热，宜选用的中成药是

14. 患者，男，53岁。慢性胆囊炎，症见右上腹隐隐作痛、食入作胀、胃纳不香、嗳气、便秘。证属肝郁气滞、湿热未清，宜选用的中成药是

[15~16题共用备选答案]

 A. 调和肝脾

 B. 行血化滞

 C. 凉血止痢

 D. 健脾止泻，缓急止痛

 E. 健脾止泻，升阳举陷

15. 小儿泻速停颗粒除能清热利湿外，还能

16. 香连化滞丸除能清热利湿外，还能

[17~18题共用备选答案]

 A. 滑石   B. 车前子

 C. 灯心草   D. 栀子

 E. 大黄

17. 八正合剂组方中，既泻热通肠、化瘀止痛，又兼利小便的药物是

18. 八正合剂组方中，既清热泻火凉血，又清利湿热的药物是

三、综合分析选择题

[1~3题共用题干]

 患者，男，50岁。刻下症见身目俱黄，黄色不甚鲜明，头重身困，胸脘痞满，食欲减退，恶心呕吐，腹胀或大便溏垢；舌苔厚腻微黄，脉濡数。医师诊断为黄疸，证属湿热、湿重于热，治当利湿化浊运脾、佐以清热。给予处方：茵陈、肉桂、茯苓、白术（炒）、泽泻、猪苓、滑石、黄芩、石菖蒲、川贝母、木通、藿香、射干、连翘、薄荷、白蔻仁。

1. 茵陈、肉桂、茯苓、白术（炒）、泽泻、猪苓可组成的中成药是

 A. 茵陈蒿汤   B. 茵陈五苓丸

 C. 济生肾气丸 D. 金匮肾气丸

 E. 甘露消毒丹

2. 上题所选中成药的功能是

 A. 温肾阳，利小便 B. 清湿热，利小便

 C. 利湿热，通血脉 D. 清湿热，通血脉

 E. 温肾阳，通血脉

3. 该中成药组方中的君药是

 A. 炒白术   B. 茵陈

 C. 肉桂   D. 茯苓

 E. 泽泻

[4~6题共用题干]

 患者，女，26岁。小便短赤，淋沥涩痛，少腹拘急胀痛，口燥咽干，舌红，苔黄腻，脉滑数。医师诊断后给予处方八正合剂。

4. 八正合剂组方中的君药是

 A. 炒车前子、滑石 B. 川木通、大黄

 C. 萹蓄、瞿麦 D. 炒车前子、栀子

 E. 炒车前子、川木通

5. 若患者尿中夹砂石，突然一侧腰腹绞痛难忍，宜选用的中成药是

 A. 三金片   B. 排石颗粒

 C. 癃闭舒胶囊 D. 癃清片

 E. 五苓散

6. 关于八正合剂的注意事项，叙述错误的是

 A. 孕妇禁用

 B. 淋证属肝郁气滞或脾肾两虚者慎用

 C. 服药期间，忌烟酒、油腻食物

 D. 服药期间，注意多饮水，避免劳累

 E. 可以长期服用，以清除体内湿热之邪

[7~10题共用题干]

 患者，男，23岁。症见排尿后或排尿时从尿道口滴出白色浊物，小便频数，腰膝酸软，舌淡，苔腻，脉细无力。医师诊断为白浊，证属肾不化气、清浊不分。

7. 宜选用的中成药是

 A. 八正合剂   B. 五苓散

C. 萆薢分清丸　　　　　D. 三金片

E. 癃清片

8. 所选用中成药的药物组成是

A. 粉萆薢、盐益智仁、乌药、石菖蒲、甘草

B. 粉萆薢、泽泻、乌药、茯苓、甘草

C. 粉萆薢、盐益智仁、泽泻、猪苓、甘草

D. 粉萆薢、肉桂、乌药、石菖蒲、甘草

E. 粉萆薢、盐益智仁、乌药、石菖蒲、桂枝

9. 所选中成药的臣药是

A. 粉萆薢　　　　　　　B. 乌药

C. 石菖蒲　　　　　　　D. 盐益智仁

E. 甘草

10. 粉萆薢在所选中成药中的配伍意义是

A. 祛风湿　　　　　　　B. 清湿热

C. 利湿浊　　　　　　　D. 通血脉

E. 温肾阳

四、多项选择题

1. 肾炎康复片的功能有

A. 养血补肝　　　　　　B. 益气养阴

C. 清解余毒　　　　　　D. 健脾补肾

E. 宣肺平喘

2. 香连丸组方中，用吴茱萸煎液拌炒黄连的原因是

A. 制黄连之寒　　　　　B. 助黄连燥湿

C. 调和肝胃　　　　　　D. 降逆止呕

E. 散寒止痛

3. 五苓散的药物组成有

A. 泽泻　　　　　　　　B. 茯苓

C. 猪苓　　　　　　　　D. 炒白术

E. 肉桂

4. 能治疗黄疸的中成药有

A. 柴胡舒肝丸　　　　　B. 甘露消毒丸

C. 茵陈五苓丸　　　　　D. 茵栀黄口服液

E. 加味逍遥丸

5. 八正合剂的药物组成有

A. 川木通、车前子（炒）

B. 瞿麦、萹蓄

C. 栀子、大黄

D. 滑石、甘草

E. 茯苓、泽泻

6. 癃闭舒胶囊的功能有

A. 益肾活血　　　　　　B. 益气养阴

C. 清热通淋　　　　　　D. 健脾补肾

E. 凉血止血

7. 治疗下焦湿热所致的热淋，宜选用的中成药有

A. 茵陈五苓丸　　　　　B. 三金片

C. 癃清片　　　　　　　D. 癃闭舒胶囊

E. 排石颗粒

第二十节　蠲痹剂

一、最佳选择题

1. 既主治湿热闭阻所致关节红肿热痛或足胫红肿热痛，又可治疗疮疡的中成药是

A. 四妙丸　　　　　　　B. 仙灵骨葆胶囊

C. 木瓜丸　　　　　　　D. 痛风定胶囊

E. 当归拈痛丸

2. 患者，男，56岁。患风湿性关节炎10年，症见肢体关节疼痛，遇冷加剧，麻木拘挛，屈伸不利。医师诊断为风寒湿邪闭阻、痰瘀阻络所致的痹病，宜选用的中成药是

A. 尪痹颗粒　　　　　　B. 小活络丸

C. 四妙丸　　　　　　　D. 痛风定胶囊

E. 独活寄生合剂

3. 附桂骨痛片除能消肿止痛外，还能

A. 祛风散寒，化痰除湿

B. 温经散寒，祛瘀通络

C. 祛风散寒，除湿通络

D. 壮腰健肾，祛风活络

E. 温阳散寒，益气活血

4. 患者，男，45岁。夜间突发左足第一跖趾关节红肿灼热，剧烈疼痛，伴有发热、口渴心烦、小便黄、舌红、苔黄腻、脉滑数。证属湿热瘀阻，宜选用的中成药是

A. 壮腰健肾丸　　　　　B. 仙灵骨葆胶囊

C. 四妙丸　　　　　　　D. 痛风定胶囊

E. 颈复康颗粒

5. 患者，男，65 岁。腰椎间盘突出 5 年，刻下症见腰腿疼痛、痛有定处、痛处拒按、轻时俯仰不便、重时剧痛不能转侧。证属血瘀气滞、脉络闭阻，宜选用的中成药是
A. 壮腰健肾丸
B. 仙灵骨葆胶囊
C. 腰痹通胶囊
D. 痛风定胶囊
E. 痹祺胶囊

6. 患者，男，45 岁。因风寒湿闭阻导致痹病，症见关节疼痛、肿胀、屈伸不利、局部畏恶风寒、肢体麻木、腰膝酸软。宜选用的中成药是
A. 木瓜丸
B. 天麻丸
C. 风湿骨痛丸
D. 小活络丸
E. 四妙丸

7. 患者，女，70 岁。1 周前开始出现双侧踝关节红肿疼痛，活动困难。医师诊断为湿热下注所致的痹病。宜选用的中成药是
A. 天麻丸
B. 小活络丸
C. 痛风定胶囊
D. 四妙丸
E. 木瓜丸

8. 患者，女，65 岁。类风湿性关节炎 5 年。症见肌肉、关节疼痛、局部肿大、僵硬畸形、屈伸不利、腰膝酸软、畏寒乏力，证属肝肾不足、风湿阻络，宜选用的中成药是
A. 仙灵骨葆胶囊
B. 天麻丸
C. 独活寄生合剂
D. 尪痹颗粒
E. 壮腰健肾丸

9. 患者，男，68 岁。腰痛 5 年，症见腰痛、膝软无力、小便频数。证属肾虚、风湿闭阻，宜选用的中成药是
A. 壮腰健肾丸
B. 小活络丸
C. 独活寄生合剂
D. 木瓜丸
E. 尪痹颗粒

10. 木瓜丸的功能是
A. 祛风散寒，化痰除湿
B. 清热祛湿，活血通络
C. 祛风除湿，通络止痛
D. 温经散寒，通络止痛
E. 祛风散寒，除湿通络

11. 患者，男，60 岁。因风湿瘀阻、肝肾不足导致痹病，症见肢体拘挛、手足麻木、腰腿酸痛。宜选用的中成药是
A. 尪痹颗粒
B. 天麻丸
C. 壮腰健肾丸
D. 仙灵骨葆胶囊
E. 独活寄生合剂

12. 壮腰健肾丸除能壮腰健肾外，还能
A. 祛风活络
B. 活血通络
C. 活血止痛
D. 祛风除湿
E. 化痰除湿

13. 患者，女，69 岁。腰肌劳损 10 年，刻下症见：肌肉关节酸痛，关节肿大、僵硬变形，肌肉萎缩，气短乏力。证属气血不足、风湿瘀阻，宜选用的中成药是
A. 小活络丸
B. 腰痹通胶囊
C. 风湿骨痛丸
D. 痹祺胶囊
E. 四妙丸

14. 四妙丸组方中的臣药除薏苡仁外，还有
A. 黄柏
B. 苍术
C. 白术
D. 牛膝
E. 大黄

15. 患者，男，69 岁。患风湿性关节炎，刻下症见：腰脊疼痛，四肢关节冷痛。证属寒湿闭阻经络，宜选用的中成药是
A. 小活络丸
B. 痛风定胶囊
C. 风湿骨痛丸
D. 四妙丸
E. 颈复康颗粒

16. 孕妇忌服，且不宜与藜芦同用的中成药是
A. 木瓜丸
B. 痛风定胶囊
C. 当归拈痛丸
D. 痹祺胶囊
E. 腰痹通胶囊

17. 孕妇禁用的中成药是
A. 独活寄生合剂
B. 四妙丸
C. 当归拈痛丸
D. 颈舒颗粒
E. 痛风定胶囊

二、配伍选择题

[1~3 题共用备选答案]
A. 天麻丸
B. 附桂骨痛片
C. 颈复康颗粒
D. 颈舒颗粒
E. 仙灵骨葆胶囊

1. 患者，男，45 岁。患颈椎病 8 年。刻下症见颈椎关节疼痛、屈伸不利、麻木肿胀、遇热则减、畏寒

肢冷。证属阳虚寒湿，宜选用的中成药是

2. 患者，男，45岁。患颈椎病8年。刻下症见头晕、颈项僵硬、肩背酸痛、手臂麻木。证属风湿瘀阻，宜选用的中成药是

3. 患者，男，45岁。患颈椎病8年。刻下症见颈肩部僵硬、疼痛，右侧上肢窜痛。证属瘀血阻络，宜选用的中成药是

[4～5题共用备选答案]

 A. 清热祛湿，活血通络定痛

 B. 清热利湿

 C. 祛风散寒，除湿通络

 D. 祛风散寒，化痰除湿，活血止痛

 E. 祛风除湿，通络止痛

4. 痛风定胶囊的功能是

5. 四妙丸的功能是

[6～7题共用备选答案]

 A. 湿热下注所致的痹病

 B. 湿热瘀阻所致的痹病

 C. 风湿瘀阻所致的颈椎病

 D. 肝肾不足、风湿痹阻所致的骨质疏松症

 E. 肝肾不足、风湿痹阻所致的尪痹

6. 四妙丸主治

7. 痛风定胶囊主治

[8～10题共用备选答案]

 A. 痛风定胶囊 B. 独活寄生合剂

 C. 风湿骨痛丸 D. 尪痹颗粒

 E. 痹祺胶囊

8. 含因有马钱子，高血压患者慎用的中成药是

9. 因含土茯苓，服药后不宜立即饮茶的中成药是

10. 因所含附子有毒，故孕妇禁用的中成药是

[11～12题共用备选答案]

 A. 化痰除湿 B. 温经通络

 C. 散寒除湿 D. 清热利湿

 E. 活血通络

11. 颈复康颗粒除能散风止痛外，还能

12. 当归拈痛丸除能祛风止痛外，还能

[13～14题共用备选答案]

 A. 祛风散寒，除湿通络止痛

 B. 祛风散寒，活血止痛

 C. 温经散寒，通络止痛

 D. 活血化瘀，温经通窍止痛

 E. 祛风散寒，化痰除湿止痛

13. 风湿骨痛丸的功能是

14. 颈舒颗粒的功能是

[15～16题共用备选答案]

 A. 行气，活血化瘀

 B. 活血，益气养血

 C. 温经，养血通络

 D. 活血，温经通窍

 E. 行气，化痰除湿

15. 腰痹通胶囊除能祛风除湿、止痛外，还能

16. 痹祺胶囊除能祛风除湿、止痛外，还能

[17～18题共用备选答案]

 A. 养血舒筋，祛风除湿

 B. 壮腰健肾，祛风活络

 C. 活血通络，强筋壮骨

 D. 祛风除湿，通络止痛

 E. 祛风湿，通经络

17. 天麻丸除能补益肝肾外，还能

18. 尪痹颗粒除能补肝肾、强筋骨外，还能

三、综合分析选择题

[1～3题共用题干]

 患者，男，52岁。症见肢体关节疼痛、刺痛，夜间为甚，关节屈伸不利、麻木拘挛，舌淡紫，边有瘀点，脉沉涩。医师诊断后给予处方小活络丸。

1. 小活络丸的药物组成不包括

 A. 制川乌   B. 制草乌

 C. 乳香（制） D. 没药（制）

 E. 威灵仙

2. 小活络丸组方中的君药是

 A. 制川乌、制草乌 B. 制乳香、地龙

 C. 制没药、地龙 D. 胆南星、地龙

 E. 制乳香、制没药

3. 关于小活络丸的注意事项，叙述错误的是

 A. 湿热瘀阻者慎用

 B. 孕妇禁用

 C. 不可过量服用或久服

 D. 脾胃虚弱者慎用

 E. 风寒湿邪闭阻、痰瘀阻络者慎用

[4～6题共用题干]

 徐某，男，65岁。素有腰膝疼痛病史，近日气温骤降，疼痛加重。刻下症见：腰膝冷痛，肢节屈伸不利，畏寒喜温，心悸气短，舌淡苔白，脉细弱。医师

诊断为风寒湿闭阻、肝肾两亏、气血不足所致的痹病。

4. 宜选用的中成药是
   A. 壮腰健肾丸
   B. 独活寄生合剂
   C. 痛风定胶囊
   D. 风湿骨痛丸
   E. 小活络丸

5. 该中成药除能祛风除湿、养血舒筋外，还能
   A. 活血止痛
   B. 清热利湿
   C. 化痰通络
   D. 补益肝肾
   E. 健脾温肾

6. 该中成药组方中的君药是
   A. 川牛膝
   B. 独活
   C. 桑寄生
   D. 秦艽
   E. 细辛

四、多项选择题

1. 因所含制川乌、制草乌有大毒，故孕妇禁用，不可过量服用或久服的中成药有
   A. 小活络丸
   B. 天麻丸
   C. 尪痹颗粒
   D. 木瓜丸
   E. 风湿骨痛丸

2. 关于颈复康颗粒的注意事项，叙述正确的有
   A. 孕妇忌服
   B. 消化道溃疡患者慎服
   C. 肾性高血压患者慎服
   D. 服药期间，忌生冷、油腻食物
   E. 感冒、发烧、鼻咽痛等患者应暂停服用

3. 小活络丸的功能有
   A. 补益肝肾
   B. 清热利湿
   C. 化痰除湿
   D. 活血止痛
   E. 祛风散寒

4. 独活寄生合剂的药物组成有
   A. 防风、秦艽
   B. 桂枝、细辛
   C. 川牛膝、盐杜仲
   D. 当归、白芍
   E. 熟地黄、川芎

5. 关于附桂骨痛片的注意事项，叙述正确的有
   A. 孕妇禁用
   B. 有出血倾向者禁用
   C. 阴虚内热者禁用
   D. 高血压病患者禁用
   E. 严重消化道疾病禁用

第二十三章 外科常用中成药

一、最佳选择题

1. 患者，男，38 岁。颈背部痈疽，症见患部红肿热痛，身热，舌红，苔黄腻。证属热毒郁滞、痰瘀互结，宜选用的中成药是
   - A. 如意金黄散
   - B. 连翘败毒丸
   - C. 牛黄醒消丸
   - D. 紫草软膏
   - E. 拔毒生肌散

2. 患者，男，31 岁。右下肢小腿内侧见一直径 3 厘米左右的疮疡，症见红肿热痛、未溃破，舌红苔黄，脉数。证属热毒蕴结肌肤，宜选用的中成药是
   - A. 生肌玉红膏
   - B. 连翘败毒丸
   - C. 紫草软膏
   - D. 拔毒生肌散
   - E. 当归苦参丸

3. 消银颗粒除能清热凉血、养血润肤外，还能
   - A. 化腐生肌
   - B. 疏散风热
   - C. 消风除湿
   - D. 化痰散结
   - E. 祛风止痒

4. 功能为清热解毒、消肿止痛，主治热毒蕴结肌肤所致疮疡的中成药是
   - A. 牛黄醒消丸
   - B. 连翘败毒丸
   - C. 紫草软膏
   - D. 当归苦参丸
   - E. 地榆槐角丸

5. 功能为清热解毒、活血祛瘀、消肿止痛的中成药是
   - A. 紫草软膏
   - B. 如意金黄散
   - C. 当归苦参丸
   - D. 连翘败毒丸
   - E. 牛黄醒消丸

6. 关于如意金黄散的注意事项，叙述错误的是
   - A. 含生天南星，不宜长期或大面积使用
   - B. 可以内服
   - C. 孕妇禁用
   - D. 皮肤破溃、皮损或感染处禁用
   - E. 用药期间，忌食辛辣刺激性食物

7. 患者，男，40 岁。患热毒壅盛所致的疮疡月余，症见疮面色鲜、脓腐将尽、久不收口。治宜解毒、祛腐、生肌，宜选用的外用中成药是
   - A. 拔毒生肌散
   - B. 阳和解凝膏
   - C. 生肌玉红膏
   - D. 小金丸
   - E. 如意金黄散

8. 主治湿热瘀阻所致的痔疮、肛裂，以及肛周湿疹的中成药是
   - A. 生肌玉红膏
   - B. 地榆槐角丸
   - C. 如意金黄散
   - D. 连翘败毒丸
   - E. 马应龙麝香痔疮膏

9. 患者，男，26 岁。症见颜面皮肤红赤发热，伴脓头、硬结。医师诊断为粉刺，证属湿热瘀阻，宜选用的中成药是
   - A. 清胃黄连丸
   - B. 龙胆泻肝丸
   - C. 牛黄醒消丸
   - D. 当归苦参丸
   - E. 连翘败毒丸

10. 某男，38 岁。右前臂溃疡，疮面直径达 3cm，疼痛较剧，疮色鲜活，脓腐将尽。证属热毒蕴结，宜选用的中成药是
    - A. 紫草软膏
    - B. 阳和解凝膏
    - C. 京万红软膏
    - D. 拔毒生肌散
    - E. 如意金黄散

11. 关于当归苦参丸的注意事项，叙述错误的是
    - A. 孕妇禁用
    - B. 脾胃虚寒者慎用
    - C. 服药期间，忌食辛辣、油腻食物
    - D. 服药期间，忌食海鲜食物
    - E. 用手挤压粉刺，以生理盐水清洗创面，然后外敷

12. 紫草软膏除能化腐生肌外，还能
    - A. 消肿止痛
    - B. 化瘀止痛
    - C. 解毒止痛
    - D. 散结止痛
    - E. 祛风止痛

13. 某女，45 岁。左小腿外侧溃疡，疮面脓液稠厚，腐肉未脱，久不生肌。证属热毒内蕴，治当拔毒

生肌，宜选用的中成药是

A. 生肌玉红膏　　　　B. 拔毒生肌散

C. 紫草软膏　　　　　D. 京万红软膏

E. 连翘败毒丸

14. 患者，女，30岁。产后乳汁不畅，乳房结块，红热疼痛。宜选用的中成药是

A. 乳癖消胶囊　　　　B. 小金丸

C. 连翘败毒丸　　　　D. 内消瘰疬丸

E. 牛黄醒消丸

15. 关于牛黄醒消丸的用法，叙述错误的是

A. 用黄酒送服

B. 用温开水送服

C. 用米醋送服

D. 患在上部，临睡前服

E. 患在下部，空腹时服

16. 当归苦参丸除能燥湿清热外，还能

A. 疏风凉血　　　　　B. 祛风止痒

C. 活血化瘀　　　　　D. 活血消肿

E. 活血消痈

17. 消风止痒颗粒除能消风止痒外，还能

A. 清热养血　　　　　B. 疏散风热

C. 清热除湿　　　　　D. 养血润肤

E. 清热解毒

18. 患者，男，28岁。患白疕数年，刻下症见点滴状皮疹、基底鲜红色、表面覆有银白色鳞屑，舌红，脉数。证属血热风燥，宜选用的中成药是

A. 消银颗粒　　　　　B. 消风止痒颗粒

C. 内消瘰疬丸　　　　D. 连花清瘟胶囊

E. 乳癖消胶囊

19. 患者，男，5岁。症见双上肢出现皮肤丘疹、水疱、抓痕、血痂，偶见梭形水肿性风团、中央出现小水疱，瘙痒剧烈。宜选用的中成药是

A. 小儿化毒散　　　　B. 消银颗粒

C. 连翘败毒丸　　　　D. 小金丸

E. 消风止痒颗粒

20. 患者，男，38岁。症见背部点滴状皮疹，直径小于2cm，皮疹基底为淡红色，表面覆有较厚的银白色鳞屑，较干燥，瘙痒较甚。证属血虚风燥，宜选用的中成药是

A. 消风散　　　　　　B. 消风止痒颗粒

C. 消银颗粒　　　　　D. 生肌玉红膏

E. 紫草软膏

21. 地榆槐角丸除能疏风凉血外，还能

A. 泻热润燥　　　　　B. 活血化瘀

C. 祛腐生肌　　　　　D. 养血润肤

E. 散结消肿

22. 马应龙麝香痔疮膏除能清热燥湿、活血消肿外，还能

A. 化瘀止痛　　　　　B. 疏风凉血

C. 散结止痛　　　　　D. 去腐生肌

E. 解毒凉血

23. 关于消银颗粒的注意事项，叙述错误的是

A. 孕妇禁用

B. 肝功能异常者慎用

C. 脾胃虚寒者慎用

D. 阴虚血弱者慎用

E. 服药期间，忌食辛辣、油腻食物及海鲜食物

24. 患者，男，49岁。患痔疮数年，刻下症见肛门灼热肿痛、便血、大便秘结、血色鲜红，舌红苔黄，脉数。证属大肠火盛，宜选用的中成药是

A. 小金丸　　　　　　B. 马应龙麝香痔疮膏

C. 牛黄醒消丸　　　　D. 地榆槐角丸

E. 如意金黄散

25. 患者，男，56岁。患痔疮数年，刻下症见肛门灼热肿痛、便血、大便黏腻不畅，舌红苔黄腻，脉滑数。证属湿热瘀阻，宜选用的中成药是

A. 马应龙麝香痔疮膏　B. 小金丸

C. 牛黄醒消丸　　　　D. 地榆槐角丸

E. 京万红软膏

26. 患者，女，40岁。双侧多发乳腺结节，大小形态不一，推之能动，皮色不变。医生诊断为痰气凝滞所致的乳癖。宜选用的中成药是

A. 内消瘰疬丸　　　　B. 小金丸

C. 乳癖消胶囊　　　　D. 如意金黄散

E. 紫草软膏

27. 关于拔毒生肌散的注意事项，叙述错误的是

A. 孕妇禁用

B. 溃疡无脓者禁用

C. 溃疡过大、过深者不可久用

D. 可外用，亦可内服

E. 皮肤过敏者慎用

28. 功能清热养阴、活血祛瘀，主治阴虚内热、血脉

瘀阻所致脱疽的中成药是

    A. 脉络宁口服液　　　B. 拔毒生肌散

    C. 生肌玉红膏　　　　D. 当归苦参丸

    E. 牛黄醒消丸

29. 主治湿热内蕴所引起的丘疹性荨麻疹，夏季皮炎皮肤瘙痒的中成药是

    A. 连翘败毒丸　　　　B. 消银颗粒

    C. 牛黄醒消丸　　　　D. 消风止痒颗粒

    E. 金蝉止痒胶囊

二、配伍选择题

[1~2题共用备选答案]

    A. 内消瘰疬丸　　　　B. 小金丸

    C. 连翘败毒丸　　　　D. 阳和解凝膏

    E. 牛黄醒消丸

1. 治疗脾肾阳虚、痰瘀互结所致的瘰疬未溃，宜选用的中成药是

2. 治疗热毒郁滞、痰瘀互结所致的瘰疬，宜选用的中成药是

[3~4题共用备选答案]

    A. 热毒壅盛所致的乳痈　B. 痰热互结所致的乳痈

    C. 痰湿凝滞所致的乳痈　D. 痰瘀互结所致的乳痈

    E. 热毒痰瘀所致的乳痈

3. 生肌玉红膏主治

4. 乳癖消胶囊主治

[5~6题共用备选答案]

    A. 用清水调敷　　　　B. 直接敷

    C. 用醋调敷　　　　　D. 用凡士林调敷

    E. 用清茶调敷

5. 如意金黄散治疮疡肿痛，症见红肿、烦热、疼痛，用法是

6. 如意金黄散治疮疡肿痛，症见漫肿无头，用法是

[7~8题共用备选答案]

    A. 软坚散结，活血消痛，清热解毒

    B. 散结消肿，化瘀止痛

    C. 活血化瘀，燥湿清热

    D. 清热燥湿，活血消肿，祛腐生肌

    E. 温阳化湿，消肿散结

7. 小金丸的功能是

8. 乳癖消胶囊的功能是

[9~10题共用备选答案]

    A. 生肌玉红膏　　　　B. 紫草软膏

    C. 马应龙麝香痔疮膏　D. 地榆槐角丸

    E. 连翘败毒丸

9. 治疗脏腑实热、大肠火盛所致的痔疮，宜选用的中成药是

10. 治疗湿热瘀阻所致的痔疮，宜选用的中成药是

三、综合分析选择题

[1~3题共用题干]

    患者，男，23岁。3小时前右前臂被沸水烫伤，创面直径约5cm，刻下症见皮肤破损、创面红肿溃烂、疼痛难忍。血压：120/80mmHg；脉搏：78次/分；体温：36.8℃。

1. 宜选用的中成药是

    A. 如意金黄散　　　　B. 当归苦参丸

    C. 京万红软膏　　　　D. 生肌玉红膏

    E. 紫草软膏

2. 所选中成药的功能是

    A. 拔毒化腐，敛疮生肌

    B. 活血解毒，消肿止痛，去腐生肌

    C. 清热排脓，敛疮生肌

    D. 清利湿热，散结消肿

    E. 清热燥湿，消肿止痛，凉血止血

3. 关于该中成药的注意事项，叙述错误的是

    A. 孕妇慎用

    B. 有无感染均可使用

    C. 若用药后出现皮肤过敏反应需及时停用

    D. 只能外用

    E. 用药期间，忌食辛辣、海鲜食物

[4~6题共用题干]

    患者，男，69岁。平素怕冷，刻下症见右侧足部漫肿疼痛，色青紫，皮温低，不能行走，面色晦暗，口唇青紫，畏寒肢冷，舌质暗，苔白滑，脉涩。医师诊断为脾肾阳虚、痰瘀互结所致的阴疽。

4. 宜选用的中成药是

    A. 内消瘰疬丸　　　　B. 小金丸

    C. 阳和解凝膏　　　　D. 血塞通颗粒

    E. 逐瘀通脉胶囊

5. 所选中成药的功能是

    A. 温阳化湿，消肿散结　B. 化痰，软坚，散结

    C. 散结消肿，化瘀止痛　D. 活血祛瘀，通脉活络

    E. 破血逐瘀，通经活络

6. 关于所选中成药的注意事项，叙述错误的是

A. 孕妇禁用　　　　　B. 疮疡阳证者慎用
C. 不可久用　　　　　D. 不可内服
E. 寒湿痹痛者禁用

［7～10题共用题干］

患者，女，46岁。颌下淋巴结肿大，触之皮下有数处结块，不热，不痛。

7. 治疗上述病证，宜选用的中成药是
A. 内消瘰疬丸　　　B. 当归苦参丸
C. 小金丸　　　　　D. 牛黄醒消丸
E. 阳和解凝膏

8. 所选中成药的功能是
A. 清热化痰，散结　B. 温阳散寒，通络
C. 化痰，软坚，散结　D. 活血化瘀，消痰
E. 清热解毒，凉血

9. 患者1个月后复诊，症见颌下肿物数处，推之能动，肿硬作痛，不红不热。宜选用的中成药是
A. 内消瘰疬丸　　　B. 小金丸
C. 连翘败毒丸　　　D. 如意金黄散
E. 紫草软膏

10. 关于复诊时所选中成药的注意事项，叙述错误的是
A. 运动员慎用
B. 孕妇慎用
C. 肝、肾功能不全者慎用
D. 过敏体质者慎用
E. 脾胃虚弱者慎用

四、多项选择题

1. 地榆槐角丸的药物组成有
A. 地榆炭、蜜槐角
B. 炒槐花、黄芩
C. 大黄、当归、地黄
D. 防风、荆芥穗、麸炒枳壳
E. 赤芍、红花

2. 既能清热解毒，又能消肿止痛的中成药有
A. 连翘败毒丸　　　B. 拔毒生肌散
C. 生肌玉红膏　　　D. 牛黄醒消丸
E. 如意金黄散

3. 关于马应龙麝香痔疮膏的注意事项，叙述正确的有
A. 不可内服
B. 孕妇禁用
C. 用药后如出现月经不调者需及时停用

D. 服药期间，忌食辛辣、油腻食物及海鲜等发物
E. 用药后如出现皮肤过敏反应者需及时停用

4. 地榆槐角丸可治疗脏腑实热、大肠火盛导致的病证有
A. 肠风便血　　　　B. 痔疮
C. 湿热便秘　　　　D. 肛瘘
E. 肛门肿痛

5. 关于牛黄醒消丸的注意事项，叙述正确的有
A. 孕妇慎用
B. 疮疡阳证者慎用
C. 若用药后出现皮肤过敏反应，应及时停用
D. 不宜长期使用
E. 用药期间，忌食辛辣、海鲜、油腻及刺激性食物

6. 只宜外用，不可内服的中成药有
A. 拔毒生肌散　　　B. 紫草软膏
C. 生肌玉红膏　　　D. 如意金黄散
E. 阳和解凝膏

7. 属于如意金黄散主治的有
A. 热毒瘀滞肌肤所致的疮疡肿痛
B. 热毒瘀滞肌肤所致的丹毒流注
C. 热毒蕴结所致的溃疡
D. 跌打损伤
E. 痰湿凝滞所致的瘰疬

8. 京万红软膏的主治有
A. 轻度水、火烫伤　B. 中度水、火烫伤
C. 疮疡肿痛　　　　D. 创面溃烂
E. 重度水、火烫伤

9. 如意金黄散的功能有
A. 清热解毒　　　　B. 清热除湿
C. 消肿止痛　　　　D. 活血通经
E. 化腐生肌

10. 牛黄醒消丸组方中的臣药有
A. 牛黄　　　　　　B. 雄黄
C. 麝香　　　　　　D. 制没药
E. 制乳香

11. 肛泰软膏的功能有
A. 凉血止血　　　　B. 清热解毒
C. 消肿止痛　　　　D. 燥湿敛疮
E. 去腐生肌

第二十四章　妇科常用中成药

一、最佳选择题

1. 患者，女，35 岁。患带下病 7 日，刻下症见带下量多，色黄味臭，阴部瘙痒。证属湿热下注，宜选用的外用中成药是
   A. 妇科千金片
   B. 大黄䗪虫丸
   C. 花红颗粒
   D. 妇科十味片
   E. 妇炎平胶囊

2. 妇科十味片除能调经止痛外，还能
   A. 活血破瘀
   B. 养血舒肝
   C. 养血暖宫
   D. 益气养血
   E. 理气活血

3. 关于益母草颗粒的注意事项，叙述错误的是
   A. 孕妇禁用
   B. 月经量多者慎用
   C. 气血不足所致月经不调者不宜单用
   D. 肝肾亏虚所致月经不调者不宜单用
   E. 药少力弱，可加倍服用

4. 乌鸡白凤丸的功能是
   A. 补气养血，调经止带
   B. 补气养血，祛瘀生新
   C. 补气养血，活血调经
   D. 补气养血，通络下乳
   E. 补气养血，理气活血，止痛

5. 大黄䗪虫丸组方中的君药是
   A. 地黄、白芍
   B. 牡丹皮、栀子
   C. 女贞子、墨旱莲
   D. 制水蛭、炒虻虫
   E. 熟大黄、炒土鳖虫

6. 主治产后受寒、寒凝血瘀所致的产后病的中成药是
   A. 妇科千金片
   B. 安坤颗粒
   C. 花红颗粒
   D. 妇科十味片
   E. 生化丸

7. 关于宫血宁胶囊的主治，叙述错误的是
   A. 崩漏下血、月经过多属血热妄行者

   B. 产后或流产后宫缩不良出血属血热妄行者
   C. 子宫功能性出血属血热妄行者
   D. 月经过多属阴虚血热者
   E. 慢性盆腔炎属湿热瘀结者

8. 关于宫血宁胶囊的注意事项，叙述错误的是
   A. 孕妇忌服
   B. 脾虚、肾虚、血瘀出血，以及妊娠期出血者不宜使用
   C. 暴崩者慎用
   D. 胃肠道疾病、脾胃虚寒者慎用
   E. 少腹痛、腰骶痛、带下增多为慢性盆腔炎属湿热瘀结者慎用

9. 患者，女，46 岁。症见烘热汗出，心烦易怒，少寐健忘，头晕耳鸣，口渴咽干，四肢酸楚。证属肝肾阴虚，宜选用的中成药是
   A. 固经丸
   B. 安坤颗粒
   C. 更年安片
   D. 坤宝丸
   E. 妇科十味片

10. 产复康颗粒主治气虚血瘀所致的产后恶露不绝，其功能是
    A. 补气养血，调经止带
    B. 补气养血，祛瘀生新
    C. 补气养血，活血调经
    D. 补气养血，通络下乳
    E. 补气养血，理气活血，止痛

11. 安坤颗粒组方中的君药是
    A. 当归、白芍
    B. 益母草、栀子
    C. 墨旱莲、女贞子
    D. 墨旱莲、牡丹皮
    E. 白术、茯苓

12. 艾附暖宫丸组方中的君药是
    A. 人参、炙黄芪
    B. 肉桂、制吴茱萸
    C. 当归、醋香附
    D. 续断、艾叶
    E. 肉桂、川芎

13. 患者，女，23 岁。月经不调 3 个月，症见行经后错，经行小腹冷痛，经血紫黯，有血块。证属寒凝血瘀，宜选用的中成药是

A. 乌鸡白凤丸　　　　B. 少腹逐瘀丸

C. 八珍益母丸　　　　D. 女金丸

E. 艾附暖宫丸

14. 关于艾附暖宫丸的注意事项，叙述错误的是

　　A. 孕妇禁用

　　B. 热证者不宜使用

　　C. 服药期间，忌食生冷食物

　　D. 实热证者不宜使用

　　E. 血虚气滞、下焦虚寒者不宜使用

15. 大黄䗪虫丸主治

　　A. 气血两虚兼有血瘀所致的月经不调

　　B. 气滞血虚所致的痛经、月经量少、闭经

　　C. 血虚肝郁所致的月经不调、痛经、月经前后诸证

　　D. 瘀血内停所致的癥瘕、闭经

　　E. 阴虚血热所致的月经先期、月经量多、经期延长

16. 患者，女，35岁。症见月经先后不定期，量多或淋漓不净，色淡无块。证属脾肾两虚，宜选用的中成药是

　　A. 花红颗粒　　　　B. 白带丸

　　C. 千金止带丸　　　D. 妇科千金片

　　E. 乌鸡白凤丸

17. 白带丸的药物组成除黄柏（酒炒）、椿皮外，还有

　　A. 当归、白芍、醋香附

　　B. 龟甲、黄芩（酒炒）、醋香附

　　C. 生地黄、白芍、柴胡

　　D. 熟地黄、白芍、木香

　　E. 龟甲、赤芍、陈皮

18. 白带丸组方中，能养血柔肝、调经止痛的药物是

　　A. 黄柏（酒炒）　　B. 当归

　　C. 白芍　　　　　　D. 醋香附

　　E. 酒黄芩

19. 患者，女，36岁。带下病1周，症见带下量多、色黄、质稠、腥臭，阴部瘙痒。治以清热解毒、燥湿杀虫、祛腐生肌，宜选用的外用中成药是

　　A. 花红颗粒　　　　B. 白带丸

　　C. 消糜栓　　　　　D. 妇科千金片

　　E. 妇炎平胶囊

20. 治疗湿热瘀滞所致的带下病，症见带下量多、色黄，

时有阴部瘙痒，宜选用保妇康栓外用，其功能为

　　A. 行气破瘀，生肌止痛

　　B. 活血行瘀，凉血清热

　　C. 清热除湿，益气化瘀

　　D. 疏肝健脾，除湿止带

　　E. 清热解毒，燥湿杀虫，祛腐生肌

21. 孕妇慎用，只可外用，切忌内服的中成药是

　　A. 千金止带丸　　　B. 白带丸

　　C. 妇科千金片　　　D. 花红颗粒

　　E. 妇炎平胶囊

22. 患者，女，28岁。产后乳汁过少，症见产后乳汁不行、乳房胀硬作痛、胸闷胁胀。证属肝郁气滞，宜选用的中成药是

　　A. 通乳颗粒　　　　B. 下乳涌泉散

　　C. 妇科十味片　　　D. 七制香附丸

　　E. 乌鸡白凤丸

23. 关于通乳颗粒的注意事项，叙述错误的是

　　A. 孕妇禁用

　　B. 产后缺乳属气血亏损者慎用

　　C. 恶露过多者不宜服用

　　D. 服药期间，忌食生冷食物

　　E. 服药期间，忌食辛辣食物

24. 七制香附丸除能舒肝理气外，还能

　　A. 益气健脾　　　　B. 温经止痛

　　C. 补肾固冲　　　　D. 养血调经

　　E. 泻热除烦

25. 白带丸组方中的君药是

　　A. 酒黄柏　　　　　B. 醋香附

　　C. 椿皮　　　　　　D. 当归

　　E. 白芍

26. 通乳颗粒的功能是

　　A. 补气养血，祛瘀生新

　　B. 补气养血，调经止带

　　C. 益气养血，通络下乳

　　D. 补气养血，活血调经

　　E. 补气养血，理气活血，止痛

27. 患者，女，35岁。月经不调，症见经水量少、淋漓不净。证属血瘀，宜选用的中成药是

　　A. 大黄䗪虫丸　　　B. 桂枝茯苓胶囊

　　C. 少腹逐瘀丸　　　D. 益母草颗粒

　　E. 八珍益母丸

28. 大黄䗪虫丸中大黄的配伍意义是
    A. 泻下通便，荡涤肠胃
    B. 攻积导滞，逐瘀通经
    C. 清热祛湿，利胆退黄
    D. 活血行气，破癥消积
    E. 清热解毒，凉血散瘀

29. 患者，女，46岁。症见烘热汗出，眩晕耳鸣，手足心热，烦躁不安。证属肾阴虚，宜选用的中成药是
    A. 安坤颗粒   B. 坤宝丸
    C. 更年安片   D. 益母草颗粒
    E. 八珍益母丸

30. 桂枝茯苓胶囊的功能是活血，化瘀，消癥，其组方中温经通脉、行散瘀滞的药物是
    A. 桂枝   B. 茯苓
    C. 赤芍   D. 桃仁
    E. 牡丹皮

31. 桂枝茯苓胶囊组方中的佐药是
    A. 桂枝、茯苓、赤芍
    B. 桂枝、牡丹皮、茯苓
    C. 桂枝、白芍、茯苓
    D. 牡丹皮、白芍、茯苓
    E. 牡丹皮、赤芍、茯苓

32. 患者，女，43岁。月经先期3个月，月经周期20天，每次经行9天左右，经量多，色红质稀，腰膝酸软，五心烦热，舌红少苔，脉细数。证属阴虚血热，宜选用的中成药是
    A. 安坤颗粒   B. 八珍益母丸
    C. 乌鸡白凤丸   D. 固经丸
    E. 妇科十味片

33. 患者，女，30岁。产后恶露不绝，症见产后出血过多，淋漓不断，神疲乏力，腰腿酸软。证属气虚血瘀，宜选用的中成药是
    A. 产复康颗粒   B. 固经丸
    C. 桂枝茯苓胶囊   D. 益母草膏
    E. 宫血宁胶囊

34. 功能活血行气、止血调经，主治气滞血瘀所致的妇女月经过多、经期延长的中成药是
    A. 坤宁口服液   B. 固经丸
    C. 安坤颗粒   D. 女金丸
    E. 宫血宁胶囊

35. 患者，女，45岁。小腹胀痛1个月，加重1周，刻下症见小腹胀痛、经色紫暗有块、经行不爽、舌暗淡、脉弦涩。结合彩色超声多普勒，医师诊断为子宫肌瘤，证属瘀血内停，治以活血逐瘀、消癥破积，宜选用的中成药是
    A. 宫血宁胶囊   B. 固经丸
    C. 安坤颗粒   D. 女金丸
    E. 宫瘤清胶囊

二、配伍选择题

[1~2题共用备选答案]
    A. 活血破瘀，通经消癥   B. 活血祛瘀，散结消肿
    C. 温经活血，散寒止痛   D. 活血祛瘀，行气止痛
    E. 活血祛瘀，疏肝通络

1. 血府逐瘀丸的功能是
2. 少腹逐瘀丸的功能是

[3~5题共用备选答案]
    A. 固经丸   B. 女金丸
    C. 八珍益母丸   D. 宫血宁胶囊
    E. 乌鸡白凤丸

3. 患者，女，30岁。症见月经提前，经量多，神疲乏力，经水淋漓不净，行经腹痛。证属气血两虚、气滞血瘀，宜选用的中成药是
4. 患者，女，30岁。症见月经周期错后、行经量少、淋漓不净、精神不振、肢体乏力。证属气血两虚兼有血瘀，宜选用的中成药是
5. 患者，女，30岁。症见月经不调，身体瘦弱，腰膝酸软。证属气血两虚，宜选用的中成药是

[6~7题共用备选答案]
    A. 益气养血，调经止带   B. 疏肝解郁，养血调经
    C. 养血疏肝，理气调经   D. 滋补肝肾，养血安神
    E. 滋阴清热，养血调经

6. 坤宝丸的功能是
7. 安坤颗粒的功能是

[8~9题共用备选答案]
    A. 妇科十味片   B. 大黄䗪虫丸
    C. 益母草颗粒   D. 七制香附丸
    E. 少腹逐瘀丸

8. 患者，女，30岁。症见行经后错，经水量少、有血块，行经小腹疼痛，血块排出痛减，经前双乳胀痛、烦躁，食欲不振。证属血虚肝郁，宜选用的中成药是
9. 患者，女，30岁。症见胸胁胀痛，经行量少，行

经小腹胀痛，经前双乳胀痛，经水数月不行。证属气滞血虚，宜选用的中成药是

[10～11题共用备选答案]

　A. 乌鸡白凤丸　　　　B. 安坤颗粒
　C. 八珍益母丸　　　　D. 固经丸
　E. 艾附暖宫丸

10. 患者，女，42岁。月经不调6个月，症见月经期提前，经量较多，行经天数延长，经色红质稀，腰膝酸软，五心烦热。宜选用的中成药是

11. 患者，女，42岁。月经不调6个月，症见月经期提前，经血量多，色紫黑，赤白带下。宜选用的中成药是

[12～13题共用备选答案]

　A. 益气养血，调经止带　B. 养血调经
　C. 养血疏肝，理气调经　D. 活血调经
　E. 益气养血，活血调经

12. 益母草颗粒的功能是

13. 八珍益母丸的功能是

[14～16题共用备选答案]

　A. 益气养血　　　　　B. 益气化瘀
　C. 止带　　　　　　　D. 理气活血
　E. 凉血止血，化瘀止痛

14. 妇科千金片除能清热除湿外，还能

15. 宫血宁胶囊除能清热除湿外，还能

16. 白带丸除能清热除湿外，还能

[17～19题共用备选答案]

　A. 疏肝，活血　　　　B. 舒肝理气
　C. 疏肝健脾　　　　　D. 舒肝，止痛
　E. 疏肝，清热

17. 七制香附丸除能养血调经外，还能

18. 逍遥颗粒除能养血调经外，还能

19. 妇科十味片除能养血、调经外，还能

[20～22题共用备选答案]

　A. 止带，杀虫止痒　　B. 止带，益气化瘀
　C. 破瘀，生肌止痛　　D. 止带，祛瘀止痛
　E. 杀虫，祛腐生肌

20. 妇炎平胶囊除能清热解毒、燥湿外，还能

21. 花红颗粒除能清热解毒、燥湿外，还能

22. 消糜栓除能清热解毒、燥湿外，还能

[23～24题共用备选答案]

　A. 千金止带丸　　　　B. 白带丸

　C. 妇科千金片　　　　D. 妇炎平胶囊
　E. 花红颗粒

23. 某女，35岁。带下病，症见带下量多，色黄质稠，臭秽，小腹疼痛，腰骶酸痛，神疲乏力。宜选用的中成药是

24. 某女，35岁。带下病，症见带下量多，色黄质稠，小腹隐痛，腰骶酸痛，经行腹痛。宜选用的中成药是

[25～26题共用备选答案]

　A. 生化丸　　　　　　B. 下乳涌泉散
　C. 通乳颗粒　　　　　D. 七制香附丸
　E. 妇科十味片

25. 主治肝郁气滞所致的产后乳汁过少的中成药是

26. 主治产后气血亏损，乳少，无乳，乳汁不通的中成药是

[27～28题共用备选答案]

　A. 坤宝丸　　　　　　B. 更年安片
　C. 六味地黄丸　　　　D. 知柏地黄丸
　E. 杞菊地黄丸

27. 症见烘热汗出、心烦易怒、少寐健忘、头晕耳鸣、口渴咽干、四肢酸楚。医师诊断为肝肾阴虚所致的绝经前后诸证。宜选用的中成药是

28. 症见烘热汗出、眩晕耳鸣、手足心热、烦躁不安。医师诊断为肾阴虚所致的绝经前后诸证，宜选用的中成药是

三、综合分析选择题

[1～4题共用题干]

患者，女，43岁。月经先期3个月，症见月经周期20天，每次经行9天左右，经血量多，色紫黑，带下赤白，腰膝酸软，五心烦热，舌红少苔，脉细数。医师诊断为月经先期，证属阴虚血热。

1. 治疗宜选用的中成药是

　A. 安坤颗粒　　　　　B. 八珍益母丸
　C. 益母草颗粒　　　　D. 固经丸
　E. 加味逍遥丸

2. 所选中成药的药物组成不包括的是

　A. 醋龟甲、酒黄芩　　B. 醋龟甲、盐关黄柏
　C. 麸炒椿皮、醋香附　D. 炒白芍、酒黄芩
　E. 桃仁、红花

3. 所选中成药的功能是

　A. 补气养血，活血止血

B. 清热解毒，凉血止血

C. 健脾养血，调经止血

D. 滋阴清热，固经止带

E. 益气健脾，固冲摄血

4. 所选中成药组方中的君药是

A. 当归、白芍、生地黄

B. 醋龟甲、炒白芍、盐关黄柏

C. 墨旱莲、女贞子、熟地黄

D. 醋龟甲、炒白芍、酒黄芩

E. 白术、茯苓、甘草

[5~8 题共用题干]

患者，女，30 岁。患带下病 2 月余，刻下症见带下量多、色白清稀、神疲乏力、腰膝酸软，舌淡苔白滑，脉虚缓。医师诊断后给予中成药千金止带丸。

5. 千金止带丸的主治是

A. 湿热下注所致的带下病、月经不调

B. 气虚血瘀所致的带下病、月经不调

C. 脾肾两虚所致的月经不调、带下病

D. 湿热瘀滞所致的带下病、月经不调

E. 气血两虚所致的月经不调、带下病

6. 千金止带丸的功能是

A. 补气养血，调经止带

B. 健脾疏肝，祛湿止带

C. 健脾补肾，调经止带

D. 健脾养血，调经止带

E. 理气活血，调经止带

7. 患者服药后，症情稳定。2 个月后，患者又来就诊，症见带下量多、色黄、有味。宜选用的中成药是

A. 白带丸　　　　　　B. 乌鸡白凤丸

C. 妇科千金片　　　　D. 花红颗粒

E. 固经丸

8. 患者服药后，症情稳定。半年后，患者又来就诊，症见腰膝痠冷、小便清长、夜尿尤多。宜选用的中成药是

A. 济生肾气丸　　　　B. 五子衍宗丸

C. 六味地黄丸　　　　D. 桂附地黄丸

E. 青娥丸

[9~12 题共用题干]

患者，女，28 岁。产后 7 天受寒，症见恶露行而不畅，夹有血块，小腹冷痛。医师诊断后给予中成药生化丸。

9. 属于生化丸药物组成的是

A. 当归、川芎　　　　B. 生姜、大枣

C. 桃仁、红花　　　　D. 丹参、甘草

E. 益母草、郁金

10. 生化丸组方中的君药是

A. 当归　　　　　　　B. 川芎

C. 益母草　　　　　　D. 桃仁

E. 干姜（炒炭）

11. 生化丸的功能是

A. 养血祛瘀　　　　　B. 益气活血

C. 温经散寒　　　　　D. 缓急止痛

E. 活血止痛

12. 生化丸组方中，干姜（炒炭）的配伍意义

A. 温中止痛　　　　　B. 活血化瘀

C. 解表散寒　　　　　D. 散寒除湿

E. 温经散寒止痛

四、多项选择题

1. 大黄䗪虫丸的药物组成有

A. 熟大黄、土鳖虫（炒）

B. 炒苦杏仁、甘草

C. 蛴螬（炒）、干漆（煅）

D. 桃仁、地黄

E. 白芍、黄芩

2. 关于少腹逐瘀丸的注意事项，叙述正确的有

A. 孕妇忌服

B. 湿热或阴虚有热者慎用

C. 治产后腹痛，应排除胚胎或胎盘组织残留

D. 服药后若腹痛不减轻，应请医生诊治

E. 用药期间，饮食宜清淡，忌食辛辣食物

3. 安坤颗粒的药物组成有

A. 益母草、当归　　　B. 当归、白芍

C. 牡丹皮、栀子　　　D. 墨旱莲、女贞子

E. 白术、茯苓

4. 女金丸的功能有

A. 理气活血　　　　　B. 止痛

C. 养血调经　　　　　D. 补血养阴

E. 益气养血

5. 桂枝茯苓胶囊的主治有

A. 妇人瘀血阻络所致的癥块

B. 妇人瘀血阻络所致的产后恶露不尽

C. 妇人瘀血阻络所致的痛经

D. 女性乳腺囊性增生病属瘀血阻络证

E. 前列腺增生属瘀阻膀胱证

6. 关于桂枝茯苓胶囊的注意事项，叙述正确的有

A. 脾肾阳虚者慎用

B. 月经期停服

C. 服药期间，忌食辛辣、生冷、油腻食物

D. 孕妇忌用

E. 年老体弱者忌用

7. 孕妇禁用的中成药有

A. 大黄䗪虫丸　　　　B. 益母草颗粒

C. 七制香附丸　　　　D. 八珍益母丸

E. 艾附暖宫丸

8. 桂枝茯苓胶囊能活血、化瘀、消癥，其药物组成除桂枝、茯苓外，还有

A. 桃仁　　　　B. 牡丹皮

C. 白芍　　　　D. 赤芍

E. 丹参

9. 宫血宁胶囊的功能有

A. 凉血　　　　B. 止血

C. 除湿　　　　D. 化瘀

E. 止痛

第二十五章　儿科常用中成药

一、最佳选择题

1. 服药时间一般不宜超过 3 日的中成药是
   A. 小儿消食片
   B. 健脾康儿片
   C. 肥儿丸
   D. 一捻金
   E. 小儿化食丸

2. 小儿消积止咳口服液除能消积止咳外，还能
   A. 宣肺清热
   B. 清热肃肺
   C. 疏风清热
   D. 宣肺化痰
   E. 清肺解表

3. 患儿，女，5 岁。外出受凉后感冒，症见发热恶寒，咳嗽痰多，舌苔白腻，脉浮。证属外感风寒，痰浊阻肺。宜选用的中成药是
   A. 儿感清口服液
   B. 桂枝合剂
   C. 解肌宁嗽丸
   D. 桑菊感冒片
   E. 表实感冒颗粒

4. 患儿，男，3 岁。症见咽喉肿痛、咳嗽痰盛、口舌糜烂。医师诊断为肺卫热盛所致的喉痹、乳蛾，宜选用的中成药是
   A. 小儿咽扁颗粒
   B. 清胃黄连丸
   C. 黄连上清片
   D. 新雪颗粒
   E. 儿感清口服液

5. 小儿宝泰康颗粒主治小儿风热外感所致发热、流涕、咳嗽，其除能解表清热外，还能
   A. 宣肺止咳
   B. 宣肺化痰
   C. 止咳化痰
   D. 泻火利咽
   E. 止咳平喘

6. 患儿，男，7 岁。症见口疮肿痛、烦躁口渴、大便秘结。证属热毒内蕴、毒邪未尽，宜选用的中成药是
   A. 小儿化毒散
   B. 儿感清口服液
   C. 活血止痛散
   D. 牛黄醒消丸
   E. 如意金黄散

7. 儿童清肺丸除能清肺外，还能
   A. 祛痰，止咳，平喘
   B. 宣肺，化痰，止咳
   C. 疏风，宣肺，止咳
   D. 解表，化痰，止嗽
   E. 肃肺，消积，止咳

8. 功能为清热解毒、活血消肿，既可内服，又可外用的儿科中成药是
   A. 儿童清肺丸
   B. 牛黄抱龙丸
   C. 小儿化毒散
   D. 一捻金
   E. 小儿泻速停颗粒

9. 止泻灵颗粒除能渗湿止泻外，还能
   A. 健脾和胃
   B. 温补脾肾
   C. 健脾益气
   D. 疏肝解郁
   E. 缓急止痛

10. 主治小儿湿热蕴结大肠所致的腹泻，大便稀薄如水、腹痛、纳差的中成药是
    A. 小儿泻速停颗粒
    B. 止泻灵颗粒
    C. 健脾康儿片
    D. 参苓白术散
    E. 香连丸

11. 关于一捻金的注意事项，叙述错误的是
    A. 脾胃虚弱，内无痰食积滞者慎用
    B. 不宜过食生冷、肥腻食物
    C. 含有朱砂，不宜久用
    D. 脾胃不和、痰食阻滞所致的积滞不宜用
    E. 肝肾功能不全者慎用

12. 功能为健胃消积、驱虫的儿科常用中成药是
    A. 小儿消食片
    B. 肥儿丸
    C. 小儿化食丸
    D. 一捻金
    E. 健儿消食口服液

13. 龙牡壮骨颗粒除能强筋壮骨外，还能
    A. 补益肝肾
    B. 和胃健脾
    C. 补脾益肺
    D. 固表止汗
    E. 镇惊安神

14. 健儿消食口服液除能健脾、消食外，还能
    A. 泻火，通便
    B. 消积，驱虫
    C. 祛痰，通便
    D. 和胃，止泻
    E. 益胃，理气

15. 患儿，女，11 岁。症见咳嗽阵作，痰鸣气促，咽干声哑。证属痰浊阻肺，宜选用的中成药是

A. 解肌宁嗽丸　　　　　B. 鹭鸶咯丸
C. 清宣止咳颗粒　　　　D. 儿童清肺丸
E. 小儿咳喘灵颗粒

16. 患儿，男，10岁。症见面赤身热，咳嗽气促，痰多黏稠，咽痛声哑。证属风寒外束、肺经痰热，宜选用的中成药是
A. 儿感清口服液　　　　B. 解肌宁嗽丸
C. 小儿咳喘灵颗粒　　　D. 儿童清肺丸
E. 清宣止咳颗粒

17. 清宣止咳颗粒除能宣肺止咳外，还能
A. 疏风清热　　　　　　B. 解表化痰
C. 清热解毒　　　　　　D. 燥湿化痰
E. 清热平喘

18. 因含有雄黄，不宜过量服用或久用的中成药是
A. 小儿消食片　　　　　B. 小儿化毒散
C. 鹭鸶咯丸　　　　　　D. 一捻金
E. 小儿热速清口服液

19. 患儿，男，6岁。症见咳嗽，咯痰，鼻塞，流涕，发热，微恶风寒，咽红，苔薄黄，脉浮。证属外感风热所致的咳嗽，宜选用的中成药是
A. 连翘败毒丸　　　　　B. 桑菊感冒片
C. 清宣止咳颗粒　　　　D. 双黄连口服液
E. 通宣理肺丸

20. 患儿，女，3岁。症见咳嗽、喉间痰鸣、夜间加重、腹胀、口臭。证属饮食积滞、痰热蕴肺，治宜选用的中成药是
A. 鹭鸶咯丸
B. 清宣止咳颗粒
C. 小儿咳喘灵颗粒
D. 牛黄抱龙丸
E. 小儿消积止咳口服液

21. 含有细辛，不宜长期过量服用的中成药是
A. 解肌宁嗽丸　　　　　B. 小儿咳喘灵颗粒
C. 鹭鸶咯丸　　　　　　D. 清宣止咳颗粒
E. 儿童清肺丸

22. 3个月以下婴儿不宜服用的中成药是
A. 一捻金
B. 小儿消积止咳口服液
C. 儿童清肺丸
D. 健儿消食口服液
E. 小儿咳喘灵颗粒

23. 牛黄抱龙丸组方中的君药除牛黄外，还有
A. 天竺黄　　　　　　　B. 全蝎
C. 胆南星　　　　　　　D. 朱砂
E. 琥珀

24. 功能为健脾胃、助消化，主治小儿脾胃气虚，消化不良，体质消瘦的中成药是
A. 小儿扶脾颗粒　　　　B. 肥儿丸
C. 小儿化食丸　　　　　D. 健儿消食口服液
E. 健脾康儿片

二、配伍选择题

[1~4题共用备选答案]
A. 解毒止痛　　　　　　B. 宣肺化痰
C. 泻火利咽　　　　　　D. 活血消肿
E. 止咳化痰

1. 解肌宁嗽丸除能解表宣肺外，还能
2. 小儿化毒散除能清热解毒外，还能
3. 小儿咽扁颗粒除能清热利咽外，还能
4. 儿感清口服液除能解表清热外，还能

[5~7题共用备选答案]
A. 小儿外感风热所致的感冒
B. 小儿外感风寒、痰浊阻肺所致的感冒
C. 小儿肺卫热盛所治的咽喉肿痛
D. 小儿热毒内蕴、毒邪未尽所致的口疮肿痛
E. 小儿外感风寒、肺胃蕴热证

5. 小儿热速清口服液的主治是
6. 儿感清口服液的主治是
7. 小儿化毒散的主治是

[8~11题共用备选答案]
A. 肥儿丸　　　　　　　B. 小儿消食片
C. 一捻金　　　　　　　D. 健脾康儿片
E. 健儿消食口服液

8. 患儿，男，2岁。因脾胃不和、痰食阻滞导致停食停乳、腹胀便秘、痰盛喘咳。宜选用的中成药是
9. 患儿，女，5岁。因食滞肠胃导致饮食减少，大便秘结，脘腹胀满，面黄肌瘦。宜选用的中成药是
10. 患儿，女，3岁。因饮食不节损伤脾胃引起的纳呆食少，脘胀腹满，手足心热，自汗乏力，大便不调，厌食、恶食。宜选用的中成药是
11. 患儿，男，1岁。因脾胃气虚导致大便泄泻，腹胀满，面黄肌瘦，食少倦怠，小便短少。宜选用的中成药是

[12～15 题共用备选答案]

    A. 健脾和胃　　　　　　B. 导滞，和胃

    C. 祛痰通便　　　　　　D. 健脾养胃

    E. 泻火通便

12. 健脾康儿片除能消食止泻外，还能

13. 保和丸除能消食外，还能

14. 小儿消食片除能消食化滞外，还能

15. 一捻金除能消食化滞外，还能

[16～19 题共用备选答案]

    A. 小儿外感风热所致的咳嗽

    B. 小儿风寒外束，肺寒咳痰清稀

    C. 小儿痰浊阻肺所致的顿咳

    D. 小儿饮食积滞、痰热蕴肺所致的咳嗽

    E. 小儿风寒外束、肺经痰热所致的咳嗽气促痰多

16. 儿童清肺丸主治

17. 清宣止咳颗粒主治

18. 鹭鸶咯丸主治

19. 小儿消积止咳口服液主治

[20～22 题共用备选答案]

    A. 肥儿丸　　　　　　B. 小儿泻速停颗粒

    C. 止泻灵颗粒　　　　D. 健脾康儿片

    E. 一捻金

20. 患儿，男，3 岁。症见消化不良，虫积腹痛，面黄肌瘦，食少腹胀，大便泄泻。治疗宜选用的中成药是

21. 患儿，女，5 岁。泄泻 1 个月，症见大便溏泄、饮食减少、腹胀、倦怠懒言，证属脾胃虚弱。治疗宜选用的中成药是

22. 患儿，男，7 岁。泄泻 1 个月，症见大便稀薄如水样、腹痛、纳差，证属湿热蕴结大肠。治疗宜选用的中成药是

[23～24 题共用备选答案]

    A. 清热镇惊，祛风化痰

    B. 清热解毒，镇静安神

    C. 清热化痰，镇静安神

    D. 镇惊安神，止咳化痰

    E. 息风止痉，镇静安神

23. 琥珀抱龙丸的功能是

24. 牛黄抱龙丸的功能是

[25～26 题共用备选答案]

    A. 儿童清肺丸　　　　B. 牛黄抱龙丸

    C. 脑立清胶囊　　　　D. 天麻钩藤颗粒

    E. 琥珀抱龙丸

25. 患儿，3 岁。症见发热抽搐、烦躁不安、痰喘气急、惊痫不安。医师诊断为饮食内伤所致的痰食型急惊风，治疗宜选用的中成药是

26. 患儿，5 岁。症见高热神昏、惊风抽搐。医师诊断为风痰壅盛所致的惊风，治疗宜选用的中成药是

三、综合分析选择题

[1～3 题共用题干]

    患儿，女，7 岁。1 天前外出后出现高热、头痛、咽喉肿痛、鼻塞流涕、咳嗽、大便干结。医师诊断为感冒，证属外感风热。

1. 治宜选用的中成药是

    A. 小儿热速清口服液　　B. 解肌宁嗽丸

    C. 小儿化毒散　　　　　D. 儿感清口服液

    E. 小儿咽扁颗粒

2. 所选中成药的功能是

    A. 疏风解表，清热解毒

    B. 解表宣肺，止咳化痰

    C. 清热解毒，泻火利咽

    D. 解表清热，宣肺化痰

    E. 清热利咽，解毒止痛

3. 关于所选中成药的注意事项，叙述错误的是

    A. 风寒感冒忌用

    B. 大便次数多者忌用

    C. 痰热咳嗽者忌用

    D. 服药期间，忌食生冷、油腻、辛辣食物

    E. 不宜在服药期间同时服用滋补性中药

[4～6 题共用题干]

    患儿，男，4 岁。近日出现饮食减少，哭闹不安，时见恶心呕吐，口渴，脘腹胀满，大便干燥，舌红苔黄腻，脉滑数。医生诊断为食滞化热所致的积滞。

4. 治疗上述病证，宜选用的中成药是

    A. 一捻金　　　　　　B. 肥儿丸

    C. 小儿消食片　　　　D. 小儿化食丸

    E. 健儿消食口服液

5. 所选中成药的功能是

    A. 清利湿热，泻火通便

    B. 化痰除痞，泻火通便

    C. 消食化滞，泻火通便

D. 消食化滞，清利湿热

E. 消食化滞，清热解毒

6. 关于所选中成药的用法用量和注意事项，叙述错误的是

A. 本患儿用量为一次 2 丸，一日 2 次

B. 症状好转后，可继续服用几日

C. 服药期间，不宜过食生冷、辛辣、油腻食物

D. 1 岁以内，一次 1 丸，一日 2 次

E. 脾虚食积者慎用

[7~10 题共用题干]

患儿，女，6 岁。夏日中午外出后出现发热，恶风，咳嗽咯痰，咳喘气促，舌边尖红，苔薄黄，脉浮数。

7. 治疗上述病证，宜选用的中成药是

A. 小儿消积止咳口服液

B. 小儿咳喘灵颗粒

C. 清宣止咳颗粒

D. 儿感清口服液

E. 小儿热速清口服液

8. 所选中成药的功能是

A. 发散风寒，宣肺祛痰，平喘

B. 疏散风热，宣肺祛痰，止咳

C. 温肺散寒，止咳祛痰，平喘

D. 宣肺清热，止咳祛痰，消积

E. 宣肺清热，止咳祛痰，平喘

9. 关于所选中成药的注意事项，叙述错误的是

A. 风寒感冒者慎用

B. 外感风热所致的感冒、咳喘者慎用

C. 若见高热喘憋、鼻煽加剧者，应及时到医院诊治

D. 高血压、心脏病患儿慎用

E. 服药期间，忌食生冷、辛辣、油腻食物

10. 该患者服用所选中成药的用量应是

A. 一次 1g，一日 3~4 次

B. 一次 1.5g，一日 3~4 次

C. 一次 2g，一日 3~4 次

D. 一次 3g，一日 3~4 次

E. 一次 5g，一日 3~4 次

四、多项选择题

1. 小儿泻速停颗粒的功能有

A. 清热利湿　　B. 益阴养胃

C. 健脾止泻　　D. 消食止泻

E. 缓急止痛

2. 既能健脾，又能消食的中成药有

A. 小儿化食丸　　B. 小儿消食片

C. 健儿消食口服液　　D. 一捻金

E. 健脾康儿片

3. 功能为解表、宣肺、化痰，主治小儿外感风寒的中成药有

A. 小儿咽扁颗粒

B. 儿感清口服液

C. 解肌宁嗽丸

D. 小儿热速清口服液

E. 一捻金

4. 含有朱砂，不宜久用的儿科常用中成药有

A. 琥珀抱龙丸　　B. 龙牡壮骨颗粒

C. 一捻金　　D. 鹭鸶咯丸

E. 牛黄抱龙丸

5. 龙牡壮骨颗粒主治有

A. 小儿食欲不振、消化不良

B. 小儿发育迟缓

C. 小儿夜惊

D. 小儿佝偻病

E. 小儿软骨病

6. 鹭鸶咯丸的功能有

A. 宣肺　　B. 清肺

C. 化痰　　D. 疏风

E. 止咳

7. 牛黄抱龙丸的药物组成有

A. 牛黄、胆南星　　B. 全蝎、炒僵蚕

C. 琥珀、人工麝香　　D. 天竺黄、朱砂

E. 雄黄、茯苓

第二十六章　眼科常用中成药

一、单项选择题

1. 明目地黄丸与杞菊地黄丸共有的功能是
   - A. 滋肾养肝
   - B. 滋肾补肺
   - C. 养肝益肺
   - D. 养肝健脾
   - E. 补肾健脾

2. 石斛夜光丸除能清肝明目外，还能
   - A. 滋阴补肾
   - B. 养阴补肺
   - C. 养肝益肺
   - D. 补血养肝
   - E. 益气健脾

3. 黄连羊肝丸主治肝火旺盛所致的目赤肿痛、视物昏暗、羞明流泪、胬肉攀睛，其功能是
   - A. 补肾明目
   - B. 清胃明目
   - C. 养阴明目
   - D. 消肿止痛
   - E. 泻火明目

4. 患者，男，55 岁。症见眼睛红肿痛痒、流泪，眼睑红烂。证属风火上扰，需外用点眼的中成药是
   - A. 黄连羊肝丸
   - B. 龙胆泻肝丸
   - C. 明目上清片
   - D. 马应龙八宝眼膏
   - E. 明目蒺藜丸

5. 患者，女，65 岁。症见目涩畏光，视物模糊，迎风流泪。证属肝肾阴虚，宜选用的中成药是
   - A. 黄连羊肝丸
   - B. 障眼明片
   - C. 明目地黄丸
   - D. 明目蒺藜丸
   - E. 石斛夜光丸

6. 患者，男，66 岁。症见内障目暗、视物昏花，伴见腰膝酸软、盗汗、消渴。宜选用的中成药是
   - A. 明目地黄丸
   - B. 障眼明片
   - C. 黄连羊肝丸
   - D. 石斛夜光丸
   - E. 明目蒺藜丸

7. 患者，男，55 岁。早期白内障，症见眼睛干涩不舒、单眼复视、腰膝酸软，轻度视力下降，宜选用的中成药是
   - A. 明目地黄丸
   - B. 明目蒺藜丸
   - C. 黄连羊肝丸
   - D. 石斛夜光丸
   - E. 障眼明片

8. 复方血栓通胶囊既能主治视网膜静脉阻塞所致的视力下降或视觉异常、眼底瘀血征象，伴见神疲乏力、咽干、口干，又能主治
   - A. 稳定型劳累性心绞痛，症见胸闷痛、心悸、心慌、气短、乏力、心烦、口干
   - B. 冠心病心绞痛之胸闷、心悸、头晕、头痛、颈项疼痛
   - C. 冠心病心绞痛之胸痹、头痛日久、痛如针刺而有定处、内热烦闷、心悸失眠
   - D. 脑血栓后遗症之口眼㖞斜、半身不遂、手足麻木、疼痛、拘挛、言语不清
   - E. 冠心病心绞痛之胸部憋闷、刺痛、绞痛、固定不移、心悸自汗、气短乏力

二、配伍选择题

[1~2 题共用备选答案]
   - A. 清热散风，明目退翳
   - B. 清热散风，明目止痛
   - C. 滋阴补肾，清肝明目
   - D. 散风清热，泻火止痛
   - E. 清热解毒，消肿止痛

1. 明目上清片的功能是
2. 黄连上清丸的功能是

[3~4 题共用备选答案]
   - A. 明目蒺藜丸
   - B. 障眼明片
   - C. 石斛夜光丸
   - D. 明目地黄丸
   - E. 黄连羊肝丸

3. 既能退翳明目，又能清热散风的中成药是
4. 既能退翳明目，又能补益肝肾的中成药是

[5~6 题共用备选答案]
   - A. 牛黄上清片
   - B. 明目上清片
   - C. 复方血栓通胶囊
   - D. 黄连上清片
   - E. 芪明颗粒

5. 血瘀兼气阴两虚所致的视网膜静脉阻塞而致视力下降，宜选用的中成药是
6. 气阴亏虚、肝肾不足、目络瘀滞所致视物昏花，宜选用的的中成药是

[7~8 题共用备选答案]
   - A. 六味地黄丸
   - B. 知柏地黄丸
   - C. 明目地黄丸
   - D. 石斛夜光丸

E. 大补阴丸

7. 患者，男，52岁。症见视物模糊、目涩畏光，迎风流泪，腰膝酸软，足跟作痛。证属肝肾阴虚，宜选用的中成药是

8. 患者，女，49岁。症见视物昏花，内障目暗，腰膝酸软，手足心热。证属肝肾两亏、阴虚火旺，宜选用的中成药是

三、综合分析选择题

[1～3题共用题干]

患者，女，27岁。暴发火眼、红肿作痛、头晕目眩、眼边刺痒、大便燥结、小便赤黄，舌红，苔黄，脉浮数。医师辨证为外感风热，治宜清热散风、明目止痛。

1. 治疗宜选用的中成药是
   A. 明目地黄丸
   B. 石斛夜光丸
   C. 明目上清片
   D. 明目蒺藜丸
   E. 黄连羊肝丸

2. 若患者症见暴发火眼、云蒙障翳、羞明多眵、眼边赤烂、红肿痛痒、迎风流泪，宜选用的中成药是
   A. 明目上清片
   B. 八宝眼药散
   C. 黄连羊肝丸
   D. 明目蒺藜丸
   E. 障眼明片

3. 因患者病证为感受风热之邪所致，又伴有咽喉疼痛、口干、头痛、咳嗽，为增强疏风解表、清热解毒之效，宜选用的中成药是
   A. 感冒清热颗粒
   B. 银翘解毒丸
   C. 正柴胡饮颗粒
   D. 连花清瘟胶囊
   E. 九味羌活丸

[4～6题共用题干]

患者，男，63岁。视网膜静脉阻塞，症见视力下降、眼底瘀血征象、神疲乏力、咽干、口干，舌紫暗，苔白，脉细涩。

4. 宜选用的中成药是
   A. 血塞通颗粒
   B. 复方丹参片
   C. 逐瘀通脉胶囊
   D. 血府逐瘀口服液
   E. 复方血栓通胶囊

5. 所选用中成药的功能是
   A. 活血化瘀，滋肾补肝
   B. 活血化瘀，益肾健脾

C. 活血化瘀，益气养阴
D. 活血化瘀，利水通络
E. 活血化瘀，明目退翳

6. 若患者同时患有气阴两虚之消渴，宜加服的中成药是
   A. 六味地黄丸
   B. 生脉饮
   C. 参芪降糖胶囊
   D. 人参固本丸
   E. 龟鹿二仙膏

四、多项选择题

1. 关于石斛夜光丸的注意事项，叙述正确的有
   A. 孕妇慎用
   B. 肝经风热者慎用
   C. 忌食辛辣食物，忌吸烟，忌饮酒
   D. 肝火上攻实证者慎用
   E. 脾胃虚弱、运化失调者慎用

2. 既能补益肝肾，又能明目的中成药有
   A. 明目地黄丸
   B. 石斛夜光丸
   C. 障眼明片
   D. 明目蒺藜丸
   E. 黄连羊肝丸

3. 明目蒺藜丸的功能有
   A. 清热散风
   B. 滋阴补肾
   C. 明目退翳
   D. 清肝明目
   E. 消肿止痛

4. 能明目退翳的中成药有
   A. 明目上清丸
   B. 马应龙八宝眼膏
   C. 明目地黄丸
   D. 明目蒺藜丸
   E. 障眼明片

5. 孕妇慎用的中成药有
   A. 明目上清片
   B. 马应龙八宝眼膏
   C. 黄连羊肝丸
   D. 石斛夜光丸
   E. 复方血栓通胶囊

6. 关于黄连羊肝丸的注意事项，叙述正确的有
   A. 阴虚火旺者慎用
   B. 体弱年迈者慎用
   C. 脾胃虚寒者慎用
   D. 不可过量或持久服用
   E. 孕妇禁用

第二十七章　耳鼻喉、口腔科常用中成药

一、单项选择题

1. 因含有麝香，故运动员慎用的中成药是
   A. 藿胆丸　　　　　　B. 辛芩颗粒
   C. 六神丸　　　　　　D. 鼻炎康片
   E. 千柏鼻炎片

2. 患者，男，35 岁。症见头晕头痛，耳聋耳鸣，耳内流脓。治宜清肝泻火、利湿通窍，宜选用的中成药是
   A. 耳聋左慈丸　　　　B. 耳聋丸
   C. 龙胆泻肝丸　　　　D. 杞菊地黄丸
   E. 六味地黄丸

3. 患者，女，35 岁。过敏性鼻炎病史 2 年，刻下症见鼻痒，喷嚏，流清涕，语声低微，少气乏力，平素易感冒。证属肺气不足、风邪外袭，宜选用的中成药是
   A. 香菊片　　　　　　B. 辛芩颗粒
   C. 玉屏风颗粒　　　　D. 千柏鼻炎片
   E. 鼻炎康片

4. 患者，男，30 岁。鼻炎 1 个月，症见鼻塞、流浊涕、前额头痛、心烦、口苦、咽干、胁胀，舌红苔黄腻，脉弦滑数。治以芳香化浊、清热通窍，宜选用的中成药是
   A. 辛芩颗粒　　　　　B. 香菊片
   C. 千柏鼻炎片　　　　D. 藿胆丸
   E. 鼻炎康片

5. 既能治痰热毒瘀蕴结所致的鼻咽部慢性炎症，又能治鼻咽癌放射治疗后分泌物增多的中成药是
   A. 藿胆丸　　　　　　B. 辛芩颗粒
   C. 鼻咽清毒颗粒　　　D. 鼻炎康片
   E. 千柏鼻炎片

6. 鼻炎康片除能消肿止痛外，还能
   A. 清热解毒，宣肺通窍
   B. 芳香化浊，清热通窍
   C. 益气健脾，祛湿通窍
   D. 益气固表，宣肺通窍
   E. 活血祛风，宣肺通窍

7. 患者，男，25 岁。因家庭矛盾长期未解，咽痛 5 日，刻下症见咽喉疼痛、牙龈肿痛、口舌生疮、心烦不宁，舌红苔黄，脉数。宜选用的中成药是
   A. 清咽滴丸　　　　　B. 桂林西瓜霜
   C. 黄氏响声丸　　　　D. 复方鱼腥草片
   E. 冰硼散

8. 患者，女，20 岁。症见咽喉肿痛，喉核肿大，口舌生疮，牙龈肿痛。证属风热上攻、肺胃热盛，宜选用的中成药是
   A. 桂林西瓜霜　　　　B. 复方鱼腥草片
   C. 玄麦甘桔含片　　　D. 清咽滴丸
   E. 黄氏响声丸

9. 患者，男，18 岁。外感风热而致急性扁桃体炎，症见咽部红肿、咽痛。治以清热解毒，宜选用的中成药是
   A. 珠黄散　　　　　　B. 锡类散
   C. 复方鱼腥草片　　　D. 清音丸
   E. 冰硼散

10. 患者，男，25 岁。因近期常食麻辣火锅，口舌生疮 5 日，刻下症见口舌生疮、牙龈肿痛、目赤眩晕、咽喉肿痛、大便秘结，舌红苔黄，脉数。宜选用的中成药是
    A. 复方鱼腥草片　　　B. 栀子金花丸
    C. 珠黄散　　　　　　D. 口炎清颗粒
    E. 桂林西瓜霜

11. 因含朱砂（硫化汞），故不宜长期大剂量使用的中成药是
    A. 珠黄散　　　　　　B. 锡类散
    C. 藿胆丸　　　　　　D. 清音丸
    E. 冰硼散

12. 玄麦甘桔含片除能清热滋阴外，还能
    A. 祛痰利咽　　　　　B. 消肿利咽
    C. 解毒利咽　　　　　D. 利咽开音
    E. 凉血利咽

13. 锡类散主治心胃火盛所致的咽喉糜烂肿痛，其功能是

A. 解毒化腐 B. 疏风清热

C. 利咽开音 D. 化痰散结

E. 清热止痛

14. 珠黄散主治热毒内蕴所致的咽痛、咽部红肿、糜烂、口腔溃疡久不收敛。该中成药既能清热解毒，又能

A. 祛腐敛疮 B. 收湿敛疮

C. 生肌敛疮 D. 止血化腐

E. 祛腐生肌

15. 能清热泻火、凉血解毒，主治肺胃热盛所致的口舌生疮的中成药是

A. 栀子金花丸 B. 板蓝根颗粒

C. 冰硼散 D. 桂林西瓜霜

E. 六神丸

16. 口腔溃疡散主治火热内蕴所致的口舌生疮，其功能是

A. 清热，消肿，止痛

B. 解毒，凉血，止血

C. 清热，凉血，养阴

D. 清热，燥湿，止痛

E. 清热，化痰，散结

17. 口炎清颗粒主治阴虚火旺所致的口腔炎症。既能解毒消肿，又能

A. 滋阴益肾 B. 益气养阴

C. 滋阴清热 D. 清热燥湿

E. 滋阴凉血

18. 耳聋左慈丸主治肝肾阴虚所致的耳鸣耳聋、头晕目眩，其功能是

A. 滋肾平肝 B. 滋补肝肾

C. 清肝泻火 D. 温补肾阳

E. 平肝潜阳

19. 患者，男，35 岁。刻下症见头目眩晕，耳聋蝉鸣，耳底肿痛，目赤口苦，胸膈满闷，大便燥结。舌红苔黄，脉滑数。医师诊断证属肝经热盛，治以清肝泻火、通窍润便，宜选用的中成药是

A. 耳聋丸 B. 通窍耳聋丸

C. 玄麦甘桔含片 D. 耳聋左慈丸

E. 黄氏响声丸

20. 功能辛散祛风、清热通窍，既能治鼻炎，又能治急、慢性鼻窦炎的中成药是

A. 藿胆丸 B. 香菊片

C. 鼻咽清毒颗粒 D. 鼻炎康片

E. 千柏鼻炎片

21. 患者，男，20 岁。急性口炎 2 天，刻下症见口舌生疮、黏膜破溃、红肿灼痛，证属火热内蕴，宜选用的中成药是

A. 栀子金花丸 B. 板蓝根颗粒

C. 冰硼散 D. 口腔溃疡散

E. 六神丸

22. 牙痛一粒丸能解毒消肿、杀虫止痛，主治

A. 火毒内盛所致的牙龈肿痛，龋齿疼痛

B. 火热内蕴所致的口舌生疮、黏膜破溃、红肿灼痛

C. 肺胃热盛所致的口舌生疮、牙龈肿痛、目赤眩晕、咽喉肿痛

D. 热毒内蕴所致的咽痛，咽部红肿、糜烂，口腔溃疡久不收敛

E. 心胃火盛所致的咽喉糜烂肿痛

23. 冰硼散组方中的君药是

A. 冰片 B. 煅硼砂

C. 朱砂 D. 玄明粉

E. 玄参

二、配伍选择题

[1~3 题共用备选答案]

A. 千柏鼻炎片 B. 六神丸

C. 桂林西瓜霜 D. 辛芩颗粒

E. 复方鱼腥草片

1. 因含蟾酥、雄黄，不宜过量服用或持久服用的中成药是

2. 因含苍耳子，不宜过量服用或持久服用的中成药是

3. 因含山豆根、煅硼砂，不宜过量服用或持久服用的中成药是

[4~5 题共用备选答案]

A. 复方鱼腥草片 B. 冰硼散

C. 桂林西瓜霜 D. 锡类散

E. 清音丸

4. 治疗风热上攻、肺胃热盛所致的乳蛾，宜选用的中成药是

5. 治疗外感风热所致的急乳蛾，宜选用的中成药是

[6~8 题共用备选答案]

A. 六神丸 B. 黄氏响声丸

C. 板蓝根颗粒 D. 清音丸

E. 清咽滴丸

6. 功能为清热解毒、消炎止痛的中成药是

7. 功能为清热利咽、生津润燥的中成药是

8. 功能为疏风清热、解毒利咽的中成药是

[9～10题共用备选答案]

    A. 清咽滴丸   B. 黄氏响声丸

    C. 玄麦甘桔含片   D. 清音丸

    E. 桂林西瓜霜

9. 患者，男，50岁。患慢性咽炎，症见咽喉肿痛、口鼻干燥、舌红少苔、脉细数，证属阴虚火旺、虚火上浮，宜选用的中成药是

10. 患者，男，50岁。患急性咽炎，症见咽喉肿痛、口舌生疮、牙龈肿痛、舌红脉数，证属风热上攻、肺胃热盛，宜选用的中成药是

[11～12题共用备选答案]

    A. 祛风通窍   B. 止汗

    C. 疏风清热   D. 敛阴潜阳

    E. 清热解毒

11. 辛芩颗粒除能益气固表外，还能

12. 玉屏风散除能益气固表外，还能

[13～14题共用备选答案]

    A. 清音丸   B. 珠黄散

    C. 冰硼散   D. 锡类散

    E. 六神丸

13. 治疗心胃火盛所致的咽喉糜烂肿痛，宜选用的中成药是

14. 治疗热毒内蕴所致的咽部糜烂红肿，宜选用的中成药是

[15～16题共用备选答案]

    A. 清咽滴丸   B. 清音丸

    C. 玄麦甘桔含片   D. 桂林西瓜霜

    E. 冰硼散

15. 症见咽部红肿疼痛、咽干、口渴，微恶风、发热。证属外感风热，宜选用的中成药是

16. 症见咽喉不利、口舌干燥、声哑失音。证属肺热津亏，宜选用的中成药是

[17～18题共用备选答案]

    A. 牛黄上清胶囊   B. 六味地黄丸

    C. 耳聋左慈丸   D. 耳聋丸

    E. 知柏地黄丸

17. 治疗肝胆湿热所致的耳聋耳鸣，宜选用的中成药是

18. 治疗肝肾阴虚所致的耳聋耳鸣，宜选用的中成药是

[19～20题共用备选答案]

    A. 千柏鼻炎片   B. 鼻炎康片

    C. 辛芩颗粒   D. 藿胆丸

    E. 川芎茶调散

19. 患者，男，19岁。急性鼻炎，症见鼻塞，鼻痒气热，流涕黄稠。证属风热犯肺、内郁化火、凝滞气血，宜选用的中成药是

20. 患者，女，22岁。急性鼻炎，症见鼻塞，流涕黏稠、色白。证属风邪蕴肺，宜选用的中成药是

[21～22题共用备选答案]

    A. 化痰散结   B. 益气祛风

    C. 养阴生津   D. 祛风宣窍

    E. 芳香化浊

21. 鼻咽清毒颗粒除能清热解毒外，还能

22. 辛夷鼻炎丸除能清热解毒外，还能

[23～24题共用备选答案]

    A. 鼻炎康片   B. 辛夷鼻炎丸

    C. 藿胆丸   D. 千柏鼻炎片

    E. 辛芩颗粒

23. 过敏性鼻炎，症见鼻痒、喷嚏、流清涕、气短乏力、易感冒，证属肺气不足、风邪外袭，宜选用的中成药是

24. 过敏性鼻炎，症见鼻塞、鼻流清涕或浊涕、发热、头痛，证属风热上攻、热毒蕴肺，宜选用的中成药是

[25～26题共用备选答案]

    A. 化腐生肌   B. 滋阴清热

    C. 化瘀止血   D. 杀虫止痛

    E. 养血止血

25. 口炎清颗粒除能解毒消肿外，还能

26. 牙痛一粒丸除能解毒消肿外，还能

三、综合分析选择题

[1～3题共用题干]

患者，女，39岁。慢性鼻窦炎病史2年，外感风热3天，刻下症见鼻塞，鼻痒气热，流涕黄稠，嗅觉迟钝。医师诊断为鼻渊，证属风热犯肺、内郁化火、凝滞气血。

1. 治疗宜选用的中成药是

    A. 鼻咽清毒颗粒   B. 辛芩颗粒

    C. 玉屏风颗粒   D. 千柏鼻炎片

E. 鼻炎康片

2. 所选中成药的功能是

 A. 清热解毒，宣肺通窍，消肿止痛

 B. 疏风清热，化痰散结，利咽通窍

 C. 清热解毒，益气固表，祛风通窍

 D. 疏风清热，祛湿活血，利胆通窍

 E. 清热解毒，活血祛风，宣肺通窍

3. 关于所选中成药的注意事项，叙述错误的是

 A. 青光眼患者慎用

 B. 高血压患者慎用

 C. 服药期间，忌食辛辣厚味、油腻、鱼腥发物

 D. 糖尿病患者慎用

 E. 因含千里光，故不宜过量或持久服用

[4～7 题共用题干]

 患者，男，38 岁。近半个月工作压力大，又外感风热，刻下症见声音嘶哑、咽喉肿痛、咽干灼热、咽中有痰、恶寒发热、头痛、便秘尿赤，舌红苔黄腻，脉滑数。

4. 宜选用的中成药是

 A. 桂林西瓜霜　　　B. 清音丸

 C. 清咽滴丸　　　　D. 栀子金花丸

 E. 黄氏响声丸

5. 所选中成药的功能是

 A. 清热解毒，开窍利咽

 B. 疏风清热，化痰散结，利咽开音

 C. 清热解毒，消肿利咽

 D. 疏风清热，生津利咽

 E. 清热解毒，凉血利咽

6. 所选中成药组方中有诃子，该药物除能敛肺止咳、降火利咽外，还能

 A. 固表止汗　　　　B. 固精缩尿

 C. 涩肠止泻　　　　D. 固精止带

 E. 固崩止血

7. 关于所选中成药的使用注意，叙述错误的是

 A. 阴虚火旺者慎用

 B. 素体脾胃虚弱者或胃寒便溏者慎用

 C. 老人、儿童慎用

 D. 服药期间，忌食辛辣、油腻、鱼腥食物，戒烟、酒

 E. 孕妇忌用

[8～10 题共用题干]

 患者，男，62 岁。症见耳鸣，听力下降、头晕目眩、腰膝酸软、牙齿动摇、舌红少苔、脉细。医师诊断为耳鸣，证属肝肾阴虚，治宜滋肾平肝。

8. 宜选用的中成药是

 A. 耳聋左慈丸　　　B. 耳聋丸

 C. 麦味地黄丸　　　D. 杞菊地黄丸

 E. 六味地黄丸

9. 服药 3 个月后，耳鸣消失，听力基本恢复正常，但仍腰酸膝软、头晕目眩、神疲口燥，治以滋肾补阴，宜选用的中成药是

 A. 麦味地黄丸

 B. 大补阴丸

 C. 左归丸

 D. 知柏地黄丸

 E. 右归丸

10. 此后 1 年，患者因为长时间看电视、刷手机短视频，导致两目干涩、畏光流泪、视物模糊。治以滋肾、养肝、明目，宜选用的中成药是

 A. 明目上清丸　　　B. 明目蒺藜丸

 C. 明目地黄丸　　　D. 石斛夜光丸

 E. 黄连羊肝丸

四、多项选择题

1. 关于牙痛一粒丸的注意事项，叙述正确的有

 A. 将含药后的唾液吐出，不可咽下

 B. 含蟾酥、朱砂、雄黄，不宜过量使用或久用

 C. 含苍耳子、细辛，不宜过量使用或久用

 D. 年老体弱者忌用

 E. 火毒内盛所致的牙龈肿痛，龋齿疼痛慎用

2. 冰硼散的药物组成有

 A. 冰片　　　　　　B. 硼砂（煅）

 C. 朱砂　　　　　　D. 玄明粉

 E. 芒硝

3. 六神丸的主治有

 A. 烂喉丹痧　　　　B. 喉风喉痛

 C. 单双乳蛾　　　　D. 小儿热疖

 E. 乳痈发背

4. 关于六神丸的用法用量，叙述正确的有

 A. 口服。1 岁一次服 1 粒，2 岁一次服 2 粒，3 岁一次服 3～4 粒

 B. 口服。成人一次服 10 粒

 C. 口服。4～8 岁一次服 5～6 粒，9～10 岁一次服 8～9 粒

D. 外敷在皮肤红肿处，如红肿已将出脓或已穿烂，切勿再敷

E. 外敷在皮肤红肿处，以丸十数粒，用冷开水或米醋少许，盛食匙中化散，敷搭四周

5. 关于桂林西瓜霜的功能和注意事项，叙述正确的有

A. 孕妇慎用

B. 服药期间，忌食辛辣、油腻、鱼腥食物，戒烟酒

C. 功能清热解毒、消肿止痛

D. 高血压、心脏病、肝病、糖尿病、肾病等慢性病严重者，应在医师指导下服用

E. 口腔用药，应先漱口清除口腔食物残渣，用药后禁食 30 ~ 60 分钟

6. 关于六神丸的注意事项，叙述正确的有

A. 孕妇禁用

B. 因含有麝香，故运动员慎用

C. 不能过量服用或持久服用

D. 外用不可入眼

E. 服药期间，应进食流质或半流质饮食

7. 孕妇禁用的中成药有

A. 冰硼散
B. 桂林西瓜霜
C. 珠黄散
D. 六神丸
E. 清音丸

8. 功能滋阴清热的中成药有

A. 栀子金花丸

B. 复方鱼腥草片

C. 玄麦甘桔含片

D. 冰硼散

E. 口炎清颗粒

9. 功能清热通窍的中成药有

A. 鼻炎康片
B. 千柏鼻炎片
C. 藿胆丸
D. 香菊片
E. 辛芩颗粒

10. 因含苍耳子，故不宜过量或持久服用的中成药有

A. 辛夷鼻炎丸
B. 辛芩颗粒
C. 鼻炎康片
D. 千柏鼻炎片
E. 鼻咽清毒颗粒

11. 关于鼻炎康片的注意事项，叙述正确的有

A. 孕妇及哺乳期妇女慎用

B. 过敏性鼻炎属虚寒者慎用

C. 不宜过量服用或持久服用

D. 服药期间，不得驾驶车、船，不得从事高空作业、机械作业，以及操作精密仪器等

E. 膀胱颈梗阻、甲状腺功能亢进、青光眼、高血压和前列腺肥大者慎用

第二十八章　骨伤科常用中成药

一、最佳选择题

1. 患者，男，50 岁。在公园锻炼身体时不慎跌坐在地，骶尾部瘀肿疼痛。X 线检查提示骶尾骨骨折，无明显移位。医师嘱其卧床休息，为促进伤处愈合，宜选用的中成药是
   A. 舒筋活血片　　　　B. 活血止痛散
   C. 接骨七厘片　　　　D. 七厘散
   E. 云南白药

2. 患者，女，65 岁。患风湿痹证 20 余年，现症见腰膝关节疼痛、肢体拘挛。治宜舒筋活络，活血散瘀，宜选用的中成药是
   A. 活血止痛散　　　　B. 舒筋活血片
   C. 云南白药　　　　　D. 七厘散
   E. 接骨丸

3. 功能为化瘀消肿、止痛止血，内服、外用均可收效的中成药是
   A. 接骨丸　　　　　　B. 活血止痛散
   C. 接骨七厘片　　　　D. 七厘散
   E. 复方丹参片

4. 因处方中所用的香加皮含强心苷而有毒，不宜过量服用或持久服用的中成药是
   A. 接骨丸　　　　　　B. 七厘散
   C. 丹七片　　　　　　D. 云南白药
   E. 舒筋活血片

5. 药物组成中含马钱子，过量服用或持久服用易导致中毒的中成药是
   A. 接骨丸　　　　　　B. 接骨七厘片
   C. 七厘散　　　　　　D. 舒筋活血片
   E. 元胡止痛片

6. 七厘散组方中的君药是
   A. 朱砂　　　　　　　B. 冰片
   C. 制乳香、制没药　　D. 人工麝香
   E. 血竭

7. 舒筋活血片除能舒筋活络外，还能
   A. 活血解毒　　　　　B. 活血消肿

8. 患者，女，20 岁。活动时跌倒损伤右臂，肿胀疼痛，皮肤青紫，渗血。X 线检查提示未见骨折。治以化瘀消肿、止痛止血，内服、外用并举。宜选用的中成药是
   A. 舒筋活血片　　　　B. 云南白药
   C. 跌打丸　　　　　　D. 活血止痛散
   E. 七厘散

9. 因药物组成中含有朱砂，故不宜长期服用或过量服用的中成药是
   A. 七厘散　　　　　　B. 接骨丸
   C. 云南白药　　　　　D. 舒筋活血片
   E. 接骨七厘片

10. 功能为活血散瘀、消肿止痛，主治跌打损伤、瘀血肿痛的中成药是
    A. 云南白药　　　　　B. 七厘散
    C. 活血止痛散　　　　D. 接骨七厘片
    E. 舒筋活血片

11. 主治跌打损伤、瘀血肿痛的中成药是
    A. 槐角丸　　　　　　B. 丹七片
    C. 活血止痛散　　　　D. 逐瘀通脉胶囊
    E. 元胡止痛片

12. 主治筋骨疼痛、肢体拘挛、腰背酸痛、跌打损伤的中成药是
    A. 舒筋活血片　　　　B. 云南白药
    C. 活血止痛散　　　　D. 跌打丸
    E. 七厘散

13. 主治跌打损伤、瘀血肿痛，需要用温黄酒或温开水送服的中成药是
    A. 接骨丸　　　　　　B. 舒筋活血片
    C. 活血止痛散　　　　D. 跌打丸
    E. 七厘散

14. 功能化瘀消肿、止痛止血，主治跌仆损伤、血瘀疼痛、外伤出血的中成药是
    A. 接骨丸　　　　　　B. 七厘散

139

C. 接骨七厘片　　　　D. 舒筋活血片

E. 活血止痛散

15. 七厘散的口服用量是

A. 一次 1.5~3g，一日 1~3 次

B. 一次 3~6g，一日 1~3 次

C. 一次 6~9g，一日 1~3 次

D. 一次 0.1~0.5g，一日 1~3 次

E. 一次 1~1.5g，一日 1~3 次

16. 仙灵骨葆胶囊组方中的君药是

A. 淫羊藿　　　　B. 续断

C. 丹参　　　　D. 知母

E. 补骨脂

17. 仙灵骨葆胶囊除能强身健骨外，还能

A. 补肾益气，活血壮骨

B. 滋补肝肾，接骨续筋

C. 补肾助阳，强骨止痛

D. 滋阴益肾，益气养血

E. 活血消肿，舒筋活络

二、配伍选择题

[1~3 题共用备选答案]

A. 活血化瘀，接骨续筋

B. 舒筋活络，活血散瘀

C. 活血散瘀，消肿止痛

D. 化瘀消肿，止痛止血

E. 化瘀止血，活血止痛，解毒消肿

1. 接骨七厘片的功能是

2. 接骨丸的功能是

3. 七厘散的功能是

[4~5 题共用备选答案]

A. 骨疏康胶囊

B. 强骨胶囊

C. 逐瘀通脉胶囊

D. 舒筋活血片

E. 接骨丸

4. 患者，女，60 岁。患骨质疏松症，症见腰脊酸痛，胫膝瘦软，神疲乏力。证属肾虚气血不足，治以补肾益气、活血壮骨，宜选用的中成药是

5. 患者，男，60 岁。患骨质疏松症，症见骨脆易折，腰背、四肢关节疼痛，畏寒肢冷，下肢无力，夜尿频多。证属肾阳虚，治以补肾、强骨、止痛，宜选用的中成药是

三、综合分析选择题

[1~3 题共用题干]

患者，男，35 岁。3 小时前踢足球时不甚跌倒，右侧踝部肿胀疼痛、无出血、皮温略高，X 线检查提示未见骨折。医生诊断为软组织挫伤，处方云南白药（散剂）。

1. 云南白药除能活血止痛、解毒消肿外，还能

A. 凉血止血　　　　B. 化瘀止血

C. 活血消痈　　　　D. 消痈排脓

E. 接骨续筋

2. 治疗上述病证，云南白药（散剂）的用法是

A. 嚼化　　　　B. 温开水送服

C. 冷水送服　　　　D. 热水送服

E. 用酒送服

3. 治疗上述病证，云南白药（散剂）的用量是

A. 一次 1~3g，一日 1 次

B. 一次 0.5~1g，一日 4 次

C. 一次 0.25~0.5g，一日 4 次

D. 一次 1~3g，一日 3 次

E. 一次 0.25~0.5g，一日 1 次

四、多项选择题

1. 关于跌打丸的注意事项，叙述正确的有

A. 孕妇禁用

B. 骨折、脱臼者宜手法先复位后再用本品治疗

C. 运动员慎用

D. 宜饭后服用

E. 脾胃虚弱者慎用

2. 接骨七厘片与接骨丸共同的主治有

A. 跌打损伤　　　　B. 外伤出血

C. 骨折筋伤　　　　D. 闪腰岔气

E. 瘀血肿痛

3. 关于舒筋活血片的注意事项，叙述正确的有

A. 孕妇忌服

B. 运动员慎用

C. 因组方中所用的香加皮含强心苷，禁与含强心苷类的西药同用

D. 不宜过量服用或持久服用

E. 妇女月经期慎服

4. 跌打丸与活血止痛散共同的功能有

A. 舒筋活络　　　　B. 活血散瘀

C. 消肿止痛　　　　D. 解毒消肿

E. 化瘀止血

E. 朱砂

5. 云南白药的主治有

A. 跌打损伤　　　　B. 痔血

C. 闭合性骨折　　　D. 溃疡病出血

E. 支气管扩张及肺结核咳血

6. 七厘散的药物组成有

A. 血竭、红花

B. 乳香（制）、没药（制）

C. 儿茶

D. 冰片、人工麝香

7. 仙灵骨葆胶囊的药物组成有

A. 淫羊藿　　　　　B. 续断

C. 丹参　　　　　　D. 知母

E. 补骨脂

8. 关于仙灵骨葆胶囊的注意事项，叙述正确的有

A. 孕妇禁用

B. 有肝病史者禁用

C. 肝生化指标异常者禁用

D. 脾胃虚弱者忌用

E. 不能多服、久服

下篇
试题答案与解析

第一部分　常用单味中药

第一章　解表药

一、最佳选择题

1. C　本题考查香薷的性能特点。香薷外能发汗解表，内能化湿和中，夏日多用，故又称"夏月麻黄"。

2. A　本题考查生姜的性能特点。生姜药食兼用，走而不守，既散表寒，又散里寒。散风寒解表力缓，风寒感冒轻症多用。善温中止呕，素有"呕家圣药"之美誉，胃寒呕吐者最宜。

3. C　本题考查葛根的性能特点。**葛根**甘辛轻扬升散，性偏凉能清，入脾、胃经。既透解肌表风热、解肌退热而发表、透发疹斑，又鼓舞脾胃清阳上升而生津止渴、升阳止泻，治疗热泻、热痢初起，以及脾虚泄泻。另，味辛能行，通经活络，治中风偏瘫、胸痹、眩晕头痛。还能解酒毒。治**项背强痛与阳明头痛最宜，无论寒热虚实、有汗无汗皆可**。生用升散清透并生津，煨用长于升举而少清透。

4. C　本题考查香薷的用法。香薷发汗解暑宜水煎凉服，利水退肿须浓煎服。

5. B　本题考查菊花配枸杞子的意义。菊花配枸杞子补肝肾明目力强，善治肝肾亏虚之视物昏花，兼风热或肝热者尤宜。

6. A　本题考查蝉蜕配胖大海的意义。蝉蜕配胖大海，清宣肺气、利咽开音力强，善治风热或肺热之咽痛音哑。

7. B　本题考查升麻的用法。升麻发表透疹、清热解毒，宜生用；升阳举陷，宜蜜炙用。

8. A　本题考查薄荷的功效与主治病证。**薄荷**的功效为疏散风热，**清利头目**，利咽，透疹，**疏肝行气**。主治风热感冒，温病初起；风热上攻，头痛眩晕，目赤多泪，喉痹，咽喉肿痛，口舌生疮；麻疹不透，风疹瘙痒；肝郁气滞、胸胁胀闷。

9. C　本题考查升麻的性能特点。升麻辛散轻浮上行，微甘微寒清解，散升清泄。生用既散肌表与阳明经邪气而发表，又清泄热毒而解毒、透疹，善治阳明头痛、疹痘斑透发不畅及热毒上攻诸证。炙用升举脾胃清阳之气，治中气下陷每用。

10. A　本题考查细辛的用法用量。细辛内服：煎汤，1~3g；散剂，每次0.5~1g。外用：适量。

11. E　本题考查牛蒡子的功效。牛蒡子的功效是疏散风热，宣肺祛痰，利咽透疹，解毒消肿。

12. E　本题考查苍耳子的功效和主治病证。苍耳子的功效是散风寒，通鼻窍，祛风湿，止痛。主治风寒感冒，头痛鼻塞，表证夹湿；鼻渊，鼻鼽，鼻塞流涕；湿痹拘挛，风疹瘙痒。

13. D　本题考查桑叶配黑芝麻的主治病证。桑叶配黑芝麻，补肝肾、益阴血而明目力强，治肝肾亏虚之视物昏花效佳，兼肠燥便秘者尤宜。

14. C　本题考查紫苏叶的性能特点。**紫苏叶**辛温行散。入肺经，散风寒而发表；入脾经，理气而宽中，兼解鱼蟹毒。发汗不如麻黄、桂枝，长于理气。**风寒感冒兼气滞**，以及**脾胃气滞、妊娠呕吐者**用之尤宜。

15. C　本题考查荆芥的性能特点。荆芥生用辛微温发散，入肺、肝经。善散肌表与血分风邪而解表、透疹、止痒、疗疮。力平和，散风发表通用，风寒、风热皆宜。炒炭微温涩敛，入肝经血分，收敛止血，治崩漏功良。

16. E　本题考查西河柳的功效和使用注意。西河柳的功效是发表透疹，祛风除湿。西河柳用量过大能令人心烦，故内服不宜过量，麻疹已透及体虚汗多者忌服。

17. E　本题考查荆芥和防风的共同功效。荆芥的功效是解表散风，透疹止痒，消疮。防风的功效是祛风解表，胜湿止痛，止痉。荆芥和防风的共同功效是解表。

18. A　本题考查细辛的性能特点与主治病证。**细辛**芳香气浓，辛温走窜，入心、肺、肾经，通彻表里上下，力较强。善祛风散寒、通窍止痛，为治风寒、风湿所致诸痛及鼻渊鼻塞头痛之良药。能温散肺寒、化痰饮，为治**寒饮伏肺**之要药。最宜**少阴头痛、鼻渊头痛与牙痛**。细辛主治风寒感冒，尤宜鼻塞、头痛肢体疼痛较甚者，阳虚外感；头痛，牙痛，风寒湿痹痛；鼻鼽，鼻渊，鼻塞流涕；寒痰停饮，气逆咳喘。

19. E 本题考查葛根配黄芩、黄连的意义。葛根配黄芩、黄连，既清热燥湿解毒，又透热升阳止泻，善治湿热泻痢初起。

20. C 本题考查柴胡配黄芩的意义。柴胡配黄芩善清解半表半里之邪热，治少阳寒热往来效著。

21. B 本题考查麻黄的性能特点。麻黄辛散温通，微苦略降，入肺、膀胱经。善开宣肺气而发汗解表、平喘，通调水道下输膀胱而利水消肿，温通散寒而通痹、散结。发散力强，平喘力好。治风寒表实无汗，兼咳喘者最宜。治肺气不宣之喘咳，风寒、寒痰者径用，风热、痰热者当配伍辛凉发散或清泄化痰之品。善治风水水肿，以及痹痛与阴疽。

22. A 本题考查防风的性能特点。**防风辛微温发**散，甘缓不峻，生用、炒炭性能有别。生用辛散甘缓，微温力缓，入膀胱、脾经，散外风、胜湿邪而发表止痛；入肝经，祛内风而止痉。为**治风通用药，散外风、息内风皆宜，治风寒、风热及表证夹湿皆可，风寒湿三邪客体用之最宜**。炒炭，涩多散少，敛兼升散，入脾、肝经而长于止血、止泻，治崩漏下血及泄泻宜用。

23. D 本题考查羌活的使用注意。羌活气味浓烈，用量过多易致呕吐，故脾胃虚弱者不宜服用；辛温燥烈，伤阴耗血，故血虚痹痛、阴虚头痛者慎服。

24. B 本题考查紫苏梗的功效。**紫苏梗**的功效是理气宽中，止痛，**安胎**。主治病证有胸膈痞闷，胃脘疼痛；嗳气呕吐；胎动不安。

二、配伍选择题

[1~3] C、E、D 本组题考查相似药物桑叶、菊花、柴胡的主治病证。桑叶、菊花、柴胡，均治感冒。桑叶主治风热感冒，温病初起；肺热咳嗽，燥热咳嗽；肝阳上亢，头晕头痛；目赤肿痛，视物昏花；血热妄行之咳血、吐血、衄血。菊花主治风热感冒，温病初起；肝阳上亢，头痛眩晕；风热或肝火上攻所致的目赤肿痛；肝阴虚之眼目昏花；疮痈肿毒。柴胡主治感冒发热，寒热往来；肝郁气滞，胸胁胀痛，月经不调；气虚下陷之子宫脱垂、脱肛。

[4~6] B、C、E 本组题考查相似药物牛蒡子、蝉蜕、蔓荆子的主治病证。牛蒡子、蝉蜕、蔓荆子，均治风热感冒。牛蒡子主治风热感冒，温病初起，咳嗽痰多；麻疹不透，风热疹痒；痈肿疮毒，丹毒，痄腮，咽喉肿痛。蝉蜕主治风热感冒，温病初起，咽痛音哑；麻疹不透，风疹瘙痒；风热或肝热之目赤翳障；小儿惊哭夜啼，惊风抽搐，破伤风。蔓荆子主治

风热感冒头痛；目赤多泪，目暗不明，齿龈肿痛；头晕目眩；风湿痹痛。

[7~9] E、B、D 本组题考查相似药物薄荷、蝉蜕、牛蒡子的功效。薄荷的功效为疏散风热，清利头目，利咽，透疹，疏肝行气。**蝉蜕**的功效为疏散风热，**利咽开音**，透疹，**明目退翳**，息风止痉。牛蒡子的功效为疏散风热，宣肺祛痰，利咽透疹，解毒消肿。

[10~11] C、B 本组题考查白芷和藁本的功效和主治病证。①**白芷**：功效为解表散寒，祛风止痛，宣通鼻窍，燥湿止带，消肿排脓。主治外感风寒或表证夹湿兼见头痛鼻塞，**阳明头痛，眉棱骨痛，鼻渊头痛**，牙痛，风湿痹痛；鼻衄，鼻渊，鼻塞流涕；寒湿带下；疮疡肿毒。②**藁本**：功效为祛风散寒，除湿止痛。主治风寒感冒，表证夹湿，巅顶头痛；风寒湿痹。

[12~13] C、D 本组题考查相似药物桑叶、菊花的功效。桑叶、菊花，均能疏散风热。桑叶的功效为疏散风热，清肺润燥，平肝明目，凉血止血。菊花的功效为疏散风热，平抑肝阳，平肝明目，清热解毒。

[14~15] A、E 本组题考查辛夷和淡豆豉的功效。辛夷的功效是散风寒，通鼻窍。淡豆豉的功效是解表，除烦，宣发郁热。

[16~17] A、E 本组题考查薄荷和升麻的功效。薄荷的功效是疏散风热，清利头目，利咽，透疹，疏肝行气。升麻的功效是发表透疹，清热解毒，升举阳气。

[18~19] A、E 本组题考查藁本的性能特点和苍耳子的主治病证。藁本辛散温通，气雄而烈，直上巅顶，善治表证夹湿、风寒湿痹与巅顶头痛。苍耳子的主治病证有阳明头痛，眉棱骨痛，鼻渊头痛，牙痛，风湿痹痛。

[20~22] B、D、E 本组题考查麻黄配桂枝、麻黄配石膏、麻黄配苦杏仁的意义。麻黄与桂枝相配，发汗解表力强，善治风寒表实无汗。麻黄与石膏相配，清肺平喘，兼透表热，治肺热咳喘效佳。麻黄与苦杏仁相配，宣肺降气而平喘止咳，治喘咳气逆，属风寒束肺者尤宜。

[23~24] C、A 本组题考查细辛配干姜、五味子，以及桑叶配苦杏仁的意义。细辛配干姜、五味子，主温燥，兼敛润，善温肺化饮，且不耗气伤阴，治寒饮喘咳日久者效佳。桑叶配苦杏仁，既疏散风热，又润肺止咳，善治温燥伤肺之咳嗽无痰或痰少而

黏、色白或微黄。

[25～27] A、B、C　本组题考查相似药物西河柳、浮萍、木贼的主治病证。西河柳主治麻疹透发不畅，风疹瘙痒；风湿痹痛。浮萍主治风热感冒；麻疹透发不畅，风疹瘙痒；水肿尿少。木贼主治风热目赤，迎风流泪，目生云翳；出血证。

[28～30] A、B、C　本组题考查桑叶配菊花、麻黄配桂枝、桂枝配白芍的意义。桑叶与菊花相配，疏散风热、平肝明目力强。麻黄与桂枝相配，发汗解表力强。桂枝与白芍相配，收散并举，共奏调和营卫、散风敛营、解肌发表之功。

三、综合分析选择题

1. E　本题考查桂枝的性能特点。桂枝发汗不及麻黄，长于助阳与流畅血脉。既走表，又走里，凡风寒表证无论虚实皆宜，寒证无论虚、实或外寒直中或阳虚内生皆可。

2. D　本题考查附子的功效。附子的功效是回阳救逆，补火助阳，散寒止痛。

3. A　本题考查桂枝配白芍的意义。桂枝与白芍相配，收散并举，有调和营卫、散风敛营、解肌发表之功，治风寒表虚有汗每用。

4. C　本题考查桑叶的功效。**桑叶**的功效为疏散风热，**清肺润燥**，平肝明目，**凉血止血**。

5. E　本题考查桑叶配菊花的意义。**桑叶**苦甘寒，**菊花**甘苦微寒，两药**相配，疏散风热、平肝明目力**更

强，善治风热感冒、温病初起、风热或肝热目赤、肝阳眩晕，以及肝肾亏虚之目暗不明。

6. C　本题考查蝉蜕的主治病证。蝉蜕主治风热感冒，温病初起，咽痛音哑；麻疹不透，风疹瘙痒；风热或肝热目赤翳障；小儿惊哭夜啼，惊风抽搐，破伤风。

四、多项选择题

1. BDE　本题考查相似药物的功效。蝉蜕的功效是疏散风热，利咽开音，透疹，明目退翳，息风止痉。木贼、谷精草的功效是疏散风热，明目退翳。

2. AD　本题考查相似药物的功效。薄荷、蔓荆子均能疏散风热、清利头目。薄荷的功效为疏散风热，清利头目，利咽，透疹，疏肝行气。蔓荆子的功效为疏散风热，清利头目。

3. ABCDE　本题考查细辛的使用注意。**细辛**辛香温散，故气虚多汗、阴虚阳亢头痛、阴虚或肺热咳嗽者忌服。**用量不宜过大，尤其是散剂更须谨慎，不宜与藜芦同用。**

4. ABE　本题考查相似药物的功效。羌活、藁本，均能散寒，祛风除湿，止痛。羌活的功效为解表散寒，祛风除湿，止痛。藁本的功效为祛风散寒，除湿止痛。

5. AE　本题考查相似药物的主治病证。薄荷与柴胡均为发散风热药，并有疏肝之功，故既能治疗感冒，又能治疗肝郁气滞证。

第二章　清热药

一、最佳选择题

1. C　本题考查射干的主治病证。射干的主治病证为热毒痰火郁结，咽喉肿痛（证属热结痰瘀者尤宜）；痰涎壅盛，咳嗽气喘。

2. A　本题考查大血藤的功效和主治病证。大血藤的功效是清热解毒，活血止痛，祛风通络。主治肠痈腹痛，热毒疮疡；血滞经闭痛经，跌扑肿痛；风湿痹痛。

3. D　本题考查竹叶的性能特点。**竹叶**甘淡寒清利，辛散轻扬，清利兼透，入心、胃、小肠经。既**清心除烦、利尿**，又凉散上焦风热。与淡竹叶相比，清心除烦力强，兼生津，热病心烦多用；又兼辛味，能

凉散上焦风热，治风热表证及温病初期常用。

4. A　本题考查知母的性能特点。知母苦泄寒清，甘润滋滑，既入肺、胃、肾经。但清降，不透散，并滋阴，**上清肺热而泻火，中清胃热而除烦渴，下滋肾阴而润燥滑肠、退虚热**；清热泻火虽不及石膏，但长于滋阴润燥，祛邪扶正两相兼；实火、虚热皆宜，高热或燥热津伤及阴虚发热者用之尤佳。石膏虽亦清肺胃实火，但无滋肾阴、润肠燥之效，且为辛甘大寒之品。

5. A　本题考查知母的用法。知母内服：煎汤，6～12g。清泻实火宜生用，滋阴降火宜盐水炒用。

6. E　本题考查栀子配淡豆豉的意义。**栀子**苦寒，善清热泻火除烦；**淡豆豉**苦辛性凉，善宣散郁热而除

烦。两药相配，**清散郁热除烦力强**，治温病初起胸中烦闷及虚烦不眠效佳。

7. A 本题考查栀子的功效。栀子的功效：内服泻火除烦，清热利尿，凉血解毒；外用消肿止痛。

8. E 本题考查夏枯草的功效与主治病证。**夏枯草的功效为清肝泻火**，**明目**，**散结消肿**。主治肝阳或肝火上升之头痛眩晕；目赤肿痛，目珠夜痛，**痰火郁结之瘰疬**、**瘿瘤**；乳痈，乳癖，乳房胀痛。

9. B 本题考查黄芩的主治病证。黄芩主治湿温，暑湿，湿热痞满、泻痢、黄疸；肺热咳嗽，热病烦渴，少阳寒热；痈肿疮毒；血热之吐血、咳血、衄血、便血、崩漏，胎热之胎动不安。

10. B 本题考查黄连配木香的意义。**黄连苦寒**，功能清热燥湿、泻火解毒；**木香辛苦性温**，功能理肠胃气滞而止痛。两药**相配**，既清热燥湿解毒，又理气止痛，治**湿热泻痢腹痛**、**里急后重**每用。

11. A 本题考查黄连配吴茱萸的意义。黄连苦寒，功能清泻胃火；**吴茱萸辛苦而热**，功能疏肝解郁、降逆止呕。两药**相配**，既清泻肝火、燥湿，又疏肝和胃制酸，治**肝火犯胃**、湿热中阻之胁痛口苦、呕吐泛酸。

12. D 本题考查黄柏配苍术的意义。**黄柏苦寒**，功能清热燥湿，作用偏于下焦；**苍术辛苦性温**，功能燥湿健脾，兼祛风湿。两药**相配**，既清热又燥湿，且走下焦，治湿热诸证，特别是**下焦湿热证**有效。

13. B 本题考查连翘的功效。连翘的功效为清热解毒，消肿散结，疏散风热，利尿。

14. E 本题考查相似药物的功效。鱼腥草的功效为清热解毒，消痈排脓，利尿通淋；马齿苋的功效为清热解毒，凉血止血，止痢。

15. A 本题考查玄参的功效和主治病证。玄参的功效为清热凉血，滋阴降火，解毒散结。主治温病热入营血，温毒发斑；热病伤阴，舌绛烦渴，津伤便秘，骨蒸劳嗽；目赤肿痛，咽喉肿痛，白喉，瘰疬，痈肿疮毒；阴虚肠燥便秘。题干中，患者为阴虚火旺、热毒蕴结之咽痛，且伴有阴虚肠燥便秘。

16. B 本题考查苦参的功效及主治病证。苦参的功效是清热燥湿，杀虫止痒，利尿。主治湿热泻痢，便血，黄疸，赤白带下，阴肿阴痒；湿疹湿疮，皮肤瘙痒，疥癣，麻风，滴虫阴道炎；湿热淋痛，尿闭不通。题干中，患者证属下焦湿热。黄柏虽可除下焦湿热，但无止痒、利尿之功。

17. D 本题考查黄芩的用法。黄芩生用清热燥湿、泻火解毒作用较强，湿热、热病诸证宜用。炒黄

芩苦寒之性略减，胎热胎动不安宜用。酒炒黄芩能上行，清上焦热宜用。炒炭凉血止血力较强，血热出血宜用。传统认为，条芩（子芩）为生长年少的子根，体实而坚，质重主降，善清大肠之火、泄下焦湿热；片芩（枯芩）为生长年久的宿根，中空而枯，体轻主浮，善清上焦肺火，主治肺热咳嗽痰黄。

18. A 本题考查决明子的主治病证。**决明子能清热明目**，**润肠通便**，主治肝火或风热上攻之目赤肿痛、羞明多泪、目暗不明；肝火或肝阳上亢之头痛眩晕；肠燥便秘。

19. B 本题考查夏枯草的性能特点。**夏枯草苦泄辛散寒清**，清散兼养，**专入肝经**，主清肝火、散郁结，兼养肝阴平肝，凡肝火、阳亢及痰核郁结诸疾可选。为清肝明目之要药，尤善治**肝阴不足之目珠夜痛**。

20. C 本题考查玄参的功效与主治病证。玄参清热凉血，滋阴降火，解毒散结。主治温病热入营血，温毒发斑；热病伤阴，舌绛烦渴，津伤便秘，骨蒸劳嗽；目赤肿痛，咽喉肿痛，白喉，瘰疬，痈肿疮毒；阴虚肠燥便秘。

21. E 本题考查连翘的性能特点。**连翘苦能泄散**，微寒能清，质轻上浮，入肺、心、小肠经。既清解热毒，又疏散风热，还消肿散结、利尿。药力较强，以清为主，清中兼透，并能散结利尿，凡热毒、风热、湿热、肿结皆宜。素有"**疮家圣药**"之称。

22. D 本题考查白头翁的功效与主治病证。白头翁清热解毒，凉血止痢。主治热毒血痢和阴痒带下。

23. B 本题考查地骨皮的功效与主治病证。地骨皮的功效为凉血除蒸，清肺降火。主治阴虚潮热，骨蒸盗汗；肺热咳嗽；血热之咯血、衄血；内热消渴。

24. C 本题考查牡丹皮的功效和主治病证。**牡丹皮的功效为清热凉血**，**活血散瘀**。主治温病热入营血，温毒发斑，血热之吐血、衄血；温邪伤阴，阴虚发热，夜热早凉，**久病伤阴之无汗骨蒸**；血滞之闭经、痛经，跌扑伤痛；痈肿疮毒，肠痈腹痛。

25. B 本题考查青蒿的功效。青蒿的功效为清虚热，除骨蒸，解暑热，截疟，退黄。

26. C 本题考查山豆根的功效和主治病证。**山豆根的功效为清热解毒、消肿利咽**。主治**火毒蕴结之乳蛾喉痹**，咽喉肿痛；齿龈肿痛，口舌生疮；湿热黄疸，肺热咳嗽，痈肿疮毒。

27. A 本题考查芦根的功效。芦根的功效为清热泻火，生津止渴，除烦，止呕，利尿。

28. C 本题考查栀子的性能特点。栀子苦寒降泄

清利，入心、肺、三焦经。既清心、肺、三焦之火而泻火除烦解毒、凉血止血，又清利膀胱湿热与清泻滑利大肠，导湿热火毒外出，利小便、缓通便、退黄疸。捣烂外敷能散瘀血而消肿止痛。药力较缓，虽味苦而不甚燥。既走气分，能清泻气分热；又走血分，能清泄血分热。

29. E　本题考查玄参的性能特点。玄参苦泄甘润寒清，咸软入肾走血，入肺、胃、肾经。既清热降火而凉血、解热毒，又滋阴生津、润肠通便，解毒散结。功似生地黄，生津力较生地黄弱，降火力较生地黄强，长于解毒散结。凡血热、虚热、火毒、疮毒皆可选用，最宜阴虚火旺者。

30. A　本题考查知母配黄柏的意义。知母苦甘性寒，功能清热泻火，滋阴润燥；黄柏苦寒，功能清热泻火。两药相配，清热降火坚阴，治阴虚火旺效佳。

31. E　本题考查黄柏的主治病证。黄柏的主治病证为湿热泻痢，黄疸尿赤，带下阴痒，热淋涩痛，脚气痿躄；疮疡肿毒，湿疹湿疮；阴虚火旺之骨蒸劳热，盗汗，遗精。

32. B　本题考查青黛的用法用量。青黛：内服，入丸散，1~3g；外用，适量。

33. B　本题考查金银花配连翘的意义。金银花甘寒清泄疏透，功能清热解毒、疏散风热；连翘苦泄散，微寒清，质轻浮，功能清热解毒、疏散风热、散结利尿。两药相配，既清热解毒，又疏散风热，兼散结利尿，治外感风热每用，治咽喉红肿、热毒痈肿及内痈无论兼表与否皆宜。

34. C　本题考查鸦胆子的主治病证。鸦胆子主治热毒血痢，休息痢（阿米巴痢疾）；疟疾；赘疣，鸡眼（外用）。

35. C　本题考查知母配川贝母的意义。知母苦甘性寒，功能清热泻火，滋阴润燥。川贝母甘苦微寒，功能清热润肺、化痰止咳。两药相配，既滋阴润肺，又清热化痰，善治阴虚劳嗽、燥热咳嗽。题干中，患者为阴虚燥热之咳嗽。生地黄清热凉血、养阴生津，且入心、肝、肾经，不入肺经。

36. B　本题考查石膏的主治病证。石膏主治外感热病，高热烦渴；肺热喘咳；胃火亢盛，头痛、牙痛；疮疡不敛，湿疹瘙痒，水火烫伤，外伤出血。

37. C　本题考查知母的主治病证。知母能清热泻火，滋阴润燥。主治外感热病，高热烦渴；肺热咳嗽，阴虚燥咳劳嗽；阴虚火旺，骨蒸潮热；内热消渴；阴虚肠燥便秘。

38. D　本题考查栀子配黄柏的意义。栀子苦寒，功能泻火除烦、利湿退黄；黄柏苦寒，功能清热燥湿、泻火解毒。两药相配，清热泻火、除湿退黄力强，治湿热黄疸、心烦尿赤效佳。

39. A　本题考查黄连的主治病证。黄连主治湿热痞满，呕吐，泻痢，黄疸；高热神昏心火亢盛，心烦不寐，心悸不宁；血热吐衄；胃热呕吐吞酸、消渴，胃火牙痛；痈肿疔疮，目赤肿痛，口舌生疮；湿疹，湿疮，耳道流脓。

40. B　本题考查龙胆的性能特点。龙胆苦寒，清泄而燥，沉降下行，入肝、胆经。既泻胆肝实火而凉肝定惊、解热毒，又善除肝胆湿热而解湿热毒，为治肝经湿热、实火之要药。黄连、密蒙花、夏枯草虽均可清肝胆实火，但不除肝胆湿热。

41. E　本题考查赤芍的主治病证。赤芍主治温病热入营血，温毒发斑，血热之吐血、衄血；目赤肿痛，痈肿疮疡；血滞之经闭、痛经、癥瘕腹痛，跌扑损伤；肝郁化火之胁痛。

42. C　本题考查紫草的功效。紫草的功效是清热凉血，活血解毒，透疹消疮。

43. E　本题考查紫草的主治病证。紫草主治温病血热毒盛，斑疹紫黑，麻疹不透；疮疡，湿疹，水火烫伤。

44. E　本题考查水牛角的用法用量与使用注意。水牛角内服：煎汤，15~30g，宜锉碎先煎3小时以上。水牛角浓缩粉，每次1.5~3g，一日2次，冲服。水牛角性寒，故脾胃虚寒者忌服。

45. D　本题考查水牛角的功效。水牛角的功效为清热凉血，泻火解毒，定惊。

46. B　本题考查鱼腥草配桔梗的意义。鱼腥草辛香宣散，微寒能清，功能清解热毒、排脓消痈；桔梗辛散苦泄轻浮，性平少偏，专入肺经，功能宣肺祛痰、利咽、排脓。两药相配，清热宣肺、祛痰止咳、利咽排脓，治肺痈咳吐脓血、肺热咳嗽痰稠可投。

47. C　本题考查秦皮的功效。秦皮清热解毒，收涩止痢，止带，明目。

48. B　本题考查金荞麦的功效。金荞麦清热解毒，排脓祛瘀。

49. E　本题考查银柴胡和胡黄连的功效。银柴胡的功效是清虚热，除疳热；胡黄连的功效是退虚热，除疳热，清湿热。

50. D　本题考查山慈菇的功效和主治病证。山慈菇的功效是清热解毒，化痰散结。主治病证有痈肿疔毒，瘰疬瘿瘤，蛇虫咬伤；癥瘕痞块。

51. E　本题考查白花蛇舌草的功效和主治病证。

白花蛇舌草的功效为清热解毒，利湿通淋。主治痈肿疮毒、咽喉肿痛、肠痈、毒蛇咬伤；热淋涩痛，小便不利；湿热黄疸；胃癌、食管癌、直肠癌等癌肿。

52. D 本题考查胡黄连的主治病证。胡黄连主治阴虚发热，骨蒸潮热；小儿疳热；湿热泻痢，黄疸尿赤；痔疮肿痛。

53. C 本题考查青蒿的用法与使用注意。**青蒿内服**：煎汤，6～12g，**后下**；或鲜用绞汁。青蒿苦寒，故脾虚肠滑者不宜服。

54. A 本题考查青黛配海蛤壳的意义。青黛咸寒，功能清肝火、解热毒、凉血而止血；海蛤壳苦寒清泄，质重味咸软坚，功能清热化痰、软坚散结。两药相配，既清肝火而化痰，又凉血止血，治肝火犯肺之咳痰黏稠、色黄带血。

55. C 本题考查金银花的用法。金银花内服：煎汤，6～15g。疏散风热、清泄里热以生品为佳；治血痢及便血多炒炭用；露剂多用于暑热烦渴。

56. B 本题考查牛黄的功效和主治病证。**牛黄**的功效是清心，豁痰，开窍，凉肝，息风。主治温病**热入心包神昏**，**中风痰热神昏**；温病**高热动风**，**小儿急惊抽搐**，痰热癫痫；咽喉肿痛，口舌生疮，痈肿疔疮。而大青叶、连翘、黄连、赤芍虽均能清热，但不能息风止痉。

57. E 本题考查青蒿配鳖甲的意义。**青蒿**苦寒辛香，功能退虚热、凉血热；**鳖甲**咸寒质重，功能滋阴、退热、潜阳。两药**相配**，**既清退虚热**，**又滋阴凉血**，治阴虚发热每用。

58. D 本题考查石膏的性能特点。石膏生用甘辛大寒，主清泄，兼透解，入肺、胃经，既善清泄气分实热和肺胃实火，又兼能解肌透热，热去则烦除、津生、渴止，为治气分高热和肺胃实火之要药。煅后性涩寒，主收敛，兼清泄，外用能收敛生肌，兼清热，为治溃疡不敛、湿疹瘙痒及水火烫伤所常用。

59. C 本题考查鸦胆子的用法用量与使用注意。鸦胆子用法用量：内服，0.5～2g，用龙眼肉包裹或装入胶囊吞服，不宜入煎剂。外用：适量。使用注意：有小毒，能刺激胃肠道、损伤肝肾，故宜中病即止，不可多用、久服。孕妇、婴幼儿慎用。脾胃虚弱者、胃肠出血者、肝肾疾病患者忌服。

60. D 本题考查败酱草配生薏苡仁的意义。败酱草辛散苦泄，微寒能清，功能清热解毒、消痈排脓、祛瘀止痛；生薏苡仁甘淡渗利，微寒能清，功能清利湿热、排脓、解毒散结、健脾。两药相配，既清解热毒、消痈排脓，又祛瘀止痛，并兼健脾，善治肠痈腹痛，兼治兼治肺痈，或兼脾虚者尤宜。

61. B 本题考查青黛的性能特点。青黛咸入血，寒清解，入肝、肺经。内服善清解热毒、凉血消斑、泻火定惊；外用能清解、散肿、敛疮。既为治温毒发斑、血热吐衄、肝热惊痫、肝火扰肺之要药，又为治痄腮、喉痹、疮肿常用药。

62. B 本题考查蒲公英的性能特点。蒲公英苦寒清泄，甘淡渗利，入肝、胃经。既善清热解毒、散结消痈、通乳，还能利尿、缓通大便、导湿热、热毒从二便而出。力强效佳而味不甚苦，为治疮肿之良药。虽内痈、外痈皆宜，但以外痈为主，乳痈尤佳，内服、外用皆效，并治火毒咽痛、目赤及湿热黄疸、淋痛。

63. D 本题考查土茯苓的功效与主治病证。**土茯苓**的功效是解毒，除湿，通利关节。主治**梅毒**，或因患梅毒服汞剂而致肢体拘挛、**筋骨疼痛**；湿热淋浊，带下，疥癣，湿疹，湿疮；痈肿，瘰疬。

64. E 本题考查牛黄的主治病证。牛黄主治温病热入心包神昏，中风痰热神昏；温病高热动风，小儿急惊抽搐，痰热癫痫；咽喉肿痛，口舌生疮，痈肿疔疮。

65. C 本题考查石膏配知母的意义。石膏生用甘辛大寒，功能清热泻火、除烦止渴；知母苦甘而寒，功能清热泻火、滋阴润燥。两药相配，清热泻火、滋阴生津力更强，既治热病气分高热证，又治肺胃火热伤津证。

66. B 本题考查地骨皮的功效与主治病证。地骨皮的功效为凉血除蒸，清肺降火。主治阴虚潮热，骨蒸盗汗；肺热咳嗽；血热之咯血、衄血；内热消渴。

67. D 本题考查胡黄连的功效与主治病证。胡黄连的功效为退虚热，除疳热，清湿热。主治阴虚发热，骨蒸潮热；小儿疳热；湿热泻痢，黄疸尿赤；痔疮肿痛。

68. E 本题考查白薇的主治病证。**白薇**主治阴虚发热，骨蒸潮热，**产后血虚发热**，温邪伤营发热；热淋，血淋；痈疽肿毒，咽喉肿痛，蛇虫咬伤；**阴虚外感**。

69. A 本题考查竹叶的功效和主治病证。竹叶的功效为清热泻火，除烦，生津，利尿。主治热病烦渴；心火上炎之口舌生疮；热淋，小便短赤涩痛；热入心包之神昏谵语。

70. C 本题考查板蓝根的性能特点和功效。**板蓝根**苦泄寒清，入心、胃经，药力强。善清心、胃热毒，**长于凉血利咽**，为治温病斑疹、吐衄及热毒咽痛、丹毒、痄腮之要药，尤善治咽喉肿痛与颜面丹毒、大头瘟疫。板蓝根的功效为清热解毒，凉血利咽。

二、配伍选择题

[1~3] A、D、C　本组题考查相似药物半边莲、半枝莲、紫花地丁的功效。①半边莲的功效是清热解毒，**利水消肿**；②半枝莲的功效是清热解毒，**化瘀利尿**；③紫花地丁的功效是清热解毒，凉血消肿。

[4~7] E、C、B、A　本组题考查相似药物谷精草、青葙子、密蒙花的功效与主治病证。①谷精草的功效为疏散风热，明目退翳。主治风热目赤，肿痛羞明，目生翳膜；风热头痛。②青葙子的功效为清肝泻火，明目退翳。主治肝热目赤，目生翳膜，视物昏花；肝火眩晕。③密蒙花的功效为清热泻火，养肝明目，退翳，主治肝火上炎或风热上攻之肝热目赤，羞明多泪，目生翳膜；肝虚目暗，视物昏花。④决明子的功效为清热明目，润肠通便。主治肝火或风热上攻之目赤肿痛、羞明多泪，目暗不明；肝火或肝阳上亢之头痛眩晕；肠燥便秘。

[8~11] D、A、E、B　本组题考查相似药物苦参、龙胆、黄芩、黄连的功效与主治病证。①苦参的功效为清热燥湿，杀虫止痒，利尿。主治病证有湿热泻痢，便血，黄疸，赤白带下，阴肿阴痒；湿疹湿疮，皮肤瘙痒，疥癣，麻风，滴虫阴道炎；湿热淋痛，尿闭不通。②龙胆的功效为清热燥湿，泻肝胆火。主治病证有湿热黄疸，湿热下注之阴肿阴痒，带下，湿疹瘙痒；肝火上炎之头痛，目赤肿痛，耳鸣耳聋，胁痛口苦，强中；高热抽搐，小儿急惊。③黄芩的功效为清热燥湿，泻火解毒，止血，安胎。主治病证为湿温，暑湿，湿热痞满、泻痢、黄疸；肺热咳嗽，热病烦渴，少阳寒热；痈肿疮毒；血热之吐血、咳血、衄血、便血、崩漏；胎热之胎动不安。④黄连的功效为清热燥湿，泻火解毒，主治湿热痞满、呕吐、泻痢、黄疸；高热神昏，心火亢盛，心烦不寐，心悸不宁；血热吐衄；胃热呕吐吞酸、消渴，胃火牙痛；痈肿疔疮，目赤肿痛，口舌生疮；湿疹，湿疮，耳道流脓。

[12~15] E、C、D、A　本组题考查相似药物半枝莲、木蝴蝶、贯众、金荞麦的主治病证。①半枝莲主治疔疮肿毒，咽喉肿痛，蛇虫咬伤；跌扑伤痛；水肿，黄疸。②木蝴蝶主治肺热咳嗽，喉痹，音哑；肝胃气痛。③贯众主治时疫感冒，风热头痛，温毒发斑；痄腮，疮疡肿毒，虫积腹痛；崩漏下血。④金荞麦主治肺痈吐脓，肺热喘咳；瘰疬，痈肿疮毒，乳蛾肿痛；疖积；跌打损伤，风湿痹痛，痛经。

[16~17] C、A　本组题考查蒲公英、鱼腥草的功效与性能特点。①蒲公英苦寒清泄，甘淡渗利，入肝、胃经。药食兼用，既善清热解毒，又兼疏肝通乳、散结消痈，还能利尿、缓通大便，导湿热、热毒从二便而出。力强效佳而味不甚苦，为治疮肿良药。虽内、外痈皆宜，但以外痈为主，**乳痈尤佳**，内服外用皆效，并治火毒咽痛、目赤及湿热黄疸、淋痛。②鱼腥草辛香宣散，微寒能清，专入肺经。善清解热毒、消痈排脓、利尿通淋，又兼透解。集清解、排脓、利尿、透表于一体。凡痈肿疮毒无论内外均治，**最善治肺痈**、咽肿、热咳、热淋，兼表邪者尤佳。鱼腥草的功效为清热解毒，消痈排脓，利尿通淋。

[18~20] E、C、A　本组题考查相似药物夏枯草、黄柏、黄芩的功效。①夏枯草的功效是清肝泻火，明目，散结消肿。②黄柏的功效是清热燥湿，泻火解毒，除骨蒸。③黄芩的功效是清热燥湿，泻火解毒，止血，安胎。

[21~24] B、D、A、C　本组题考查栀子、黄芩、龙胆、黄柏的性能特点。①栀子苦寒降泄清利，入心、肺、三焦经。既清心、肺、三焦之火而泻火除烦解毒、凉血止血，又清利膀胱湿热与清泻滑利大肠，导湿热火毒外出，利小便、缓通便、退黄疸。捣烂外敷能散瘀血而消肿止痛。药力较缓，虽味苦而不甚燥。既走气分，能清泻气分热；又走血分，能清泄血分热。②黄芩苦寒清泄而燥，主入肺与大肠经，兼入胆、脾、小肠经。既清热泻火而凉血止血、安胎、解热毒，又燥湿、除湿毒而解湿热毒。为治湿热火毒之要药，广泛用于湿热火毒之病证。与黄连相比，其清热燥湿力较弱，作用偏于上焦肺及大肠，善清上焦湿热，除肺与大肠之火。③龙胆苦寒，清泄而燥，沉降下行，入肝、胆经。既泻胆肝实火而凉肝定惊、解热毒，又善除肝胆湿热而解湿热毒，为治肝经湿热、实火之要药。④黄柏苦泄寒清，燥而沉降，入肾、膀胱经。既清泻实热（火）而解热毒，又燥湿、除湿毒而解湿热毒，还清肾火（相火）而除骨蒸。为治湿热火毒之要药，较广泛用于湿热火毒之病证。与黄连相比，清热燥湿力较弱，作用偏于肾及下焦膀胱，最善清相火，除骨蒸，除下焦湿热。集清实火、湿热、退虚热于一体，凡实热火毒、湿热、虚热用之皆宜。

[25~27] C、A、B　本组题考查生地黄的用法与熟地黄的功效。生地黄内服：煎汤，鲜地黄12~30g，生地黄10~15g。鲜地黄长于清热生津、凉血、

止血；干地黄长于清热凉血、养阴生津。熟地黄的功效为补血滋阴，益精填髓。

[28～31] D、B、E、C 本题考查相似药物重楼、野菊花、紫花地丁、穿心莲的功效和主治病证。①重楼的功效为清热解毒，消肿止痛，凉肝定惊。主治疔疮痈肿，咽喉肿痛，蛇虫咬伤；跌扑伤痛，外伤出血；惊风抽搐。②**野菊花**的功效为清热解毒，**泻火平肝**。主治疔疮痈肿；风热感冒，咽喉肿痛；目赤肿痛，头痛眩晕。③**紫花地丁**的功效为清热解毒，凉血消肿。主治**疔疮肿毒**，痈疽发背，丹毒，乳痈，肠痈；毒蛇咬伤；目赤肿痛，外感热病。④穿心莲的功效为清热解毒，凉血，消肿，燥湿。主治温病初起，感冒发热，咽喉肿痛，口舌生疮；顿咳劳嗽，肺痈吐脓；痈肿疮疡，蛇虫咬伤；湿热泻痢，热淋涩痛，湿疹瘙痒。

[32～35] B、D、C、A 本组题考查相似药物白鲜皮、紫花地丁、秦皮、地锦草的主治病证。①白鲜皮主治湿热疮毒，黄水淋漓，湿疹，风疹，疥癣疮癞；湿热黄疸，尿赤，风湿热痹。②紫花地丁主治疔疮肿毒，痈疽发背，丹毒，乳痈，肠痈；目赤肿痛，外感热病。③秦皮主治湿热泻痢；赤白带下；肝热目赤肿痛，目生翳膜。④地锦草主治痢疾，泄泻；血热之咯血、尿血、便血、崩漏；疮疖痈肿，蛇虫咬伤；湿热黄疸。

[36～38] A、C、B 本组题考查相似药物淡竹叶、栀子、芦根的功效和主治病证。①**淡竹叶**的功效为清热泻火，除烦止渴，利尿通淋。主治热病烦渴，**心火上炎之口舌生疮，心火下移小肠之小便短赤涩痛**。②栀子的功效为内服泻火除烦，清热利湿，凉血解毒。外用消肿止痛，主治热病心烦、郁闷、躁扰不宁；湿热黄疸；淋证涩痛；血热之吐血、衄血、尿血；目赤肿痛；热毒疮疡；扭挫伤痛。③芦根的功效为清热泻火，生津止渴，除烦，止呕，利尿。主治热病烦渴；肺热或外感风热咳嗽，肺痈吐脓；胃热呕哕；热淋涩痛，小便短赤。

三、综合分析选择题

1. E 本题考查牛黄的性能特点。**牛黄**甘凉清泄，芳香开化。入心、肝经，既清解心、肝经热而解热毒，又化除痰浊、**开（心脑）窍闭而醒神**，还凉肝、息风而定惊、止痉。集清热解毒、化痰开窍、息风定惊于一体，力强效佳，凡热毒、痰热、肝热、肝风、风痰所致疾患皆宜，亦为凉开之要药。人工牛黄功似天然牛黄而力缓。

2. A 本题考查牛黄的用法用量。牛黄内服：入丸散，0.15～0.35g。外用：适量，研末敷患处。

3. D 本题考查牛黄配伍珍珠的意义。牛黄甘凉，功能清心、豁痰、开窍、凉肝、息风、解毒；珍珠甘咸寒，功能安神定惊、明目消翳、解毒生肌。两药相配，既治咽喉肿烂、口舌生疮，有清热解毒、生肌之效；治痰热神昏、中风痰迷，有清心凉肝、化痰开窍之功。

4. D 本题考查白薇的主治病证。白薇主治阴虚发热，骨蒸潮热，产后血虚发热，温邪伤营发热；热淋，血淋；痈疽肿毒，咽喉肿痛，蛇虫咬伤；阴虚外感。

5. C 本题考查白薇的功效。白薇的功效是清热凉血，利尿通淋，解毒疗疮。

6. E 本题考查白薇的配伍。**白薇**性寒，退虚热兼透散益阴；**玉竹**性平，滋阴生津而不甚滋腻。两药**相配，既益阴又透表**，治阴虚外感每选。

7. C 本题考查黄连的性能特点与功效。**黄连**苦寒，清泄而燥，泄降纯阴，主入心经与胃、脾经，兼入肝、胆、大肠经。既清热泻火而解热毒，又燥湿、除湿毒而解湿热毒，为治湿热火毒之要药，广泛用于湿热火毒之病证。与黄芩相比，其清热燥湿力较强，作用偏于心及中焦胃脾，**最善清心胃之火，除中焦湿热**。黄连的功效为清热燥湿，泻火解毒。

8. A 本题考查阿胶的功效。阿胶的功效为补血滋阴，润燥，止血。

9. B 本题考查肉桂的性能特点与功效。肉桂辛甘而热，气厚纯阳，温补行散。入肾经，温补命门之火而补肾阳、引火归元。入肝、心、脾经，消沉寒痼冷而散寒止痛；温通经脉而促进血行。既长于益阳消阴、补肾阳而消阴霾、引火归元，为补火助阳之要药，又入血分，善温通经脉而行血，寒血滞者宜用。肉桂的功效为补火助阳，引火归元，散寒止痛，温通经脉。

10. D 本题考查生石膏的功效。石膏生用清热泻火，除烦止渴；煅用收湿敛疮，生肌止血。

11. C 本题考查石膏的用法。生石膏：内服，煎汤，15～60g，宜打碎先煎。煅石膏：外用，适量，研细末撒敷患处。

12. A 本题考查石膏配知母的意义。石膏生用甘辛大寒，功能清热泻火、除烦止渴；知母苦甘而寒，功能清热泻火、滋阴润燥。两药相配，清热泻火、滋阴生津力更强，既治热病气分高热证，又治肺胃火热伤津证。

四、多项选择题

1. ABCDE 本题考查生地黄的主治病证。生地黄主治温病热入营血证，温毒发斑；血热之吐血、衄血、尿血、崩漏下血；热病后期伤阴，舌绛烦渴，内热消渴；阴虚发热，骨蒸劳热；肠燥津伤便秘。

2. ABDE 本题考查重楼的使用注意。重楼苦寒，有小毒，故孕妇、体虚者、无实火热毒者及阴疽患者均不宜服用。

3. ACE 本题考查天花粉的功效。天花粉的功效为清热泻火，生津止渴，消肿排脓。

4. ABCDE 本题考查黄芩的主治病证。**黄芩**主治湿温，暑湿，湿热痞满、黄疸，**肺热咳嗽**，热病烦渴，**少阳寒热**；痈肿疮毒；血热之吐血、咳血、衄血、便血、崩漏；胎热之胎动不安。

5. ABCDE 本题考查青蒿的性能特点。**青蒿苦寒清泄，辛香透散，入肝、胆经。清透并具，以清为主，清中有透。既退虚热，又清实热，凉血热；既清解暑热，又清泄肝胆热；既除疟热，又透营热；既透阴分伏热，又透解表热。虚热、实热两清，兼表也可投用。**

6. ACD 本题考查相似药物的功效。①紫草的功效为清热凉血，活血解毒，透疹消疮；②玄参的功效为清热凉血，滋阴降火，解毒散结；③牡丹皮的功效为清热凉血，活血散瘀；④赤芍的功效为清热凉血，散瘀止痛。玄参与生地黄均能凉血，却无活血之功。

7. ABCDE 本题考查**金银花**的性能特点。金银花甘寒清泄，轻扬疏透，清解疏散，入肺、心、胃经。既善清解热毒，又善疏散风热。药力颇强而不苦泄，为解散热毒之良药，且味不苦易服。以清为主，清中兼透，凡热毒、风热皆可投用。**温病各个阶段皆宜，并常配连翘**，在卫分能透表，气分能清解，营分能透营转气，血分能清解血分热毒。

8. CE 本题考查相似药物的功效。大青叶的功效为清热解毒，凉血消斑；板蓝根的功效为清热解毒，凉血利咽；青黛的功效为清热解毒，凉血消斑，泻火定惊。

9. ACDE 本题考查败酱草的性能特点。**败酱草**辛散苦泄，微寒能清，入胃、大肠、肝经。走气入血，既清热解毒、消痈排脓，又祛瘀止痛，凡热毒、瘀血，或热毒兼瘀者可选。内外痈均治，长于治内痈。主治**肠痈腹痛**，兼治肺痈；还可用于**产后瘀阻腹痛**。

10. AD 本题考查相似药物的功效。黄芩的功效为清热燥湿，泻火解毒，止血，安胎；黄连的功效为清热燥湿，泻火解毒；黄柏的功效为清热燥湿，泻火解毒，除骨蒸。

11. ACE 本题考查水牛角的主治病证。水牛角主治温病高热，神昏谵语，惊风，癫狂；血热毒盛，发斑发疹，吐血衄血；痈肿疮疡，咽喉肿痛。

12. ACE 本题考查相似药物的功效。①牛蒡子能疏散风热，宣肺祛痰，利咽透疹，解毒消肿；②连翘能清热解毒，疏散风热，消肿散结，利尿；③金银花能清热解毒，疏散风热。

13. ACDE 本题考查马勃的主治病证。马勃主治风热或肺热之咽喉肿痛、喑哑，咳嗽；血热吐衄，外伤出血。

14. AC 本题考查相似药物的功效。生地黄的功效为清热凉血，养阴生津；玄参的功效为清热凉血，滋阴降火，解毒散结。

15. ABCDE 本题考查栀子的主治病证。栀子主治热病心烦、郁闷、躁扰不宁；湿热黄疸；淋证涩痛；血热之吐血、衄血、尿血；目赤肿痛；热毒疮疡；扭挫伤痛。

16. AB 本题考查牛黄、青黛的用法。①**牛黄内服：入丸散，0.15~0.35g**。外用：适量，研末敷患处。②青黛内服入丸散，1~3g。外用：适量。板蓝根、仙鹤草、栀子内服煎汤。

17. ABCD 本题考查相似药物的功效与主治病证。①决明子的功效为清热明目，润肠通便。主治肝火或风热上攻之目赤肿痛、羞明多泪，目暗不明；肝火或肝阳上亢之头痛眩晕；肠燥便秘。②夏枯草的功效为清肝泻火，明目，散结消肿。主治肝阳或肝火上升之头痛眩晕；目赤肿痛，目珠夜痛；痰火郁结之瘰疬、瘿瘤；乳痈，乳癖，乳房胀痛。③车前子的功效为清热利尿通淋，渗湿止泻，明目，祛痰。主治湿热淋证，小便不利，水肿兼热；暑湿水泻；肝热目赤肿痛，肝肾亏虚之目暗不明（配补肝肾药）；肺热咳嗽痰多。④秦皮的功效为清热解毒，收涩止痢止带，明目。主治湿热泻痢；赤白带下；肝热目赤肿痛，目生翳膜。而枸杞子的功效为滋补肝肾，益精明目，无清肝之功。

18. ABE 本题考查相似药物的功效。①板蓝根的功效为清热解毒，凉血利咽。②马勃的功效为清肺，解毒，利咽，止血。③射干的功效为清热解毒，消痰，利咽。马齿苋与紫花地丁虽均能清热解毒，但无利咽之功。

19. ABE 本题考查赤芍的使用注意。赤芍反藜芦，故不宜与藜芦同用。赤芍苦而微寒，故闭经、痛经证属虚寒者忌服。

20. BDE 本题考查石膏煅用的功效。石膏的功效为生用清热泻火，除烦止渴；煅用收湿敛疮，生肌止血。

21. ABE 本题考查天花粉的主治病证。天花粉主治热病伤津烦渴；肺热咳嗽，燥咳痰黏，咳痰带血，内热消渴；疮疡肿毒。

22. ABC 本题考查栀子配茵陈的意义。**栀子苦寒，功能泻火除烦、利湿退黄；茵陈苦微寒，功能清利湿热、利胆退黄。两药相配，清热利湿退黄力强，治湿热黄疸效佳。**

23. ABCDE 本题考查栀子的用法。栀子内服，煎汤，6~10g；外用，生品适量，研末调敷。生用走气分而泻火，炒黑或炒炭入血分而凉血止血，姜汁炒又除烦止呕。

24. BCD 本题考查相似药物的主治病证。①枇杷叶主治肺热咳嗽，气逆喘急；胃热呕逆，烦热口渴。②黄连主治湿热痞满、呕吐、泻痢、黄疸；高热神昏，心火亢盛，心烦不寐，心悸不宁；血热吐衄；胃热呕吐吞酸、消渴、胃火牙痛；痈肿疔疮，目赤肿痛，口舌生疮；湿疹，湿疮，耳道流脓。③芦根主治热病烦渴；肺热或外感风热咳嗽，肺痈吐脓；胃热呕哕；热淋涩痛，小便短赤。

25. ACD 本题考查相似药物的主治病证。①大黄主治大便秘结，胃肠积滞，湿热泻痢初起；火热上攻之目赤、咽喉肿痛、口舌生疮、牙龈肿痛；热毒疮肿，水火烫伤；血热之吐血、衄血、咯血、便血；瘀

血闭经，产后瘀阻腹痛，癥瘕积聚，跌打损伤；湿热黄疸，淋证涩痛。②地榆主治便血，痔血，血痢，崩漏；水火烫伤，痈肿疮毒。③紫草主治温病血热毒盛，斑疹紫黑，麻疹不透；疮疡，湿疹，水火烫伤。

26. ABCDE 本题考查相似药物的功效。①鱼腥草能清热解毒，消痈排脓，利尿通淋；②连翘能清热解毒，消肿散结，疏散风热，利尿；③蒲公英能清热解毒，消肿散结，利湿通淋；④半边莲能清热解毒，利水消肿；⑤半枝莲能清热解毒，化瘀利尿。

27. ABE 本题考查地骨皮的功效。地骨皮的功效为凉血除蒸，清肺降火。

28. ABCD 本题考查天花粉的使用注意。天花粉为孕妇慎用。反乌头，不宜与川乌、制川乌、草乌、制草乌、附子同用。性寒而润，故脾胃虚寒、大便滑泄者忌服。

29. ABD 本题考查相似药物牡丹皮、白薇、地骨皮的功效与主治病证。①牡丹皮的功效为清热凉血，活血散瘀。主治温病热入营血，温毒发斑，血热之吐血、衄血；温邪伤阴，阴虚发热，夜热早凉，久病伤阴之无汗骨蒸；血滞之闭经、痛经，跌扑伤痛；痈肿疮毒，肠痈腹痛。②白薇的功效为清热凉血，利尿通淋，解毒疗疮。主治阴虚发热，骨蒸潮热，产后血虚发热，温邪伤营发热；热淋，血淋；痈疽肿毒，咽喉肿痛，蛇虫咬伤；阴虚外感。③地骨皮的功效为凉血除蒸，清肺降火。主治阴虚潮热，骨蒸盗汗；肺热咳嗽；血热之咯血、衄血；内热消渴。赤芍虽可凉血，但不主治阴虚发热；胡黄连虽可治阴虚发热，但无凉血之功。

第三章 泻下药

一、最佳选择题

1. D 本题考查大黄的主治病证。大黄主治大便秘结，胃肠积滞，湿热泻痢初起；火热上攻之目赤、咽喉肿痛、口舌生疮、牙龈肿痛；热毒疮肿，水火烫伤；血热吐血、衄血、咯血、便血；瘀血经闭，产后瘀阻腹痛，癥瘕积聚，跌打损伤；湿热黄疸，淋证涩痛。

2. D 本题考查火麻仁的性能特点与主治病证。火麻仁甘平油润，入脾、胃、大肠经。善润燥滑肠兼补虚，体虚肠燥者最宜，主治老人、产妇及体虚之血

虚津枯肠燥便秘。题干所述病证为妇人产后津血亏虚，肠燥便秘。

3. D 本题考查大黄的用法与使用注意。用法：生大黄泻下作用强，欲攻下者宜生用，入汤剂应后下，久煎则泻下力减弱；亦可用开水泡服，或研末吞服。酒大黄，取酒上行之性，多用于上部火热之证。熟大黄，泻下力减弱，活血作用较好，多用于瘀血证或不宜峻下者。大黄炭则凉血化瘀止血。使用注意：大黄苦寒，善攻下泻热、活血逐瘀，故孕妇，以及妇女月经期、哺乳期均应慎用。易伤胃气与气血，故脾胃虚寒、气血亏虚者不可妄用。

4. B 本题考查芦荟的功效与主治病证。**芦荟泻下通便，清肝泻火**，杀虫疗疳。主治热结便秘，肝经实火，肝热惊风；小儿疳积，虫积腹痛；癣疮（外用）。题干中患者的病证正是肝经实火所致的便秘。

5. E 本题考查千金子的功效与主治病证。千金子的功效为泻水逐饮，破血消癥；外用疗癣蚀疣。主治水肿，鼓胀；癥瘕，闭经；顽癣，赘疣，毒蛇咬伤。甘遂和京大戟均能泻水逐饮，牵牛子和巴豆霜均能泻下、逐水，但四味药均不能破血消癥。

6. B 本题考查郁李仁的主治病证。郁李仁润肠通便、下气利水。主治肠燥便秘；水肿腹满，脚气浮肿。火麻仁、桃仁、苦杏仁、柏子仁虽均能润肠通便治疗肠燥便秘，但无利水之功，不能治疗水肿腹满。

7. C 本题考查巴豆霜的药性与功效。巴豆霜辛，热。有大毒。归胃、大肠经。功效为峻下冷积，逐水退肿，豁痰利咽；外用蚀疮。

8. D 本题考查牵牛子的主治病证。牵牛子泻水通便，消痰涤饮，杀虫攻积。主治水肿，鼓胀，痰饮喘满；大便秘结，食积停滞；虫积腹痛。题干中，患儿既有肠道寄生虫病，又有饮食积滞、大便秘结，治当泻下、杀虫、攻积。

9. A 本题考查红大戟与京大戟的来源，以及异同。红大戟与京大戟均性寒有毒，既善泻水逐饮，治身面浮肿、大腹水肿、胸胁停饮；又善消肿散结，治痈肿未溃及瘰疬痰核等。然，京大戟源于大戟科，毒大而泻下逐水力强；红大戟则源于茜草科，毒小而散结消肿力佳。

10. C 本题考查千金子的用法用量。**千金子**内服：1～2g，去壳，去油用；**多制霜后入丸散，0.5～1g**。外用：适量。

11. E 本题考查芒硝的主治病证。芒硝主治实热积滞，大便燥结；咽喉肿痛，口舌生疮，目赤肿痛，疮疡，乳痈，肠痈，痔疮肿痛。芒硝不具有活血化瘀的功效，不能治疗瘀血闭经，跌打损伤。

12. B 本题考查芒硝的用法。芒硝内服：入汤剂，6～12g，一般不入煎剂，待汤药煎得后，冲入汤液中服用。外用：适量。

13. A 本题考查甘遂的性能特点和用法用量。甘遂苦寒清泄沉降，毒大力强，入肺、肾、大肠经。既通利二便而泻水逐饮，又攻毒、消肿、散结，为治水肿、风痰癫痫及疮毒之猛药。"能行经隧之水湿"，服后常引起峻泻，使体内水饮得以排出。凡身面浮肿、大腹水肿及胸胁停饮正气未衰者皆可酌用，尤宜大腹水肿。生用力峻猛而毒大，醋制则泻下力与毒性均

减。有效成分不溶于水，研末服泻水力佳。用法用量：内服，宜入丸散，每次0.5～1.5g。其泻下有效成分不溶于水，醋制可减低毒性。外用：生品适量。

二、配伍选择题

[1～2] A、B 本组题考查大黄配芒硝，大黄配巴豆、干姜的意义。大黄配芒硝，既善泻下攻积，又善润软燥屎，还善清热泻火，治实热积滞、大便燥结、坚硬难下效佳。大黄配巴豆、干姜，巴豆得大黄，其泻下之力变缓和而持久；大黄得巴豆，其寒性可去；再加温中散寒之干姜，以助散寒之力。故善治寒积便秘。

[3～5] B、D、A 本组题考查大黄的用法。生大黄泻下作用强，欲攻下者宜生用，入汤剂应后下，久煎则泻下力减弱；亦可用开水泡服，或研末吞服。酒大黄，取酒上行之性，多用于上部火热之证。熟大黄，泻下力减弱，活血作用较好，多用于瘀血证或不宜峻下者。大黄炭则凉血化瘀止血。

[6～7] C、B 本组题考查相似药物火麻仁、郁李仁的功效，以及火麻仁的性能特点。**火麻仁**的功效为润燥滑肠。其甘平油润，**兼补虚**，体虚肠燥者最宜。体虚肠燥者最宜。**郁李仁**的功效为润肠通便，**下气利水**。

[8～9] C、D 本题考查相似药物番泻叶、芦荟的主治病证。番泻叶和芦荟均性寒而善泻下通便，治热结便秘。然而，番泻叶又能行水消胀，治腹水水肿；少量用还能助消化，治食积胀满。芦荟又善清肝、杀虫，治肝经实火诸证、小儿疳积、虫积腹痛；外用还治癣疮。

三、综合分析选择题

1. B 本题考查大黄配芒硝的意义。大黄配芒硝，既善泻下攻积，又善润软燥屎，还善清热泻火，治实热积滞、大便燥结、坚硬难下效佳。

2. B 本题考查大黄的用法。生大黄泻下作用强，欲攻下者宜生用，入汤剂应后下，久煎则泻下力减弱；亦可用开水泡服，或研末吞服。

3. D 本题考查芒硝的性能特点。**芒硝**苦寒沉降，咸能软润，入胃、大肠经。内服泻热通便，润软燥屎，加速排便，为治实热内结、燥屎坚硬难下之要药；外用能软散坚硬肿块、回乳、清火，为治疮肿、痔疮肿痛所常用。功似大黄，泻热通肠，长于润软燥结粪便与肿块，**既稀软燥结之便，又促肠蠕动而泻热排便**，为容积性泻药，泻热通便力甚强，善治**里热燥结之便秘**。

四、多项选择题

1. ABCE　本题考查芫花的主治病证。芫花泻水逐饮，外用杀虫疗疮。主治身面浮肿，大腹水肿，胸胁停饮；寒痰咳喘；头疮，白秃，顽癣，冻疮。芫花无破血消癥之功，不能治疗癥瘕积聚。

2. ABCDE　本题考查大黄的主治病证。大黄主治大便秘结，胃肠积滞，湿热泻痢初起；火热上攻之目赤、咽喉肿痛、口舌生疮、牙龈肿痛；热毒疮肿，水火烫伤；血热之吐血、衄血、咯血、便血；瘀血闭经，产后瘀阻腹痛，癥瘕积聚，跌打损伤；湿热黄疸，淋证涩痛。

3. BE　本题考查芫花的功效。芫花苦能泄降，辛温行散，毒大力强，功效为泻水逐饮，外用杀虫

疗疮。

4. ABCD　本题考查巴豆霜的性能特点和功效。巴豆霜辛热泻散，大毒峻猛。内服入胃经与大肠经，既善峻下寒积、逐水退肿；又善祛痰利咽而治喉痹痰阻，有斩关夺门之功。外用腐蚀力强而善蚀肉腐疮，敷于恶疮而能溃脓、去腐肉。功效为**峻下冷积，逐水退肿，豁痰利咽；外用蚀疮**。

5. ABCD　本题考查牵牛子的用法和使用注意。牵牛子：内服，入汤剂，3~6g；入丸散，每次1.5~3g。峻泻有毒，故孕妇禁用。不宜与巴豆、巴豆霜同用。

6. ABCDE　本题考查大黄的功效。大黄的功效为泻下攻积，清热泻火，凉血解毒，逐瘀通经，利湿退黄。

第四章　祛风湿药

一、最佳选择题

1. D　本题考查秦艽的功效。秦艽的功效为祛风湿，止痹痛，清湿热，退虚热。

2. C　本题考查丝瓜络的功效和主治病证。**丝瓜络**的功效为祛风、通络、**活血、下乳**，主治风湿痹痛，拘挛麻木；肝郁胸胁胀痛，胸痹疼痛；**乳汁不通，乳痈肿痛**，疮肿。

3. D　本题考查蕲蛇的主治病证。**蕲蛇**主治风湿痹痛，筋脉拘挛，**中风半身不遂，口眼㖞斜**，肢体麻木；破伤风，急惊风，慢惊风；麻风，顽癣，皮肤瘙痒。

4. B　本题考查川乌的主治病证。川乌主治风寒湿痹，寒湿头痛；心腹冷痛，寒疝腹痛；局部麻醉（外用）。

5. B　本题考查蕲蛇的功效。**蕲蛇**的功效为祛风，通络，**止痉**。

6. D　本题考查桑寄生配独活的意义。桑寄生与独活相配，既祛风寒湿，又强腰膝，治风湿痹痛、腰膝酸软者可投。

7. E　本题考查乌梢蛇的主治病证。乌梢蛇主治风湿痹痛，筋脉拘挛；中风半身不遂，口眼㖞斜，肢体麻木；破伤风，急、慢惊风；麻风，顽癣，皮肤瘙痒。

8. A　本题考查木瓜的功效。木瓜的功效为舒筋活络，和胃化湿。

9. D　本题考查千年健的主治病证。千年健主治风寒湿痹，腰膝冷痛，下肢拘挛麻木。

10. A　本题考查木瓜的主治病证。木瓜主治风湿痹痛，筋脉拘挛，脚气肿痛；湿浊中阻所致吐泻转筋；津亏食少（消化不良）证。

11. B　本题考查路路通的主治病证。路路通主治风湿痹痛，肢麻拘挛，跌打损伤；水肿，小便不利；闭经，乳房胀痛，乳汁不下；风疹瘙痒。

12. D　本题考查雷公藤的功效。雷公藤的功效为祛风除湿，活血通络，消肿定痛，杀虫解毒。雷公藤无利水消肿之功。

13. E　本题考查鹿衔草的功效。鹿衔草的功效是祛风湿，强筋骨，止血，止咳。

14. D　本题考查狗脊的功效。狗脊的功效为祛风湿，补肝肾，强腰膝。

15. D　本题考查相似药物威灵仙、青风藤的功效。威灵仙的功效是祛风湿，通络止痛。青风藤的功效是祛风湿，通经络，利小便。

16. C　本题考查臭梧桐的功效。臭梧桐功效为祛风除湿，平肝止痛。

17. A　本题考查防己的性能特点。防己苦泄降，寒能清，入膀胱、肺经。祛风湿止痛力强，并能清热，治湿热痹痛尤佳；又清热利水，除下焦湿热，治湿热疮疹、脚气浮肿、水肿兼热可投。

18. C　本题考查豨莶草的性能特点。**豨莶草**苦燥辛散，寒能清解，入肝、肾经，药力平和。既祛风

湿、通经络，又清热解毒。生用性寒而清解力强，制用寒性减而清解力缓。善祛筋骨间风湿而通络，治**痹痛**肢麻、**中风**不遂或脚弱无力，无论**寒热皆宜，兼热或血压高者最佳**，属热者当生用，属寒者当制用。生用又清解热毒，治疮痈肿毒及湿疹瘙痒亦宜。

19. B 本题考查木瓜的性能特点。木瓜酸温，舒筋祛湿生津。味酸但不敛湿邪，性温但不燥烈伤阴。入肝经，益筋血而平肝舒筋；入脾经，生津开胃、祛湿和中。治湿痹与脚气浮肿最宜，治吐泻转筋、血痹肢麻与津亏食少可投。

20. A 本题考查老鹳草的功效。老鹳草的功效为祛风湿，通经络，止泻痢。

二、配伍选择题

[1~3] B、E、A 本组题考查相似药物雷公藤、徐长卿、防己的主治病证。雷公藤、徐长卿、防己均治风湿痹证。雷公藤主治风湿顽痹，拘挛疼痛；疔疮肿毒，腰带疮，湿疹，麻风，疥癣。徐长卿主治风湿痹痛，脘腹痛，牙痛；跌打肿痛；风疹，湿疹，顽癣。防己主治风湿痹痛，尤以热痹为佳；水肿，腹水，脚气浮肿，小便不利；湿疹疮毒。

[4~6] D、C、B 本组题考查相似药物络石藤、青风藤、徐长卿的功效。络石藤的功效为祛风通络，凉血消肿。青风藤的功效为祛风湿，通经络，利小便。徐长卿的功效为祛风，化湿，止痛，止痒。

[7~9] A、E、C 本组题考查相似药物独活、木瓜、威灵仙的主治病证。独活、木瓜、威灵仙，均治风湿痹痛。独活主治风寒湿痹，腰膝酸痛；表证夹湿；少阴头痛。木瓜主治风湿痹痛，筋脉拘挛，脚气肿痛；湿浊中阻所致的吐泻转筋；津亏食少（消化不良）证。威灵仙主治风寒湿痹，肢体拘挛，瘫痪麻木，骨鲠咽喉。

[10~11] A、B 本组题考查相似药物五加皮、桑寄生的功效。五加皮的功效为祛风除湿，补益肝肾，强筋壮骨，利水消肿。桑寄生的功效为祛风湿，补肝肾，强筋骨，安胎元。二者均能祛风湿，补肝肾，强筋骨。

[12~13] A、E 本组题考查独活、蕲蛇的性能特点。**独活**辛散苦燥，微温能通，主入肾经，兼入膀胱经，药力较羌活为缓。作用偏里、偏下，主散在里伏风及寒湿而通利关节止痛，尤善治**少阴伏风头痛及下半身风寒湿痹**。蕲蛇甘咸而温，搜剔走窜，有毒力猛，专入肝经。内走脏腑，外达皮肤。既祛外风而通络止痒，又息内风而止痉定惊，重症、顽症每用，善

治痹痛拘挛、中风半身不遂、口眼㖞斜、破伤风、惊风及麻风顽癣等。

[14~15] A、E 本组题考查相似药物丝瓜络、路路通的主治病证。丝瓜络、路路通，均治风湿痹痛。丝瓜络主治风湿痹痛，拘挛麻木；肝郁胸胁胀痛，胸痹疼痛；乳汁不通，乳痈肿痛，疮肿。路路通主治风湿痹痛，肢麻拘挛，跌打损伤；水肿，小便不利；经闭，乳房胀痛，乳汁不下；风疹瘙痒。

[16~17] B、E 本组题考查相似药物木瓜、伸筋草的主治病证。木瓜、伸筋草，均治风湿痹痛、筋脉拘挛。**木瓜**主治风湿痹痛，**筋脉拘挛**，脚气肿痛；湿浊中阻所致的**吐泻转筋；津亏食少（消化不良）**证。伸筋草主治风湿痹痛，关节酸痛，屈伸不利；跌打损伤。

[18~20] E、B、C 本组题考查雷公藤、蕲蛇、川乌的用量。雷公藤：内服，煎汤，1~3g；外用，适量，研粉或鲜品捣敷，或制成酊剂及软膏用。蕲蛇：内服，煎汤，3~9g，研末吞服，一次 1~1.5g，一日 2~3 次。川乌：内服，**宜炮制后用**，煎汤，**1.5~3g，入汤剂应先煎、久煎**，以减低毒性；外用，生品，适量。

[21~22] D、A 本题考查木瓜、川乌的使用注意。木瓜酸温，内有郁热、小便短赤者，以及胃酸过多者慎服。川乌生品性热有大毒，内服宜慎，孕妇禁用。一般炮制后用，制川乌孕妇慎用。反半夏、瓜蒌、瓜蒌子、瓜蒌皮、天花粉、川贝母、浙贝母、平贝母、伊贝母、湖北贝母、白蔹、白及，均不宜同用。酒浸毒性强，故不宜浸酒饮用。

[23~24] A、B 本题考查独活配羌活、豨莶草配臭梧桐的意义。独活与羌活相配，走里达表，散风寒湿、通痹止痛力强，治风湿痹痛无论在上、在下、在里、在表均可。豨莶草与臭梧桐相配，祛风湿、通经络，治风湿痹痛、筋脉拘麻。此外，二者又都能降血压，治高血压病。若为风湿痹痛肢体麻木兼高血压者用之最宜。

三、综合分析选择题

1. A 本题考查党参的功效和性能特点。党参的功效为健脾益肺，养血生津。党参甘补而平，不燥不腻，入脾、肺经。其补气之力逊于人参，多用于脾肺气虚之轻症；又兼生津、养血，可治津亏、血虚等证。

2. A 本题考查桑寄生配独活的意义。桑寄生与独活相配，既祛风寒湿，又强腰膝，治风湿痹痛、腰膝酸软者可投。

3. B 本题考查秦艽的性能特点。**秦艽**苦泄辛散，微寒能清，平和不燥，既入胃经，又入肝、胆经。既散风除湿，兼透表邪而疏通经络，又兼清肝胆湿热而利胆、退黄，还退虚热。治痹证通用，**无论寒热新久虚实兼表与否皆可**；治湿热黄疸兼风湿、虚热兼风或湿者均可酌情投用。**药力平和，无燥烈伤阴耗气之弊。**

四、多项选择题

1. ABCDE 本题考查祛风湿药的适用范围。祛风湿药主要适用于风湿痹痛、筋脉拘挛、麻木不仁、腰膝酸痛、下肢痿弱，或热痹关节红肿；兼治肝肾不足之筋骨痿软、外感表证夹湿、头风头痛等。

2. ABDE 本题考查相似药物杜仲、续断、菟丝子、桑寄生、白术的功效。杜仲、续断、菟丝子、桑寄生均能补肝肾安胎，白术能健脾安胎。

3. BDE 本题考查相似药物独活、羌活的功效。独活的功效是祛风除湿，通痹止痛。羌活的功效是解表散寒，祛风除湿，止痛。

4. ABCE 本题考查雷公藤的使用注意。雷公藤毒性大，故内服宜慎，孕妇禁用，患有心、肝、肾器质性病变或白细胞减少症者慎服。

5. ADE 本题考查相似药物防己、五加皮、路路通的功效。防己的功效为祛风湿，强筋骨，止血，止咳。五加皮的功效为祛风除湿，补益肝肾，强筋壮骨，利水消肿。路路通的功效为祛风活络，利水，通经。

6. ACDE 本题考查穿山龙的功效。穿山龙的功效为祛风除湿，舒筋通络，活血止痛，止咳平喘。穿山龙无定惊止痉之功。

7. AB 本题考查相似药物桑寄生、五加皮的功效。**桑寄生**的功效为祛风湿，**补肝肾，强筋骨，安胎元**；**五加皮**的功效为祛风除湿，**补益肝肾，强筋壮骨，利水消肿**。桑寄生和五加皮均祛风湿、补肝肾、强筋骨。千年健、鹿衔草，虽均能祛风湿、强筋骨，但不能补肝肾。

8. ABDE 本题考查蕲蛇的性能特点。蕲蛇甘咸而温，搜剔走窜，有毒力猛，专入肝经。内走脏腑，外达皮肤。既祛外风而通络止痒，又息内风而止痉定惊，重症、顽症每用，善治痹痛拘挛、中风半身不遂、口眼㖞斜、破伤风、惊风及麻风顽癣等。

9. ABCDE 本题考查川乌的使用注意。川乌生品性热有大毒，内服宜慎，孕妇禁用。一般炮制后用，制川乌孕妇慎用。反半夏、瓜蒌、瓜蒌子、瓜蒌皮、天花粉、川贝母、浙贝母、平贝母、伊贝母、湖北贝母、白蔹、白及，均不宜同用。酒浸毒性强，故不宜浸酒饮用。

第五章 化湿药

一、最佳选择题

1. E 本题考查苍术的功效和主治病证。**苍术**的功效为**燥湿健脾，祛风散寒，明目**。主治湿阻中焦证，痰饮，水肿；风寒湿痹，表证夹湿；湿盛脚气，痿证；夜盲，眼目昏涩。

2. B 本题考查佩兰的性能特点。佩兰辛散芳化，性平偏凉，主入脾、胃，兼入肺经。能化中焦湿浊而醒脾、解暑，既善治湿阻中焦、脾经湿热，又可治暑湿及湿温初起。为治湿热脾瘅口甜腻或口臭多涎之良药。

3. C 本题考查草果的功效和主治病证。草果能燥湿温中、截疟除痰。主治寒湿中阻证；寒湿偏盛之疟疾。

4. A 本题考查厚朴的配伍。厚朴配枳实，燥湿、消积、行气之力均强，主治湿浊中阻，或食积停滞或脾胃气滞所致的脘腹胀满，以及痰浊阻肺之喘咳、胸满。题干中，患者的病证为湿浊中阻、脾胃气滞所致，治当燥湿、消积、行气。

5. D 本题考查豆蔻的性能特点。豆蔻辛能行散，芳香温化，入肺、脾、胃经。善醒脾化湿、行气、温中，理中上焦气机而止呕、宽胸。治湿阻中焦、脾胃气滞、胃寒呕吐常用，疗湿阻胸闷可投。

6. B 本题考查广藿香的主治病证。**广藿香芳香化浊、和中止呕、发表解暑**，主治湿阻中焦证；阴寒闭暑，暑湿证，湿温初起；呕吐，尤宜湿浊中阻者。题干中，患者的病证为外感风寒、内伤湿滞所致，治当发表、化湿、止呕。

7. D 本题考查广藿香的配伍。**广藿香配佩兰**，尤善化湿和中、解暑、发表。凡湿浊中阻，无论兼寒兼热，也无论有无表证，均可投用。

8. A 本题考查苍术的使用注意。苍术辛苦温燥，故阴虚内热、气虚多汗者忌服。

9. D 本题考查砂仁的功效和主治病证。砂仁的功效是化湿开胃，温脾止泻，理气安胎。主治湿阻中焦证，脾胃气滞证，脾胃虚寒之吐泻，妊娠恶阻，气滞之胎动不安。

二、配伍选择题

[1~2]　B、C　本组题考查相似药物厚朴、砂仁的性能特点。厚朴苦燥泄降，辛散温通。入脾、胃、大肠经，既除胃肠之湿滞、食积，又理胃肠之气滞，故为治湿阻、食积、气滞所致脘腹胀满之要药；入肺经，能降气、除痰湿而平喘，为治咳喘痰多所常用。砂仁辛能行散，芳香温化，入脾、胃经。既化湿醒脾，又行气、温中、止泻、安胎，治湿阻中焦、脾胃气滞、寒湿泄泻、胎动不安诸证；寒湿阻滞、气机不畅者尤宜。

[3~5]　A、A、D　本组题考查相似药物豆蔻、草豆蔻、草果的功效。豆蔻的功效是化湿行气，温中止呕，开胃消食。草豆蔻的功效是燥湿行气，温中止呕。草果的功效是燥湿温中，截疟除痰。

[6~7]　C、B　本组题考查相似药物广藿香、佩兰的功效。广藿香的功效是芳香化浊，和中止呕，发表解暑。佩兰的功效是芳香化湿，醒脾开胃，发表解暑。

[8~9]　D、A　本组题考查相似药物广藿香、佩兰的主治病证。广藿香、佩兰，均芳香入脾胃而善化湿解暑，治湿阻中焦、湿温及暑湿等证常相须为用。其中，广藿香微温，化湿、解表力较强，且兼止呕，善治夏月感寒饮冷之阴寒闭暑证，并治寒湿等所致的恶心呕吐。佩兰性平偏凉，药力平和，善治湿热困脾之口甜或口苦、多涎等。

三、综合分析选择题

1. B　本题考查苍术的配伍。苍术性温，功能燥湿健脾；厚朴性温，功能燥湿、行气、消积；陈皮性温，功能燥湿化痰、行气调中。苍术配厚朴、陈皮，温燥除湿力强，且善行气，故寒湿中阻、脾胃气滞者

尤宜。

2. C　本题考查苍术的性能特点和功效。苍术苦燥辛散，芳香温化。入脾、胃经，能燥湿健脾，为治湿阻中焦证之要药，寒湿困脾者尤宜；走四肢肌表，祛寒湿而除痹、发表，为治风寒湿痹及表证夹湿所常用。苍术的功效是燥湿健脾，祛风散寒，明目。

3. A　本题考查相似药物苍术、白术的功效。苍术的功效是燥湿健脾，祛风散寒，明目。白术的功效是健脾益气，燥湿利水，止汗，安胎。故二者的共同功效是燥湿健脾。

四、多项选择题

1. ACD　本题考查药物薄荷、草果、砂仁、豆蔻、草豆蔻的用法。①薄荷：内服，煎汤，3~6g，宜后下。②草果：内服，煎汤，3~6g。③砂仁、豆蔻：内服，煎汤，3~6g，后下。④草豆蔻：内服，煎汤，3~6g。薄荷、砂仁、豆蔻三药煎汤均需后下。

2. ABD　本题考查化湿药的使用注意。化湿药多辛香温燥，易耗气伤阴，故阴虚血燥、气虚者慎用。又因其气味芳香，大多含挥发油，故入汤剂不宜久煎，以免降低疗效。

3. ABC　本题考查砂仁的配伍。**砂仁配木香**：砂仁性温，功能化湿行气温中；木香性温，功能理气调中止痛。两药相配，**化湿、理气、调中止痛**力胜，凡湿滞、食积，或夹寒所致脘腹胀痛皆可投用。兼脾虚者，又当配伍健脾之品。题干中，患者的病证为湿滞、食积夹寒所致，治当化湿、理气、调中止痛。

4. ACDE　本题考查厚朴的主治病证。厚朴燥湿消痰，下气除满，主治湿阻中焦、脾胃气滞之脘腹胀满；食积气滞，腹胀便秘；痰饮喘咳。

5. BDE　本题考查豆蔻的主治病证。**豆蔻**辛能行散，芳香温化，入肺、脾、胃经，功能化湿行气、温中止呕、开胃消食，主治**湿阻中焦证，脾胃气滞证，胃寒呕吐**。

第六章　利水渗湿药

一、最佳选择题

1. A　本题考查萹蓄的性能特点。萹蓄苦泄降，微寒清。善清利膀胱湿热而利尿通淋，兼杀虫而止痒，主治湿热淋痛、蛔虫病、蛲虫病、湿疹及阴痒。

2. C　本题考查薏苡仁的功效。**薏苡仁**的功效为**利水渗湿，健脾止泻，除痹，排脓，解毒散结**。

3. D　本题考查通草的主治病证。通草利水清热，通气下乳。主治湿热淋证；湿温证，水肿尿少；产后乳汁不下。

4. C 本题考查车前子的主治病证。**车前子**主治湿热淋证，小便不利，水肿兼热；暑湿水泻；肝热目赤肿痛，肝肾亏虚之目暗不明（配补肝肾药）；**肺热咳嗽痰多**。题干中患者的病证是典型的湿热淋证。

5. E 本题考查滑石的功效和主治病证。滑石的功效为利尿通淋，清解暑热；外用祛湿敛疮。主治湿热淋证，小便不利；暑热烦渴，湿温胸闷，湿热泄泻；湿疮，湿疹，痱子。地肤子清热利湿、祛风止痒，主治热淋；风疹，湿疮，湿疹，阴痒，并不包括痱子。木通、海金沙、瞿麦都不具有祛湿敛疮之功。

6. B 本题考查木通的主治病证。木通利尿通淋、清心除烦、通经下乳，主治湿热淋痛，水肿尿少；心火上炎或下移小肠之口舌生疮、心烦尿赤；产后乳汁不通或乳少；湿热痹痛。通草、瞿麦、萹蓄、冬葵子都可利尿通淋，但不能清心火。

7. E 本题考查金钱草的主治病证。**金钱草**主治**热淋，石淋；**湿热黄疸，肝胆结石；**热毒疮肿，毒蛇咬伤**。题干中，患者的病证除湿热黄疸外，还有胆结石。而茵陈、广金钱草、连钱草虽能治疗湿热黄疸，但不能治疗胆结石。海金沙只能治疗淋证，不能治疗湿热黄疸。

8. B 本题考查茯苓的性能特点和功效。茯苓甘淡渗利兼补，性平不偏，既入脾、肾经，善渗湿利水而消水饮，健脾而促进水湿运化；又入心经，善宁心而安神，治水气凌心者为宜。凡水湿、停饮，无论寒热或虚实皆宜，脾虚水肿或湿盛者尤佳。茯苓的功效是利水渗湿，健脾，宁心。

9. C 本题考查海金沙的性能特点。车前子、滑石、瞿麦、海金沙均能利尿通淋。而海金沙甘淡渗利，寒能清泄，入膀胱与小肠经。善通淋、止痛，并兼排石，为治淋证涩痛之要药，治血淋、石淋常用，兼尿道涩痛者尤佳。

10. D 本题考查瞿麦的主治病证。瞿麦利尿通淋、活血通经。主治热淋，血淋，石淋，小便不通，淋沥涩痛；瘀阻经闭。题干中，患者的病证正是本有瘀阻经闭，又见热淋。

11. A 本题考查萆薢的主治病证。萆薢利湿去浊、祛风除痹，主治膏淋，白浊；湿盛带下；风湿痹痛。题干中，患者尿道热涩疼痛，小便混浊如米泔水，病证为膏淋。

12. A 本题考查灯心草的用量。灯心草煎汤，1～3g。

13. A 本题考查猪苓的主治病证。猪苓主治小便不利，水肿，淋浊，带下；湿盛泄泻。

14. A 本题考查石韦的主治病证。石韦利尿通淋、清肺止咳、凉血止血。主治血淋、热淋、石淋，肺热咳喘，血热之崩漏、尿血、吐血、衄血。

15. E 本题考查滑石配生甘草的意义。滑石配生甘草，既清解暑热，又利水而不伤津，主治暑湿身热烦渴。

16. D 本题考查枳椇子的功效。**枳椇子**的功效是通利二便，**解酒毒**，止渴除烦。

17. A 本题考查茯苓配白术的意义。茯苓甘淡性平，功能利水渗湿、健脾；白术甘补渗利，苦燥性温，功能补气健脾、燥湿利水、止汗安胎。茯苓配白术，既利水渗湿力强，又健脾燥湿，善治脾虚水湿内盛者，兼治妊娠胎动不安或兼浮肿者。

18. C 本题考查垂盆草的功效和主治病证。垂盆草的功效是利湿退黄、清解热毒。主治湿热黄疸，小便不利；痈肿疮疡，毒蛇咬伤，烧烫伤。

19. B 本题考查虎杖的主治病证。**虎杖**利湿退黄、清热解毒、散瘀止痛、止咳化痰。主治湿热黄疸，淋浊，带下；**痈肿疮毒，水火烫伤；风湿痹痛，经闭，癥瘕，跌打损伤；肺热咳嗽；**此外，本品还可泻下通便，治疗热结便秘。题干中，患者既有湿热黄疸，又有风湿痹痛，故选用虎杖。郁金虽能治疗湿热黄疸，但是不能治疗风湿痹痛。

二、配伍选择题

[1～3] E、B、D 本组题考查相似药物通草、车前子、薏苡仁的功效。通草的功效是清热利尿，通气下乳。车前子的功效是清热利尿通淋，渗湿止泻，明目，祛痰。薏苡仁的功效是利水渗湿，健脾止泻，除痹，排脓，解毒散结。

[4～6] B、D、A 本组题考查相似药物石韦、瞿麦、萆薢的功效和主治病证。石韦能利尿通淋、凉血止血，治血淋、尿血。瞿麦能利尿通淋、活血通经，治瘀阻经闭。萆薢能利湿去浊，为治膏淋、白浊及湿盛带下之要药。

[7～8] D、A 本组题考查相似药物冬葵子、木通的功效。冬葵子的功效为利水通淋，下乳，润肠通便。木通的功效为利尿通淋，清心除烦，通经下乳。二者都有利水通淋，下乳之功。

[9～11] E、A、C 本组题考查药物茵陈的性能特点、金钱草和连钱草的主治病证。茵陈善清利湿热而退黄，为治黄疸之要药，无论阳黄、阴黄皆宜；兼止痒，治湿疮、湿疹瘙痒。金钱草主治热淋、石淋、湿热黄疸、肝胆结石、热毒疮肿、毒蛇咬伤。连钱草主治石淋、热淋、湿热黄疸、疮痈肿痛、跌打损伤。

[12～14] **D、B、C** 本组题考查相似药物冬葵子、石韦、灯心草的功效。冬葵子的功效为利水通淋，下乳，润肠通便。石韦的功效为利尿通淋，清肺止咳，凉血止血。灯心草的功效为清心火，利小便。

[15～16] **B、E** 本组题考查相似药物地肤子、车前子的功效。地肤子的功效为清热利湿、祛风止痒。萹蓄、地肤子均能止痒，但萹蓄的功效为利尿通淋、杀虫止痒。茵陈与地肤子均能清利湿热，但茵陈兼能利胆退黄。车前子的功效为清热利尿通淋，渗湿止泻，明目，祛痰。车前子、石韦均能利尿通淋，但石韦兼能清肺止咳、凉血止血。

[17～18] **A、B** 本组题考查相似药物通草、广金钱草的主治病证。通草清热利尿、通气下乳，治湿热淋证，水肿尿少；产后乳汁不下；湿温初起及暑温夹湿病症。广金钱草利湿退黄、利尿通淋，主治黄疸尿赤，石淋，热淋，水肿尿少。但广金钱草与金钱草不同的是不可治肝胆结石。

三、综合分析选择题

1. **B** 本题考查茵陈的功效。茵陈的功效为清利湿热、利胆退黄。

2. **B** 本题考查金钱草的主治病证。金钱草能清热利湿、退黄，既治湿热黄疸，又治肝胆结石。鸡内金可治肝胆结石，但无清热利湿、退黄之功。

3. **E** 本题考查金钱草的主治病证和性能特点。金钱草利湿退黄、利尿通淋、解毒消肿，主治热淋，石淋；湿热黄疸，肝胆结石；热毒疮肿，毒蛇咬伤。其性能特点为：甘淡渗利，咸软入肾，微寒能清。入肝、胆经，清利肝胆而退黄、排石；入肾与膀胱经，清热利尿而善通淋、排石，为治湿热黄疸、肝胆结石、石淋之佳品，且能清热解毒而消肿疗疮，为治疮肿、蛇伤所常用。

4. **A** 本题考查茯苓的功效。茯苓的功效为利水渗湿、健脾、宁心。题干中患者的病证为脾虚泄泻，处方中选用茯苓，是因其具有利水渗湿、健脾的功效。

5. **E** 本题考查泽泻的功效和主治病证。**泽泻**的功效是利水渗湿，泄热，**化浊降脂**。主治病证有小便不利，水肿，淋浊，带下；湿盛泄泻，痰饮，以及高脂血症。上方加入泽泻能增强利水渗湿止泻之效。

6. **D** 本题考查茯苓的性味归经。茯苓的性味为甘、淡、平。归经为心、肺、脾、肾经。可见其药性为平。

四、多项选择题

1. **ABCD** 本题考查车前子的功效。车前子的功效为清热利尿通淋，渗湿止泻，明目，祛痰。

2. **ABCDE** 本题考查利水渗湿药的适用范围。利水渗湿药主要适用于小便不利、水肿、淋浊、黄疸、水泻、带下、湿疮、痰饮等水湿内盛之病证。

3. **CDE** 本题考查相似药物金钱草、石韦、瞿麦的功效和主治病证。金钱草、石韦和瞿麦均能利尿通淋，治石淋。本章中，可治疗石淋的药物还有海金沙、连钱草、广金钱草。

4. **ABDE** 本题考查相似药物瞿麦、石韦、小蓟、海金沙的主治病证。瞿麦利尿通淋、活血通经，可治疗血淋；石韦利尿通淋、凉血止血，可治疗血淋；小蓟凉血止血、散瘀解毒消痈，可治疗血淋；海金沙清利湿热、通淋止痛，可治疗血淋。而萆薢利湿去浊，可治膏淋，不治血淋。因此，瞿麦、石韦、小蓟、海金沙均能治疗血淋。

5. **ABCDE** 本题考查滑石的主治病证。滑石主治湿热淋证，小便不利；暑热烦渴，湿温胸闷，湿热泄泻；湿疮，湿疹，痱子。

6. **BCD** 本题考查海金沙、滑石粉、车前子的用法。海金沙的来源为干燥成熟孢子，呈粉末状；滑石水飞后呈细粉状，均易漂浮在水面，不利于煎煮；车前子含淀粉、黏液质较多，易使锅底焦糊。故海金沙、滑石粉、车前子内服煎汤，均需包煎。

7. **BCE** 本题考查连钱草的功效。连钱草的功效为利湿通淋，清热解毒，散瘀消肿。

8. **ABCD** 本题考查茯苓的主治病证。茯苓主治小便不利，水肿，痰饮；脾虚证，兼便溏或泄泻者尤佳；心悸，失眠。

9. **ACE** 本题考查广金钱草的主治病证。广金钱草主治黄疸尿赤；石淋，热淋；水肿尿少。

10. **ADE** 本题考查相似药物木通、通草、冬葵子的功效与主治病证。木通的功效为利尿通淋，清心除烦，通经下乳；通草的功效为清热利尿，通气下乳；冬葵子的功效为利水通淋，下乳，润肠通便。故木通、通草、冬葵子均能下乳，治疗乳汁不下。

11. **BCE** 本题考查香加皮的用法用量和使用注意。**香加皮**内服：煎汤，3～6g。使用注意：香加皮含强心苷而有毒，故不宜过量服用或长期服用，**不宜与西药地高辛等强心苷类药同用**。

第七章 温里药

一、最佳选择题

1. C 本题考查丁香的主治病证。丁香能温中降逆、补肾助阳，主治中焦寒证，呃逆呕吐，食少吐泻，心腹冷痛，肾虚阳痿。

2. B 本题考查高良姜的功效与主治病证。高良姜的功效为温胃止呕，散寒止痛。主治中焦寒证，脘腹冷痛、呕吐、嗳气吞酸。

3. D 本题考查吴茱萸的功效。**吴茱萸的功效为散寒止痛，降逆止呕，助阳止泻。**

4. B 本题考查花椒的性能特点。花椒辛温燥散，入脾、胃、肾经。善温中散寒而止痛，并兼燥湿，治中寒腹痛吐泻；能杀虫，治虫积腹痛及湿疹阴痒。

5. B 本题考查干姜的性能特点。干姜辛热温散，入脾、胃经，既祛脾胃寒邪，又助脾胃阳气，为温中祛寒之要药，无论实寒、虚寒证皆宜。入心、肾经，能回阳通脉，辅助附子以回阳救逆，治亡阳虚脱；入肺经，能温肺化饮，治寒饮咳喘常投。

6. C 本题考查吴茱萸的性能特点。吴茱萸辛热而香散，苦降而燥，有小毒，力较强。主入肝经，兼入脾、胃、肾经。善暖肝散寒止痛、疏肝和胃下气，治肝经受寒或寒湿阻滞诸痛，如寒疝、痛经，或气逆诸症，如厥阴头痛、肝胃不和胃痛吞酸、恶心呕吐。温脾暖肾燥湿而治阳虚泄泻。

7. B 本题考查**吴茱萸**的主治病证。吴茱萸散寒止痛，降逆止呕，助阳止泻。主治**厥阴头痛**、干呕、吐涎沫；**寒疝腹痛**；**经寒痛经**；**寒湿脚气肿痛**；脘腹胀痛，呕吐吞酸；**五更泄泻**。

8. D 本题考查肉桂的主治病证。肉桂主治肾阳不足、命门火衰，阳痿、宫冷、腰膝冷痛；下元虚冷、虚阳上浮，眩晕目赤；中焦寒证，心腹冷痛、呕吐、泄泻；经寒血滞之痛经、闭经，寒疝腹痛，寒湿痹痛。

9. B 本题考查附子的性能特点。附子辛热逐寒、甘热补火，为纯阳之品，有毒力猛，入心、肾、脾经。上助心阳、中温脾阳、下壮肾阳，为补火助阳、回阳救逆之要药，治亡阳及阳虚诸证每用；又辛热走散，为散阴寒、除风湿、止疼痛之佳品，治寒湿诸痛常投。

10. B 本题考查吴茱萸的用量。吴茱萸内服：煎汤，2~5g。外用：适量。

11. D 本题考查肉桂的用法用量与使用注意。肉桂内服：煎汤，1~5g。使用注意：辛热助火动血，故孕妇慎用；阴虚火旺者忌服；有出血倾向者慎用。不宜与赤石脂同用。

12. A 本题考查小茴香的主治病证。**小茴香味辛性温，归肝、肾、脾、胃经，能散寒止痛、理气和胃，主治寒疝腹痛，睾丸偏坠胀痛，经寒痛经，少腹冷痛；寒凝气滞之脘腹胀痛、食少吐泻。**

13. D 本题考查丁香的使用注意。丁香辛温香燥，易伤阴助火，热证及阴虚火旺者忌用，且不宜与郁金同用。

14. C 本题考查相似药物细辛、干姜的功效和主治病证。细辛的功效为解表散寒、祛风止痛、通窍、温肺化饮。**干姜的功效为温中散寒、回阳通脉、温肺化饮**，二者均能温肺化饮。治寒饮咳喘。

15. A 本题考查肉桂的功效。**肉桂的功效是补火助阳，引火归元，散寒止痛，温通经脉。**

16. A 本题考查干姜的主治病证。干姜温中散寒、回阳通脉、温肺化饮。主治中焦寒证，脘腹冷痛、呕吐、泄泻；亡阳虚脱、肢冷脉微；寒饮咳喘。题干患者所患病证为寒饮咳喘，治当以干姜温肺化饮。

二、配伍选择题

[1~4] E、D、B、C 本组题考查附子、肉桂、干姜、丁香的配伍。①附子辛甘性热，善补阳散寒；细辛辛温气烈，善祛少阴经风寒；麻黄辛温，善开腠理而发汗散寒。附子配细辛、麻黄，善补阳发表散寒，治阳虚外感风寒功著。②肉桂辛甘而热，功能补火助阳、散寒通脉；附子辛热，功能补火助阳、散寒止痛。**肉桂配附子，补火助阳、散寒止痛力强**，治肾阳虚衰、脾肾阳衰及寒湿阻滞诸痛重症可用。③干姜辛热温散，功能温中散寒止痛，尤长于温脾阳；高良姜辛热燥散，功能散寒止痛、温胃止呕，尤长于散胃寒。干姜配高良姜，善散寒温中、止痛止呕，治中焦寒证之脘腹冷痛、吐泻效佳。④丁香辛温，功能温中散寒降逆；柿蒂苦平，功能降气止呃。丁香配柿蒂，

既温中散寒，又降气止呃，治虚寒呕吐、呃逆效著。

[5~8] D、E、B、A 本组题考查相似药物丁香、花椒、小茴香、荜茇的功效。丁香的功效为温中降逆，补肾助阳；花椒的功效为温中止痛，杀虫止痒；小茴香的功效为散寒止痛，理气和胃；荜茇的功效为温中散寒，下气止痛。

三、综合分析选择题

1. C 本题考查附子的主治病证。附子回阳救逆、补火助阳、散寒止痛。主治亡阳虚脱，肢冷脉微；肾阳虚衰，阳痿、宫冷、尿频；脾肾阳虚之脘腹冷痛、呕吐泄泻、水肿；心阳不足，胸痹心痛；阳虚外感，寒湿痹痛。题干病例为亡阳虚脱，治当以附子回阳救逆。

2. C 本题考查附子的用法。**附子**内服，煎汤，3～15g，**先煎，久煎**。

3. E 本题考查附子的配伍。附子功善回阳救逆、温助脾阳；干姜重在温中，兼能回阳。两药相配，回阳救逆及温中之力大增，治亡阳证及中焦寒证效佳。

4. A 本题考查附子的使用注意。附子辛热燥烈、有毒，故孕妇慎用；热证、阴虚阳亢者忌用。不宜与

半夏、瓜蒌、瓜蒌子、瓜蒌皮、天花粉、川贝母、浙贝母、平贝母、伊贝母、湖北贝母、白蔹、白及同用。

四、多项选择题

1. BCE 本题考查荜茇的主治病证。荜茇主治中焦寒证，脘腹冷痛，呕吐，泄泻；寒凝气滞，胸痹心痛；头痛，牙痛。

2. ABE 本题考查花椒的功效和主治病证。花椒辛温燥散，入脾、胃、肾经，有温中止痛，杀虫止痒之效。主治中焦寒证，脘腹冷痛、呕吐、泄泻；虫积腹痛，蛔虫、蛲虫所致者尤宜；湿疹，阴痒（外用）。

3. ABD 本题考查荜澄茄的主治病证。荜澄茄温中散寒、行气止痛。主治胃寒呕逆，脘腹冷痛；寒疝腹痛；寒湿郁滞，小便浑浊。

4. ABDE 本题考查肉桂的性能特点。肉桂辛甘而热，气厚纯阳，温补行散。入肾经，温补命门之火而补肾阳、引火归元。入肝、心、脾经，消沉寒痼冷而散寒止痛，温通经脉而促进血行。长于益阳消阴、补肾阳而消阴霾、引火归元，为补火助阳之要药；又入血分，善温通经脉而行血，血寒血滞者宜用。

第八章 理气药

一、最佳选择题

1. E 本题考查橘红、化橘红的功效。橘红与化橘红的功效均为理气宽中，燥湿化痰。

2. E 本题考查乌药的主治病证。乌药主治寒凝气滞之胸腹胀痛、气逆喘急；膀胱虚冷，遗尿尿频；疝气疼痛，经寒腹痛。

3. C 本题考查香附的性能特点。**香附**辛香行散，微苦略降，微甘能和，平而不偏。入肝、三焦经，善疏肝理气而止痛，为**疏肝理气之佳品**，被李时珍誉为**"气病之总司，女科之主帅"**。肝气舒畅，气血和顺，则月经自调，疼痛可除，故又为调经止痛之要药。兼入脾经，既疏肝又调中，脾胃气滞及肝胃不和脘腹胀满宜用。

4. D 本题考查荔枝核的主治病证。荔枝核行气散结、祛寒止痛。主治寒疝腹痛，睾丸肿痛。

5. A 本题考查枳实的功效。枳实的功效为破气消积，化痰除痞。

6. B 本题考查薤白的主治病证。薤白主治痰浊闭阻胸阳，胸痹心痛；胃肠气滞，脘腹痞满胀痛、泻痢后重。

7. D 本题考查枳实的主治病证。枳实主治积滞内停，痞满胀痛、泻痢后重、大便不通；痰湿阻滞之胸痹、结胸；脏器下垂。

8. A 本题考查陈皮的性能特点。**陈皮**辛香行散，苦温燥湿，入脾、肺经。既调理脾肺气机升降而理气调中、宽胸，又燥湿而化痰浊，凡气滞、湿阻、痰壅之证皆可投用。治**中焦气滞证兼寒者尤佳**。

9. B 本题考查木香的主治病证。木香主治脾胃气滞，胸胁、脘腹胀痛；湿阻气滞，下痢腹痛、里急后重；食积不消，不思饮食。

10. A 本题考查梅花的主治病证。梅花主治肝胃气痛，胁肋胃脘胀痛、郁闷心烦；梅核气；瘰疬疮毒。

11. A 本题考查木香的用法。木香生用专行气滞。煨木香实肠止泻，用于泄泻腹痛。

12. E 本题考查川楝子的主治病证。川楝子苦，寒。有小毒，入肝、小肠、膀胱经。主治肝郁化火之

胸胁、脘腹胀痛，疝气痛；虫积腹痛；头癣、秃疮。

13. A 本题考查乌药的功效。乌药的功效为行气止痛，温肾散寒。

14. C 本题考查薤白的性能特点。**薤白辛散温通**，苦泄滑利，入心、肺经，善散阴寒之凝结而温通胸阳，为治**胸痹之要药**；入胃、大肠经，能行胃肠滞气而行气导滞，为治**胃肠气滞、泻痢后重**之佳品。

15. A 本题考查枳壳的功效。枳壳的功效是理气宽中，行滞消胀。

16. E 本题考查沉香的用量。沉香内服：煎汤，1～5g，后下。

17. B 本题考查木香配延胡索的意义。木香与延胡索相配，善活血行气、消食止痛，治气滞血瘀诸痛，兼寒者尤宜。

18. A 本题考查化橘红的主治病证。化橘红主治咳嗽痰多；食积伤酒，呕恶痞闷。

19. A 本题考查青皮的主治病证。青皮主治肝气郁滞之胸胁胀痛、疝气疼痛、乳癖、乳痈；食积气滞，脘腹胀痛。

20. D 本题考查川楝子的使用注意。川楝子苦寒败胃，有小毒。孕妇慎用，脾胃虚寒者忌用。

21. B 本题考查沉香的功效。**沉香**的功效为行气止痛，**温中止呕，纳气平喘**。

二、配伍选择题

[1～3] A、E、C 本组题考查陈皮、乌药、香附的主治病证。陈皮主治脾胃气滞，脘腹胀满、食少吐泻；痰湿壅肺之咳嗽气喘。乌药主治寒凝气滞之胸腹胀痛、气逆喘急；膀胱虚冷，遗尿尿频；疝气疼痛，经寒腹痛。香附主治肝气郁滞，胸胁胀痛、疝气痛；肝郁气滞，月经不调、经闭、痛经、乳房胀痛；脾胃气滞，脘腹痞闷，胀满疼痛。

[4～6] A、D、B 本组题考查相似药物甘松、枳实、青皮的主治病证。甘松主治思虑伤脾或寒郁气滞引起的脘腹胀痛、食欲不振，呕吐；脚气肿痛；牙痛。枳实主治积滞内停，痞满胀痛、泻痢后重、大便不通；痰湿阻滞之胸痹、结胸；脏器下垂。青皮主治肝气郁滞之胸胁胀痛、疝气疼痛、乳癖、乳痈；食积气滞，脘腹胀痛。

[7～9] B、A、E 本组题考查木香、柿蒂、川楝子的主治病证。木香主治脾胃气滞，胸胁、脘腹胀痛；湿阻气滞，下痢腹痛、里急后重；食积不消，不思饮食。柿蒂主治胃失和降之呃逆。川楝子主治肝郁化火之胸胁、脘腹胀痛，疝气腹痛；虫积腹痛；头癣、

秃疮。

[10～11] D、B 本题考查相似药物枳实、沉香的主治病证。枳实主治积滞内停，痞满胀痛、泻痢后重、大便不通；痰湿阻滞之胸痹、结胸；脏器下垂。沉香主治寒凝气滞，脘腹胀闷作痛；胃寒呕吐、呃逆；肾虚气逆喘急。

[12～14] B、A、C 本题考查枳实配白术、川楝子配延胡索、香附配高良姜的意义。①**枳实与白术相配**，既补气健脾，又行气消积祛湿，治**脾虚气滞夹积、夹湿**有功。②川楝子与延胡索相配，行气活血止痛力强，善治血瘀气滞诸痛。③香附与高良姜相配，既温中散寒，又疏肝理气，且善止痛，治寒凝气滞、肝气犯胃之胃脘胀痛效佳。

[15～17] A、D、E 本题考查相似药物香附、青皮、玫瑰花的功效。香附、青皮、玫瑰花，均能疏肝。香附的功效为疏肝解郁，理气宽中，调经止痛。青皮的功效为疏肝破气，消积化滞。玫瑰花的功效为行气解郁，和血，止痛。

[18～20] C、E、D 本题考查药物化橘红、枳壳、香附的药性与功效。化橘红性温，辛、苦，归肺、脾经，功效为理气宽中、燥湿化痰。枳壳性微寒，味苦、辛、酸，归脾、胃经，功效为理气宽中、行滞消胀。香附性平，味辛、微苦、微甘，归肝、脾、三焦经，功效为疏肝解郁、理气宽中、调经止痛。

三、综合分析选择题

1. A 本题考查陈皮的功效。陈皮的功效为理气健脾，燥湿化痰。

2. A 本题考查陈皮配半夏的意义。陈皮与半夏相配，燥湿化痰力强，凡痰湿中阻、蕴肺均可择用。

3. C 本题考查半夏的用法。法半夏长于燥湿，姜半夏长于降逆止呕；清半夏长于化痰；竹沥半夏长于清热化痰。

4. D 本题考查薤白的功效。薤白的功效为通阳散结，行气导滞。

5. A 本题考查薤白配瓜蒌的意义。薤白与瓜蒌相配，既化痰散结，又宽胸通阳，治痰浊闭阻、胸阳不振之胸痹证。

6. E 本题考查枳实的性能特点。枳实苦降下，辛行散，药力较猛，入脾、胃经。既善破气消积以除胀满，又长于行气消痰以通痞塞，故为治胃肠积滞及痰滞胸痹之要药。此外，还可治脏器脱垂。

四、多项选择题

1. BCDE 本题考查相似药物的功效。**大腹皮的功效为行气宽中，利水消肿**；九香虫的功效为理气止痛，温中助阳；刀豆的功效为温中，下气，止呃；沉香的功效为行气止痛，温中止呕，纳气平喘。娑罗子亦是理气药，但无温中之功。

2. CDE 本题考查相似药物的功效。佛手的功效为疏肝理气，和胃止痛，燥湿化痰；香橼的功效为疏肝理气，宽中，化痰；梅花的功效为疏肝和中，化痰散结。三者均能疏肝，化痰。青皮、香附能疏肝，不能化痰。

3. ABCDE 本题考查沉香的性能特点。**沉香辛香行散温通**，味苦质重下行。入脾、胃经，既行气温中而止痛，又降胃气而止呕；入肾经，善温肾纳气平喘。集**理气、降逆、纳气于一身**，且**温而不燥、行而不泄，无破气之害**，故为理气良药。

4. CD 本题考查相似药物的功效。**娑罗子**的功效为疏肝理气，和胃止痛。**佛手**的功效为疏肝理气，和胃止痛，燥湿化痰。二者均能**疏肝理气，和胃止痛**。香附、川楝子、青皮均能疏肝，但无和胃之功。

5. AC 本题考查相似药物的功效。陈皮的功效为理气健脾，燥湿化痰。木香的功效为行气止痛，健脾消食。

第九章 消食药

一、最佳选择题

1. A 本题考查鸡内金的性味归经。鸡内金味甘，性平。归脾、胃、小肠、膀胱经。鸡内金不归肾经。

2. D 本题考查鸡内金的性能特点。鸡内金甘益中，平不偏，消磨敛涩，药力较强。入脾、胃经，善运脾健胃、消食化积，为消食运脾之要药。入小肠、膀胱经，既化坚消石，又固精止遗，治结石、遗尿、遗精可选。

3. D 本题考莱菔子的性能特点。莱菔子辛消散，甘益中，平不偏，能升能降。入脾、胃经，善消食除胀，治食积胀满；入肺经，善降气消痰，治痰壅咳喘。

4. C 本题考查鸡内金的主治病证。鸡内金主治食积不化，消化不良，小儿疳积；遗尿，遗精；泌尿系或肝胆结石症。金钱草虽有排石之功，但不能消食、固精；山楂、六神曲、麦芽虽可消食，但不能固精。

5. E 本题考查麦芽的主治病证。麦芽主治食积不消，脘腹胀痛，脾虚食少；妇女断乳或乳汁郁积之乳房胀痛；肝郁气滞，肝胃不和，胁肋、脘腹疼痛。

6. C 本题考查麦芽的用法用量。麦芽内服：煎汤，10~15g。消积宜炒焦用，疏肝宜生用。回乳炒用60g。

7. D 本题考查稻芽的主治病证。稻芽主治食积证；脾虚食少证。

8. D 本题考查六神曲的药性与功效。六神曲味甘、辛，性温，功效为消食化积，健脾和胃。

9. C 本题考查莱菔子配紫苏子、芥子的配伍意义。莱菔子性平，功能消食除胀、降气化痰；紫苏子性温，功能止咳平喘、降气消痰、润肠通便；芥子性温，功能温肺化痰、利气散结。三药相配，既温肺化痰，又降气止咳平喘，且消食除胀通便，治寒痰喘咳有效，兼食积便秘者尤佳。

10. B 本题考查山楂配六神曲、麦芽的意义。山楂性微温，善消油腻肉积；六神曲性温，既消米面食积，又和胃；麦芽性平，既消米面食积，又健胃。三药相配，既消各种食积，又健脾和中，但见食积不化或消化不良即可酌投。三药常炒焦用，习称焦三仙。

二、配伍选择题

[1~2] A、B 本组题考查相似药物山楂、麦芽的性能特点。山楂酸甘开胃，微温行散。入脾、胃经，善消食化积和中，治各种食积，尤善治油腻肉积；入肝经，善消散瘀血，治血瘀痛经、闭经等。麦芽甘益中，平不偏，芽生发，焦味健胃。主入脾、胃经，善消食健胃和中，治饮食积滞，尤宜米、面、薯、芋等食积者；生用行气略兼疏肝，辅治肝郁气滞及肝胃不和。此外，大量用回乳消胀，用于断乳、乳房胀痛等。焦麦芽消食化滞。

[3~5] B、A、C 本组题考查相似药物鸡内金、莱菔子、稻芽的功效。鸡内金的功效是健脾消食，涩精止遗，通淋化石。莱菔子的功效是消食除胀，降气化痰。稻芽的功效是消食和中，健脾开胃。

三、综合分析选择题

1. A 本题考查麦芽的主治病证。麦芽的主治病证有食积不消，脘腹胀痛，脾虚食少；肝郁气滞，肝胃不和，胁肋、脘腹疼痛。题干患者所患病证正是肝胃不和、食积不消。

2. A 本题考查麦芽的使用注意。麦芽能回乳，故妇女授乳期忌用。

3. D 本题考查麦芽的功效。麦芽的功效为行气消食，健脾开胃，回乳消胀。

四、多项选择题

1. ACDE 本题考查山楂的主治病证。山楂主治食滞不化，肉积不消，泻痢腹痛；瘀血经闭，产后瘀阻腹痛，心腹刺痛，胸痹心痛；疝气疼痛；高脂血症。

2. AB 本题考查莱菔子的主治病证。莱菔子主治食积气滞之脘腹胀满，痰涎壅盛之气喘咳嗽。

第十章　驱虫药

一、最佳选择题

1. A 本题考查鹤草芽的性味归经与主治病证。**鹤草芽**苦、涩、凉，**归胃经；主治绦虫病**。

2. B 本题考查雷丸的性能特点。雷丸苦寒泄降，入胃经与大肠经。既善驱杀绦虫，又能驱杀蛔虫、蛲虫、钩虫等，为治虫积腹痛，特别是绦虫病之佳品。此外，还能消积，治小儿疳积。兼泻下而有利于虫体排出是鹤草芽的性能特点。

3. C 本题考查苦楝皮的性能特点。苦楝皮苦燥寒清，有毒而力较强，入脾、胃、肝经。内服善毒杀蛔虫、蛲虫、钩虫，治蛔虫、蛲虫、钩虫病。外用能除湿热、杀虫疗癣，治头癣、疥疮。治小儿疳积之要药是使君子的性能特点。

4. B 本题考查苦楝皮的使用注意。苦楝皮苦寒有毒，孕妇及脾胃虚寒者慎用。肝肾功能不全者慎用。不宜过量或持久服用。

5. E 本题考查槟榔的性能特点。**槟榔**质重苦降，辛散温通，入胃经与大肠经。**善杀虫而力强，兼缓泻而促排虫体**，治多种寄生虫病，最宜绦虫、姜片虫病者。能**消积**、**行气**、**利水**、**截疟**，治腹胀便秘、泻痢后重、水肿、脚气及疟疾。凉血收敛而止血，治血热出血为贯众的性能特点。

6. C 本题考查槟榔与常山的配伍意义。槟榔性温无毒，功能杀虫、行气利水、缓通大便；常山性寒有毒，功能涌吐、祛痰、截疟。两药相配，寒热并施，相反相成，既有较强的祛痰截疟之功，又可减少常山涌吐之副作用，故善治疟疾久发不止。

7. E 本题考查榧子的功效。**榧子**的功效为**杀虫消积，润肺止咳，润燥通便**。

8. B 本题考查使君子的性能特点和使用注意。

使君子甘温气香，入脾、胃经。善杀虫、消积，既为治蛔虫、蛲虫病之佳品，又为治小儿疳积之要药。使君子若与热茶同服，可引起呃逆，故**服药时忌饮茶**。本品大量服用可致呃逆、眩晕、呕吐等不良反应，故不宜超量服用。

二、配伍选择题

[1~3] A、E、C 本组题考查使君子、鹤草芽、槟榔的使用注意。①使君子若与热茶同服，可引起呃逆，故服药时忌饮茶。本品大量服用可致呃逆、眩晕、呕吐等不良反应，故不宜超量服用。②鹤草芽有效成分不溶于水，**不宜入煎剂**。③槟榔孕妇慎用。下气破积之力较强，易伤正气，故脾虚便溏及气虚下陷者不宜服。

[4~6] A、C、B 本组题考查鹤草芽、南瓜子、雷丸的用法。①鹤草芽内服：研粉吞服，成人每次30~45g。小儿按体重0.7~0.8g/kg，每日1次，早晨空腹服。②南瓜子内服：生用连壳或去壳后研细粉，60~120g，冷开水调服。③雷丸内服：15~21g，不宜入煎剂，一般研粉，每次5~7g，饭后用温开水调服，每日3次，连服3天。

三、综合分析选择题

1. B 本题考查使君子的用法用量。使君子内服：煎汤，9~12g，捣碎。使君子仁，6~9g，多入丸散或单用，作1~2次分服。小儿每岁1~1.5粒，炒香嚼服，1日总量不超过20粒。

2. A 本题考查使君子的使用注意。大量服用使君子可致呃逆、眩晕、呕吐等不良反应，故不宜超量服。若使君子与热茶同服，亦可引起呃逆，故服药时忌饮茶。

3. **C** 本题考查使君子的功效。使君子的功效为杀虫消积。既为治蛔虫、蛲虫病之佳品，又为治小儿疳积之要药。使君子无利水、疗癣、止血、通便之功。

四、多项选择题

1. **BD** 本题考查相似药物的用法。雷丸不宜入煎剂，一般研粉服，饭后用温开水调服。鹤草芽有效成分不溶于水，不宜入煎剂。

2. **ABCE** 本题考查相似药物的主治病证。①南瓜子主治绦虫病、蛔虫病、钩虫病、血吸虫病。②鹤草芽主治绦虫病。③雷丸主治绦虫病、钩虫病、蛔虫病、虫积腹痛。④使君子主治蛔虫病、蛲虫病。⑤槟榔主治绦虫病、蛔虫病、姜片虫病、虫积腹痛。故南瓜子、鹤草芽、雷丸、槟榔均可驱杀绦虫，治疗绦虫病。

3. **CD** 本题考查相似药物的功效。①百部的功效是润肺下气止咳，杀虫灭虱。②榧子的功效是杀虫消积，润肺止咳，润燥通便。二者都有杀虫、润肺止咳的功效。鹤草芽、蛇床子虽有杀虫之功，但无润肺止咳之效；款冬花虽可润肺止咳，但不能杀虫。

4. **ABCDE** 本题考查驱虫药的使用注意。驱虫药一般应在空腹时服，以使药物充分作用于虫体，而保证疗效；部分药物有毒，使用时应注意剂量，以免中毒；在发热或腹痛较剧时，宜先清热或止痛，待缓解后再使用驱虫药；孕妇及老弱患者应慎用。

第十一章　止血药

一、最佳选择题

1. **D** 本题考查茜草的主治病证与性能特点。茜草主治吐血，衄血，崩漏，外伤出血；瘀阻经闭，关节痹痛，跌扑肿痛。性能特点：**凉血与行瘀并举，止血而无留瘀之忧，行血而无妄行之患。对出血属血热夹瘀者更宜**。还能通经络，除瘀痛，适用于血热瘀阻之经闭，跌打损伤，瘀肿疼痛，以及风湿痹痛。

2. **D** 本题考查地榆的使用注意。地榆微寒酸涩，故虚寒性便血、下痢、崩漏，以及出血有瘀者慎用。对于**大面积烧伤病人，不宜使用地榆制剂外涂**，以防其所含鞣质被大量吸收而引起中毒性肝炎。

3. **E** 本题考查茜草的用法。茜草内服：煎汤，6～10g。止血宜炒炭用，活血通经宜生用或酒炒用。

4. **C** 本题考查槐花的功效与主治病证。槐花的功效为凉血止血，清肝泻火。主治便血、痔血、血痢、崩漏、吐血、衄血；肝热目赤，头痛眩晕。题干中，患者的病证为肝火上炎之目赤肿痛，以及血热便血，治当清肝泻火、凉血止血。

5. **E** 本题考查血余炭的功效。血余炭的功效为收敛止血，化瘀，利尿。

6. **A** 本题考查艾叶的功效与主治病证。艾叶的功效为**温经止血，散寒止痛**；外用祛湿止痒。主治吐血，衄血，崩漏，月经过多，胎漏下血；少腹冷痛，经寒不调，宫冷不孕；外治皮肤瘙痒。此外，可用于温灸。题干中，患者的病证为虚寒性崩漏下血，治当温经止血、散寒止痛。而白茅根和茜草性寒，能凉血止血，治血热出血；仙鹤草和棕榈炭性平，能收敛止血，但不能散寒止痛。

7. **D** 本题考查炮姜的药性与功效。炮姜辛，热，归脾、胃、肾经。功效为温经止血、温中止痛。艾叶辛、苦，温；有小毒。归肝、脾、肾经。功效为温经止血，散寒止痛；外用祛湿止痒。

8. **D** 本题考查仙鹤草的性能特点。仙鹤草苦涩收敛，平而不偏，入心、肝经，**长于收敛止血**，大凡出血，无论寒热虚实，皆可配伍应用。尚能收涩止痢，治血痢；兼截疟、解毒，治疟疾，痈肿疮毒，阴痒带下。因有**补虚、强壮**作用，治劳力过度所致的脱力劳伤。

9. **B** 本题考查白及的性能特点。白及质黏腻，性收涩，收敛止血之功卓著，适用于体内外诸出血，内服、外用皆宜。甘而缓补，兼益肺胃，**最宜咯血、吐血等肺胃出血**。味苦气微寒，能消肿生肌，治疮疡肿毒，皮肤皲裂。

10. **B** 本题考查止血药的使用注意。出血过多而致气虚欲脱者，如单用止血药，则缓不济急，应急予大补元气之药，以益气固脱。

11. **C** 本题考查地榆配槐角的意义。地榆微寒，善清下焦血分之热而凉血止血；槐角性寒，善清大肠之火而凉血止血。两药相配，凉血止血作用增强，可治血热出血诸证，尤宜于痔血、便血等下部出血证。

12. **E** 本题考查三七的性能特点。三七微苦泄散，甘补温通，走守兼备，泄中兼补，入肝、胃经。止血与化瘀力均强，并能补虚，有**止血而不留瘀、活**

血而不耗气之优，内服、外用皆效，**凡体内外诸出血、各种瘀血痛证**，用之皆有卓效。偏寒兼虚者最宜，偏热无虚者当配清热凉血及相应之品。而蒲黄、茜草虽有止血化瘀之功，但均无补益之功，且蒲黄味甘、性平，茜草味苦、性寒。

13. C 本题考查苎麻根的功效与主治病证。**苎麻根**的功效为凉血止血，**安胎**，解毒。主治血热所致的尿血；胎漏下血，胎动不安；外治痈肿初起。题干中，患者妊娠期阴道下血，治当选苎麻根凉血止血、安胎。白术虽能安胎，但无凉血止血之功；小蓟、白茅根虽能凉血止血，但无安胎之效；桑寄生则能补肝肾、强筋骨而安胎元。

14. D 本题考查景天三七的功效与主治病证。景天三七的功效为散瘀止血，安神。主治吐血，咯血，衄血，紫癜，崩漏，外伤出血；心悸失眠，烦躁不安。

15. A 本题考查蒲黄的功效。蒲黄的功效为止血，化瘀，通淋。

16. B 本题考查蒲黄配五灵脂的意义。**蒲黄**性平，生用活血化瘀而止血，炒用收涩止血略兼化瘀；**五灵脂**性温，生用活血止痛，炒用功偏化瘀止血。两药**相配**，无论生用、炒用均能**活血止痛**、**化瘀止血**，善治**血瘀**胸胁心腹**诸痛**及**血瘀出血**。

17. D 本题考查蒲黄的用法。蒲黄内服，煎汤，5 ~ 10g，包煎；外用，适量，敷患处。止血宜炒炭用，化瘀、利尿宜生用。

18. E 本题考查蒲黄的使用注意。生蒲黄有收缩子宫的作用，故孕妇慎服。

19. B 本题考查艾叶配阿胶的意义。艾叶辛温，功善温经止血、散寒暖宫，并能调经安胎；阿胶甘平，功能补血止血。两药相配，既养血止血，又散寒暖宫调经，治下焦虚寒所致的月经过多、崩漏、胎漏。

20. D 本题考查小蓟的主治病证。小蓟主治衄血、吐血、尿血、血淋、便血、崩漏，外伤出血；痈肿疮毒。

21. D 本题考查三七的主治病证。三七主治咯血、吐血、衄血、便血、崩漏，外伤出血；胸腹刺痛，跌扑肿痛。

22. B 本题考查小蓟的功效。小蓟的功效为凉血止血，散瘀解毒消痈。

23. A 本题考查白茅根的功效与主治病证。**白茅根**的功效是凉血止血，**清热利尿**。主治血热吐血、衄血、尿血；热病烦渴；湿热黄疸，水肿尿少，热淋涩痛。

24. C 本题考查蒲黄的功效与主治病证。蒲黄的功效为止血，化瘀，通淋。主治吐血、衄血、咯血、崩漏，外伤出血；经闭痛经，胸腹刺痛，跌扑肿痛；血淋涩痛。三七虽可散瘀止血，但不能利尿。

25. E 本题考查艾叶配香附的意义。艾叶性温，功善散寒暖宫、温经止血；香附性平，功善疏肝理气、调经止痛。两药**相配**，既疏肝理气，又散寒暖宫、调经止痛，治肝郁气滞、**宫寒之月经不调**、**痛经**。

26. D 本题考查大蓟配小蓟的意义。大蓟与小蓟均性凉而凉血止血、散瘀解毒消痈，同用则药力更强，治血热出血诸证及痈肿疮毒。

27. B 本题考查棕榈炭的功效、主治病证与使用注意。棕榈炭的功效为收敛止血，主治吐血，衄血，尿血，便血，崩漏。使用注意：棕榈炭收涩性强，出血兼瘀滞，湿热下痢初起者慎用。

28. B 本题考查地榆的性能特点。地榆苦寒清热，酸涩收敛，入肝、大肠经。清血分之热以治本，兼能收敛止血以治标，为凉血止血之要药；又因沉降入下焦，善治下焦血热妄行诸证，为治便血、痔血、血痢、崩漏之佳品。外用善解毒消肿、敛疮止痛，为治水火烫伤之要药。

29. D 本题考查仙鹤草的功效和主治病证。仙鹤草的功效为收敛止血，截疟，止痢，解毒，补虚，主治咯血、吐血、崩漏下血；疟疾；血痢；痈肿疮毒；阴痒带下；脱力劳伤。其余选项中的药物均能止血，但均不能补虚。

二、配伍选择题

[1 ~ 4] B、C、A、E 本题考查相似药物地榆、白茅根、大蓟、藕节的功效和主治病证。①地榆的功效为凉血止血，解毒敛疮。主治便血，痔血，血痢，崩漏；水火烫伤，痈肿疮毒。②白茅根的功效为凉血止血，清热利尿。主治血热吐血，衄血，尿血；热病烦渴；湿热黄疸，水肿尿少，热淋涩痛。③大蓟的功效为凉血止血，散瘀解毒消痈，主治衄血、吐血、尿血、便血、崩漏，外伤出血及痈肿疮毒。④**藕节**的功效为**收敛止血，化瘀**，主治吐血、咯血、衄血、尿血，崩漏。

[5 ~ 8] C、D、E、A 本题考查相似药物鸡冠花、苎麻根、血余炭、紫珠叶的功效与主治病证。①鸡冠花的功效为收敛止血，止带，止痢。主治吐血，崩漏，便血，痔血；赤白带下；久痢不止。②苎

麻根的功效为凉血止血，安胎，解毒。主治血热所致的尿血；胎漏下血，胎动不安；外治痈肿初起。③血余炭的功效为收敛止血，化瘀，利尿。主治吐血，咯血，衄血，血淋，尿血，便血，崩漏，外伤出血；小便不利。④紫珠叶的功效为凉血收敛止血，散瘀解毒消肿。主治衄血，咯血，吐血，便血，崩漏，外伤出血；热毒疮疡，水火烫伤。

三、综合分析选择题

1. E　本题考查白及的性能特点。白及质黏腻，性收涩，收敛止血之功卓著，适用于体内外诸出血，内服、外用皆宜。甘而缓补，兼益肺胃，最宜咯血、吐血等肺胃出血。味苦气微寒，能消肿生肌，治疮疡肿毒，皮肤皲裂。题干患者所患病证为胃溃疡之胃出血。

2. A　本题考查白及的使用注意。白及不宜与川乌、制川乌、草乌、制草乌、附子同用。

3. C　本题考查白及的主治病证。白及主治咯血，吐血，外伤出血；疮疡肿毒，皮肤皲裂。

4. B　本题考查白及配海螵蛸的意义。白及微寒黏涩，功能收敛止血、生肌；海螵蛸性温燥涩，功能收敛止血、制酸止痛、敛疮。两药相配，功能收敛止血、制酸止痛，生肌敛疮，治胃痛泛酸、吐血、咳血等出血病证。

四、多项选择题

1. CD　本题考查相似药物的功效。石韦的功效为利尿通淋，清肺止咳，凉血止血；白茅根的功效为凉血止血，清热利尿。而大蓟的功效为凉血止血，散瘀解毒消痈；侧柏叶的功效为凉血止血，化痰止咳，生发乌发；地榆的功效为凉血止血，解毒敛疮。

2. DE　本题考查侧柏叶的功效。**侧柏叶**的功效为凉血止血、**化痰止咳**、**生发乌发**。

3. ABCDE　本题考查藕节的主治病证。藕节主治吐血，咯血，衄血，尿血，崩漏。

4. ABCE　本题考查相似药物的功效。大蓟与小蓟的功效均为凉血止血，散瘀解毒消痈。

5. ABCE　本题考查茜草的功效。茜草的功效为凉血、祛瘀、止血、通经。

6. ABCDE　本题考查仙鹤草的功效。仙鹤草的功效为收敛止血，截疟，止痢，解毒，补虚。

7. ABDE　本题考查相似药物的功效。景天三七的功效为散瘀止血，安神；茜草的功效为凉血，祛瘀，止血，通经；鸡冠花的功效为收敛止血，止带，止痢；血余炭的功效为收敛止血，化瘀，利尿；藕节的功效为收敛止血，化瘀。

8. ABCDE　本题考查相似药物的功效。仙鹤草的功效为收敛止血，截疟，止痢，解毒，补虚。青蒿的功效为清虚热，除骨蒸，解暑热，截疟，退黄。鸦胆子的功效为清热解毒，截疟，止痢；外用腐蚀赘疣。草果的功效为燥湿温中，截疟除痰。槟榔的功效为杀虫，消积，行气，利水，截疟。

9. ABCE　本题考查茜草的主治病证。茜草主治吐血，衄血，崩漏，外伤出血；瘀阻经闭，关节痹痛，跌扑肿痛。

第十二章　活血祛瘀药

一、最佳选择题

1. E　本题考查五灵脂的主治病证。五灵脂主治瘀血阻滞心腹刺痛，痛经、经闭，产后瘀阻腹痛，骨折肿痛；瘀滞崩漏，月经过多；蛇虫咬伤。血虚萎黄是鸡血藤的主治病证。

2. A　本题考查川芎的功效。川芎的功效为活血行气，祛风止痛。

3. A　本题考查自然铜的主治病证。自然铜主治跌打损伤，筋骨折伤，瘀肿疼痛。

4. C　本题考查莪术的主治病证。莪术主治癥瘕积聚，瘀血经闭，胸痹心痛，食积胀痛。莪术不能治疗疮痈肿痛。

5. C　本题考查水蛭的性能特点。水蛭咸入血，苦泄散，平不偏，有小毒，力较猛，专入肝。善破血逐瘀消癥，为破血逐瘀消癥之良药，血瘀经闭、癥瘕积聚、中风偏瘫及跌扑损伤之血瘀重症每用。水蛭不入心经。

6. D　本题考查儿茶的功效。儿茶的功效为活血止痛，止血生肌，收湿敛疮，清肺化痰。

7. B　本题考查益母草的性能特点。**益母草**苦泄辛散，微寒清解，主入肝、心包经，兼入膀胱经。既**活血化瘀**，治瘀血诸病，尤善治**瘀血经产诸病**，为妇科调经良药；又**利尿消肿**、清热解毒，治**水瘀互阻之**

水肿及热毒瘀结之疮痈肿毒皆宜。

8. B　本题考查月季花的主治病证。月季花主治气滞血瘀，月经不调，痛经，经闭；胸胁胀痛。

9. E　本题考查红花的功效与主治病证。红花的功效为活血通经，散瘀止痛。主治经闭，痛经，恶露不尽；癥瘕痞块，胸痹心痛，瘀滞腹痛，胸胁刺痛；跌打损伤，疮疡肿痛。

10. D　本题考查牛膝的性能特点。**牛膝**苦泄降，酸入肝，甘补渗，善下行，入肝、肾经。生用味多苦，平偏凉，通利泄降，既逐瘀通经，治经产瘀血及痹痛拘挛；又利尿通淋，湿热下注常用；还**引血引火下行**，以降上亢之阳、上炎之火、上逆之血，血热火逆及肝阳上亢每投。制用味多甘，平偏温，**长于补虚、善补肝肾、强筋骨**，为治肝肾不足或痹证日久所致的腰膝酸软、筋骨无力之要药。此外，还**引药下行**，用药欲其下行者，常用本品作引经药。

11. A　本题考查丹参的性能特点。**丹参**苦能泄散，微寒能清，入心、肝经。既**活血祛瘀**而**通经止痛**，又**清心凉血**而**除烦、消痈**。主治**血瘀、血热、热扰心神诸证**，兼治热毒疮痈肿痛。古云"一味丹参散，功同四物汤"，为妇科血瘀经产诸证常用，实为凉血活血、祛瘀生新之品。益母草无凉血清心除烦之功，故不可治心烦不眠。

12. D　本题考查郁金配石菖蒲的意义。郁金辛苦而寒，功能解郁开窍、清心凉血；石菖蒲辛苦而温，功能开窍醒神、化湿豁痰。石菖蒲配郁金既化湿豁痰，又清心开窍，治痰火或湿热蒙蔽清窍之神昏、癫狂、癫痫。

13. B　本题考查益母草的功效与主治病证。益母草活血调经、利尿消肿、清热解毒，主治月经不调，痛经经闭，恶露不尽；水肿尿少；疮痈肿毒。益母草既能活血调经，又能利尿消肿。

14. A　本题考查牛膝的功效与主治病证。牛膝的功效为逐瘀通经，补肝肾，强筋骨，利尿通淋，引血下行。主治经闭，痛经；肝肾亏虚之腰膝酸痛、筋骨无力；淋证，水肿；头痛，眩晕，牙痛，口疮，吐血，衄血。川牛膝能逐瘀通经、通利关节、利尿通淋，但不具有补肝肾、强筋骨的功效。

15. B　本题考查丹参的功效。丹参的功效除活血祛瘀、通经止痛、凉血消痈外，还有清心除烦。

16. B　本题考查土鳖虫的性能特点。**土鳖虫**咸软入血，寒清泄散，有小毒，力较强。专入肝经，善**破血逐瘀而消癥**，治瘀血经闭、产后瘀阻及癥瘕痞块；又**续筋接骨**，疗跌打损伤、筋伤骨折。

17. D　本题考查郁金的主治病证。郁金主治胸胁刺痛，胸痹心痛，经闭痛经，乳房胀痛；热病神昏，癫痫发狂；血热吐衄；黄疸尿赤。川芎、延胡索、丹参虽均可治疗痛经，但都不能治疗黄疸尿赤。

18. E　本题考查延胡索的性能特点。**延胡索**辛散苦泄温通，入肝、脾经。既入血分以活血祛瘀，又入气分以行气散滞，**止痛力强**，"能行血中气滞，气中血滞，故**专治一身上下诸痛**"，疼痛属血瘀气滞者皆可投用，以兼寒者为佳。醋制后其效更捷。

19. C　本题考查桃仁的主治病证。桃仁的主治病证有经闭痛经，癥瘕痞块，跌扑损伤；肺痈，肠痈；肠燥便秘；咳喘气喘。川芎、延胡索、红花、丹参都不能治疗肠痈、肠燥便秘。

20. D　本题考查苏木的主治病证。苏木主治跌打损伤，骨折筋伤，瘀滞肿痛；经闭痛经，产后瘀阻，胸腹刺痛，痈疽肿痛。

21. E　本题考查姜黄的功效。姜黄的功效为破血行气、通经止痛。

22. A　本题考查王不留行的主治病证。**王不留行**主治经闭，痛经；**乳汁不下**，乳痈肿痛；**淋证涩痛**。其主治病证无中风瘫痪。

二、配伍选择题

［1～3］A、D、E　本组题考查相似药物鸡血藤、血竭、王不留行的功效。**鸡血藤**的功效为**活血补血**，通经止痛，舒筋活络。**血竭**的功效为**活血定痛，化瘀止血**，生肌敛疮。王不留行的功效为活血通经，下乳消肿，利尿通淋。

［4～6］B、A、E　本组题考查相似药物川芎、莪术、郁金的功效。川芎的功效为活血行气，祛风止痛；**莪术**的功效为**破血行气，消积止痛**；郁金的功效为活血止痛，行气解郁，清心凉血，利胆退黄。

［7～8］C、E　本组题考查相似药物血竭、五灵脂的功效。血竭的功效为活血定痛，化瘀止血，生肌敛疮。**五灵脂**的功效为活血止痛，**化瘀止血，解蛇虫毒**。

［9～10］A、C　本题考查相似药物的功效。月季花的功效为活血调经，疏肝解郁；泽兰的功效为活血调经，祛瘀消痈，利水消肿。

［11～12］A、B　本组题考查川芎的配伍。①川芎配柴胡、香附：川芎辛温，功能活血行气、止痛，且上行头目，下达血海；柴胡辛苦微寒，功善疏肝解郁；香附辛平，功善疏肝理气、调经止痛。三药相配，既疏肝解郁，又理气活血以调经，适用于肝郁气

滞之胸闷胁痛、痛经及月经不调等证。②川芎配菊花：川芎辛温，功善活血行气、散风止痛，且上行头目，下调经水；菊花甘苦微寒，功善疏散风热、平肝明目。二药相配，既散风热、平肝阳，又理气活血止痛，治风热头痛或肝阳头痛皆可投。③川芎配红花：功善活血通经、祛瘀止痛。二药相配，活血行气止痛力强，善治气滞血瘀诸痛，兼寒者尤宜。

[13～15] C、E、A 本组题考查相似药物桃仁、牛膝、丹参的药性与功效。①桃仁性平，功能活血祛瘀，润肠通便，止咳平喘。②牛膝性平，功能逐瘀通经，补肝肾，强筋骨，利尿通淋，引血下行。③丹参性微寒，功能活血祛瘀，通经止痛，清心除烦，凉血消痈。

[16～17] D、E 本题考查相似药物的功效。①三棱的功效为破血行气，消积止痛；莪术的功效为行气破血，消积止痛。②乳香的功效为活血定痛，消肿生肌；没药的功效为散瘀定痛，消肿生肌。

[18～20] C、E、B 本组题考查相似药物丹参、郁金、没药的功效。①丹参的功效为活血祛瘀、通经止痛，清心除烦，凉血消痈。②郁金的功效为活血止痛，行气解郁，清心凉血，利胆退黄。③没药的功效为散瘀定痛，消肿生肌。

[21～23] A、C、E 本组题考查相似药物土鳖虫、水蛭、斑蝥的功效。①土鳖虫的功效为破血逐瘀、续筋接骨。②水蛭的功效为破血通经，逐瘀消癥。③斑蝥的功效为破血逐瘀，散结消癥，攻毒蚀疮。

[24～26] A、E、B 本题考查西红花、斑蝥和马钱子的用量。①西红花：内服，煎汤，1～3g，或沸水泡服。②斑蝥：内服，0.03～0.06g，炮制后多入丸散用；外用，适量，研末或浸酒醋，或制油膏涂敷患处，不宜大面积使用。③马钱子：内服，0.3～0.6g，炮制后入丸散用。

三、综合分析选择题

1. D 本题考查川芎的性能特点。川芎辛散温通，入肝、胆、心包经。上行头目，下走血海，内行血气，外散风寒。活血力强，治血瘀气滞诸痛，兼寒者最宜，被前人誉为"血中之气药"。治多种头痛，属风寒、血瘀者最佳；属风热、风湿、血虚者，亦可选，故前人有"头痛不离川芎"之言。祛风活血而利关节，亦为风湿痹痛常用药。

2. E 本题考查川芎的用法用量。川芎内服：煎汤，3～10g。

3. B 本题考查桃仁的主治病证。桃仁主治经闭痛经，癥瘕痞块，跌扑损伤；肺痈，肠痈；肠燥便秘；咳喘气喘。题干中患者的病证正是瘀血伴有咳喘。

4. C 本题考查姜黄的功效与主治病证。姜黄的功效为破血行气，通经止痛。主治胸胁刺痛，胸痹心痛，痛经经闭，癥瘕；风湿肩臂疼痛，跌扑肿痛。题干中患者的病证正是气滞血瘀型胸痹，应选配既能活血，又能行气的药物。其余药物均无行气之功。

5. A 本题考查姜黄的使用注意。姜黄为破血行气之品，易耗气伤血，故血虚者慎用。

6. A 本题考查五灵脂的功效和主治病证。五灵脂的功效为活血止痛，化瘀止血，解蛇虫毒。主治瘀血阻滞心腹刺痛，痛经、经闭，产后瘀阻腹痛，骨折肿痛；瘀滞崩漏，月经过多；蛇虫咬伤。题干中患者的病证为瘀滞崩漏，应选配既能化瘀，又能止血的药物，丹参、郁金、牛膝、川牛膝虽能化瘀，但不能止血。

7. C 本题考查五灵脂的用法。五灵脂：内服，煎汤，5～10g，包煎；或入丸散服；外用，适量。活血止痛宜生用，化瘀止血宜炒用。

四、多项选择题

1. ACD 本题考查相似药物的功效。①牛膝的功效为逐瘀通经，补肝肾，强筋骨，利尿通淋，引血下行。②穿山甲的功效为活血消癥，通经下乳，消肿排脓，搜风通络。③川牛膝的功效为逐瘀通经，通利关节，利尿通淋。④王不留行的功效为活血通经，下乳消肿，利尿通淋。⑤益母草的功效为活血调经，利尿消肿，清热解毒。牛膝、川牛膝、王不留行既能通经，又能利尿通淋。

2. ABCD 本题考查活血祛瘀药的使用注意。活血祛瘀药大多能耗血动血，其中部分药还有堕胎的作用，故妇女月经量多、血虚闭经无瘀及出血无瘀者忌用，孕妇慎用或禁用。

3. ABCDE 本题考查延胡索的主治病证。延胡索主治血瘀气滞之胸胁、脘腹疼痛，胸痹心痛，经闭痛经，产后瘀阻，跌扑肿痛。

4. BCD 本题考查相似药物的主治病证。自然铜主治跌打损伤，筋骨折伤，瘀肿疼痛。土鳖虫主治跌打损伤，筋伤骨折；血瘀经闭，产后瘀阻腹痛，癥瘕痞块。骨碎补主治跌扑闪挫，筋骨折伤；肾虚腰痛，筋骨痿软，耳鸣耳聋，牙齿松动，外治斑秃，白癜风。

5. AB　本题考查相似药物的功效。牛膝的功效为逐瘀通经，补肝肾，强筋骨，利尿通淋，引血下行。川牛膝的功效为逐瘀通经，通利关节，利尿通淋。

6. AB　本题考查相似药物的功效。五灵脂的功效为活血止痛，化瘀止血，解蛇虫毒；血竭的功效为活血定痛，化瘀止血，生肌敛疮。五灵脂与血竭均有活血止痛、化瘀止血之功。

7. ABCD　本题考查相似药物的功效。穿山甲的功效为活血消癥，通经下乳，消肿排脓，搜风通络；王不留行的功效为活血通经，下乳消肿，利尿通淋。穿山甲与王不留行均有活血、通经、下乳、消肿之功。

8. ABCDE　本题考查刘寄奴的主治病证。刘寄奴主治瘀滞经闭，产后腹痛，癥瘕；跌打损伤，外伤出血，疮痈肿毒；食积腹痛。

9. ADE　本题考查相似药物的主治病证。川芎主治胸痹心痛，胸胁刺痛，跌扑肿痛；月经不调，经闭痛经，癥瘕腹痛；头痛，风湿痹痛。乳香主治胸痹心痛，胃脘疼痛，痛经经闭，产后瘀阻，癥瘕腹痛；风湿痹痛，筋脉拘挛；跌打损伤，痈肿疮疡。鸡血藤主治月经不调，痛经，经闭；风湿痹痛，麻木瘫痪；血虚萎黄。

10. ABC　本题考查益母草的功效。益母草的功效为活血调经，利尿消肿，清热解毒。

11. ABCDE　本题考查相似药物的功效。在活血祛瘀药中，活血作用较强者，又称破血药。莪术的功效为行气破血，消积止痛；三棱的功效为破血行气，消积止痛；水蛭的功效为破血通经，逐瘀消癥；姜黄的功效为破血行气，通经止痛；土鳖虫的功效为破血逐瘀，续筋接骨。

12. ABC　本题考查相似药物的主治病证。**莪术主治瘀血经闭**，癥瘕积聚，**胸痹心痛；食积胀痛**。三棱主治癥瘕痞块，痛经，瘀血经闭，胸痹心痛；食积胀痛。刘寄奴主治瘀滞经闭，产后腹痛，癥瘕；跌打损伤，外伤出血，疮痈肿毒；食积腹痛。

13. ABCDE　本题考查北刘寄奴的主治病证。北刘寄奴主治跌打损伤，外伤出血，瘀血经闭，月经不调，产后瘀痛，癥瘕积聚；血痢，血淋；湿热黄疸，水肿腹胀，白带过多。

14. BCD　本题考查郁金的性能特点。**郁金辛行散**，苦泄降，寒清凉，入肝、心、肺经。走血走气，**既活血止痛**，又**疏肝行气解郁**，还**清心凉血而止血、醒神、利胆退黄**，为**活血行气凉血之要药**。凡血瘀气滞有热、肝郁化火、血热出血、热扰心神、湿热郁闭心窍及湿热黄疸，皆可酌选。正确答案为BCD。

第十三章　化痰止咳平喘药

一、最佳选择题

1. C　本题考查半夏的功效。半夏的功效为燥湿化痰，降逆止呕，消痞散结。

2. D　本题考查川贝母的功效和主治病证。川贝母的功效为清热润肺，化痰止咳，散结消痈。主治肺热燥咳，干咳少痰；阴虚劳嗽，痰中带血；痰热火郁之瘰疬、乳痈、肺痈。

3. A　本题考查桔梗的功效。桔梗的功效为宣肺，利咽，祛痰，排脓。

4. A　本题考查天南星的功效和主治病证。**天南星的功效为燥湿化痰，祛风止痉**，散结消肿。主治**顽痰咳嗽**，**风痰眩晕**，**中风痰壅**，口眼㖞斜，半身不遂，癫痫，惊风，**破伤风**；外用治痈肿，蛇虫咬伤。

5. D　本题考查芥子的功效和使用注意。**芥子的功效为温肺豁痰利气**，**散结通络**止痛。芥子辛散走窜之性强，非顽痰体壮邪实者慎用；气虚阴亏及有出血倾向者忌用。芥子对皮肤有发疱作用，故**皮肤过敏、破溃者不宜外敷**。

6. A　本题考查瓜蒌的功效及主治病证。瓜蒌的功效为清肺涤痰，宽胸散结，润燥滑肠。主治肺热咳嗽、痰浊黄稠；胸痹心痛，结胸痞满；乳痈，肺痈，肠痈；大便秘结。

7. E　本题考查旋覆花的功效。旋覆花的功效为降气，消痰，行水，止呕。旋覆花无止血之功。

8. B　本题考查瓜蒌的功效及主治病证。**瓜蒌的功效为清肺涤痰**，宽胸散结，**润燥滑肠**。主治肺热咳嗽、痰浊黄稠；胸痹心痛，结胸痞满；乳痈，肺痈，肠痈；大便秘结。川贝母、竹茹和蛤壳虽均能清热化痰，但不能宽胸散结。

9. E　本题考查川贝母的性能特点。川贝母甘寒润燥，苦寒清热，入肺、心经，为清泄润肺之品。**善清肺化痰、润肺止咳**，为**肺热燥咳及虚劳咳嗽之要药**；能清热化痰、散结消痈，治痰火、热毒壅结之瘰病、乳痈、肺痈。

10. C 本题考查浙贝母的功效。浙贝母的功效为清热化痰止咳，解毒散结消痈。浙贝母无润肺之功。

11. E 本题考查竹茹的性味归经和用法。竹茹味甘，性微寒。归肺、胃、心、胆经。竹茹内服：煎汤，5~10g。化痰宜生用，止呕宜姜汁制。

12. D 本题考查苦杏仁的功效及使用注意。苦杏仁的功效为降气止咳平喘，润肠通便。苦杏仁有小毒，故内服不宜过量，以免中毒，婴儿慎用。

13. A 本题考查百部的功效、主治病证及用法。**百部**的功效为润肺下气止咳，杀虫灭虱。主治**新久咳嗽，肺痨咳嗽，顿咳**；外用治头虱、体虱、蛲虫病、阴痒。久咳虚喘宜蜜炙用，杀虫灭虱宜生用。

14. D 本题考查紫苏子的功效。紫苏子的功效为降气化痰，止咳平喘，润肠通便。紫苏子无润肺之功。

15. E 本题考查功效相似药物桑白皮与葶苈子的功效。桑白皮和葶苈子均具有泻肺平喘，利水消肿的功效。

16. C 本题考查胖大海的功效及主治病证。**胖大海**的功效为**清热润肺，利咽开音，润肠通便**。主治**肺热声哑，干咳无痰；咽喉干痛，热结便闭**，头痛目赤。桔梗性平，能宣肺、利咽、祛痰，但无清热之功，治咳嗽痰多、咽痛喑哑。

17. C 本题考查竹茹的功效及主治病证。**竹茹**的功效为**清热化痰，除烦，止呕**。主治痰热咳嗽；胆火挟痰，惊悸不宁，心烦失眠，中风痰迷，舌强不语；胃热呕吐，**妊娠恶阻，胎热胎动不安**。

18. A 本题考查昆布的功效。昆布的功效为消痰软坚散结，利水消肿。

19. E 本题考查前胡的功效及主治病证。前胡的功效为降气化痰，散风清热。主治痰热喘满，咯痰黄稠；风热咳嗽痰多。题干中患者的病证正是风热犯肺之咳嗽痰多。

20. A 本题考查枇杷叶的功效。枇杷叶的功效为清肺止咳，降逆止呕。

21. E 本题考查白果的功效。白果的功效为敛肺定喘，止带缩尿。

22. A 本题考查洋金花的功效。洋金花的功效为平喘止咳，解痉定痛。

23. A 本题考查海藻的功效。海藻的功效为消痰软坚散结，利水消肿。

24. E 本题考查黄药子的主治病证。黄药子主治瘿瘤痰核，癥瘕痞块；疮痈肿毒，咽喉肿痛，蛇虫

咬伤。

25. A 本题考查款冬花的功效。款冬花的功效为润肺下气，止咳化痰。

26. B 本题考查天南星的主治病证。天南星主治顽痰咳嗽；风痰眩晕，中风痰壅，口眼㖞斜，半身不遂，癫痫，惊风，破伤风；外用治痈肿，蛇虫咬伤。瓦楞子、礞石虽均可治疗顽痰，但不能治疗风痰和破伤风。

27. E 本题考查白前的功效。白前的功效为降气，消痰，止咳。

28. E 本题考查猫爪草的功效和主治。猫爪草的功效为化痰散结，解毒消肿。主治瘰疬痰核；疔疮肿毒，蛇虫咬伤。

二、配伍选择题

[1~2] E、A 本组题考查相似药物半夏、白附子的功效。半夏、白附子均有化痰之功。半夏的功效为燥湿化痰，降逆止呕，消痞散结。白附子的功效为祛风痰，定惊搐，解毒散结，止痛。

[3~6] A、C、B、E 本组题考查桔梗、芥子、竹茹和蛤壳的主治病证。①桔梗主治咳嗽痰多，胸闷不畅；咽痛音哑；肺痈吐脓；癃闭、便秘。②芥子主治寒痰咳嗽，胸胁胀痛；痰滞经络，关节麻木、疼痛，痰湿流注，阴疽肿毒。③竹茹主治痰热咳嗽；胆火挟痰，惊悸不宁，心烦失眠，中风痰迷，舌强不语；胃热呕吐，妊娠恶阻，胎热胎动不安。④蛤壳主治痰火咳嗽，胸胁疼痛，痰中带血；瘰疬瘿瘤；胃痛吞酸；外治湿疹、烫伤。

[7~8] D、C 本组题考查相似药物紫苏子、瓜蒌的功效。紫苏子的功效为降气化痰，止咳平喘，润肠通便。瓜蒌的功效是清肺涤痰，宽胸散结，润燥滑肠。

[9~10] C、D 本组题考查相似药物瓦楞子、黄药子的药性和功效。瓦楞子味咸，性平，归肺、胃、肝经，功效为消痰化瘀、软坚散结、制酸止痛。黄药子味苦，性寒，有小毒，归肺、肝、心经，功效为化痰散结消瘿、清热凉血解毒。

[11~12] A、E 本组题考查相似药物海浮石、蛤壳的的药性和功效。海浮石味咸，性寒，归肺、肾经，功效为清肺化痰、软坚散结、利尿通淋。蛤壳味苦、咸，性寒，归肺、肾、胃经，功效为清热化痰、软坚散结、制酸止痛；外用收湿敛疮。

[13~14] E、C 本组题考查相似药物紫菀、马兜铃的功效。紫菀的功效为润肺下气，消痰止咳。马

兜铃的功效为清肺化痰，止咳平喘，清肠疗痔。

[15～17] A、B、C 本组题考查芥子、百部和洋金花的药性和主治病证。①芥子味辛，性温，归肺经。主治寒痰咳嗽，胸胁胀痛；痰滞经络，关节麻木、疼痛，痰湿流注，阴疽肿毒。②百部味甘、苦，性微温，归肺经。主治新久咳嗽，肺痨咳嗽，顿咳；外用于头虱、体虱、蛲虫病、阴痒。③洋金花味辛，性温，有毒，归肺、肝经。主治哮喘咳嗽；小儿慢惊；脘腹冷痛，风湿痹痛；外科麻醉。

[18～19] C、A 本组题考查相似药物竹沥、天竺黄的功效。竹沥的功效为清热滑痰，定惊利窍。天竺黄的功效为清热豁痰，凉心定惊。

[20～21] A、E 本组题考查川贝母、蛤壳的功效及主治病证。①川贝母的功效为清热润肺，化痰止咳，散结消痈。主治肺热燥咳，干咳少痰；阴虚劳嗽，痰中带血；痰热火郁之瘰疬、乳痈、肺痈。②蛤壳的功效为清热化痰，软坚散结，制酸止痛；外用收湿敛疮。主治痰火咳嗽，胸胁疼痛，痰中带血；瘰疬瘿瘤；胃痛吞酸；外治湿疹，烫伤。百部、款冬花虽能润肺止咳，但不治瘰疬，肺痈。

[22～23] B、D 本组题考查禹白附和关白附的来源。白附子又称"禹白附"，为天南星科植物独角莲的干燥块茎。历代本草中所用的白附子均为今之"关白附"，为毛茛科植物黄花乌头的干燥块根，性热而毒性较大。

[24～27] A、C、B、D 本题考查百部、桔梗、芥子和马兜铃的主治病证。①百部主治新久咳嗽，肺痨咳嗽，顿咳；外用于头虱、体虱、蛲虫病、阴痒。②桔梗主治咳嗽痰多，胸闷不畅；咽痛音哑；肺痈吐脓；癃闭、便秘。③芥子主治寒痰咳嗽，胸胁胀痛；痰滞经络，关节麻木、疼痛，痰湿流注，阴疽肿毒。④马兜铃主治肺热咳喘，痰中带血；肠热痔血，痔疮肿痛。

三、综合分析选择题

1. D 本题考查半夏的用法。**清半夏长于化痰，姜半夏长于降逆止呕**，法半夏长于燥湿，竹沥半夏长于清热化痰。生半夏外用。题干中患者的病证正是痰浊蕴肺。

2. A 本题考查紫苏子的功效和性能特点。紫苏子的功效为降气化痰，止咳平喘，润肠通便。紫苏子辛温润降，入肺经能降气消痰、止咳平喘，治痰壅气逆，咳嗽气喘；又质润多油，降肺气以助大肠之传导，故能润肠燥、通燥便，治肠燥便秘。

3. A 本题考查半夏的使用注意。半夏温燥，故阴虚燥咳、津伤口渴、血证者禁服。生品内服宜慎。不宜与川乌、制川乌、草乌、制草乌、附子同用。

4. B 本题考查桑白皮的功效和主治病证。桑白皮的功效为泻肺平喘，利水消肿。主治肺热喘咳；水肿胀满尿少，面目肌肤浮肿。题干中，患者为痰热郁肺之喘证，故而选用有泻肺平喘之功的桑白皮。

5. B 本题考查桑白皮的用法。桑白皮泻肺平喘宜蜜炙用，利水消肿宜生用。题干中患者的病证需要泻肺平喘。

6. E 本题考查瓜蒌的功效。瓜蒌的功效为清肺涤痰，宽胸散结，润燥滑肠。紫苏子和瓜蒌均能润肠通便，治疗肠燥便秘，但紫苏子性温，能降气化痰、止咳平喘；瓜蒌性寒，能清热化痰。然而，本病为痰热郁肺，故选用具有清热化痰作用的瓜蒌最为适宜。

7. A 本题考查川贝母的功效。川贝母的功效为清热润肺，化痰止咳，散结消痈。

8. C 本题考查百部的功效。百部的功效为润肺下气止咳，杀虫灭虱。

9. A 本题考查百部的使用注意。百部易伤胃滑肠，故脾虚食少便溏者忌用。

四、多项选择题

1. ABE 本题考查相似药物半夏、旋覆花、枇杷叶的功效。半夏的功效为燥湿化痰，降逆止呕，消痞散结；旋覆花的功效为降气，消痰，行水，止呕；枇杷叶的功效为清肺止咳，降逆止呕。海浮石、礞石无止呕之功。

2. ABCDE 本题考查相似药物的功效。昆布、海藻的功效均为消痰软坚散结，利水消肿。黄药子的功效为化痰散结消瘿，清热凉血解毒。瓦楞子的功效为消痰化瘀，软坚散结，制酸止痛。蛤壳的功效为清热化痰，软坚散结，制酸止痛；外用收湿敛疮。海浮石亦有化痰软坚散结的功效。

3. ABCD 本题考查相似药物的使用注意。半夏、瓜蒌、川贝母、浙贝母均不宜与川乌、制川乌、草乌、制草乌、附子同用。

4. BCDE 本题考查白果配麻黄的意义。白果配麻黄：白果性涩敛肺、祛痰定喘；麻黄辛散宣肺、发表平喘。两药相配，收散并用，敛肺而不留邪，宣肺而不耗气，可治哮喘痰嗽实证。

5. ABCD 本题考查礞石的用法用量、使用注意。礞石：内服，多入丸散服，3～6g；煎汤，10～15g，布包先煎。礞石重坠性猛，故孕妇慎用，小儿慢惊忌用，非痰热内结不化之实证及脾虚胃弱者忌用。

6. ABCD　本题考查相似药物的功效。川贝母的功效为清热润肺，化痰止咳，散结消痈；百部的功效为润肺下气止咳，杀虫灭虱；紫菀的功效为润肺下气，消痰止咳；款冬花的功效为润肺下气，止咳化痰。浙贝母的功效为清热化痰止咳，解毒散结消痈，不具润肺之功。

7. ABCDE　本题考查洋金花的用法用量和使用注意。洋金花的用法用量：①内服：**0.3 ~ 0.6g，宜入丸散；亦可作卷烟分次燃吸（一日量不超过1.5g）**。②外用：适量。洋金花含有东莨菪碱、莨菪碱及阿托品等，故**孕妇、外感及痰热咳喘、青光眼、高血压及心动过速患者禁用。**

8. ABCDE　本题考查相似药物的功效。瓜蒌的功效为清肺涤痰，宽胸散结，润燥滑肠；竹茹的功效为清热化痰，除烦，止呕；蛤壳的功效为清热化痰，软坚散结，制酸止痛，外用收湿敛疮；枇杷叶的功效为清肺止咳，降逆止呕；海浮石的功效为清肺化痰，软坚散结，利尿通淋。此外，川贝母、浙贝母、马兜铃、胖大海亦能清肺止咳。

9. ABCD　本题考查半夏的主治病证。半夏主治湿痰寒痰，咳喘痰多，痰饮眩悸，风痰眩晕，痰厥头痛；呕吐反胃；胸脘痞闷，梅核气；外治痈肿痰核。

10. ABD　本题考查苦杏仁配紫苏叶的意义。苦杏仁配紫苏叶：具有发散表邪，宣肺止咳之功，治凉燥袭肺、肺失宣降之恶寒头痛、咳嗽痰稀。

第十四章　安神药

一、最佳选择题

1. A　本题考查磁石的性能特点。**磁石咸寒质重，沉降下行，镇坠与补益并举。善镇惊安神、平肝潜阳，治心悸失眠、阳亢眩晕；**能益肾而聪耳明目、纳气平喘，治**肾虚耳鸣、耳聋、目昏、喘促。**龙骨虽可镇惊安神、平肝潜阳，治心神不安、肝阳上亢之心悸失眠、头晕目眩，但不能益肾而聪耳明目、纳气平喘，不能治疗肾虚耳鸣、目昏、喘促。

2. B　本题考查远志的主治病证。远志主治心神不安，惊悸，失眠，健忘；痰阻心窍之癫痫发狂、神志恍惚；咳嗽痰多；痈疽肿痛，乳痈肿痛。

3. A　本题考查首乌藤的功效与主治病证。**首乌藤的功效为养血安神，祛风通络。**主治虚烦失眠多梦；血虚身痛肢麻，风湿痹痛。

4. A　本题考查柏子仁的主治病证。柏子仁养心安神、润肠通便、止汗，主治虚烦不眠，心悸怔忡，肠燥便秘，阴虚盗汗。

5. C　本题考查龙骨的主治病证。**龙骨**镇惊安神、平肝潜阳、收敛固涩、收湿敛疮，主治**心神不安**，心悸失眠，惊痫，癫狂；**肝阳上亢**之烦躁易怒、头晕目眩；自汗，盗汗，遗精，带下，崩漏；湿疮湿疹，疮疡溃后不敛。磁石可治疗心悸失眠、阳亢眩晕，但不治疗自汗、盗汗。

6. C　本题考查远志的使用注意。远志对胃有刺激性，故消化道溃疡病及胃炎患者慎用。

7. D　本题考查相似药物琥珀、合欢皮的功效。琥珀、合欢皮均能安神，活血。琥珀的功效为安神定惊，活血散瘀，利尿通淋。合欢皮的功效为解郁安神，活血消肿。

8. A　本题考查磁石配朱砂的意义。磁石配朱砂，重镇安神力增，善治烦躁不安、心悸失眠。

9. E　本题考查合欢皮的性能特点。合欢皮甘和缓，苦能泄，性平和，入心、肝、肺经。既善解肝郁而安神定志，治忧郁、失眠常用；又能活血散瘀、消散痈肿，治跌打骨折、疮痈、肺痈。

10. C　本题考查朱砂的性能特点。**朱砂甘寒清解，质重镇怯，有毒而力强，专入心经。**善重镇安神，为治心火亢盛诸证之要药，无论虚实皆宜；能清热解毒，为治热毒疮肿、咽痛、口疮所常用。磁石咸寒质重。

二、配伍选择题

[1 ~ 3] A、B、C　本组题考查相似药物磁石、龙骨、牡蛎的功效。磁石、龙骨、牡蛎均能镇惊安神、平肝潜阳。磁石的功效为镇惊安神，平肝潜阳，聪耳明目，纳气平喘。龙骨的功效为镇惊安神，平肝潜阳，收敛固涩，收湿敛疮。牡蛎的功效为生用重镇安神，潜阳补阴，软坚散结；煅用收敛固涩，制酸止痛。

[4 ~ 6] B、A、E　本组题考查相似药物远志、琥珀、首乌藤的主治病证。远志安神益智、交通心肾、祛痰、消肿，主治心神不安，惊悸，失眠，健忘；痰阻心窍之癫痫发狂、神志恍惚；咳嗽痰多；痈

疽肿痛，乳痈肿痛。琥珀安神定惊、活血散瘀、利尿通淋，主治惊悸失眠，惊风癫痫；血滞经闭、癥瘕，小便不利，癃闭。首乌藤养血安神、祛风通络，主治虚烦失眠多梦；血虚身痛肢麻，风湿痹痛。

　　[7～9]　E、B、D　本组题考查朱砂、珍珠的用法用量和磁石的用法。①朱砂：**内服，0.1～0.5g，不宜入煎剂**；外用，适量。②磁石：内服，煎汤，9～30g，先煎；入丸散，每次1～3g。潜阳安神宜生用，聪耳明目、纳气定喘宜醋淬后用。③珍珠：内服，0.1～0.3g，多入丸散用；外用，适量。

　　[10～11]　A、B　本组题考查相似药物朱砂、磁石的主治病证。朱砂清心镇惊、安神、明目、解毒，主治心火亢盛之心神不安、胸中烦热、惊悸不眠，视物昏花，癫狂，癫痫；疮疡，咽痛，口疮。磁石镇惊安神、平肝潜阳、聪耳明目、纳气平喘，主治心神不宁，心悸失眠，惊风癫痫；肝阳上亢，头晕目眩；耳鸣，耳聋，目昏；肾虚喘促。

　　[12～13]　D、E　本组题考查相似药物合欢皮、酸枣仁的功效和主治病证。合欢皮的功效为解郁安神、活血消肿，主治忿怒忧郁，烦躁不眠；跌打骨折，疮痈，肺痈。酸枣仁的功效为养心补肝、宁心安神、敛汗、生津，主治阴血亏虚之心神不安、失眠多梦、惊悸怔忡；自汗，盗汗。

　　[14～15]　B、E　本组题考查相似药物龙骨、酸枣仁的性能特点。龙骨生用微寒质重镇潜，长于镇惊安神、平肝潜阳，治心神不安、肝阳上亢常用；煅后

平而涩敛，内服收敛固脱，治滑脱之证每投；外用收湿敛疮，治湿疹、湿疮可选。酸枣仁善养心、补肝、益胆而安神，为治阴血亏虚之心神不安、失眠多梦、惊悸怔忡之要药；兼能敛汗，治体虚多汗可选。

　　[16～18]　C、B、A　本组题考查朱砂、珍珠、酸枣仁的功效。朱砂的功效为清心镇惊，安神，明目，解毒。珍珠的功效为安神定惊，明目消翳，解毒生肌，润肤祛斑。酸枣仁的功效为养心补肝，宁心安神，敛汗，生津。

三、多项选择题

　　1. ABCDE　本题考查安神药的主治病证。安神药主要适用于神志不安的病证，症见心悸、失眠、多梦、癫狂、惊痫等。

　　2. ABC　本题考查相似药物龙骨、牡蛎的功效。龙骨、牡蛎生用均善镇惊安神、平肝潜阳，治心悸失眠、肝阳眩晕；煅用均能收敛固涩，治滑脱诸证。

　　3. ACDE　本题考查磁石的功效。磁石的功效为镇惊安神，平肝潜阳，聪耳明目，纳气平喘。

　　4. ABCDE　本题考查朱砂的性能特点与使用注意。朱砂甘寒清解，质重镇怯，有毒而力强，专入心经。善重镇安神，为治心火亢盛诸证之要药，无论虚实皆宜；能清热解毒，为治热毒疮肿、咽痛、口疮所常用。朱砂有毒，孕妇及肝肾功能不正常者禁用。既不宜大量服用，也不宜少量久服，以免汞中毒。火煅能析出水银而有大毒，故忌火煅。

第十五章　平肝息风药

一、最佳选择题

　　1. C　本题考查相似药物的功效。石决明的功效是平肝潜阳，清肝明目。决明子的功效是清热明目，润肠通便。石决明、决明子均能明目，石决明质重潜降，兼益肝阴，善平肝潜阳；决明子长于清润，兼益肾阴，又能润肠通便。

　　2. A　本题考查石决明的主治病证。石决明主治肝阳上亢之头晕目眩；肝火目赤翳障，肝虚目昏。钩藤、罗布麻叶、赭石、蒺藜均可治疗肝阳上亢之头晕目眩，但不可治疗肝火目赤翳障。

　　3. C　本题考查僵蚕的主治病证。僵蚕主治肝风夹痰，惊痫抽搐，小儿急惊风，破伤风，中风口㖞；风热头痛，目赤咽痛；风疹瘙痒；发颐疟腮。

　　4. D　本题考查赭石的主治病证。赭石主治肝阳上亢之头晕目眩；嗳气，呃逆，呕吐，喘息；血热气逆之吐血、衄血、崩漏。石决明、珍珠母、罗布麻叶均无凉血止血之功；槐花虽能凉血止血，但不能平肝潜阳。

　　5. C　本题考查珍珠母的主治病证及用法。珍珠母主治肝阳上亢之头晕目眩；肝热目赤，肝虚目昏；惊悸失眠；煅用能收湿敛疮，可用于湿疹、湿疮。珍珠母平肝潜阳、明目退翳、安神定惊宜生用，收湿敛疮宜煅用。牡蛎、磁石不能治疗湿疹、湿疮。

　　6. D　本题考查罗布麻叶的功效。罗布麻叶的功效是平肝安神，清热利水。

　　7. B　本题考查天麻的性能特点。**天麻甘缓质重，柔润不燥，性平不偏**，专归肝经。善息风止痉、平抑

肝阳，**治肝阳、肝风诸证，无论寒热虚实皆宜**；能祛风通络，治痹痛肢麻与手足不遂。

8. A 本题考查牡蛎的性能特点。**牡蛎**介类质重镇潜，咸软微寒兼补，入肝、胆、肾经，生用、煅用功异。**生用**质重镇潜，味咸软坚，**善平肝潜阳**、**镇惊安神**、**软坚散结**，并兼**益阴**，善治阴虚阳亢之眩晕、阴虚动风，以及心悸失眠，瘰疬痰核诸证。**煅用**性涩收敛，善**收敛固涩**、**制酸止痛**，治滑脱诸证，胃痛泛酸。

9. E 本题考查天麻配钩藤的意义。天麻甘平不峻，专入肝经，功善息肝风、平肝阳；钩藤甘凉清解，功善清肝热、息肝风。天麻配钩藤，平肝阳、息肝风之力显增，治肝阳亢或肝风动之证。

10. C 本题考查地龙的功效。地龙的功效为清热定惊，通络，平喘，利尿。

11. B 本题考查蒺藜的主治病证。**蒺藜**主治肝阳上亢之头晕目眩；**肝气郁结之胸胁不舒**、**乳闭不通**；风热目赤翳障；**风疹瘙痒**。

12. A 本题考查相似药物羚羊角、牛黄的功效。羚羊角的功效是平肝息风，清肝明目，散血解毒。牛黄的功效是清心，豁痰，开窍，凉肝，息风，解毒。羚羊角和牛黄共有的功效是息风、解毒。

13. A 本题考查地龙的功效和主治病证。**地龙**的功效为清热定惊，通络，平喘，利尿。主治高热神昏狂躁，急惊风，癫痫抽搐；**肺热喘哮**；痹痛肢麻，半身不遂；**小便不利**，**尿闭不通**。地龙、全蝎、蜈蚣、天麻均治半身不遂，但地龙又可治小便不利，尿闭不通。

14. D 本题考查牡蛎的主治病证。牡蛎主治阴虚阳亢之头晕目眩，阴虚动风；烦躁不安，心悸失眠；瘰疬痰核，癥瘕积聚；自汗，盗汗，遗精，带下，崩漏；胃痛泛酸。

15. D 本题考查钩藤的主治病证。钩藤主治肝风内动，惊痫抽搐；肝经有热之头胀、头痛；肝阳上亢之头晕目眩。

16. D 本题考查僵蚕的功效。**僵蚕**的功效为息风止痉，**祛风止痛**，**化痰散结**。

二、配伍选择题

[1~2] D、A 本组题考查全蝎配蜈蚣、羚羊角配钩藤的意义。①全蝎配蜈蚣：全蝎辛平有毒，专入肝经，善息风止痉、通络止痛；蜈蚣辛温有毒，专入肝经，与全蝎同功。两药相配，相须为用，共奏息风止痉、通络止痛之功，尤增止痛之力，善治肝风抽

搐、中风瘫痪、偏正头痛、风湿顽痹。②羚羊角配钩藤：羚羊角咸寒质重，入肝经，功善平肝息风；钩藤甘凉质轻，入肝经，功善清肝平肝。两药相配，共奏平肝息风、清热凉肝之功，治肝热动风或肝阳上亢之证。

[3~4] C、A 本组题考查相似药物赭石、牡蛎的功效。赭石的功效是平肝潜阳，重镇降逆，凉血止血。牡蛎的功效是生用重镇安神，潜阳补阴，软坚散结；煅用收敛固涩，制酸止痛。

[5~6] C、A 本组题考查相似药物僵蚕、地龙的主治病证。僵蚕主治肝风夹痰，惊痫抽搐，小儿急惊风，破伤风，中风口㖞；风热头痛，目赤咽痛；风疹瘙痒；发颐疔腮。地龙主治高热神昏狂躁，急惊风，癫痫抽搐；肺热喘哮；痹痛肢麻，半身不遂；小便不利，尿闭不通。

[7~8] B、C 本组题考查相似药物珍珠母、牡蛎的功效。珍珠母的功效为平肝潜阳，明目退翳，安神定惊。牡蛎的功效为生用重镇安神，潜阳补阴，软坚散结；煅用收敛固涩，制酸止痛。

[9~10] A、E 本组题考查相似药物石决明、天麻的主治病证。石决明主治肝阳上亢之头晕目眩；肝火目赤翳障，肝虚目昏。天麻主治肝阳上亢之头痛眩晕；虚风内动，急惊风、慢惊风，癫痫抽搐，破伤风；风湿痹痛，肢体麻木，手足不遂。

[11~12] B、D 本组题考查全蝎和蜈蚣的用法用量。①全蝎：内服，煎汤，3~6g；外用，适量，研末外敷。②蜈蚣：内服，煎汤，3~5g；外用，适量，研末调敷。

三、综合分析选择题

1. C 本题考查地龙的功效。地龙的功效为清热定惊、平喘、通络、利尿。题干中患者的病证是气虚血瘀型中风，加入地龙是因其能通络，可增强益气活血通络之功。

2. E 本题考查全蝎的功效与主治病证。全蝎的功效为息风止痉，攻毒散结，通络止痛。主治急、慢惊风，癫痫抽搐，破伤风；中风面瘫，半身不遂；疮疡肿毒，瘰疬痰核；偏正头痛，风湿顽痹。

3. B 本题考查全蝎的使用注意。全蝎有毒，辛散走窜，故孕妇禁用，用量不宜过大，血虚生风者慎用。

4. C 本题考查钩藤的用法。钩藤：内服，煎汤，3~12g，后下。

5. A 本题考查蒺藜的主治病证。蒺藜主治肝阳

上亢之头晕目眩；肝气郁结之胸胁不舒、乳闭不通；风热之目赤翳障；风疹瘙痒。题干中患者的病证正是肝阳上亢导致的眩晕，并伴肝气郁滞之胸胁不舒。

6. E　本题考查羚羊角的功效和主治病证。羚羊角的功效是平肝息风，清肝明目，散血解毒。主治肝热急惊，癫痫抽搐；肝阳上亢之头晕目眩；肝火炽盛之目赤头痛；温热病之壮热神昏、谵语狂躁或抽搐，温毒发斑，疮痈肿毒。

四、多项选择题

1. ABDE　本题考查相似药物的用法。①牡蛎：内服，煎汤，9～30g，先煎。平肝潜阳、软坚散结宜生用；收敛固涩、制酸止痛宜煅用。②赭石：内服，煎汤，9～30g，先煎。平肝、降逆宜生用，止血宜煅用。③僵蚕：内服，煎汤，5～10g。散风热宜生用，余皆炒用。④珍珠母：内服，煎汤，10～25g，先煎。

⑤石决明：内服，煎汤，6～20g，先煎。

2. AE　本题考查相似药物的功效。天麻的功效是息风止痉，平抑肝阳，祛风通络；钩藤的功效是息风止痉，清热平肝。

3. ABC　本题考查相似药物的功效。羚羊角的功效为平肝息风，**清肝明目，散血解毒**。钩藤的功效为息风止痉，清热平肝。天麻的功效为息风止痉，**平抑肝阳，祛风通络**。因此，羚羊角、钩藤、天麻均既能息风，又能平肝。

4. ABC　本题考查相似药物的功效。**全蝎与蜈蚣**均能息风止痉，**解毒散结，通络止痛**。

5. BCD　本题考查相似药物的功效。龙骨的功效为镇惊安神，平肝潜阳，收敛固涩，收湿敛疮。牡蛎的功效为生用重镇安神，潜阳补阴，软坚散结；煅用收敛固涩，制酸止痛。龙骨与牡蛎的共同功效有镇惊安神、平肝潜阳、收敛固涩。

第十六章　开窍药

一、最佳选择题

1. A　本题考查蟾酥的性能特点。蟾酥辛温开窍，入心经。善辟秽开窍，治中暑神昏；又能解毒、温散止痛，治痈疽肿毒、疔疮、咽喉肿痛；还能辟秽解毒，治痧胀腹痛吐泻。

2. B　本题考查石菖蒲的功效与主治病证。石菖蒲的功效为开窍豁痰，醒神益智，化湿开胃，主治痰湿蒙蔽心窍之神昏、癫痫、耳聋、耳鸣；心气不足之心悸失眠、健忘恍惚；湿浊中阻之脘腹痞胀、噤口痢。远志虽可安神益智、开窍，但无化湿和胃之功，不能治疗痰湿所致脘腹痞胀、不思饮食等。

3. E　本题考查苏合香的主治病证。苏合香主治寒闭神昏；胸痹心痛，胸闷腹痛。

4. A　本题考查麝香的用量。**麝香**：内服，**0.03～0.1g**，多入丸散用；外用，适量，调敷或敷贴。

5. C　本题考查苏合香的功效。苏合香的功效为开窍辟秽，止痛。

6. C　本题考查石菖蒲的性能特点。石菖蒲辛散香窜，苦燥温化，归心、胃经。既善化痰湿、开窍闭，治痰湿蒙闭心窍诸证；又能宁心神、和胃气，治心气亏虚之心悸失眠、健忘恍惚，以及湿浊中阻与噤口痢等证。

7. D　本题考查麝香的性能特点。麝香辛散温通，芳香走窜，入心、脾经，善开通窍闭。既为开窍醒神之良药，治闭证神昏无论寒热皆宜；又为活血通经、止痛之佳品，治瘀血诸证无论新久皆可。此外，取其活血通经之功，还常用于疮肿、死胎及胞衣不下等。

8. E　本题考查冰片的性能特点和主治病证。冰片辛散苦泄，芳香走窜，微寒清凉，入心、脾、肺经，与麝香同功，为凉开之品。内服开窍醒神，为治神昏窍闭之要药；**外用清热止痛、消肿生肌，为治热毒肿痛之良药**。主治热病神昏，中风痰厥，中恶神昏，胸痹心痛；疮疡肿毒，**咽喉肿痛**，口舌生疮，**目赤肿痛**，耳道流脓。

9. E　本题考查开窍药的使用注意。开窍药只适用于神昏闭证，一般不用于神昏脱证；多为救急、治标之品，只宜暂用，不宜久服，以免耗泄元气；大多辛香，易于挥发，故内服多入丸散，仅个别能入煎剂。

10. B　本题考查冰片（合成龙脑）的用量。冰片（合成龙脑）和艾片（左旋龙脑）内服，0.15～0.3g，入丸散用；天然冰片（右旋龙脑），0.3～0.9g，入丸散用。外用：适量，研粉点敷患处。

11. D　本题考查安息香的主治病证。安息香主治闭证神昏；心腹疼痛；产后血晕，痹痛日久。

12. A　本题考查麝香的用法和使用注意。麝香：内服，0.03～0.1g，多入丸散用；外用，适量，调敷或敷贴。麝香走窜力强，妇女月经期及孕妇忌用。

13. B 本题考查石菖蒲配远志的意义。石菖蒲与远志配伍，共奏化痰开窍之功，可治疗痰阻心窍之癫痫发狂和心神不安。

二、配伍选择题

[1~3] B、E、D 本组题考查相似药物冰片、麝香、安息香的功效。冰片的功效是开窍醒神，清热止痛；麝香的功效是开窍醒神，活血通经，消肿止痛；**安息香的功效是开窍醒神，行气活血，止痛**。

三、多项选择题

1. ABD 本题考查石菖蒲的主治病证。石菖蒲主治痰湿蒙蔽心窍之神昏，癫痫，耳聋，耳鸣；心气不足之心悸失眠、健忘恍惚；湿浊中阻之脘腹痞胀，噤口痢。

2. ABCDE 本题考查麝香的主治病证。麝香主治热病神昏，中风痰厥，气郁暴厥，中恶神昏；闭经、癥瘕、难产死胎；胸痹心痛，心腹暴痛，痹痛麻木，跌打损伤；疮肿，瘰疬，咽喉肿痛。

3. BCE 本题考查苏合香与安息香的功效。苏合香的功效为开窍辟秽，止痛，善辟秽开窍，治寒闭神昏。安息香的功效为开窍醒神，行气活血，止痛，善通闭开窍、辟秽醒神，治闭证神昏，无论寒热皆宜。二者的共同功效为开窍，辟秽，止痛。

4. ABD 本题考查蟾酥的用法用量和使用注意。蟾酥：内服，0.015~0.03g，多入丸散用；外用，适量。蟾酥有毒，孕妇慎用。

第十七章 补虚药

一、最佳选择题

1. A 本题考查黄芪的性能特点。黄芪甘温补升，生用微温，蜜炙性温，入脾、肺经，主以扶正气，兼能除水邪。既善补中气、升举清阳，又善补肺气、益卫固表，治脾肺气虚、中气下陷、气不摄血、自汗盗汗等，还能托疮毒、利水消肿，治血不足之疮痈不溃或久溃不敛，以及气虚水肿、小便不利。此外，通过补气又能生血、摄血、生津、行滞，治血虚萎黄、气不摄血之崩漏便血、气津两伤之消渴、气虚血滞之痹痛麻木和半身不遂等。

2. A 本题考查相似药物人参、党参的性能特点。人参、党参，均能补气养血生津，治脾胃气虚之倦怠乏力、肺气不足之气短喘促、气血双亏之萎黄，以及气津两伤之口渴等。但**人参力强，党参力薄**，若以**党参代人参用**，则**宜加大用量**。

3. E 本题考查黄芪配柴胡、升麻的意义。**黄芪配柴胡、升麻**：黄芪甘微温，善益气升阳；柴胡苦辛微寒，善升举肝胆清阳之气；炙升麻辛微甘微寒，善升举脾胃清阳之气。三药相配，功能**补中益气、升阳举陷**，为治**中气下陷诸证**所常用。

4. C 本题考查甘草的主治病证。甘草主治脾胃虚弱之倦怠乏力、食少便溏；心气虚之心悸气短、脉结代；咳嗽痰多；脘腹或四肢挛急疼痛；疮痈肿毒，咽喉肿痛，食物或药物中毒；缓解药物毒性、烈性，调和诸药。题干中，患者倦怠乏力、食少便溏说明为脾气虚证；近半个月劳累后，出现心动悸。甘草既可以治疗脾气虚证，又可以治疗心动悸。

5. D 本题考查黄芪的主治病证。黄芪主治脾虚乏力，食少便溏，中气下陷，久泻脱肛，便血崩漏；肺气虚弱，咳喘气短；表虚不固之自汗、盗汗；气虚水肿、小便不利；内热消渴；血虚萎黄，气血两虚；气虚血滞，半身不遂，痹痛麻木；气血不足所致的痈疽难溃或溃久不敛。题干患者多汗为脾肺气虚，卫表不固之证。黄芪补脾肺之气、益卫固表，最为适合。

6. E 本题考查白术的用法。白术补气健脾宜炒用，健脾止泻宜炒焦用，燥湿利水宜生用。

7. D 本题考查人参的用法用量。人参内服：煎汤，3~9g，大补元气可用15~30g，文火另煎兑服；研粉吞服，一次2g，一日2次。野生人参功效最佳，多用于挽救虚脱；生晒人参性较平和，适用于气阴不足者；红参药性偏温，多用于气阳两虚者。

8. A 本题考查相似药物白术、苍术的功效。白术的功效是健脾益气，燥湿利水，止汗，安胎；苍术的功效是燥湿健脾，祛风散寒，明目。二药均善燥湿健脾，治脾虚湿停之泄泻或便溏、带下等。

9. E 本题考查山药的性能特点。山药甘补兼涩，性平不偏，归脾、肺、肾经，虽**药力平和**，但**兼涩敛**之性。既**平补气阴**，为治气虚或气阴两虚之佳品；又滋阴益气而生津，为治肾阴虚及消渴所常用；还涩精止带，为治肾虚不固之要药。

10. D 本题考查刺五加的功效和主治病证。刺五加的功效是益气健脾，补肾安神。主治脾虚乏力，食欲不振，气虚浮肿；肾虚腰膝酸软，小儿行迟；肺肾两虚，久咳虚喘；心脾不足，心悸气短，失眠多梦。

11. C 本题考查绞股蓝的功效和主治病证。绞股蓝的功效是益气健脾，化痰止咳，清热解毒，化浊降脂。主治脾胃气虚，倦怠食少；痰热咳喘，肺虚燥咳；热毒疮痈，咽喉疼痛，癌肿；高脂血症。

12. D 本题考查白术的主治病证。白术主治脾胃气虚之食少腹胀、便溏泄泻、倦怠乏力，脾虚水肿，痰饮眩悸；表虚自汗；脾虚气弱之胎动不安。

13. B 本题考查相似药物太子参、西洋参的功效。太子参的功效是益气健脾，生津润肺；西洋参的功效是补气养阴，清热生津，故二者均能补气生津，治气津两伤之烦倦口渴。相异的是：太子参性平，补力较弱，气津两伤、火不盛者用之为宜；西洋参性凉，补力较强，气津两伤、热盛者用之为宜。

14. A 本题考查山药与黄精的性能特点。①山药甘补兼涩，性平不偏，归脾、肺、肾经，虽药力平和，但兼涩敛之性。既平补气阴，为治气虚或气阴两虚之佳品；又滋阴益气而生津，为治肾阴虚及消渴所常用；还涩精止带，为治肾虚不固之要药。②黄精质润甘补，平而不偏，作用缓和，入脾、肺、肾经，为平补气阴之品。既滋阴润肺，又补肾益精，还补脾益气，为滋补良药，善治肺肾两虚、气阴两虚诸证。两药均能平补脾、肺、肾之气阴。

15. D 本题考查相似药物甘草、大枣的功效。甘草、大枣，均属甘缓补虚之品，功能补中益气、缓和药性，治脾胃虚弱、倦怠乏力，或于复方中缓和药物的毒烈之性而调和诸药。相异的是：甘草性平，炙用性偏温而善补心气、缓急止痛，治心气虚之心动悸、脉结代，以及脘腹或四肢挛急疼痛；生用偏凉，又能祛痰止咳、解毒，治咳嗽痰多、痈肿疮毒，并解药物及食物之毒。大枣性温，又善养血安神，治血虚萎黄及脏躁证等。

16. A 本题考查鹿茸的主治病证。鹿茸主治肾阳不足之阳痿滑精，宫冷不孕，畏寒，腰脊冷痛；精血亏虚之筋骨无力、神疲羸瘦、眩晕耳鸣，小儿骨软行迟、囟门不合；妇女冲任虚寒、带脉不固之崩漏、带下过多；阴疽内陷，疮疡久溃不敛。紫河车为平补气血精阳之品，治肾阳不足、精血亏虚之虚劳羸瘦、阳痿遗精、宫冷不孕。

17. A 本题考查鹿茸的性能特点。**鹿茸**甘温峻补，咸入肾走血，入肾、肝经，为血肉有情之品。既**峻补元阳**、**大补精血**，为治**肾阳不足**、**精血亏虚证**之

首选；又强筋健骨、调理冲任，治冲任虚寒之崩漏带下；还能通过温补而托疮毒，治阴疽内陷。

18. A 本题考查鹿茸的用法用量。鹿茸内服，研末冲服，1~2g。

19. E 本题考查肉苁蓉的功效和主治病证。肉苁蓉的功效为补肾阳、益精血、润肠通便，主治肾阳不足之阳痿、不孕；精血亏虚之腰膝酸软、筋骨无力；肠燥便秘。鹿茸壮肾阳、益精血，无润肠通便之功。

20. D 本题考查杜仲的主治病证。杜仲主治肝肾不足之腰膝酸痛、筋骨无力、头晕目眩；肝肾亏虚之胎动不安、妊娠漏血；高血压属肝肾亏虚者。

21. E 本题考查杜仲的性能特点。**杜仲**甘温而补，入肝、肾经，药力颇强。善**温补肝肾**、**强筋健骨**、**安胎**、**兼降血压**。既为治肾虚腰膝酸痛或筋骨无力之要药，又为治肝肾亏虚胎漏或胎动之佳品。

22. B 本题考查续断的主治病证。续断主治肝肾不足之腰膝酸软、遗精；肝肾亏虚之崩漏经多，胎漏下血，胎动欲坠；风湿痹痛，跌扑损伤，筋伤骨折。狗脊虽能补肝肾，强筋骨，但多用于治疗风湿痹证伴腰痛脊强。

23. D 本题考查益智的功效和主治病证。益智的功效是暖肾固精缩尿，温脾止泻摄唾。主治肾气虚寒之遗精滑精、遗尿、尿频、白浊；脾寒泄泻，腹中冷痛，脾虚口多涎唾。

24. E 本题考查菟丝子的性能特点。菟丝子甘补辛润，性平偏温，平补阴阳，并兼固涩。入肾经，善补阳益阴、固精缩尿，治肾虚阳痿、遗精尿频、带下等；入肝、脾经，善养肝明目、补脾止泻，治目暗不明、脾虚泄泻；通过补益肝肾还能安固胎元，治肾虚胎动不安；外用消风祛斑，治白癜风。

25. C 本题考查白芍的功效。**白芍的功效是养血调经，敛阴止汗，柔肝止痛，平抑肝阳。**

26. D 本题考查冬虫夏草的功效和主治病证。冬虫夏草的功效是补肾益肺，止血化痰。主治肾虚之阳痿遗精、腰膝酸痛；肺肾两虚之久咳虚喘；肺阴不足之劳嗽咯血。

27. E 本题考查核桃仁的性能特点。核桃仁甘温补益，多脂而润。入肾、肺经，善补肾益精而强健腰膝，能补肺肾而定喘嗽；入大肠经，能润肠燥而通大便。

28. A 本题考查紫河车的功效和主治病证。紫河车的功效是温肾补精，益气养血。主治病证为肾阳不足，精血亏虚，虚劳羸瘦，阳痿遗精，宫冷不孕；肺肾两虚，久咳虚喘，骨蒸劳嗽；气血亏虚，产后乳

少，面色萎黄，食少气短。

29. D 本题考查相似药物菟丝子、沙苑子的功效和主治病证。菟丝子、沙苑子，均善补肾助阳、固精缩尿、养肝明目，治肾阳虚衰、下元不固之腰痛、阳痿、遗精、尿频、带下，以及肝肾不足之目暗不明等证。其中，菟丝子辛甘而平，兼补肾阴，不腻不燥，为平补阴阳之品；又善补脾止泻，治脾虚泄泻。沙苑子甘温不燥，固涩力较强，唯善温补固涩。

30. C 本题考查海马的主治病证。海马温肾壮阳、散结消肿，主治肾阳虚亏之阳痿精少，尿频遗尿，肾虚作喘；癥瘕积聚，跌打损伤，痈肿疔疮（外用）。

31. A 本题考查相似药物仙茅、淫羊藿的功效。仙茅、淫羊藿，均能补肾壮阳、祛风除湿，治肾虚阳痿、尿频、腰膝无力，以及风寒湿痹。但，淫羊藿性温无毒，补肾壮阳力较强；仙茅性热有毒，虽力强，但易助火伤阴。

32. B 本题考查阿胶的功效和主治病证。阿胶的功效为补血滋阴，润燥，止血。主治病证为血虚萎黄，眩晕心悸，肌痿无力；吐血尿血，便血崩漏，妊娠胎漏；肺燥咳嗽，劳嗽咯血；阴虚之心烦失眠，虚风内动。桑椹、白芍、龙眼肉、制何首乌虽然能补血，但是不能止血。

33. E 本题考查龟甲的功效和主治病证。**龟甲的功效是滋阴潜阳，益肾强骨，养血补心，固经止崩。**主治病证为阴虚阳亢之头晕目眩；热病伤阴之虚风内动；阴虚潮热，骨蒸盗汗；肾虚之腰膝痿弱、筋骨不健、小儿囟门不合；阴血不足之心悸、失眠、健忘；**阴虚血热之崩漏、月经过多。**

34. E 本题考查白芍的主治病证。白芍的主治病证为血虚萎黄，月经不调，痛经，崩漏；阴虚盗汗，表虚自汗；肝脾不和之胸胁脘腹疼痛，或四肢拘急作痛；肝阳上亢之头痛眩晕。

35. D 本题考查龙眼肉的主治病证。龙眼肉补益心脾、养血安神，主治心脾两虚之心悸怔忡、失眠健忘；气血不足，血虚萎黄。

36. E 本题考查南沙参的功效和主治病证。南沙参的功效是养阴清肺，益胃生津，化痰，益气。主治肺热燥咳，阴虚劳嗽，干咳痰黏；胃阴不足，食少呕吐；气阴不足，烦热口干。玉竹、麦冬、石斛、北沙参虽然均能补肺阴，但不能益气化痰。

37. B 本题考查南沙参与北沙参的来源及异同。南沙参、北沙参，均性微寒，入肺、胃经，功能养阴清肺、益胃生津，治肺热燥咳、阴虚劳嗽，以及阴虚

津伤之口干舌燥等。然，南沙参源于桔梗科，兼能益气祛痰，善治肺热燥咳或阴虚劳嗽有痰，以及阴伤兼气虚之口干舌燥等证；北沙参源于伞形科，长于滋阴，善治燥咳或阴虚劳嗽无痰及阴伤重症者。

38. E 本题考查石斛的性能特点。石斛甘能滋养，微寒清泄，以清滋为用。入胃经，能养胃阴、生津液，治津伤或胃阴不足之口渴；入肾经，能滋肾阴、清虚热，治阴虚之虚热不退。此外，通过滋阴清热，还能明目、强腰。鲜用药力较强。

39. B 本题考查玉竹的主治病证。玉竹能养阴润燥、生津止渴，主治肺阴虚之燥热咳嗽，阴虚劳嗽，阴虚外感；胃阴耗伤之咽干口渴，内热消渴。

40. E 本题考查何首乌的性能特点。何首乌入肝、肾经，制用、生用性效有别。**制用微温，甘补兼涩，不腻不燥，善补肝肾、益精血、乌须发、强筋骨**，为滋补良药，善治**精血不足证**；又能**化浊降脂，治高脂血症。**生用平而偏凉，苦多甘少，善行泄而补虚力弱，能解毒、消痈、截疟、润肠燥，治疮肿瘰疬、体虚久疟、肠燥便秘。

41. D 本题考查百合的主治病证。百合养阴润肺、清心安神，主治肺虚久咳，阴虚燥咳，劳嗽咯血；虚烦惊悸，失眠多梦，精神恍惚。

42. E 本题考查黄精的功效和主治病证。**黄精的功效是补气养阴，健脾，润肺，益肾。**主治脾胃气虚之体倦乏力，胃阴不足之口干食少；肺虚燥咳，劳嗽咳血；肾精血亏虚之腰膝酸软、须发早白、头晕乏力；气阴两虚，内热消渴。

43. B 本题考查女贞子配墨旱莲的意义。女贞子配墨旱莲：女贞子甘苦凉，滋补肝肾、明目乌发；墨旱莲甘酸寒，滋补肝肾、凉血清热。两药相配，滋补肝肾之阴力增，治肝肾阴虚证常用。

44. C 本题考查楮实子的功效和主治病证。楮实子的功效是补肾清肝，明目，利尿。主治肝肾不足，腰膝酸软，虚劳骨蒸；头晕目昏，目生翳膜；水肿胀满。

45. A 本题考查蛤蟆油的功效和主治病证。蛤蟆油的功效是补肾益精，养阴润肺。主治病后体弱，神疲乏力，心悸失眠，盗汗；肺肾阴伤，痨嗽咳血。

46. B 本题考查巴戟天的性能特点。巴戟天甘补辛散，微温不烈。入肾、肝经，既善补肾阳、益精血，又能祛风湿、强筋骨，为治肾阳虚衰或兼风湿之要药。

二、配伍选择题

[1~4] A、D、C、B 本组题考查人参配附子、

甘草配白芍、人参配鹿茸、人参配核桃仁的意义。①**人参配附子**：人参味甘微温补气，力宏固脱；附子辛热回阳，补火救逆。两药相配，**大补大温，益气回阳**，治亡阳气脱效佳。②**甘草配白芍**：甘草味甘，功能补气缓急；白芍酸收，功能养血柔肝。两药相合，**缓急止痛力强，治脘腹或四肢拘急疼痛**。③人参配鹿茸：人参味甘微温，功善大补元气，为补气之要药；鹿茸味甘咸性温，功善补元阳、益精血，为补阳之首选。两药相配，壮阳益精，补气扶正，治元气不足、诸虚百损之证。④人参配核桃仁：人参甘补微温入肺，善补益肺气；核桃仁甘温入肺肾，功能补益肺肾。两药相配，功善补益肺肾、纳气平喘，治肺肾两虚之喘咳证。而人参配蛤蚧，补肺益肾而定喘嗽，治肺肾两虚，动辄气喘甚效。

[5～6] C、D 本组题考查相似药物山药、西洋参的功效和主治病证。山药与西洋参均有补气养阴之功，治疗肺肾气阴两虚证，消渴证。山药性平，功效为补脾养胃，生津益肺，补肾涩精。主治脾虚气弱之食少便溏或久泻不止；肺虚或肺肾两虚之喘咳；虚热消渴；肾虚遗精、尿频、带下。西洋参性凉，功效为补气养阴，清热生津。主治阴虚热盛之咳嗽痰血；热病气阴两伤之虚热烦倦；津液不足之口干舌燥，内热消渴。

[7～9] C、E、B 本组题考查相似药物白术、黄芪、刺五加的功效和主治病证。白术、黄芪、刺五加均有益气健脾之功，主治脾胃虚弱证。①白术能健脾益气、止汗、安胎，治脾胃气虚之倦怠乏力、表虚自汗、胎动不安。②黄芪能补气升阳、生津养血、托毒排脓、敛疮生肌，治气血不足所致的痈疽难溃或溃久不敛。③刺五加能益气健脾、补肾安神，治脾虚乏力，食欲不振，气虚浮肿；肾虚腰膝酸软，小儿行迟；肺肾两虚，久咳虚喘；心脾不足，心悸气短，失眠多梦。

[10～12] B、C、D 本组题考查相似药物饴糖、蜂蜜、甘草的功效和主治病证。蜂蜜、饴糖、甘草，均能补中益气、润肺止咳、缓急止痛，均治脾胃虚弱证、肺虚燥咳，以及脘腹疼痛。①饴糖的功效为补脾益气，缓急止痛，润肺止咳。主治劳倦伤脾，气短乏力；虚寒腹痛；肺虚咳嗽，干咳无痰。②蜂蜜的功效为补中，润燥，止痛，解毒；外用生肌敛疮。主治脾胃虚弱之食少倦怠、脘腹虚痛；燥咳少痰，肺虚久咳；肠燥便秘；乌头类药中毒；疮疡不敛，水火烫伤（外用）。甘平滑润，还能润燥滑肠，治肠燥便秘。③甘草的功效为补脾益气、缓急止痛。主治脾胃虚弱

之倦怠乏力、食少便溏；心气虚之心悸气短、脉结代；脘腹或四肢拘急疼痛。

[13～14] D、E 本组题考查相似药物白扁豆、鹿茸的功效和主治病证。白扁豆和鹿茸均可治疗妇人带下病。然，白扁豆的功效为健脾化湿，和中消暑。主治脾胃虚弱，食欲不振，大便溏泻，白带过多；暑湿吐泻，胸闷腹胀。鹿茸的功效为壮肾阳、益精血、调冲任。主治妇女冲任虚寒、带脉不固之崩漏、带下过多。

[15～18] B、C、E、C 本组题考查相似药物鹿茸、肉苁蓉、蛤蚧、锁阳的功效。鹿茸、肉苁蓉、蛤蚧、锁阳均能补肾阳、益精血，治肾阳不足、精血亏虚证。但是，①鹿茸甘咸温热峻烈，补力最强，还能强筋骨，调冲任，托疮毒；②肉苁蓉药力较缓，不甚燥热，还能润肠通便；③蛤蚧咸平偏温，药力平和，还能补肺益肾，纳气定喘，助阳益精；④锁阳还能润肠通便。

[19～21] E、A、C 本组题考查相似药物杜仲、续断、狗脊的功效。杜仲、续断、狗脊均能补肝肾，治疗肝肾亏虚证。①杜仲的功效为补肝肾，强筋骨，安胎。②**续断**的功效为补肝肾，强筋骨，**续折伤，止崩漏**。③狗脊的功效为补肝肾，强腰膝，祛风湿。

[22～24] D、A、E 本组题考查黄芪、鹿茸、蜂蜜的主治病证。黄芪、鹿茸、蜂蜜均可治疗疮疡久溃不敛。①黄芪可治气血不足所致的痈疽难溃或溃久不敛；②鹿茸通过壮肾阳、益精血而托疮毒，治肾阳不足、精血亏虚之阴疽内陷、疮疡久溃不敛；③蜂蜜外用，适量局部外涂可治疗疮疡不敛。而当归甘能补润，辛温行散，可补血活血止痛，治疗血虚、血瘀之痈疽疮疡。

[25～27] D、B、E 本组题考查药物鹿茸、紫河车、仙茅的用法用量。鹿茸内服，研末冲服，1～2g。紫河车内服，研末，2～3g；或装入胶囊。仙茅内服，煎汤，3～10g。

[28～30] A、B、D 本题考查相似药物鲜地黄、干地黄、熟地黄的功效。鲜地黄、干地黄、熟地黄，均能滋阴生津。但是，①鲜地黄滋阴力稍逊而长于清热凉血，且滋腻性小。②干地黄长于滋阴而清热凉血力较鲜地黄为逊，滋腻性稍强，还能润肠。③熟地黄功善养血滋阴、填精生髓，滋腻性强，每与少量开胃之砂仁或陈皮同用，以保胃气，促进药力吸收。

[31～33] B、A、C 本组题考查相似药物熟地黄、桑椹、阿胶的功效。熟地黄、桑椹、阿胶均能补血滋阴。熟地黄的功效为补血滋阴，益精填髓；桑椹

的功效为滋阴补血，生津润燥；阿胶的功效为补血滋阴，润燥，止血。

[34~37] E、B、D、C 本组题考查相似药物枸杞子、石斛、女贞子、楮实子的功效和主治病证，以及石斛的归经。①**枸杞子**的功效是滋补肝肾，**益精明目**。主治肝肾虚劳精亏之腰膝酸痛、眩晕耳鸣、阳痿遗精；内热消渴；血虚萎黄，目昏不明。②石斛归胃、肾经，功效是益胃生津，滋阴清热。主治热病伤津或胃阴不足之口干烦渴，食少干呕，内热消渴；病后虚热不退，阴虚火旺，骨蒸劳热；肾虚之目暗不明、筋骨痿软。③**女贞子**的功效是滋补肝肾，**明目乌发**。主治肝肾阴虚之眩晕耳鸣、腰膝酸软、须发早白；阴虚发热，骨蒸潮热，内热消渴；肝肾虚亏之目暗不明、视力减退。④**楮实子**的功效是补肾清肝，**明目，利尿**。主治肝肾不足，腰膝酸软，虚劳骨蒸；头晕目昏，目生翳膜；水肿胀满。

[38~41] B、A、E、D 本组题考查相似药物制何首乌、桑椹、墨旱莲、女贞子的功效和主治病证。①制何首乌的功效为补肝肾，益精血，乌须发，强筋骨，化浊降脂，可治精血不足之须发早白。②桑椹的功效为滋阴补血，生津润燥，可治阴虚血亏之须发早白。③墨旱莲的功效为滋补肝肾，**凉血止血**，可治肝肾阴虚之须发早白。④女贞子的功效为滋补肝肾，明目乌发，清虚热，可治肝肾阴虚之须发早白。

[42~44] D、B、E 本组题考查相似药物女贞子、墨旱莲、楮实子的功效。女贞子的功效是滋补肝肾，明目乌发。墨旱莲的功效是滋补肝肾，凉血止血。楮实子的功效是补肾清肝，明目，利尿。

[45~47] D、B、E 本组题考查相似药物哈蟆油、百合、黄精的功效。哈蟆油的功效是补肾益精，养阴润肺。百合的功效是养阴润肺，清心安神。黄精的功效是补气养阴，健脾，润肺，益肾。

[48~49] B、D 本组题考查相似药物当归、鸡血藤的功效。当归的功效是**补血活血，调经止痛，润肠通便**。鸡血藤的功效是**活血补血，调经止痛，舒筋活络**。

三、综合分析选择题

1. B 本题考查人参配麦冬、五味子的意义。**人参配麦冬、五味子**：人参甘微温益气生津，麦冬甘寒养阴生津，五味子酸温敛阴，又益气生津。三药合用，益气养阴，生津止渴，敛阴止汗，用于**气阴两虚或气虚亡阴证**。

2. D 本题考查人参的功效。人参的功效为大补元气，复脉固脱，补脾益肺，生津养血，安神益智。

3. E 本题考查人参的使用注意。人参因属补虚之品，邪实而正不虚者忌服。不宜与藜芦、五灵脂同用。

4. E 本题考查人参配蛤蚧的意义。人参配蛤蚧：人参味甘微温，善补肺气，蛤蚧性平，补肺益肾。两药相配，补肺益肾而定喘嗽，治肺肾两虚，动辄气喘甚效。

5. A 本题考查补骨脂的功效。补骨脂的功效是温肾助阳，纳气平喘，温脾止泻；外用消风祛斑。处方中患者泄泻证属脾肾阳虚、肠失固涩，取用其温肾助阳，温脾止泻之功。

6. A 本题考查相似药物的功效。沙苑子、菟丝子、淫羊藿、巴戟天、蛤蚧、核桃仁、杜仲、续断、锁阳、肉苁蓉，均为补阳药，其中，沙苑子与菟丝子能固精缩尿。

7. B 本题考查补骨脂的主治病证与用法。补骨脂主治肾阳不足之阳痿、腰膝冷痛；肾虚不固之遗精、滑精、遗尿、尿频；脾肾阳虚之五更泄泻；肾虚作喘；外治白癜风、斑秃。补骨脂内服：煎汤，6~10g；或入丸散。外用：适量，可制成20%~30%酊剂涂患处。

8. D 本题考查相似药物的功效。补骨脂的功效是温肾助阳，纳气平喘，温脾止泻；外用消风祛斑。益智的功效是暖肾固精缩尿，温脾止泻摄唾。两药均为温补固涩之品，可补肾助阳、固精缩尿、温脾止涩。

9. A 本题考查当归的功效。当归的功效是补血活血，调经止痛，润肠通便。

10. D 本题考查当归的主治病证。当归主治血虚萎黄、眩晕心悸；月经不调，闭经，痛经；虚寒腹痛，瘀血作痛，跌扑损伤，风湿痹痛；痈疽疮疡；血虚肠燥便秘。

11. B 本题考查当归配黄芪的意义。当归配黄芪，当归性温补血，黄芪微温补气，气旺则血生。两药相配，益气生血力强，治血虚或气血双亏每投。

12. B 本题考查当归的用法。当归身补血，当归尾破血，全当归和血。一般宜生用，活血通经宜酒炒。

13. B 本题考查麦冬的功效。麦冬的功效是养阴生津，润肺清心。

14. D 本题考查麦冬的性能特点。麦冬质润甘补，微苦微寒清泄，入心、肺、胃经，为**滋养清润之品**。既**养阴生津**而**润肺益胃**，又**养阴清心**而**除烦安**

神，还滋润肠燥而**通便**，治肺胃阴虚、心烦失眠、肠燥便秘。

15. B　本题考查相似药物麦冬、百合的功效。麦冬、百合均能养阴，润肺，清心。麦冬的功效是养阴生津，润肺清心；百合的功效是养阴润肺，清心安神。

四、多项选择题

1. ABCDE　本题考查人参的主治病证。人参主治气虚欲脱，肢冷脉微；脾气虚弱之食欲不振、呕吐泄泻；肺气虚弱之气短喘促、脉虚自汗；热病津伤之口渴，内热消渴证；气血亏虚，久病虚羸；心神不安，失眠多梦，惊悸健忘，阳痿宫冷。

2. ABCDE　本题考查黄芪的主治病证。黄芪主治脾虚乏力，食少便溏，中气下陷，久泻脱肛，便血崩漏；肺气虚弱，咳喘气短；表虚不固之自汗、盗汗；气虚水肿、小便不利；内热消渴；血虚萎黄，气血两虚；气虚血滞，半身不遂，痹痛麻木；气血不足所致的痈疽难溃或溃久不敛。

3. ABCDE　本题考查相似药物的功效。人参的功效是大补元气，复脉固脱，补脾益肺，生津养血，安神益智。大枣的功效是补中益气，养血安神。龙眼肉的功效是补益心脾，养血安神。紫河车的功效是温肾补精，益气养血。党参的功效是健脾益肺，养血生津。

4. ABCDE　本题考查药物的使用注意。①甘草味甘，易助湿壅气，故湿盛中满者不宜服用。不宜与京大戟、红大戟、甘遂、芫花、海藻同用。大剂量服用甘草，易引起浮肿，故不宜大量久服。②大枣甘温，易助湿生热，令人中满，故湿盛中满、食积、虫积、龋齿作痛及痰热咳嗽者慎用。③山药养阴收敛助湿，故湿盛中满或有积滞者不宜服用。④饴糖甘温，易助热生湿，故湿阻中满、湿热内蕴及痰湿甚者忌服。⑤蜂蜜甘润滑腻，易助湿滞气，令人中满，故湿盛中满、痰多咳嗽及大便稀溏者忌服。

5. ABCD　本题考查红景天的功效。**红景天**的功效是益气**活血**，通脉**平喘**。

6. ABC　本题考查西洋参的性能特点。**西洋参**味甘能补，苦凉清泄，入心、肺、肾经，为凉补之品。既善补气养阴，又善清热生津，主治**气阴两虚或阴虚津伤诸证，兼热者尤宜**。

7. ABCDE　本题考查淫羊藿的性能特点。淫羊藿辛散甘补温燥，入肝、肾经，作用较强。既补肾阳而强筋骨，又祛风湿而蠲痹痛，为肾虚阳痿、风寒湿痹所常用。其功力较强而灵验，故又名仙灵脾。

8. ABD　本题考查肉苁蓉和锁阳的功效。肉苁蓉、锁阳，均能补肾阳，益精血，润肠通便。肉苁蓉润肠通便力强，而锁阳较弱。

9. ABCDE　本题考查相似药物的功效与主治病证。能固精缩尿，治疗遗精、遗尿、尿频的药物：①补阳药中，有补骨脂、菟丝子、沙苑子、益智；②收涩药中，有山茱萸、桑螵蛸、覆盆子、五倍子、金樱子等。

10. ABCDE　本题考查相似药物的功效与主治病证。白术、砂仁、杜仲、黄芩、菟丝子均能安胎，治疗胎动不安。此外，紫苏梗、桑寄生、苎麻根等亦有安胎之功效。

11. ABCDE　本题考查菟丝子的主治病证。菟丝子主治肝肾不足之腰膝酸软、阳痿遗精、遗尿尿频、白带过多；肝肾不足之目昏不明、耳鸣；脾虚便溏或脾肾泄泻；肾虚之胎漏、胎动不安；外治白癜风。

12. ABD　本题考查相似药物的主治病证。补骨脂温肾助阳、纳气平喘，可治疗肾虚作喘。蛤蚧补肺益肾，可治疗肾虚作喘。冬虫夏草补肾益肺，可治疗肾虚作喘。

13. ABCD　本题考查相似药物的功效。熟地黄的功效是补血滋阴，益精填髓。阿胶的功效是补血滋阴，润燥，止血。桑椹的功效是滋阴补血，生津润燥。龟甲的功效是滋阴潜阳，益肾强骨，养血补心，固经止崩。墨旱莲的功效是滋补肝肾，凉血止血。熟地黄、阿胶、桑椹、龟甲既能养阴，又能补血。

14. ABC　本题考查龟甲和鳖甲的主治病证。龟甲主治阴虚阳亢之头晕目眩，热病伤阴之虚风内动；阴虚潮热，骨蒸盗汗；肾虚之腰膝痿弱、筋骨不健、小儿囟门不合；阴血不足之心悸、失眠、健忘；阴虚血热之崩漏、月经过多。鳖甲主治阴虚阳亢之头晕目眩，热病伤阴之虚风内动、手足瘛疭；阴虚发热，骨蒸劳热；久疟疟母，经闭，癥瘕。

15. ABCE　本题考查相似药物的功效和麦冬的性能特点。北沙参的功效是养阴清肺，益胃生津。麦冬的功效是养阴生津，润肺清心；入心、肺、胃经，又益胃。石斛的功效是益胃生津，滋阴清热。玉竹的功效是养阴润燥，生津止渴。北沙参、麦冬、石斛、玉竹都具有生津益胃的功效，而黄精的功效为补气养阴，健脾，润肺，益肾。

16. ACE　本题考查淫羊藿和巴戟天的功效。淫羊藿、巴戟天，均能补肾阳、强筋骨、祛风湿，治肾虚阳痿、宫冷不孕、遗尿尿频，以及风湿痹痛兼阳虚者。其中，淫羊藿性温而燥，药力较强；巴戟天性微温而柔润，药力较缓，并益精血。

17. ABC 本题考查麦冬与天冬的主治病证。麦冬主治肺燥干咳，阴虚劳嗽，喉痹咽痛；胃阴虚之津

伤口渴，内热消渴；心阴虚、心火旺之心烦失眠；肠燥津亏便秘。天冬主治肺燥干咳，顿咳痰黏，劳嗽咯血；肾阴亏虚，腰膝酸痛，骨蒸潮热；内热消渴，热病伤津，咽干口渴，肠燥便秘。

第十八章　收涩药

一、最佳选择题

1. B 本题考查浮小麦的功效。浮小麦的功效为固表止汗，益气，除热。

2. B 本题考查五味子的功效和主治病证。五味子主治肺虚久咳或肺肾两虚之咳喘；津伤口渴，消渴；表虚自汗，阴虚盗汗；肾虚之遗精、滑精；脾肾两虚之久泻不止；虚烦心悸，失眠多梦。

3. C 本题考查肉豆蔻的主治病证。肉豆蔻主治脾胃虚寒，久泻不止；脘腹胀痛，食少呕吐。

4. A 本题考查肉豆蔻配补骨脂的意义。肉豆蔻辛温涩敛，功善温中涩肠止泻；补骨脂辛苦性温，功善补肾温脾止泻。两药相配，温肾暖脾止泻之功显著，治脾肾两虚泄泻每用。

5. D 本题考查桑螵蛸的功效和主治病证。桑螵蛸的功效为固精缩尿，补肾助阳。主治肾虚不固，遗精滑精，遗尿尿频，小便白浊；阳痿。

6. C 本题考查乌梅的性能特点。乌梅酸敛生津，性平不偏，既入肝、脾经，又入肺经与大肠经。**上敛肺气以止咳，下涩大肠以止泻**，并能**收敛以止血**。且因酸味独重，还善**安蛔**、生津。

7. C 本题考查芡实配金樱子的意义。芡实甘涩性平，补涩两兼，功善补肾固涩；金樱子酸涩性平，功专固涩下焦。两药相配，具有补肾固涩止遗之功，治肾虚遗精、带下。

8. C 本题考查山茱萸的性能特点。山茱萸酸涩收敛，微温，补而不峻，入肝、肾经。既温补肝肾，又收敛固涩，为温补固涩之品。或云其既**补肾阳**，又**补肾精**，为**阴阳并补**之品。主治肝肾亏虚、肾虚、虚汗不止及崩漏经多诸证。

9. A 本题考查五味子的性能特点。**五味子**酸甘补质润，敛、补兼备，入肺、肾、心经。上能**敛肺止咳平喘**，下能**滋肾涩精止泻**，外能**固表收敛止汗**，又能**益气生津宁心安神**。五味俱备，唯酸独胜；虽曰性温，但质滋润；敛补相兼，节流增源。

10. A 本题考查罂粟壳的用量。**罂粟壳**内服，**煎**汤，3~6g。止咳宜蜜炙用，**止泻**、**止痛**宜醋炒用。

11. C 本题考查石榴皮的主治病证。石榴皮主治久泻，久痢；便血，脱肛；崩漏带下；虫积腹痛。

12. A 本题考查芡实的功效。**芡实**的功效为**益肾固精**，**补脾**止泻，**除湿止带**。

13. A 本题考查山茱萸的功效。山茱萸的功效为补益肝肾，收涩固脱。

14. D 本题考查诃子的用法。诃子内服：煎汤，3~10g。敛肺清火开音宜生用，涩肠止泻宜煨用。

15. B 本题考查肉豆蔻的用法。肉豆蔻内服，煎汤，3~10g。温中止泻宜煨用。

二、配伍选择题

[1~2] A、E 本组题考查相似药物浮小麦、糯稻根的功效。浮小麦的功效是固表止汗，益气，除热。糯稻根的功效是固表止汗，益胃生津，退虚热。

[3~4] A、B 本题考查相似药物椿皮、苦参的功效。**椿皮**的功效为清热燥湿，收敛止带，**止泻**，**止血**。苦参的功效为清热燥湿，杀虫止痒，利尿。

[5~7] E、B、C 本组题考查相似药物诃子、乌梅、桑螵蛸的主治病证。①诃子主治久泻，久痢，便血脱肛；肺虚喘咳，久嗽不止，咽痛音哑。②乌梅主治肺虚久咳；久泻久痢；虚热消渴；蛔厥呕吐腹痛。③桑螵蛸主治肾虚不固，遗精滑精，遗尿尿频，小便白浊；阳痿。

[8~10] B、E、D 本组题考查相似药物椿皮、海螵蛸、莲子的功效和主治病证。①椿皮的功效为清热燥湿，收敛止带，止泻，止血。主治赤白带下；湿热泻痢，久泻久痢；便血，崩漏；此外，尚治蛔虫病、疮癣作痒。②海螵蛸的功效为收敛止血，涩精止带，制酸止痛，收湿敛疮。主治吐血衄血，崩漏便血；遗精滑精、赤白带下，胃痛吞酸；外治损伤出血，湿疮湿疹，溃疡不敛。③莲子的功效为补脾止泻，止带，益肾涩精，养心安神。主治脾虚泄泻；带下；肾虚遗精、滑精；虚烦，惊悸，失眠。

[11~12] D、E 本组题考查相似药物莲子、山

茱萸的功效与主治病证。**莲子**的功效为**补脾**止泻，止带，**益肾涩精**，**养心安神**。主治脾虚泄泻；带下；肾虚遗精、滑精；虚烦，惊悸，失眠。山茱萸的功效为补益肝肾，收涩固脱。主治肝肾亏虚，眩晕耳鸣、腰膝酸痛；阳痿遗精、遗尿尿频；崩漏带下；大汗虚脱；内热消渴。

[13～14] A、C 本组题考查相似药物覆盆子、金樱子的功效。**覆盆子**的功效为益肾固精缩尿，**养肝明目**。金樱子的功效为固精缩尿，固崩止带，涩肠止泻。

[15～16] A、E 本组题考查相似药物诃子、赤石脂的性能特点。①**诃子**苦能泄降，酸涩收敛，苦多于酸，入肺经、大肠经，生用、煨用性能有别。煨用平偏温，善涩肠止泻，久泻久痢有寒者宜用。生用平偏凉，善**敛肺下气降火而止咳逆、利咽、开音**，咳逆兼咽痛喑哑者宜用。与乌梅相比，虽均敛肺涩肠，但生用平偏凉，善苦降而降火下气、利咽开音。②赤石脂甘温调中，酸涩收敛，质重走下，主入大肠经，功专收敛，最善固涩下焦滑脱。内服能涩肠止泻、止血、止带，治泻痢、便血、崩漏、带下；外用能收湿敛疮、生肌，治湿疮流水、溃疡不敛、外伤出血。

三、综合分析选择题

1. E 本题考查乌梅的功效。**乌梅**的功效为**敛肺，涩肠，生津，安蛔**。此方中取其生津之效。

2. B 本题考查干姜、黄连的性能特点。①干姜辛热温散。入脾、胃经，既祛脾胃寒邪，又助脾胃阳气，为温中祛寒之要药，无论实寒、虚寒证皆宜。入心、肾经，能回阳通脉，辅助附子以回阳救逆，治亡阳虚脱。入肺经，能温肺化饮，治寒饮咳喘常投。②黄连苦寒，清泄而燥，泄降纯阴，主入心与胃、脾经，兼入肝、胆、大肠经。既清热泻火而解热毒，又燥湿、除湿毒而解湿热毒，为治湿热火毒之要药，广泛用于湿热火毒之病证。与黄芩相比，其清热燥湿力较强，作用偏于心及中焦胃脾，最善清心胃之火，除中焦湿热。患者症见寒热错杂，选干姜、黄连寒热并治。

3. A 本题考查山药的性能特点。山药甘补兼涩，性平不偏，归脾、肺、肾经，虽药力平和，但兼涩敛之性。既平补气阴，为治气虚或气阴两虚之佳品；又滋阴益气而生津，为治肾阴虚及消渴所常用；还涩精止带，为治肾虚不固之要药。其余药物均无益气养阴之效。

4. E 本题考查五味子的功效。五味子的功效为收敛固涩，益气生津，补肾宁心。此方取其收敛固涩之功。

5. B 本题考查细辛配干姜、五味子的意义。细辛辛温，祛风散寒、温肺化饮；干姜辛热，温中散寒、温肺化饮；五味子酸温，敛肺气、滋肾阴。三药相配，主温燥兼敛润，既善温肺化饮，且不耗气伤阴，治寒饮喘咳日久者效佳。

6. A 本题考查白果的功效。白果的功效为敛肺平喘，止带缩尿。其余药物无敛肺之功。

四、多项选择题

1. ABCDE 本题考查收涩药的功效。收涩药具有固表止汗、敛肺止咳、涩肠止泻、固精缩尿止带、收敛止血等作用。

2. ACDE 本题考查五倍子的功效。**五倍子**的功效为**敛肺降火**，**涩肠**止泻，**敛汗**，固精止遗，止血，收湿**敛疮**。

3. ABCD 本题考查相似药物的主治病证。①浮小麦主治自汗，盗汗；阴虚发热，骨蒸劳热。②五倍子主治肺虚久咳，肺热痰嗽；久泻久痢；自汗，盗汗；遗精，滑精；崩漏，便血痔血，外伤出血；消渴。③麻黄根主治自汗，盗汗。④糯稻根主治自汗、盗汗；虚热不退，骨蒸潮热。

4. ABCDE 本题考查罂粟壳的使用注意。罂粟壳酸涩收敛，故咳嗽与泻痢初起者忌服。有毒并易成瘾，不宜大量服用或久服。孕妇及儿童禁用。运动员慎服。

5. BC 本题考查相似药物的功效。诃子的功效是涩肠止泻，敛肺止咳，降火利咽。乌梅的功效是敛肺、涩肠，生津，安蛔。

第十九章 涌吐药

一、最佳选择题

1. C 本题考查瓜蒂的药性和功效。**瓜蒂**味苦，性寒，有毒，归心、胃、胆经。功效是**涌吐痰食**，祛湿退黄。

2. E 本题考查瓜蒂的用法用量和使用注意。瓜蒂：内服，煎汤，2.5～5g；入丸散，0.3～1g；外用，少量，研末吹鼻，待鼻中流出黄水即停药。瓜蒂的使用注意：作用强烈，易损伤正气，故**孕妇**、体虚、**心脏病**、失血及上部无实邪者**忌服**。

3. B 本题考查瓜蒂的主治病证。瓜蒂涌吐痰食、祛湿退黄，主治风痰壅盛，宿食停滞，食物中毒，痰热癫痫；湿热黄疸。

4. A 本题考查常山的主治病证与用法用量。常山主治痰饮停聚，胸膈痞塞；疟疾。常山：内服，煎汤，5~9g。涌吐宜生用，截疟宜酒炒用。

5. D 本题考查藜芦的用法用量。**藜芦**：内服，**入丸散，0.3~0.6g**；外用，适量，研末油调敷。

6. B 本题考查常山的使用注意。常山有毒而涌吐，易损伤正气，故用量不宜过大，孕妇禁用，体弱者慎用。

二、配伍选择题

[1~3] **A、B、E** 本组题考查相似药物常山、藜芦、瓜蒂的功效鉴别。常山的功效是涌吐痰涎，截疟。藜芦的功效是涌吐风痰，杀虫疗癣。瓜蒂的功效是涌吐痰食、祛湿退黄。

三、多项选择题

1. ABDE 本题考查藜芦的主治病证。藜芦涌吐风痰、杀虫疗癣，主治中风，癫痫，喉痹；疥癣，秃疮。

2. ABCDE 本题考查藜芦的使用注意。**藜芦**有毒，内服宜慎。**孕妇**及体弱者**禁用**。**不宜与细辛**、赤芍、白芍、人参、**西洋参、党参**、丹参、玄参、**南沙参、北沙参**、苦参同用。"十八反"歌诀"诸参辛芍叛藜芦"中的"诸参"不包括太子参，"辛"指的是细辛，而非辛夷。

第二十章　杀虫燥湿止痒药

一、最佳选择题

1. D 本题考查硫黄配大黄的意义。**硫黄**酸温有毒，功能解毒杀虫止痒；**大黄**苦寒清泄，功能清热活血消肿。两药**相配**，**外用**善清热杀虫、燥湿止痒，治**酒齇鼻、粉刺**。

2. E 本题考查土荆皮的使用注意。土荆皮有毒，不可内服。

3. B 本题考查蛇床子的主治病证。蛇床子主治阴痒带下，湿疹瘙痒；湿痹腰痛；肾虚阳痿，宫冷不孕。

4. B 本题考查雄黄的功效。雄黄的功效为解毒杀虫，燥湿祛痰，截疟。

5. C 本题考查土荆皮的主治病证。土荆皮杀虫、疗癣、止痒，主治疥癣瘙痒。

6. B 本题考查蜂房的功效。蜂房的功效为攻毒杀虫，祛风止痛。

7. D 本题考查硫黄的功效与主治病证。**硫黄外**用解毒杀虫止痒，**内服补火助阳通便**。主治疥癣，秃疮，阴疽恶疮；阳痿足冷，虚喘冷哮；虚寒便秘。

8. D 本题考查雄黄的用法用量与使用注意。雄黄：外用，适量，研末敷，或调涂；内服，入丸散，0.05~0.1g。使用注意：雄黄有毒，故外用不可大面积或长期涂敷；内服宜慎，不可久用，孕妇禁用。煅后生成三氧化二砷而使其毒性剧增，故入药忌火煅。

9. A 本题考查雄黄的配伍。雄黄辛苦温燥，功善解毒杀虫止痒；白矾酸涩性寒，功能收湿止痒，解毒杀虫。两药相配，寒温并用，研末外用可增解毒收湿止痒之功，可治湿疹、疥癣瘙痒等。

二、配伍选择题

[1~2] **D、B** 本组题考查相似药物白矾、硫黄的功效。白矾外用解毒杀虫，燥湿止痒；内服止血止泻，祛除风痰。硫黄外用解毒杀虫止痒，内服补火助阳通便。

[3~5] **B、E、C** 本组题考查相似药物蜂房、蛇床子、大蒜的功效与主治病证。①**蜂房**的功效为攻毒杀虫，祛风止痛。主治疮疡肿毒，乳痈，瘰疬；**皮肤顽癣，鹅掌风**；牙痛，风湿痹痛。②**蛇床子**的功效为燥湿祛风，杀虫止痒，**温肾壮阳**。主治阴痒带下，湿疹瘙痒；湿痹腰痛；**肾虚阳痿，宫冷不孕**。③大蒜的功效为解毒消肿，杀虫，止痢。主治痈肿疮疡，疥癣；肺痨，顿咳；泄泻，痢疾。

[6~8] **D、A、B** 本组题考查相似药物雄黄、白矾、硫黄的主治病证。①雄黄主治痈疽疔疮，虫蛇咬伤；虫积腹痛；惊痫，疟疾。②白矾主治湿疹，疥癣，脱肛，痔疮，聤耳流脓；久泻不止，便血，崩漏；癫痫发狂。③硫黄主治疥癣，秃疮，阴疽恶疮；阳痿足冷，虚喘冷哮；虚寒便秘。

[9~12] **B、D、C、E** 本组题考查药物雄黄、

硫黄、白矾、蛇床子的用法用量。①**雄黄**：外用，适量，研末敷，或调涂；**内服，入丸散，0.05 ~ 0.1g**。②硫黄：内服，炮制后入丸散，1.5 ~ 3g；外用，适量，研末油调涂敷患处。③白矾：内服，入丸散，0.6 ~ 1.5g；外用，适量，研末敷，或化水洗患处。④蛇床子：内服，煎汤，3 ~ 10g；外用：适量，煎汤熏洗或研末调敷。

三、多项选择题

1. ACDE　本题考查大蒜的主治病证。**大蒜**主治痈肿疮疡，疥癣；**肺痨，顿咳**；**泄泻，痢疾**。

2. ABCD　本题考查硫黄的使用注意。硫黄性温有毒，故孕妇慎用，阴虚火旺者忌用。不宜与芒硝、玄明粉同用。

3. ACE　本题考查蛇床子的功效。蛇床子的功效为燥湿祛风，杀虫止痒，温肾壮阳。

4. ABCDE　本题考查雄黄的性能特点。雄黄辛散苦燥，温毒峻烈，多作外用，少作内服，入肝、大肠经。能解毒杀虫、燥湿祛痰、截疟定惊，既治疮肿、疥癣、蛇伤及虫积，又治哮喘、疟疾及惊痫。

5. BCDE　本题考查白矾的性能特点。白矾酸涩收敛，寒清质燥，药力较强，应用广泛。外用解毒杀虫、燥湿止痒，内服止血止泻、清热消痰。此外，还能祛湿热而退黄疸。

第二十一章　拔毒化腐生肌药

一、最佳选择题

1. B　本题考查轻粉的使用注意。轻粉有毒，不可过量或久服，内服慎用，外用不可大面积或长久涂敷；孕妇及肝肾功能不全者禁服；服后要及时漱口，以免口腔糜烂。

2. C　本题考查炉甘石的功效和主治病证。**炉甘石**的功效为**解毒明目退翳**，收湿止痒敛疮。主治**目赤肿痛，睑弦赤烂，翳膜遮睛，胬肉攀睛**；溃烂不敛，脓水淋漓，湿疮瘙痒。硼砂虽能治目赤翳障，但不治湿疮瘙痒；轻粉、铅丹虽能治湿疹瘙痒，但不治目赤肿痛，睑弦赤烂。

3. B　本题考查红粉的使用注意。**红粉有毒，只可外用，不可内服**；外用亦不宜久用；孕妇禁用。

4. E　本题考查硼砂的主治病证。硼砂外用清热解毒，治咽喉肿痛、口舌生疮、目赤翳障；内服清肺化痰，治痰热咳嗽。

5. D　本题考查砒石的功效和用法用量。砒石的功效为外用攻毒杀虫，蚀疮去腐；内服劫痰平喘，攻毒抑癌。用法用量：内服，入丸散，每次 0.002 ~ 0.004g。

6. E　本题考查硼砂的功效和用法用量。硼砂的功效为外用清热解毒，内服清肺化痰。用法用量：内服，入丸散，每次 1.5 ~ 3g。

7. B　本题考查轻粉的性能特点。轻粉辛寒燥烈，毒大力强，入大肠经。外用善攻毒杀虫敛疮，治疥癣梅毒、疮疡溃烂；内服能祛痰消积、逐水通便，治痰涎积滞、水肿鼓胀。

8. C　本题考查红粉的性能特点。红粉辛热燥烈，毒大力猛，虽入肺、脾经，但多作外用。善拔毒去腐，为治疮疡溃烂、腐肉不去之要药。

9. A　本题考查铅丹的功效。铅丹外用拔毒生肌，杀虫止痒；内服坠痰镇惊。清肺化痰为硼砂的功效；劫痰平喘、攻毒抑癌为砒石的功效；逐水通便为轻粉内服的功效。

10. E　本题考查砒石内服的主治病证。砒石内服劫痰平喘、攻毒抑癌，主治寒痰喘哮、癌肿。

二、配伍选择题

[1 ~ 3] A、B、D　本组题考查相似药物轻粉、砒石、铅丹的功效。轻粉的功效为外用杀虫、攻毒、敛疮；内服祛痰消积，逐水通便。砒石的功效为外用攻毒杀虫，蚀疮去腐；内服劫痰平喘，攻毒抑癌。铅丹的功效为外用拔毒生肌，杀虫止痒；内服坠痰镇惊。

[4 ~ 5] D、C　本组题考查相似药物炉甘石、硼砂的主治病证。炉甘石主治目赤肿痛，睑弦赤烂，翳膜遮睛，胬肉攀睛；溃烂不敛，脓水淋漓，湿疮瘙痒。硼砂主治咽喉肿痛，口舌生疮，目赤翳障；痰热咳嗽。

[6 ~ 7] A、B　本组题考查相似药物轻粉、红粉的主治病证。轻粉主治疥疮，顽癣，臁疮，梅毒，疮疡，湿疹；痰涎积滞，水肿鼓胀，二便不利。红粉主治痈疽疔疮，梅毒下疳；一切恶疮，肉暗紫黑，腐肉不去，窦道瘘管，脓水淋漓，久不收口。

[8～9] **E、B** 本组题考查红粉、炉甘石的用法、功效和主治病证。①红粉：有毒，只可外用，不可内服。功能拔毒，除脓，去腐，生肌。②炉甘石：外用，适量，研末撒或调敷，水飞点眼。主治目赤肿痛，睑弦赤烂，翳膜遮睛，胬肉攀睛，溃烂不敛，脓水淋漓，湿疮瘙痒。

[10～13] **B、D、E、A** 本组题考查砒石、硼砂、轻粉、铅丹的用量。①**砒石：内服入丸散，每次0.002～0.004g**。②硼砂：内服入丸散，每次1.5～3g。③轻粉：内服入丸剂或装胶囊，每次0.1～0.2g，每日1～2次。④铅丹：内服入丸散，每次0.9～1.5g。

三、多项选择题

1. ABCD 本题考查砒石的功效。砒石外用攻毒杀虫，蚀疮去腐；**内服劫痰平喘，攻毒抑癌**。

2. ABCDE 本题考查拔毒化腐生肌药的适用病证。拔毒化腐生肌药适用于痈疽疮疖肿痛或脓成不溃、腐肉不尽或久溃不敛等证。部分药物兼治各种疼痛、痧胀吐泻昏厥、闭经、癥瘕、痹痛拘挛等。

3. ABCDE 本题考查拔毒化腐生肌药的性能功效。拔毒化腐生肌药寒温不一，大多有毒，以外用为主，兼可内服。主要具有拔毒化腐、消肿敛疮等作用，部分药物兼有止痛、开窍、破血等作用。

4. ABCE 本题考查砒石的使用注意。砒石有大毒，故外用不宜过量或长时间大面积涂敷；内服不能浸酒，不可超量或持续使用；孕妇禁用，不宜同水银同用。

5. ABCE 本题考查药物的使用注意。轻粉、铅丹有毒，红粉、砒石有大毒，均为孕妇禁用。

第二部分 常用中成药

第二十二章 内科常用中成药

第一节 解表剂

一、最佳选择题

1. B 本题考查桂枝合剂的方义简释。桂枝合剂组方中的白芍酸敛，益阴敛营，与桂枝同用，散收并举，调和营卫，邪正兼顾，相辅相成，故为臣药。桂枝是君药；生姜、大枣均是佐药；甘草是佐使药。麻黄并不是桂枝合剂的组成药物。

2. D 本题考查柴银口服液的功能和主治。**柴银口服液的功能是清热解毒，利咽止咳**。主治上呼吸道感染外感风热证，症见发热恶风、头痛、咽痛、汗出、鼻塞流涕、咳嗽、舌边尖红、苔薄黄。

3. A 本题考查桂枝合剂的注意事项。桂枝合剂表实无汗或温病内热口渴者慎用。服药期间，忌食生冷、油腻之物。服药后多饮热开水或热粥，覆被保暖，取微汗为度。

4. E 本题考查藿香正气水的功能。藿香正气水为祛暑解表剂，功能是解表化湿、理气和中。

5. A 本题考查表实感冒颗粒的注意事项。表实感冒颗粒风热感冒及寒郁化热明显者慎用。服药期间，忌食辛辣、油腻之品。可食用热粥，以助汗出。因含麻黄，故高血压、心脏病患者慎服。

6. B 本题考查双黄连合剂的的功能和主治。双黄连合剂的功能是疏风解表，清热解毒。主治外感风热所致的感冒，症见发热、咳嗽、咽痛。

7. E 本题考查桑菊感冒片的方义简释。桑菊感冒片组方中，桑叶疏散上焦风热，清润肺气而止咳嗽；菊花疏散风热、清热解毒。二药相须为用，善疏散风热、清解热毒、润肺止咳，故为君。臣药是薄荷素油、桔梗、苦杏仁；佐药是连翘、芦根；使药是甘草。

8. C 本题考查藿香正气水的方义简释。藿香正气水组方中，广藿香油辛散芳化，微温除寒，既解表化湿，又理气和中，为君药。臣药是苍术、陈皮、姜厚朴、茯苓、大腹皮、生半夏，佐药是紫苏叶油、白芷，使药是甘草浸膏、乙醇。

9. C 本题考查桑菊感冒片的药物组成。桑菊感冒片的药物组成为桑叶、菊花、薄荷素油、苦杏仁、桔梗、连翘、芦根、甘草。其组成中无石膏。

10. B 本题考查九味羌活丸的药物组成。九味羌活丸的药物组成为羌活、防风、苍术、细辛、川芎、白芷、黄芩、甘草、地黄。其组成中无白术。

11. C 本题考查九味羌活丸的方义简释。九味羌活丸组方中，川芎辛香行散温通，善活血理气、祛风止痛，为佐药。细辛祛风散寒、通窍止痛；白芷散风寒发表、通窍止痛；黄芩清热燥湿；地黄清热凉血、滋阴生津。

12. D 本题考查荆防颗粒的药物组成。荆防颗粒的药物组成有荆芥、防风、羌活、独活、川芎、柴胡、前胡、桔梗、茯苓、枳壳、甘草。其组成中无半夏、人参、白前、苦杏仁。

13. A 本题考查正柴胡饮颗粒的主治。正柴胡饮颗粒发散风寒、解热止痛，主治外感风寒所致的感冒，症见发热恶寒、无汗、头痛、鼻塞、喷嚏、咽痒咳嗽、四肢酸痛；流感初起、轻度上呼吸道感染见上述证候者。感冒清热颗粒与表实感冒颗粒虽然也治疗外感风寒所致的感冒，但感冒清热颗粒主治兼有火热内郁之咽干者；表实感冒颗粒主治兼有鼻流清涕、咳嗽、痰白稀者。

14. C 本题考查荆防颗粒的方义简释。荆防颗粒组方中，桔梗苦泄辛散性平，善开宣肺气、祛痰止咳，为佐药。

15. D 本题考查参苏丸的药物组成。参苏丸的药物组成有紫苏叶、葛根、前胡、半夏（制）、桔梗、陈皮、枳壳（炒）、党参、茯苓、木香、甘草。其组成中无柴胡、升麻、白术、苦杏仁。

16. C 本题考查连花清瘟胶囊的主治。**连花清瘟**

胶囊清瘟解毒、宣肺泄热，主治**流行性感冒属热毒袭肺证**，症见发热、恶寒、**肌肉酸痛**、鼻塞流涕、咳嗽、头痛、咽干**咽痛**、舌偏红、苔黄或黄腻。

17. A 本题考查参苏丸的主治。**参苏丸**益气解表、疏风散寒、祛痰止咳，主治**身体虚弱、感受风寒**所致的感冒，症见**恶寒发热**、头痛鼻塞、**咳嗽痰多**、胸闷呕逆、**乏力气短**。正柴胡饮颗粒、荆防颗粒、九味羌活丸、表实感冒颗粒主治中均无身体虚弱之乏力气短。

18. B 本题考查桑菊感冒片的主治。桑菊感冒片疏风清热、宣肺止咳，主治风热感冒初起，头痛，咳嗽，口干，咽痛。

19. E 本题考查表虚感冒颗粒的功能。表虚感冒颗粒辛甘发散，酸甘和营，散收并举，功能是散风解肌，和营退热。主治感冒风寒表虚证。

20. B 本题考查羚羊感冒胶囊的功能和主治。羚羊感冒胶囊的功能是清热解表，主治流行性感冒，症见发热恶风、头痛头晕、咳嗽、胸闷、咽喉肿痛。

二、配伍选择题

[1~2] D、C 本组题考查相似中成药藿香正气水、保济丸的主治鉴别。**藿香正气水**解表化湿、理气和中，主治**外感风寒，内伤湿滞**或夏伤暑湿所致的**感冒**，症见**头痛昏重**、胸膈痞闷、脘腹胀痛、**呕吐泄泻**；胃肠型感冒见上述证候者。保济丸解表、祛湿、和中，主治暑湿感冒，症见发热头痛、腹痛腹泻、恶心呕吐、肠胃不适；亦可用于晕车晕船。

[3~4] E、A 本组题考查相似中成药感冒清热颗粒、银翘解毒丸的主治鉴别。感冒清热颗粒与银翘解毒丸均可治疗感冒。感冒清热颗粒疏风散寒、解表清热，主治风寒感冒，头痛发热，恶寒身痛，鼻流清涕，咳嗽咽干。银翘解毒丸疏风解表、清热解毒，主治风热感冒，症见发热头痛、咳嗽口干、咽喉疼痛。

[5~6] D、B 本组题考查相似中成药桑菊感冒片、感冒疏风丸的功能鉴别。桑菊感冒片与感冒疏风丸均能宣肺止咳。**桑菊感冒片**为辛凉解表剂，功能为**疏风清热**、**宣肺止咳**；感冒疏风丸为辛温解表剂，功能为散寒解表、宣肺止咳。

[7~10] B、A、C、D 本组题考查相似中成药感冒清热颗粒、正柴胡饮颗粒、表实感冒颗粒和荆防颗粒的功能鉴别。感冒清热颗粒、正柴胡饮颗粒、表实感冒颗粒均为辛温解表剂。①感冒清热颗粒的功能是疏风散寒，解表清热。②正柴胡饮颗粒的功能是发散风寒，解热止痛。③表实感冒颗粒的功能是发汗解表，祛风散寒。④荆防颗粒为解表胜湿剂，功能是解表散寒、祛风胜湿。

[11~14] D、E、A、B 本组题考查相似中成药六合定中丸、午时茶颗粒、保济丸和藿香正气水的功能鉴别。①六合定中丸为祛暑和中剂，功能是祛暑除湿、和中消食。②午时茶颗粒为解表胜湿剂，功能是祛风解表，化湿和中。③保济丸为祛暑解表剂，功能是解表、祛湿、和中。④藿香正气水为祛暑解表剂，功能是解表化湿、理气和中。

[15~16] D、A 本组题考查相似中成药九味羌活丸、荆防颗粒的主治鉴别。九味羌活丸与荆防颗粒均可治疗外感风寒夹湿所致的感冒。**九味羌活丸**疏风解表、散寒除湿，主治外感风寒挟湿所致的感冒，症见**恶寒**、**发热**、无汗、**头重而痛**、**肢体酸痛**。荆防颗粒解表散寒、祛风胜湿，主治外感风寒挟湿所致的感冒，症见**头身疼痛**、恶寒无汗、鼻塞流涕、**咳嗽**。

[17~20] B、A、D、C 本组题考查相似中成药午时茶颗粒、藿香正气水、六合定中丸和保济丸的主治鉴别。①午时茶颗粒祛风解表、化湿和中，主治外感风寒、内伤食积之泄泻，症见恶寒发热、头痛身楚、胸脘满闷、恶心呕吐、腹痛腹泻。②藿香正气水解表化湿、理气和中，主治外感风寒、内伤湿滞之泄泻，症见头痛昏重、胸膈痞闷、脘腹胀痛、呕吐泄泻。③六合定中丸祛暑除湿、和中消食，主治夏伤暑湿、宿食停滞之泄泻，症见寒热头痛、胸闷恶心、吐泻腹痛。④保济丸解表、祛湿、和中，主治暑湿感冒之泄泻，症见发热头痛、腹痛腹泻、恶心呕吐、肠胃不适，亦可用于晕车晕船。

[21~22] A、B 本组题考查相似中成药桂枝合剂、表实感冒颗粒的主治鉴别。桂枝合剂、表实感冒颗粒均可治疗感冒。**桂枝合剂**解肌发表、调和营卫，**主治感冒风寒表虚证**，症见头痛发热、**汗出恶风**、鼻塞干呕。表实感冒颗粒发汗解表、祛风散寒，主治感冒风寒表实证，症见恶寒重发热轻、无汗、头项强痛、鼻流清涕、咳嗽、痰白稀。

[23~24] E、D 本组题考查相似中成药止嗽定喘口服液、连花清瘟胶囊的功能鉴别。止嗽定喘口服液与连花清瘟胶囊均有清泻肺热之功。止嗽定喘口服液为泄热平喘剂，功能是辛凉宣泄、清肺平喘；连花清瘟胶囊为辛凉解表剂，功能是清瘟解毒、宣肺泄热。

[25~26] B、D 本组题考查相似中成药表虚感冒颗粒、感冒疏风丸的主治鉴别。表虚感冒颗粒散风解肌、和营退热，主治感冒风寒表虚证，症见发热恶

风、有汗、头痛项强、咳嗽痰白、鼻鸣干呕、苔薄白、脉浮缓。感冒疏风丸散寒解表、宣肺止咳，主治风寒感冒，症见恶寒发热、咳嗽气促、头痛鼻塞、鼻流清涕、骨节痛、四肢倦怠。

三、综合分析选择题

1. B　本题考查银翘解毒丸的功能。**银翘解毒丸**疏散与清解并举，功能是**疏风解表、清热解毒**。

2. B　本题考查银翘解毒丸的方义简释。银翘解毒丸组方中，金银花、连翘相须同用，既疏散风热、清热解毒，又芳香辟秽，切中温热病邪易蕴结成毒及多夹秽浊之病机，为君药。

3. E　本题考查银翘解毒丸的方义简释。银翘解毒丸组方中，薄荷疏散风热、清利头目而利咽；炒牛蒡子散风清热、宣肺祛痰、解毒消肿、利咽；荆芥散风发表；淡豆豉解表、除烦、宣发郁热。四药相合，既助君药疏风解表、清热解毒，又宣肺止咳、消肿利咽，故为臣药。金银花、连翘为君药；淡竹叶、桔梗、生甘草为佐使药。

4. C　本题考查银翘解毒丸的用法。银翘解毒丸口服，用芦根汤或温开水送服，一次1丸，一日2~3次。

5. A　本题考查九味羌活丸的功能。九味羌活丸为解表胜湿剂，功能为疏风解表，散寒除湿。题干中，患者的病证为外感风寒湿邪所致，治当祛除在表之风寒湿邪。

6. E　本题考查九味羌活丸的主治。九味羌活丸疏风解表、散寒除湿，主治外感风寒挟湿所致的感冒；或原患风湿痹痛又感风寒，并兼里热者。

7. B　本题考查九味羌活丸的方义简释。九味羌活丸组方中，黄芩苦寒清泄而燥，善清热燥湿；地黄质润甘滋，苦寒清泄，善清热凉血、滋阴生津。二药合用，清热生津而除口苦、口渴，并防辛温苦燥伤津，共为佐药。

8. B　本题考查参苏丸的功能。**参苏丸**辛苦温散甘补，散补并行，气津并调，功能是**益气解表**、疏风散寒、**祛痰止咳**，善治身体虚弱、感受风寒所致的感冒，症见恶寒发热、头痛鼻塞、咳嗽痰多、胸闷呕逆、乏力气短。

9. D　本题考查参苏丸的方义简释。参苏丸组方中，葛根解肌发表、升举清阳；制半夏燥湿化痰、降逆止呕；前胡宣散风热、降气祛痰；桔梗宣肺祛痰、止咳利咽。四药相合，助君药疏风解表、祛痰止咳，为臣药。紫苏叶、党参为君药，陈皮、炒枳壳、茯

苓、木香为佐药，甘草为使药。

10. E　本题考查参苏丸的方义简释。参苏丸组方中，制半夏辛温燥散，有毒力强，善燥湿化痰、降逆止呕。

四、多项选择题

1. ABCE　本题考查藿香正气水的药物组成。藿香正气水的药物组成有广藿香油、苍术、陈皮、厚朴（姜制）、紫苏叶油、白芷、茯苓、大腹皮、生半夏、甘草浸膏、乙醇。

2. ABCD　本题考查银翘解毒丸的药物组成。银翘解毒丸的药物组成有金银花、连翘、薄荷、荆芥、淡豆豉、牛蒡子（炒）、桔梗、淡竹叶、甘草，不含有蝉蜕。

3. CDE　本题考查银翘解毒丸的方义简释。银翘解毒丸组方中，薄荷疏散风热、清利头目而利咽；炒牛蒡子散风清热、宣肺祛痰、解毒消肿、利咽；桔梗宣肺祛痰、止咳利咽。金银花、连翘相须同用，既疏散风热、清热解毒，又芳香辟秽，但无利咽之功。

4. CE　本题考查桂枝合剂的药物组成。**桂枝合剂**的药物组成有**桂枝、白芍、生姜、大枣、甘草**。

5. AC　本题考查桂枝合剂的方义简释。桂枝合剂组方中，桂枝与白芍同用，散收并举，调和营卫；生姜与大枣二药相合，既助桂芍解肌发表、调和营卫，又温胃止呕。

6. ABE　本题考查荆防颗粒的方义简释。荆防颗粒组方中，羌活除在上在表之风寒湿邪；独活散在里在下之风寒湿邪。两药相合，既解表散寒，又散一身上下之风湿，通利关节而止痹痛。川芎活血行气、祛风止痛。三药相合，助君药散风寒、祛风湿、止痹痛，为臣药。君药是荆芥、防风；佐药是柴胡、前胡、桔梗、茯苓、枳壳，使药是甘草。

7. ABCDE　本题考查藿香正气水的注意事项。**藿香正气水**不建议儿童、孕妇及哺乳期妇女使用。年老体弱者应在医师指导下服用。忌烟、酒及辛辣、生冷、油腻食物，饮食宜清淡。不宜在服药期间同时服用滋补性中药。有高血压、心脏病、肝病、糖尿病、肾病等慢性病严重者应在医师指导下服用。**吐泻严重者应及时去医院就诊**。藿香正气水含乙醇（酒精）40%~50%，**服药期间不得与头孢菌素类**（如头孢氨苄、头孢呋辛、头孢他啶等）、**甲硝唑、替硝唑、酮康唑、呋喃唑酮等药联合使用**，以免导致双硫仑样反应。此外，服药后不得从事驾驶机、车、船，从事高空作业、机械作业及操作精密仪器。本品含生半夏，

应严格按用法、用量服用，**不宜过量或长期服用**。服药后如出现说明书描述的不良反应或其他不适时应停药，症状严重者应及时去医院就诊。服药 3 天症状无缓解，应去医院就诊。对本品及酒精过敏者禁用藿香

正气水，过敏体质者慎用藿香正气水。本品性状发生改变时禁止使用。儿童必须在成人监护下使用。将本品放在儿童不能接触的地方。如正在使用其他药品，使用本品前应咨询医师或药师。

第二节 祛暑剂

一、最佳选择题

1. D 本题考查紫金锭的功能。紫金锭全方配伍辛开苦泄清降，功能是辟瘟解毒、消肿止痛。

2. D 本题考查紫金锭的主治。**紫金锭辟瘟解毒、消肿止痛**，主治**中暑**，脘腹胀痛，恶心呕吐，痢疾泄泻，小儿痰厥；**外治疗疮疖肿，痄腮，丹毒，喉风**。六合定中丸、十滴水、甘露消毒丸为内服用药；六一散、紫金锭既可内服，也可以外用。六一散外用可治疗痱子。

3. B 本题考查六合定中丸的主治。**六合定中丸祛暑除湿、和中消食**，主治**夏伤暑湿，宿食停滞，寒热头痛，胸闷恶心，吐泻腹痛**。

4. C 本题考查十滴水的注意事项。十滴水孕妇忌用；驾驶员、高空作业者及过敏体质者慎用。酒精过敏者禁用。不宜过量服用、久服。服药期间，忌食辛辣、油腻食物。

5. E 本题考查清暑益气丸的主治。**清暑益气丸祛暑利湿、补气生津**，主治**中暑受热，气津两伤**，症见**头晕身热**、四肢倦怠、**自汗心烦**、咽干口渴。

6. D 本题考查十滴水的主治。十滴水健胃、祛暑，主治因中暑而引起的头晕、恶心、腹痛、胃肠不适。

7. A 本题考查甘露消毒丸的功能和主治。甘露消毒丸为祛暑除湿剂，功能是芳香化湿、清热解毒，主治暑湿蕴结，身热肢酸、胸闷腹胀、尿赤黄疸。

二、配伍选择题

[1~3] C、E、A 本组题考查中成药的注意事项。①紫金锭：孕妇忌服。因其含雄黄、朱砂等峻烈有毒之品，故不宜过量使用、久用。气血虚弱及肝肾功能不全者慎用。②甘露消毒丸：孕妇禁用。寒湿内阻者慎用。服药期间，忌食辛辣、生冷、油腻食物。③清暑益气丸：组方中含有甘寒渗利清泄之泽泻及苦

降下行之青皮等，故孕妇慎用。

[4~7] C、D、B、E 本组题考查相似中成药六一散、清暑益气丸、六合定中丸、十滴水的功能。六一散的功能是清暑利湿。清暑益气丸的功能是祛暑利湿、补气生津。六合定中丸的功能是祛暑除湿、和中消食。十滴水的功能是健胃，祛暑。

三、综合分析选择题

1. B 本题考查六一散的药物组成。**六一散的药物组成是滑石粉、甘草**。

2. A 本题考查六一散的方义简释。**六一散组方中的滑石粉**，既可清解暑热，以治暑热烦渴；又可通利水道，使三焦湿热从小便而泄，以疗暑湿所致的小便不利及泄泻，故为**君药**。臣药是甘草。

3. D 本题考查六一散的主治。六一散清暑利湿，主治感受暑湿所致的发热、身倦、口渴、泄泻、小便黄少；外用治痱子。

四、多项选择题

1. ABCE 本题考查六合定中丸的注意事项。六合定中丸的使用注意：湿热泄泻、实热积滞胃痛者慎服。服药期间，饮食宜清淡，忌食辛辣、油腻食物。肠炎脱水严重者应配合适当补液。

2. BCD 本题考查祛暑剂的注意事项。祛暑剂大多辛香温燥，易伤阴津，故阴虚血燥者慎用。祛暑辟秽剂辛香走窜，含有毒药物，故孕妇忌用，不宜过量、久用。

3. ABCD 本题考查祛暑剂的分类。祛暑剂按其功效与适用范围，分为祛暑除湿剂、祛暑辟秽剂、祛暑和中剂、清暑益气剂等四类。

4. BCDE 本题考查紫金锭的主治。紫金锭的功能为辟瘟解毒、消肿止痛，内服可治暑热秽浊之邪所致的中暑，外用可治疗疮疖肿、痄腮、丹毒、喉风。

第三节　表里双解剂

一、最佳选择题

1. C　本题考查双清口服液的主治。双清口服液疏透表邪、清热解毒，主治风温肺热、卫气同病，症见发热、微恶风寒、咳嗽、痰黄、头痛、口渴、舌红苔黄或黄白苔相兼，脉浮滑或浮数；急性支气管炎见上述症候者。荆防颗粒、连花清瘟胶囊虽均可治感冒咳嗽，但荆防颗粒解表散寒，祛风胜湿，主治外感风寒挟湿所致的感冒，症见头身疼痛、恶寒无汗、鼻塞流涕、咳嗽。连花清瘟胶囊清瘟解毒、宣肺泄热，主治流行性感冒、热毒袭肺证，症见高热，恶寒，肌肉酸痛，鼻塞流涕，咳嗽，头痛，咽痛等。故正确答案为 C。

2. E　本题考查表里双解剂的功能。表里双解剂主要具有解表、清里、攻里、温里等作用，适用于表证未除，又有里证引发的病证。

3. E　本题考查防风通圣丸的方义简释。防风通圣丸组方中，当归、白芍、川芎、炒白术四药相合，既养血活血、健脾和中，又祛风除湿。与君臣药同用，则发汗而不伤正，清下而不伤里，从而达到疏风解表、泻热通便之效。

4. B　本题考查防风通圣丸的方义简释。防风通圣丸组方中，麻黄、荆芥穗、防风、薄荷既使外邪从汗而解，又散风止痒，为君药。大黄、芒硝、滑石、栀子四药相合，既清热泻火，使里热从内而解，又通利二便，使里热从二便分消；石膏、黄芩、连翘、桔梗清热泻火、解毒散结，兼透散表邪而助君药，凡此八药，共为臣药。当归、白芍、川芎、炒白术养血活血健脾，与君臣药同用，则发汗而不伤正，清下而不伤里，从而达到疏风解表、泻热通便之效，四药共为佐药。甘草为使药。全方配伍，汗下与清利共施，共奏解表通里、清热解毒之功。本方并无行气活血同行。

5. A　本题考查防风通圣丸的方义简释。防风通圣丸组方中，麻黄发汗解表、宣散肺气，荆芥穗散风解表、止痒，防风祛风胜湿解表，薄荷疏风解表、清利头目与咽喉。四药相合，既使外邪从汗而解，又散风止痒，共为君药。大黄、芒硝、滑石、栀子、石膏、黄芩、连翘、桔梗，共为臣药；当归、白芍、川芎、白术（炒）为佐药。甘草为使药。

6. B　本题考查防风通圣丸的药物组成和方义简

释。防风通圣丸组方中，麻黄、荆芥穗、防风、薄荷四药相合，既使外邪从汗而解，又散风止痒，属本方中的解表药。防风通圣丸的药物组成有麻黄、荆芥穗、防风、薄荷、大黄、芒硝、滑石、栀子、石膏、黄芩、连翘、桔梗、当归、白芍、川芎、白术（炒）、甘草，方中不含有桂枝。

7. E　本题考查葛根芩连丸的药物组成。**葛根芩连丸**的药物组成有**葛根、黄芩、黄连、炙甘草**。方中不含有连翘。

二、配伍选择题

[1~2] A、C　本组题考查相似中成药银翘解毒丸、防风通圣丸的主治鉴别。银翘解毒丸疏风解表、清热解毒，适用于风热感冒，症见热重寒轻、咳嗽、咽痛者。防风通圣丸解表通里、清热解毒，适用于外寒内热、表里俱实所致的恶寒壮热、头痛咽干、小便短赤、大便秘结、瘰疬初起、风疹湿疮。

[3~5] E、C、B　本组题考查相似中成药双清口服液、防风通圣丸、双黄连合剂的功能鉴别。双清口服液宣清并举，功能是疏透表邪、清热解毒。防风通圣丸汗下与清利共施，功能是解表通里、清热解毒。双黄连合剂疏清并用，功能是疏风解表、清热解毒。

三、综合分析选择题

1. B　本题考查葛根芩连丸的功能。葛根芩连丸全方配伍外疏内清，表里同治，功能是解肌透表、清热解毒、利湿止泻。

2. A　本题考查葛根芩连丸的主治。**葛根芩连丸**解肌透表、**清热解毒**、**利湿止泻**，主治**湿热蕴结所致的泄泻腹痛**、**便黄而黏**、**肛门灼热**；以及风热感冒所致的发热恶风、头痛身痛。

3. C　本题考查葛根芩连丸的方义简释。葛根芩连丸组方中，葛根甘辛轻扬升散，性凉能清，既解表清热，又升发脾胃清阳之气而治泄泻，故为君药。臣药是黄芩、黄连，佐使药是炙甘草。

4. E　本题考查葛根芩连丸的注意事项。葛根芩连丸脾胃虚寒腹泻、慢性虚寒性痢疾慎用。服药期间，忌食辛辣、油腻食物。不可过量，久用。严重脱水者，应采取相应的治疗措施。

四、多项选择题

1. ABCDE 本题考查防风通圣丸的药物组成。防风通圣丸的药物组成有麻黄、荆芥穗、防风、薄荷、大黄、芒硝、滑石、栀子、石膏、黄芩、连翘、桔梗、当归、白芍、川芎、白术（炒）、甘草。

2. AB 本题考查表里双解剂的分类。表里双解剂按其功效与适用范围，可分为解表清里剂、解表攻里剂两类。

3. ABD 本题考查防风通圣丸的主治。**防风通圣丸解表通里、清热解毒**，主治**外寒内热，表里俱实，恶寒壮热**，头痛咽干，**小便短赤，大便秘结**，瘰疬初起，风疹湿疮。

第四节 泻下剂

一、最佳选择题

1. D 本题考查麻仁滋脾丸的主治。**麻仁滋脾丸润肠通便、消食导滞**，主治**胃肠积热、肠燥津伤**所致的**大便秘结**、胸腹胀满、**饮食无味**、烦躁不宁、舌红少津。麻仁胶囊能润肠通便，不能消食导滞。

2. E 本题考查通便灵胶囊的主治。通便灵胶囊泻热导滞、润肠通便，主治热结便秘，长期卧床便秘、一时性腹胀便秘、老年习惯性便秘。增液口服液虽与通便灵胶囊均属于润肠通便剂，但增液口服液主治高热后、阴津亏损之便秘。

3. C 本题考查增液口服液的功能。增液口服液甘润苦泄寒清，功能是养阴生津、清热润燥。

4. A 本题考查九制大黄丸的功能。九制大黄丸仅用药一味大黄，经九制后，苦寒泻降力较缓，功能是泻下导滞。

5. A 本题考查麻仁胶囊的方义简释。麻仁胶囊组方中，炒枳实善破气消积、除痞；姜厚朴行气消积除满。二药相合，善行胃肠滞气，促进津液输布，以增润肠通便之力，为佐药。

6. E 本题考查舟车丸的注意事项。舟车丸孕妇禁用。水肿属阴水者慎用。所含甘遂、大戟、芫花及轻粉均有一定毒性，故不可过量久服。服药期间，宜清淡饮食、低盐饮食，注意服药后对脾胃的调理。服药时应从小剂量开始，逐渐加量为宜。

7. C 本题考查舟车丸的药物组成。舟车丸的药物组成有甘遂（醋制）、红大戟（醋制）、芫花（醋制）、牵牛子（炒）、大黄、青皮（醋制）、陈皮、木香、轻粉。

8. E 本题考查通便宁片的注意事项。通便宁片为孕妇忌服。完全肠梗阻者禁用。初次服用者及便秘轻症者一次服1~2片；痔疮较重者慎用，或遵医嘱。脾胃虚寒冷积便秘者慎服。体虚者忌长期服用。服药期间，忌食辛辣、油腻及不易消化食物。

9. D 本题考查九制大黄丸的主治。九制大黄丸泻下导滞，主治胃肠积滞所致的便秘、湿热下痢、口渴不休、停食停水、胸热心烦、小便赤黄。

10. D 本题考查麻仁胶囊的功能与主治。**麻仁胶囊**的功能为润肠通便。主治**肠热津亏**所致的便秘，症见**大便干结难下**、腹部胀满不舒；习惯性便秘见上述证候者。

二、配伍选择题

[1~2] A、D 本题考查麻仁胶囊与舟车丸的方义简释。①麻仁胶囊组方中，大黄通便泻热；苦杏仁降气润肠通便；炒白芍养血敛阴、缓急止痛。三药相合，既增君药润肠通便之功，又清泻肠热，为臣药。火麻仁为君药，炒枳实、姜厚朴为佐药。②舟车丸组方中，炒牵牛子泻下逐水、通利二便；大黄荡涤胃肠、泻热攻下。二药相合，善泻热通利大小便，使水热实邪从二便分消而去，以助君药之力，为臣药。醋甘遂、醋红大戟、醋芫花为君药；醋青皮、陈皮、木香、轻粉为佐使药。

[3~5] B、A、E 本题考查相似中成药通便宁片、当归龙荟丸、增液口服液的主治鉴别。①**通便宁片**宽中理气、泻下通便，主治**肠胃实热积滞**所致的便秘，症见**大便秘结**、腹痛拒按、腹胀纳呆、**口干苦**、**小便短赤**、舌红苔黄、脉弦滑数。②**当归龙荟丸**泻火通便，主治**肝胆火旺**所致的**心烦**不宁、头晕目眩、耳鸣耳聋、**胁肋疼痛**、脘腹胀痛、**大便秘结**。③增液口服液养阴生津、清热润燥，主治高热后、阴津不足所引起的阴虚内热，口干咽燥，大便燥结；亦可用于感染性疾患高热所致体液耗损的辅助用药。

[6~7] A、B 本题考查相似中成药舟车丸、尿毒清颗粒的主治鉴别。舟车丸行气逐水，主治水停气滞所致的水肿，症见蓄水腹胀、四肢浮肿、胸腹胀满、停饮喘急、大便秘结、小便短少。尿毒清颗粒通

腑降浊、健脾利湿、活血化瘀，主治脾肾亏损，湿浊内停，瘀血阻滞所致的少气乏力、腰膝酸软、恶心呕吐、肢体浮肿、面色萎黄；以及慢性肾功能衰竭（氮质血症期或尿毒症早期）见上述证候者。

[8～10] B、E、D　本题考查相似中成药苁蓉通便口服液、通便灵胶囊与麻仁滋脾丸的功能鉴别。苁蓉通便口服液、通便灵胶囊与麻仁滋脾丸均为润下剂。苁蓉通便口服液的功能为滋阴补肾，润肠通便；通便灵胶囊的功能为泻热导滞，润肠通便；麻仁滋脾丸的功能为润肠通便，消食导滞。

三、综合分析选择题

1. E　本题考查尿毒清颗粒的功能。尿毒清颗粒为泻下剂之通腑降浊剂，功能是通腑降浊，健脾利湿，活血化瘀。主治脾肾亏损、湿浊内停、瘀血阻滞所致的少气乏力、腰膝酸软、恶心呕吐、肢体浮肿、面色萎黄。虽主治有肾亏，但药物组成中仅有制何首乌补肾益精，非具温肾之能。

2. C　本题考查尿毒清颗粒的用法用量。尿毒清颗粒温开水冲服。一日4次：6、12、18时各服1袋；22时服2袋。每日最大服用量为8袋；也可另定服药时间，但两次服药间隔勿超过8小时。

3. D　本题考查尿毒清颗粒的注意事项。尿毒清颗粒的注意事项：①肝肾阴虚证慎用。②因服药每日大便超过2次者，可酌情减量，避免营养吸收不良和脱水。③24小时尿量＜1500ml的患者，服药时应监测血钾。④慢性肾功能衰竭尿毒症晚期非本品所宜。⑤避免与肠道吸附剂同时服用。⑥忌食肥肉、动物内脏、豆类及坚果果实等高蛋白食物。⑦应进食低盐饮食。⑧并严格控制入水量。

四、多项选择题

1. BCDE　本题考查相似中成药的使用注意。当归龙荟丸、九制大黄丸、通便灵胶囊、舟车丸均为孕妇禁用，通便宁片为孕妇忌服。

2. ACDE　本题考查麻仁胶囊的药物组成。麻仁胶囊的药物组成有火麻仁、大黄、苦杏仁、炒白芍、枳实（炒）、姜厚朴。

3. ABC　本题考查苁蓉通便口服液的主治。苁蓉通便口服液滋阴补肾、润肠通便，主治中老年人、病后产后等虚性便秘及习惯性便秘属精血亏虚者。苁蓉通便口服液无泻热之功，不能治疗热结便秘和肠热津亏便秘。

4. BCD　本题考查麻仁胶囊的注意事项。麻仁胶囊孕妇慎用；虚寒性便秘慎服；忌食辛辣、香燥、刺激性食物。麻仁胶囊主治肠热津亏所致的便秘。

5. ABD　本题考查通便宁片的功能。通便宁片为寒下剂，功能是宽中理气，泻下通便。

第五节　清热剂

一、最佳选择题

1. B　本题考查黛蛤散的主治。黛蛤散清肝利肺、降逆除烦，主治肝火犯肺所致的头晕耳鸣、咳嗽吐衄、痰多黄稠、咽膈不利、口渴心烦。龙胆泻肝丸虽主治肝胆湿热证，但其临床症状并无肝火犯肺的表现。

2. A　本题考查龙胆泻肝丸的方义简释。龙胆泻肝丸组方中，酒当归甘能润补，辛温行散，善补血活血、止痛润肠；地黄质润甘滋，苦寒清泄，善清热凉血、益阴润肠。二药合用，养血滋阴润肠，以防苦燥伤阴生热。

3. A　本题考查龙胆泻肝丸的主治。龙胆泻肝丸清肝胆、利湿热，主治肝胆湿热所致的头晕目赤、耳鸣耳聋、耳肿疼痛、胁痛口苦、尿赤涩痛、湿热带下。加味逍遥丸主治肝郁血虚、肝脾不和所致的两胁胀痛，头晕目眩，倦怠食少，月经不调，脐腹胀痛。

4. C　本题考查一清颗粒的主治。一清颗粒清热泻火解毒、化瘀凉血止血，主治火毒血热所致的身热烦躁、目赤口疮、咽喉及牙龈肿痛、大便秘结、吐血、咯血、衄血、痔血；咽炎、扁桃体炎、牙龈炎见上述证候者。

5. E　本题考查黄连上清丸的注意事项。黄连上清丸脾胃虚寒者禁用。对本品及所含成分过敏者禁用。过敏体质者、孕妇、老年人、儿童、阴虚火旺者慎用。服药期间，忌食辛辣、油腻食物。黄连上清丸组方中药物多属苦寒之品且入肺、胃经，为防苦寒伐胃，故脾胃虚寒者禁用。

6. B　本题考查龙胆泻肝丸的方义简释。龙胆泻肝丸组方中的黄芩、炒栀子为臣药。黄芩泻火解毒、清热燥湿；炒栀子清热泻火、凉血解毒、利尿。二药相合，善清热泻火、除湿，以增君药之功，故为臣药。龙胆为君药。盐车前子、泽泻、木通、酒当归、地黄、柴胡为佐药。炙甘草为使药。

7. E 本题考查牛黄至宝丸的主治。**牛黄至宝丸**清热解毒、**泻火通便**，主治**胃肠积热**所致的**头痛**眩晕、**目赤耳鸣**、口燥咽干、**大便秘结**。

8. E 本题考查芩连片的功能。芩连片苦寒清泄兼行散，功能是清热解毒、消肿止痛，无利尿之功。

9. C 本题考查新雪颗粒的主治。新雪颗粒清热解毒，主治外感热病、热毒壅盛证，症见高热、烦躁；扁桃体炎、上呼吸道感染、气管炎、感冒见上述证候者。

10. C 本题考查西黄丸的方义简释。**西黄丸**组方中，**麝香**辛散温通，芳香走窜，既行血分之滞而活血通经，又散结消肿止痛，以助君臣药之力，**为佐药**。**牛黄为君药**。**醋制乳香、醋制没药为臣药**。

11. A 本题考查抗癌平丸的用法和注意事项。抗癌平丸口服，一次 0.5～1g，一日 3 次。饭后半小时服，或遵医嘱。抗癌平丸孕妇禁用。脾胃虚寒者慎用。服药期间忌食辛辣、油腻、生冷食物。因其含有毒的蟾酥等，故不可过量、久服。

12. A 本题考查板蓝根颗粒的注意事项。板蓝根颗粒阴虚火旺者、素体脾胃虚弱者及老人慎用。服药期间，忌食辛辣、油腻食物。用于腮腺炎时，应隔离治疗。

13. E 本题考查芩连片的主治。**芩连片**清热解毒、消肿止痛，主治**脏腑蕴热**，头痛目赤，**口鼻生疮**，热痢腹痛，湿热带下，**疮疖肿痛**。

14. B 本题考查新雪颗粒的功能。新雪颗粒重坠寒清兼芳香开窍，功能是清热解毒。

15. C 本题考查黄连上清丸的功能。**黄连上清丸**清散兼通利，功能是**散风清热、泻火止痛**。

16. E 本题考查黄连上清丸的注意事项。黄连上清丸脾胃虚寒者禁用。对本品及所含成分过敏者禁用。过敏体质者、孕妇、老人、儿童、阴虚火旺者慎用。服药期间，忌食辛辣、油腻食物。

17. B 本题考查龙胆泻肝丸的方义简释。龙胆泻肝丸组方中，柴胡苦泄辛散，芳疏性升，微寒能清，舒畅肝胆之气，以利于肝之条达功能复常。

二、配伍选择题

[1～2] A、D 本组题考查相似中成药新雪颗粒、双黄连合剂的主治鉴别。**新雪颗粒**清热解毒，主治**外感热病，热毒壅盛证**，症见**高热、烦躁**；扁桃体炎、上呼吸道感染、气管炎、感冒见上述证候者。双黄连合剂疏风解表、清热解毒，主治外感风热所致的感冒，症见发热、咳嗽、咽痛。

[3～5] A、C、E 本组题考查相似中成药龙胆泻肝丸、黛蛤散、黄连上清丸的主治鉴别。①**龙胆泻肝丸**清肝胆、利湿热，主治**肝胆湿热**所致的**头晕**目赤、**耳鸣耳聋**、耳肿疼痛、胁痛**口苦**、**尿赤涩痛**、湿热带下。②**黛蛤散**清肝利肺、降逆除烦，主治**肝火犯肺**所致的**头晕耳鸣**、咳嗽吐衄、**痰多黄稠**、咽膈不利、口渴心烦。③黄连上清丸散风清热、泻火止痛，主治风热上攻、肺胃热盛所致的头晕目眩、暴发火眼、牙齿疼痛、口舌生疮、咽喉肿痛、耳痛耳鸣、大便秘结、小便短赤。

[6～10] C、D、E、A、B 本组题考查相似中成药导赤丸、板蓝根颗粒、牛黄至宝丸、一清颗粒、牛黄上清丸的功能鉴别。①导赤丸苦寒清泄兼通利，功能是清热泻火、利尿通便；②板蓝根颗粒功能是清热解毒、凉血利咽；③牛黄至宝丸苦寒清泄兼以通降，功能是清热解毒、泻火通便；④一清颗粒苦寒清泄，功能是清热泻火解毒、化瘀凉血止血；⑤牛黄上清丸苦泄辛散寒清，功能是清热泻火、散风止痛。

[11～15] A、E、D、B、C 本组题考查相似中成药龙胆泻肝丸、清胃黄连丸、抗癌平丸、黛蛤散、西黄丸的功能鉴别。①龙胆泻肝丸苦寒降泄清利并行，佐以滋养，功能是清肝胆、利湿热；②清胃黄连丸苦寒甘润清泄，功能是清胃泻火、解毒消肿；③抗癌平丸苦泄辛散寒清，功能是清热解毒、散瘀止痛；④黛蛤散苦寒清泄，功能是清肝利肺、降逆除烦；⑤西黄丸苦泄辛散香窜，功能是清热解毒、消肿散结。

[16～17] B、C 本组题考查相似中成药抗癌平丸、西黄丸的主治鉴别。抗癌平丸与西黄丸均隶属解毒消癥剂，主治热毒导致的癌肿。抗癌平丸清热解毒、散瘀止痛，主治热毒瘀血壅滞所致的胃癌、食道癌、贲门癌、直肠癌等消化道肿瘤。西黄丸清热解毒、消肿散结，主治热毒壅结所致的痈疽疔毒、瘰疬、流注、癌肿。

三、综合分析选择题

1. E 本题考查导赤丸的药物组成。导赤丸的药物组成有黄连、栀子（姜炒）、黄芩、连翘、木通、大黄、玄参、赤芍、滑石、天花粉。组方中不含有地黄。

2. A 本题考查导赤丸的功能。**导赤丸**苦寒清泄兼通利，功能是**清热泻火、利尿通便**。

3. E 本题考查导赤丸的方义简释。**导赤丸**组方中，**黄连、黄芩、姜栀子三药共为君药**。黄连善清心胃之火，除中焦湿热；黄芩善清肺与大肠之火，除上焦湿热；姜栀子善泻火除烦、凉血解毒、清热利尿。三药相合，既善清心、肺、三焦之火毒邪热，又利尿而导火热毒邪从小便而出，故为君药。**连翘、木通、大黄、玄参、赤芍为臣药；滑石、天花粉为佐药。**

4. B　本题考查导赤丸的注意事项。导赤丸孕妇禁用。脾虚便溏及体弱年迈者慎用。服药期间，忌食辛辣、油腻食物。治疗口腔炎、口腔溃疡时，可配合使用外用药。导赤丸没有妇人经期禁用之说。

四、多项选择题

1. AC　本题考查牛黄至宝丸的功能。牛黄至宝丸苦寒清泄通降，功能是清热解毒、泻火通便。

2. AC　本题考查相似中成药牛黄解毒丸、牛黄至宝丸的注意事项。雄黄为含砷中药，易致体内蓄积中毒，所以孕妇禁用。牛黄解毒片和牛黄至宝丸均含有雄黄，故孕妇禁用。

3. ABCD　本题考查龙胆泻肝丸的注意事项。龙胆泻肝丸的注意事项：①孕妇、脾胃虚寒及年老体弱者慎用。②服药期间，忌食辛辣油腻食物。③体质壮实者，应中病即止，不可久用。④高血压剧烈头痛，服药后头痛不见减轻，伴有呕吐、神志不清，或口眼㖞斜、瞳仁大小不等高血压危象者，应立即停药并采取相应急救措施。⑤以其治疗急性结膜炎时，可配合使用外滴眼药；治疗化脓性中耳炎时，服药期间宜配合清洗耳道；治疗阴道炎时，亦可使用清洗剂冲洗阴道。

4. BC　本题考查相似中成药西黄丸、抗癌平丸的主治。西黄丸、抗癌平丸属于解毒消癥剂，功能为解毒消肿、散瘀止痛，主治热毒瘀血壅结所致的痈疽

疔毒、瘰疬、流注、癌肿等。

5. BDE　本题考查西黄丸的注意事项。西黄丸孕妇禁服。脾胃虚寒者慎用。服药期间，忌食辛辣、刺激食物。

6. ABCDE　本题考查一清颗粒的注意事项。一清颗粒的注意事项：①阴虚火旺、体弱年迈者慎用。②中病即止，不可过量、久用。③出现腹泻时可酌情减量。④出血量多者，应采取综合急救措施。⑤服药期间，忌食辛辣、油腻之品，并戒烟酒。

7. ABCDE　本题考查牛黄解毒丸的用法用量及注意事项。牛黄解毒丸口服，水蜜丸一次 2g，大蜜丸一次 1 丸，一日 2～3 次。牛黄解毒丸的注意事项：①孕妇禁用。②虚火上炎所致的口疮、牙痛、喉痹慎服。③脾胃虚弱者慎用。④因其含有雄黄，故不宜过量、久服。

8. ABCD　本题考查龙胆泻肝丸、牛黄上清丸、导赤丸、芩连片的主治。清热泻火解毒剂主要具有清热、泻火、凉血、解毒的作用，主治火热毒邪壅盛所致的里热证。龙胆泻肝丸、牛黄上清丸、导赤丸、芩连片属于清热泻火解毒剂；银翘解毒丸属于辛凉解表剂。

9. CDE　本题考查清热剂的注意事项。清热剂大多苦寒清泄，有伤阳败胃之弊，故阳虚有寒或脾胃虚寒者慎用。

10. ABDE　本题考查牛黄解毒丸的主治。**牛黄解毒丸清热解毒，主治火热内盛所致的咽喉肿痛、牙龈肿痛、口舌生疮、目赤肿痛。**牛黄解毒丸无化痰之功，不能治疗肺火咳痰。

第六节　温里剂

一、最佳选择题

1. A　本题考查附子理中丸的主治。附子理中丸温中健脾，主治脾胃虚寒所致的脘腹冷痛、呕吐泄泻、手足不温。

2. A　本题考查香砂平胃丸的功能。香砂平胃丸为温中散寒剂，功能是理气化湿、和胃止痛。

3. D　本题考查理中丸的方义简释。理中丸组方中，党参甘补而平，不燥不腻，善补气健脾，培补后天之本，以助君药振奋脾阳而祛寒健胃，为臣药。

4. B　本题考查小建中合剂的主治。**小建中合剂温中补虚、缓急止痛，主治脾胃虚寒所致的脘腹疼痛、喜温喜按、嘈杂吞酸、食少；**胃及十二指肠溃疡

见上述证候者。

5. B　本题考查四逆汤的功能。四逆汤为温里剂之回阳救逆剂，功能是温中祛寒、回阳救逆。理中丸、附子理中丸、小建中合剂均能温中，但无回阳救逆之功。

6. B　本题考查四逆汤的主治。**四逆汤温中祛寒、回阳救逆，主治阳气衰微、阴寒内盛所致的阳虚欲脱，冷汗自出，四肢厥逆，下利清谷，脉微欲绝。**

7. E　本题考查四逆汤的方义简释。四逆汤组方中，炙甘草甘补和缓，平而偏温，既善益气安中，又解附片之毒，还缓附、姜之峻，并寓护阴之意，为佐使药。

8. A 本题考查良附丸的功能。良附丸的功能是温胃理气，主治寒凝气滞之脘痛吐酸、胸腹胀满。

二、配伍选择题

[1~3] A、B、C 本组题考查相似中成药理中丸、四逆汤、小建中合剂的方义简释。①理中丸组方中，炮姜温中祛寒以治本，又能止泻、止痛以治标，故为君药。党参是臣药，土白术是佐药，炙甘草是使药。②四逆汤组方中，**淡附片回阳救逆、破阴逐寒**，故为**君药**。干姜是臣药，炙甘草是佐使药。③小建中合剂组方中，饴糖既善温中补虚、润燥，又可缓急止痛，故为君药。桂枝、白芍是臣药，生姜、大枣是佐药，炙甘草是使药。

[4~6] E、C、D 本组题考查相似中成药良附丸、香砂养胃颗粒、香砂平胃丸的主治鉴别。①良附丸温胃理气，主治寒凝气滞，脘痛吐酸，胸腹胀满。②香砂养胃颗粒温中和胃，主治**胃阳不足、湿阻气滞**所致的胃痛、痞满，症见**胃痛隐隐、脘闷不舒**、呕吐酸水、嘈杂不适、不思饮食、**四肢倦怠**。③香砂平胃丸理气化湿、和胃止痛，主治**湿浊中阻、脾胃不和**所致的**胃脘疼痛**、胸膈满闷、恶心呕吐、**纳呆食少**。

[7~8] C、D 本组题考查相似中成药香砂养胃颗粒、小建中合剂的功能鉴别。香砂养胃颗粒与小建中合剂均有温中之功。香砂养胃颗粒的功能为温中和胃；小建中合剂的功能为温中补虚、缓急止痛。

三、综合分析选择题

1. A 本题考查理中丸的功能。**理中丸**的功能是温中散寒，健胃。主治**脾胃虚寒之呕吐泄泻、胸满腹痛**、消化不良。脾胃位于中焦，寒则温、虚则补，故既需温中散寒，又需健胃补脾。

2. C 本题考查理中丸的注意事项。理中丸湿热中阻所致的胃痛、呕吐、泄泻者忌用。忌食生冷、油腻、不易消化食物。理中丸主治脾胃虚寒所致的呕吐泄泻、胸满腹痛、消化不良。

3. C 本题考查理中丸的方义简释。理中丸组方中，土炒白术甘补渗利，苦温而燥，善益气健脾、燥湿利水，可助君臣药燥脾湿、复脾运、升清阳、降浊阴，为佐药。党参虽善补气健脾，培补后天之本，但无燥湿利水之功。茯苓虽有利水健脾之功，但并非理中丸的药物组成。

4. E 本题考查理中丸与小建中合剂的药物组成。**理中丸**的药物组成有**炮姜、党参、土白术、炙甘草**，小建中合剂的药物组成有饴糖、桂枝、白芍、生姜、大枣、炙甘草，因此，两中成药共有的药物是炙甘草。

四、多项选择题

1. BDE 本题考查中成药的注意事项。**附子理中丸**、右归丸、**四逆汤**的药物组成中均**有附子**，故均**不宜过量服用与久服**。鼻渊舒胶囊因药物组成中有细辛、苍耳子而不宜过量、久服。良附丸的药物组成有高良姜、醋香附，没有附子。

2. BDE 本题考查四逆汤的药物组成。四逆汤的药物组成有淡附片、干姜、甘草（炙）。

3. ABCDE 本题考查四逆汤的注意事项。四逆汤的注意事项：①孕妇禁用。②所含附子有毒，故不宜过量服用、久服。③湿热、阴虚、实热所致的腹痛、泄泻者忌用。④热邪所致的呕吐、腹痛、泄泻者慎用。⑤冠心病、心绞痛病情急重者应配合抢救措施。⑥不宜单独用于休克，应结合其他抢救措施。

4. ABC 本题考查小建中合剂的药物组成。小建中合剂的药物组成有饴糖、桂枝、白芍、生姜、大枣、炙甘草。

第七节 祛痰剂

一、最佳选择题

1. B 本题考查礞石滚痰丸的方义简释。礞石滚痰丸组方中，沉香辛香行散温通，味苦质重下行，既降气止痛、调达气机，又防君臣药寒凉太过，为佐药。

2. C 本题考查橘贝半夏颗粒的主治。**橘贝半夏颗粒**化痰止咳、宽中下气，主治**痰气阻肺，咳嗽痰多、胸闷气急**。

3. A 本题考查二陈丸的注意事项。二陈丸辛香温燥易伤阴津，故不宜长期服用；肺阴虚所致的燥咳、咯血忌用。服药期间，忌食辛辣、生冷、油腻食物。二陈丸主治痰湿停滞导致的咳嗽痰多、胸脘胀闷、恶心呕吐。

4. C 本题考查橘贝半夏颗粒的注意事项。橘贝半夏颗粒孕妇慎用；因含有麻黄，故心脏病患者、高血压病患者慎用。服药期间，饮食宜清淡，忌食生冷、辛辣、燥热食物，忌烟酒。

5. E 本题考查半夏天麻丸的方义简释。半夏天麻丸组方中，炒六神曲甘能益中，辛温发散，焦味健胃，善消食和胃；炒麦芽甘益中，平不偏，芽生发，焦味健胃，善消食和中。二药相合，健胃消食以利痰湿消除。黄柏苦寒清泄而燥，既降火坚阴、燥湿，又防他药温性太过。三药共为佐药。法半夏、天麻为君药；人参、炙黄芪、炒白术、制苍术、陈皮、茯苓、泽泻为臣药。

6. B 本题考查消瘿丸的主治。消瘿丸散结消瘿，主治痰火郁结所致的瘿瘤初起；单纯型地方性甲状腺肿见上述证候者。

7. A 本题考查清气化痰丸的方义简释。清气化痰丸组方中，胆南星苦燥凉清，善清热化痰，治壅闭于肺之实痰、实火，故为君药。酒黄芩、瓜蒌仁霜为臣药；陈皮、枳实、茯苓、苦杏仁、制半夏为佐药。

8. B 本题考查礞石滚痰丸的主治。**礞石滚痰丸**逐痰降火，主治**痰火扰心**所致的癫狂惊悸，或**喘咳痰稠**、**大便秘结**。

9. B 本题考查礞石滚痰丸的功能。礞石滚痰丸为清热化痰剂，功能是逐痰降火。

10. D 本题考查清气化痰丸的主治。清气化痰丸清肺化痰，主治痰热阻肺所致的咳嗽痰多、痰黄黏稠、胸腹满闷。

11. C 本题考查消瘿丸的用法。消瘿丸口服，一次 1 丸，一日 3 次，饭前服用，小儿酌减。

12. E 本题考查半夏天麻丸的主治。**半夏天麻丸**功能**健脾祛湿**、**化痰息风**，主治**脾虚湿盛**、**痰浊内阻**所致的**眩晕**、**头痛**、**如蒙如裹**、胸脘满闷。

13. E 本题考查礞石滚痰丸的药物组成。礞石滚痰丸的药物组成为金礞石（煅）、黄芩、熟大黄、沉香。

14. E 本题考查礞石滚痰丸的方义简释。礞石滚痰丸组方中，沉香辛香行散温通，味苦质重下行，既降气止痛、调达气机，又防君臣药寒凉太过，为佐药。煅金礞石为君药，黄芩、熟大黄为臣药。

15. E 本题考查礞石滚痰丸的注意事项。礞石滚痰丸的注意事项：①孕妇忌服。②非痰热实证、体虚及小儿虚寒成惊者慎用。③癫狂重症者，需在专业医生指导下配合其他治疗方法。④服药期间，忌食辛辣、油腻食物。⑤药性峻猛，易耗损气血，须病除即止，切勿过量服用、久用。

二、配伍选择题

[1~3] A、C、B 本组题考查相似中成药橘贝半夏颗粒、清气化痰丸、清肺抑火丸的功能和主治鉴别。①橘贝半夏颗粒的功能是化痰止咳、宽中下气，主治痰气阻肺，咳嗽痰多、胸闷气急。②清气化痰丸的功能是清肺化痰，主治痰热阻肺所致的咳嗽痰多、痰黄黏稠、胸腹满闷。③清肺抑火丸的功能是清肺止咳、化痰通便，主治痰热阻肺所致的咳嗽、痰黄黏稠、口干咽痛、大便干燥。

[4~5] B、C 本组题考查相似中成药半夏天麻丸、天麻钩藤颗粒的主治鉴别。半夏天麻丸与天麻钩藤颗粒均可治疗眩晕、头痛。半夏天麻丸健脾祛湿、化痰息风，主治脾虚湿盛、痰浊内阻所致的眩晕、头痛、如蒙如裹、胸脘满闷。天麻钩藤颗粒平肝息风、清热安神，主治肝阳上亢所致的头痛、眩晕、耳鸣、眼花、震颤、失眠；高血压病见上述证候者。

[6~7] E、B 本组题考查相似中成药六君子丸、半夏天麻丸的功能鉴别。六君子丸与半夏天麻丸均能健脾祛湿化痰。六君子丸为补气剂，功能是补脾益气、燥湿化痰；半夏天麻丸为化痰息风剂，功能是健脾祛湿、化痰息风。

[8~9] A、D 本组题考查相似中成药复方鲜竹沥液、急支糖浆的功能和主治鉴别。复方鲜竹沥液的功能是清热化痰，止咳。主治痰热咳嗽，痰黄黏稠。急支糖浆的功能是清热化痰，宣肺止咳。主治外感风热所致的咳嗽，症见发热、恶寒、胸膈满闷、咳嗽咽痛；急性支气管炎、慢性支气管炎急性发作见上述证候者。

三、综合分析选择题

1. A 本题考查二陈丸的功能。二陈丸温燥兼淡渗辛散，功能是**燥湿化痰**，**理气和胃**。

2. E 本题考查二陈丸的方义简释。二陈丸组方中，**陈皮**辛香行散，苦燥温化，善理气健脾、燥湿化痰，助君药燥化痰湿、理气和胃，故为**臣药**。**制半夏**为**君药**，茯苓为佐药，甘草为使药。全方配伍，温燥中兼淡渗辛散，共奏燥湿化痰、理气和胃之功。

3. B 本题考查二陈丸的方义简释。二陈丸组方中，茯苓甘淡渗利兼补，性平不偏，善健脾渗湿，既助君臣药利湿化痰，又能健脾，使生痰无源，为佐药。

四、多项选择题

1. ABCDE 本题考查半夏天麻丸的药物组成。半夏天麻丸的药物组成为法半夏、天麻、人参、炙黄芪、炒白术、苍术（米泔炙）、陈皮、茯苓、泽泻、六神曲（麸炒）、麦芽（炒）、黄柏。

2. ABCD 本题考查清气化痰丸的药物组成。清气化痰丸的药物组成为胆南星、酒黄芩、瓜蒌仁霜、苦杏仁、陈皮、枳实、茯苓、半夏（制）。

3. BC 本题考查清气化痰丸的方义简释。清气化痰丸组方中，酒黄芩善清泻肺火；瓜蒌仁霜既善清肺化痰，又润肠，二者相合，泻肺火、化痰热、止咳喘，以助胆南星清热化痰之力，故为臣药。君药是胆南星，佐药是陈皮、枳实、茯苓、苦杏仁、制半夏。

4. BCDE 本题考查半夏天麻丸的注意事项。半夏天麻丸的注意事项：①孕妇禁用。②肝肾阴虚、肝阳上亢所致的头痛、眩晕慎用。③平素大便干燥者慎用。④服药期间，忌食生冷、油腻及海鲜类食物。半夏天麻丸主治脾虚湿盛、痰浊内阻所致的眩晕、头痛、如蒙如裹、胸脘满闷。

5. ABC 本题考查祛痰剂的注意事项。祛痰剂使用时应区分痰饮性质；有咯血倾向者慎用辛燥的祛痰剂；有高血压、心脏病者慎用含有麻黄的祛痰剂。

6. ABCE 本题考查二陈丸的药物组成。二陈丸的药物组成有半夏（制）、陈皮、茯苓、甘草。

7. ABCDE 本题考查清气化痰丸的方义简释。清气化痰丸组方中，陈皮辛香行散，苦燥温化，善理气宽中、燥湿化痰；枳实苦降辛散，微寒，药力较强，善破气化痰消痞；茯苓甘淡渗利兼补，性平不偏，善健脾渗湿；苦杏仁苦泄降，富含脂，微温小毒，药力较强，善降气止咳平喘；制半夏辛散温燥，有毒而力较强，善燥湿化痰。五药相合，既除湿化痰，以消已生之痰；又健运脾湿，以绝生痰之源；且能理气，寓治痰当先理气之意，气行则有益于消痰，故为佐药。胆南星为君药，酒黄芩、瓜蒌仁霜为臣药。

第八节 止咳平喘剂

一、最佳选择题

1. C 本题考查人参保肺丸的功能和主治。人参保肺丸的功能是益气补肺、止嗽定喘，主治肺气亏虚、肺失宣降所致的虚劳久嗽、气短喘促。

2. A 本题考查通宣理肺丸的功能。通宣理肺丸宣降共施，温中兼清，功能是解表散寒、宣肺止咳。

3. B 本题考查养阴清肺膏的方义简释。养阴清肺膏组方中，薄荷辛香疏散，凉清上浮，既清利头目与咽喉，又载药上行。

4. C 本题考查人参保肺丸的注意事项。人参保肺丸运动员禁用。外感或实热咳嗽慎用。因其含罂粟壳与麻黄，故不宜过量服用、久用。高血压病患者、心脏病患者慎用。

5. A 本题考查杏苏止咳颗粒的方义简释。杏苏止咳颗粒组方中，前胡苦泄辛散，微寒能清，善降气祛痰，兼宣散表邪，可增君药止咳祛痰之功，为臣药。

6. A 本题考查强力枇杷露的功能和主治。强力枇杷露的功能是养阴敛肺，镇咳祛痰。主治久咳劳嗽，支气管炎。

7. B 本题考查七味都气丸的功能和主治。七味都气丸的功能是补肾纳气，涩精止遗。主治肾不纳气所致的喘促、胸闷、久咳、气短、咽干、遗精、盗汗、小便频数。

8. B 本题考查七味都气丸的功能。七味都气丸甘补酸敛，功能是补肾纳气，涩精止遗。

9. B 本题考查通宣理肺丸的主治。通宣理肺丸解表散寒、宣肺止咳，主治风寒束表、肺气不宣所致的感冒咳嗽，症见发热、恶寒、咳嗽、鼻塞流涕、头痛、无汗、肢体酸痛。

10. D 本题考查二母宁嗽丸的主治。二母宁嗽丸清肺润燥、化痰止咳，主治燥热蕴肺所致的咳嗽，症见痰黄而黏不易咳出、胸闷气促、久咳不止、声哑喉痛。

11. B 本题考查清肺抑火丸的主治。清肺抑火丸清肺止咳、化痰通便，主治痰热阻肺所致的咳嗽、痰黄黏稠、口干咽痛、大便干燥。

12. C 本题考查蜜炼川贝枇杷膏的主治。蜜炼川贝枇杷膏清热润肺、化痰止咳，主治肺燥咳嗽，痰黄而黏，胸闷，咽喉痛痒，声音嘶哑。

13. A 本题考查蛤蚧定喘丸的主治。蛤蚧定喘丸滋阴清肺、止咳平喘，主治肺肾两虚、阴虚肺热所致的虚劳久咳、年老哮喘、气短烦热、胸满郁闷、自汗盗汗。

14. B 本题考查二母宁嗽丸的方义简释。二母宁嗽丸组方中，知母苦泄寒清，甘润滋滑，善清热泻火、滋阴润燥；川贝母味甘质润，苦微寒清泄，善清热润肺、化痰止咳。二者配伍，相得益彰，善清肺润燥、化痰止咳，为君药。

15. B 本题考查蠲哮片的注意事项。蠲哮片的注意事项：①孕妇禁用。②年老体弱者慎用。③久病体虚、脾胃虚弱便溏者禁用。④服药后如出现大便稀溏、轻度腹痛，属正常现象，可继续用药或减少用量。⑤服药期间，忌食辛辣、生冷、油腻食物。

16. E　本题考查杏苏止咳颗粒的功能。**杏苏止咳颗粒**宣中有降，功能是**宣肺散寒、止咳祛痰**。

17. A　本题考查小青龙胶囊与止嗽定喘口服液的药物组成。小青龙胶囊的药物组成为麻黄、桂枝、干姜、细辛、五味子、白芍、法半夏、炙甘草。止嗽定喘口服液的药物组成为麻黄、石膏、苦杏仁、甘草。

18. E　本题考查蠲哮片的功能。蠲哮片苦温并用，清降泄散，功能是泻肺除壅、涤痰祛瘀、利气平喘。

19. B　本题考查急支糖浆的功能和主治。**急支糖浆**的功能是清热化痰，宣肺止咳。主治**外感风热**所致的咳嗽，症见**发热**、**恶寒**、胸膈满闷、**咳嗽咽痛**；急性支气管炎、慢性支气管炎急性发作见上述证候者。

20. D　本题考查桂龙咳喘宁胶囊的主治。桂龙咳喘宁胶囊止咳化痰、降气平喘，主治外感风寒、痰湿内阻引起的咳嗽、气喘、痰涎壅盛；急、慢性支气管炎见上述证候者。

21. B　本题考查小青龙胶囊的方义简释。小青龙胶囊组方中，细辛芳香气浓，辛温走窜，善解表散寒、温肺化饮；干姜辛热温散，善散寒、温肺化饮。两药相合，助君药解表散寒、温化痰饮，故为臣药。

22. A　本题考查川贝止咳露的主治。川贝止咳露止嗽祛痰，主治风热咳嗽，痰多上气或燥咳。

23. A　本题考查二母宁嗽丸的功能。二母宁嗽丸甘润寒清，功能是清肺润燥、化痰止咳。

24. B　本题考查蛇胆川贝散的功能和主治。蛇胆川贝散的功能是清肺，止咳，祛痰。主治肺热咳嗽，痰多。

25. A　本题考查杏苏止咳颗粒的方义简释。**杏苏止咳颗粒**组方中，**前胡**善降气祛痰，兼宣散表邪，可增君药止咳祛痰之功，为**臣药**。**苦杏仁、紫苏叶**为君**药，桔梗、陈皮**为**佐药**，甘草为使药。

26. D　本题考查急支糖浆的功能。急支糖浆苦寒清泄，辛散宣降，功能是清热化痰、宣肺止咳。

27. E　本题考查杏苏止咳颗粒的注意事项。杏苏止咳颗粒风热、燥热及阴虚干咳者慎用。服药期间，宜食清淡易消化食物，忌食辛辣食物。杏苏止咳颗粒主治风寒感冒咳嗽，气逆。

28. B　本题考查蛤蚧定喘丸的功能。蛤蚧定喘丸甘润苦泄同施，功能是滋阴清肺、止咳平喘。

29. D　本题考查杏苏止咳颗粒的药物组成。杏苏止咳颗粒由苦杏仁、前胡、紫苏叶、桔梗、陈皮、甘草组成。

30. C　本题考查橘红丸的功能。**橘红丸**主清泄，兼化痰，功能是**清肺、化痰、止咳**。

31. C　本题考查清肺抑火丸的药物组成。清肺抑火丸的药物组成为黄芩、栀子、黄柏、浙贝母、桔梗、前胡、苦参、知母、天花粉、大黄。

32. A　本题考查清肺抑火丸的方义简释。**清肺抑火丸**组方中，**黄芩**苦寒清泄，善清肺火及上焦实热，故为**君药**。**栀子、黄柏、浙贝母**为**臣药**，桔梗、前胡、苦参、知母、天花粉、大黄为佐药。

33. D　本题考查降气定喘丸的功能。降气定喘丸温清并施，功能是降气定喘、祛痰止咳。

34. B　本题考查止嗽定喘口服液的药物组成。止嗽定喘口服液的药物组成为麻黄、石膏、苦杏仁、甘草。

35. C　本题考查养阴清肺膏的方义简释。养阴清肺膏组方中，牡丹皮苦泄辛散，微寒能清，善凉血清热、活血止痛。

36. E　本题考查橘红丸的注意事项。橘红丸孕妇慎用。气虚咳喘及阴虚燥咳者慎用。服药期间，忌食辛辣、油腻食物。橘红丸主治痰热咳嗽，症见痰多、色黄黏稠、胸闷口干。

37. E　本题考查养阴清肺膏的药物组成。养阴清肺膏的药物组成为地黄、玄参、麦冬、白芍、牡丹皮、川贝母、薄荷、甘草。

38. B　本题考查止嗽定喘口服液的方义简释。止嗽定喘口服液组方中，石膏辛甘大寒，主清泄，兼透散，善清泄肺热。麻黄得石膏宣肺而不助热，石膏得麻黄清肺而不留邪，故为臣药。麻黄为君药，苦杏仁为佐药，甘草为使药。

39. A　本题考查桂龙咳喘宁胶囊的功能。桂龙咳喘宁胶囊辛温燥散，镇降敛纳，清化相制，功能是止咳化痰、降气平喘。

40. B　本题考查急支糖浆的注意事项。急支糖浆孕妇及寒证者慎用。因其含麻黄，故运动员禁用，心脏病患者、高血压病患者慎用。服药期间，饮食宜清淡，忌食辛辣、生冷、油腻食物，忌吸烟、饮酒。

41. C　本题考查蛤蚧定喘丸的注意事项。蛤蚧定喘丸孕妇慎用。咳嗽新发者慎用。服药期间，忌食辛辣、生冷、油腻食物。本品含麻黄，故高血压病患者、心脏病患者、青光眼患者慎用。

42. A　本题考查苏子降气丸的药物组成。苏子降气丸由炒紫苏子、姜半夏、厚朴、前胡、陈皮、沉香、当归、甘草组成。

二、配伍选择题

[1~3] A、B、C　本组题考查相似中成药通宣理肺丸、桑菊感冒片、急支糖浆的功能鉴别。通宣理肺丸、桑菊感冒片、急支糖浆均能宣肺止咳。通宣理肺丸宣降共施，温中兼清，功能是解表散寒、宣肺止咳；桑菊感冒片主以辛凉清散，兼以辛苦宣降，功能是疏风清热、宣肺止咳；急支糖浆苦寒清泄，辛散宣降，功能是清热化痰、宣肺止咳。

[4~5] B、E　本组题考相似中成药固本咳喘片、人参固本丸的功能鉴别。固本咳喘片甘补淡渗涩敛，肺脾肾三脏同治，功能是益气固表、健脾补肾。人参固本丸补中兼泄，肺肾同治，功能是滋阴益气、固本培元。

[6~8] A、C、D　本组题考查相似中成药通宣理肺丸、急支糖浆、小青龙胶囊的主治鉴别。通宣理肺丸、急支糖浆和小青龙胶囊均可治疗感冒咳嗽。①通宣理肺丸解表散寒、宣肺止咳，主治风寒束表、肺气不宣所致的感冒咳嗽，症见发热、恶寒、咳嗽、鼻塞流涕、头痛、无汗、肢体酸痛。②急支糖浆清热化痰、宣肺止咳，主治外感风热所致的咳嗽，症见发热、恶寒、胸膈满闷、咳嗽咽痛；急性支气管炎、慢性支气管炎急性发作见上述证候者。③小青龙胶囊解表化饮、止咳平喘，主治风寒水饮，恶寒发热、无汗、喘咳痰稀。

[9~10] E、D　本组题考查相似中成药止嗽定喘口服液、蠲哮片的主治鉴别。止嗽定喘口服液与桂龙咳喘宁胶囊均可治疗急性支气管炎。止嗽定喘口服液辛凉宣泄、清肺平喘，主治表寒里热，身热口渴，咳嗽痰盛，喘促气逆，胸膈满闷；而桂龙咳喘宁胶囊主治证病机为外感风寒，痰湿内阻。蠲哮片泻肺除壅、涤痰祛瘀、利气平喘，主治支气管哮喘急性发作期痰瘀伏肺证，症见气粗痰涌、痰鸣如吼、咳呛阵作、痰黄稠厚。

[11~15] E、C、A、D、B　本组题考查相似中成药止嗽定喘口服液、二母宁嗽丸、蛤蚧定喘丸、人参保肺丸、川贝止咳露的功能和主治鉴别。①止嗽定喘口服液的功能是辛凉宣泄、清肺平喘，主治表寒里热，身热口渴，咳嗽痰盛，喘促气逆，胸膈满闷。②二母宁嗽丸的功能是清肺润燥、化痰止咳，主治燥热蕴肺所致的咳嗽，症见痰黄而黏不易咳出、胸闷气促、久咳不止、声哑喉痛。③蛤蚧定喘丸的功能是滋阴清肺、止咳平喘，主治肺肾两虚、阴虚肺热所致的

虚劳久咳、年老哮喘、气短烦热、胸满郁闷、自汗盗汗。④人参保肺丸的功能是益气补肺、止嗽定喘，主治肺气亏虚、肺失宣降所致的虚劳久嗽，气短喘促。⑤川贝止咳露的功能是止嗽祛痰，主治风热咳嗽，痰多上气或燥咳。

[16~17] C、E　本组题考查补肺平喘剂和纳气平喘剂的主治鉴别。补肺平喘剂补益肺气、敛肺平喘，主治肺虚所致的喘促，症见喘促、气短、语声低微、自汗、神疲乏力等。纳气平喘剂补肾纳气、固本平喘，主治肾不纳气所致的喘促，症见喘促日久、气短、动则喘甚、呼多吸少、喘声低弱、气不得续、汗出肢冷、浮肿等。

三、综合分析选择题

1. A　本题考查小青龙胶囊的功能。小青龙胶囊主辛散温化，兼酸甘收敛，功能是解表化饮、止咳平喘。

2. C　本题考查小青龙胶囊的方义简释。小青龙胶囊组方中，细辛芳香气浓，辛温走窜，善解表散寒、温肺化饮；干姜辛热温散，善散寒、温肺化饮。两药相合，助君药解表散寒、温化痰饮，故为臣药。麻黄、桂枝为君药，法半夏、五味子、白芍为佐药，炙甘草为使药。

3. D　本题考查小青龙胶囊的注意事项。小青龙胶囊的注意事项：儿童、孕妇、哺乳期妇女禁用；运动员禁用；肝肾功能不全者禁服；内热咳喘及虚喘者慎用；因其含麻黄，故高血压患者、青光眼患者慎用；服药期间，忌食辛辣、生冷、油腻食物。小青龙胶囊主治风寒水饮，恶寒发热、无汗、喘咳痰稀。

4. B　本题考查苏子降气丸的功能。苏子降气丸上下兼顾，以治上为主，功能是**降气化痰、温肾纳气**。

5. D　本题考查苏子降气丸的方义简释。苏子降气丸组方中，沉香辛香行散温通，味苦质重下行，善行气降逆、温肾纳气；当归甘能补润，辛温行散，善养血补肝而温养下虚，《本经》云其"主咳逆上气"。二药相合，既助君臣药降气化痰止咳，又温肾纳气平喘，故为佐药。炒紫苏子为君药，姜半夏、厚朴、前胡、陈皮为臣药，甘草为使药。

6. A　本题考查苏子降气丸的注意事项。苏子降气丸阴虚、舌红无苔者忌服。外感痰热咳喘者慎用。服药期间，忌食生冷、油腻食物，忌烟、酒。

7. B　本题考查蛤蚧定喘丸的主治。蛤蚧定喘丸滋阴清肺、止咳平喘，主治肺肾两虚、阴虚肺热所致

的虚劳久咳、年老哮喘、气短烦热、胸满郁闷、自汗盗汗。

8. A 本题考查养阴清肺膏的功能和主治。**养阴清肺膏**的功能是**养阴润燥**、**清肺利咽**，主治**阴虚燥咳**、**咽喉干痛**、**干咳少痰**或痰中带血等。

9. A 本题考查养阴清肺膏的方义简释。养阴清肺膏组方中，地黄质润甘滋，性寒清泄，善养阴生津、清热凉血，滋养少阴本质之不足，《本草经疏》云其："乃补肾家之要药，益阴血之上品"，故为君药。麦冬、玄参、白芍、甘草为臣药，牡丹皮、川贝母为佐药，薄荷为使药。

10. C 本题考查固本咳喘片的主治。固本咳喘片益气固表、健脾补肾，主治脾虚痰盛、肾气不固所致的咳嗽、痰多、喘息气促、动则喘剧；慢性支气管炎、肺气肿、支气管哮喘属本证者亦宜。

11. B 本题考查蠲哮片的主治。蠲哮片泻肺除壅、涤痰祛瘀、利气平喘，主治支气管哮喘急性发作期热哮痰瘀伏肺证，症见气粗痰涌、痰鸣如吼、咳呛阵作、痰黄稠厚。

12. B 本题考查降气定喘丸的主治。降气定喘丸降气定喘、祛痰止咳，主治痰浊阻肺所致的咳嗽痰多、气逆喘促，以及慢性支气管炎、支气管哮喘属本证者。

四、多项选择题

1. BDE 本题考查含麻黄中成药的注意事项。降气定喘丸、通宣理肺丸、小青龙胶囊含有麻黄，故高血压患者慎用。本章节中，止嗽定喘口服液、急支糖浆、人参保肺丸、蛤蚧定喘丸的药物组成中均含有麻黄。

2. BD 本题考查含罂粟壳中成药的注意事项。强力枇杷露、人参保肺丸组方中均含有罂粟壳，不可过量久服。

3. ABCDE 本题考查止咳平喘剂的分类。止咳平喘中成药按功效与适用范围，可分为散寒止咳剂、清肺止咳剂、润肺止咳剂、发表化饮平喘剂、泄热平喘剂、化痰平喘剂、补肺平喘剂、纳气平喘剂等八类。

4. ABCD 本题考查通宣理肺丸的功能。通宣理肺丸宣降共施，温中兼清，功能是解表散寒、宣肺止咳。

5. ABCDE 本题考查二母宁嗽丸的方义简释。二母宁嗽丸组方中，石膏辛甘大寒，主清泄，兼透散，善清泻肺胃之火；黄芩苦寒清泄，善清泄肺热；炒栀子苦寒降泄清利，既清泄肺热，又利小便；蜜桑白皮甘寒清泄，善泻肺热而平喘；炒瓜蒌子甘寒清泄滑润，善清热化痰、润燥滑肠。五药相合，既助君药清肺润燥、化痰止咳，又清利二便，以利于肺热的清除，故为臣药。君药是知母、川贝母，佐药是陈皮、炒枳实、茯苓、蒸五味子，使药是炙甘草。

6. ABC 本题考查相似中成药养阴清肺丸、二母宁嗽丸、蜜炼川贝枇杷膏的主治。养阴清肺丸、二母宁嗽丸、蜜炼川贝枇杷膏均属于润肺止咳剂，主要具有润肺、止咳等作用，主治燥邪犯肺或阴虚生燥所致的咳嗽，症见咳嗽、痰少、不易咯出或痰中带血、胸闷等。

7. ABCD 本题考查相似中成药苏子降气丸、七味都气丸、固本咳喘片、蛤蚧定喘丸的主治。苏子降气丸、七味都气丸、固本咳喘片、蛤蚧定喘丸均属于纳气平喘剂，能补肾纳气、固本平喘，主治肾不纳气所致的喘促，症见喘促日久、气短、动则喘甚、呼多吸少、喘声低弱、气不得续、汗出肢冷、浮肿等。

8. ABC 本题考查相似中成药清肺抑火丸、蛇胆川贝散、橘红丸的功能。清肺抑火丸的功能是清肺止咳、化痰通便；蛇胆川贝散的功能是清肺、止咳、祛痰；橘红丸的功能是清肺、化痰、止咳。

9. ACD 本题考查小青龙胶囊的药物组成及方义简释。小青龙胶囊由麻黄、桂枝、干姜、细辛、五味子、白芍、法半夏、炙甘草八味药组成。小青龙胶囊组方中麻黄、桂枝为君药；细辛、干姜为臣药；法半夏、五味子、白芍为佐药；炙甘草为使药。

10. ABCD 本题考查中成药的注意事项。本章中，小青龙胶囊、急支糖浆、止嗽定喘口服液、通宣理肺丸、降气定喘丸、人参保肺丸，均为运动员禁用中成药。

第九节 开窍剂

一、最佳选择题

1. B 本题考查紫雪散的主治。**紫雪散**清热开窍、止痉安神，适用于**热入心包、热动肝风证**，症见高热烦躁、神昏谵语、**惊风抽搐**、斑疹吐衄、尿赤便秘。

2. D 本题考查苏合香丸的主治。**苏合香丸**芳香开窍、行气止痛，主治**痰迷心窍所致**的痰厥昏迷、中风偏瘫、肢体不利，以及中暑、心胃气痛。

3. E 本题考查清开灵口服液的主治。清开灵口服液清热解毒、镇静安神，适用于外感风热时毒、火毒内盛所致的高热不退、烦躁不安、咽喉肿痛、舌质红绛、苔黄、脉数；上呼吸道感染、病毒性感冒、急性化脓性扁桃体炎、急性咽炎、急性气管炎、高热等病症属上述证候者。

4. D 本题考查安宫牛黄丸的方义简释。**安宫牛黄丸**组方中，**牛黄**清热解毒、化痰开窍、息风定惊；**麝香**（或人工麝香）开窍通闭，为开窍醒神之良药。二药相合，善清热解毒、开窍醒神、息风定惊，故为**君药**。水牛角浓缩粉清热凉血、解毒定惊；黄连、黄芩清热泻火解毒；栀子除善清热泻火、解毒之外，又可利尿，导热下行；冰片清热开窍；郁金凉血清心、解郁启闭。六药相合，可助君药清热解毒、开窍，故为臣药。朱砂清热解毒、镇心安神定惊；珍珠安神定惊、清热解毒；雄黄燥湿祛痰、解毒辟秽。三药相合，可助君臣药清热解毒、镇心安神，故为佐药。臣药中无黄柏。

5. B 本题考查局方至宝散的功能和主治。局方至宝散的功能是清热解毒、开窍镇惊，主治热病属热入心包、热盛动风证，症见高热惊厥、烦躁不安、神昏谵语及小儿急热惊风。

6. C 本题考查苏合香丸的方义简释。苏合香丸组方中，白术甘补渗利，苦温而燥，善补气健脾、祛湿化浊；诃子肉苦能泄降，酸涩收敛，平而偏凉，善收涩敛气、泻气消痰。两者相合，既燥湿消痰，又补气涩敛而防香散耗气之弊。

7. D 本题考查苏合香丸的功能。苏合香丸主辛香温散，兼补涩寒清，功能是芳香开窍、行气止痛。而冠心苏合滴丸辛散香窜温通，具有理气、宽胸、止痛之功，属活血剂。

二、配伍选择题

[1~3] B、D、A 本组题考查相似中成药安宫牛黄丸、紫雪散、苏合香丸的功能。安宫牛黄丸的功能为清热解毒、镇惊开窍。紫雪散的功能为清热开窍、止痉安神。苏合香丸的功能为芳香开窍、行气止痛。

[4~5] B、C 本组题考查相似中成药万氏牛黄清心丸、清开灵口服液的功能。万氏牛黄清心丸苦寒香窜，具有清热解毒、镇惊安神之功。清开灵口服液主苦寒清泄，兼以重镇，具有清热解毒、镇静安神

之功。

三、综合分析选择题

1. A 本题考查安宫牛黄丸的主治。**安宫牛黄丸**清热解毒、镇惊开窍，适用于**热病，邪入心包，高热惊厥，神昏谵语**；中风昏迷及脑炎、脑膜炎、中毒性脑病、脑出血、败血症见上述证候者。

2. D 本题考查安宫牛黄丸的功能。安宫牛黄丸苦寒清泄与芳香开窍并用，功能是清热解毒、镇惊开窍，无止痉之功。

3. E 本题考查安宫牛黄丸的药物组成。安宫牛黄丸的药物组成为牛黄、麝香或人工麝香、水牛角浓缩粉、黄连、黄芩、栀子、冰片、郁金、朱砂、珍珠、雄黄，不含有石膏、知母、生地。

四、多项选择题

1. ABCDE 本题考查安宫牛黄丸的注意事项。安宫牛黄丸的注意事项：①孕妇慎用。②寒闭神昏者不宜使用。③因其含有毒的朱砂、雄黄，故不宜过量服用或久服，肝肾功能不全者慎用。④服药期间，饮食宜清淡，忌食辛辣食物。⑤在治疗过程中如出现肢寒畏冷、面色苍白、冷汗不止、脉微欲绝，由闭证变为脱证者应立即停药。⑥高热神昏、中风昏迷等口服本品困难者，当鼻饲给药。

2. ACE 本题考查安宫牛黄丸的方义简释。安宫牛黄丸组方中，牛黄清热解毒、化痰开窍、息风定惊；麝香（或人工麝香）开窍通闭，为开窍醒神之良药。二药相合，善清热解毒、开窍醒神、息风定惊。

3. DE 本题考查苏合香丸的方义简释。苏合香丸组方中，朱砂甘寒清解，质重镇怯，有毒而力强，善镇心安神、定惊；水牛角浓缩粉苦寒清泄，咸入血分，善凉血清心定惊。二药相合，可收清热镇心、安神定惊之效。

4. ABCDE 本题考查苏合香丸的注意事项。苏合香丸的注意事项：①孕妇禁用。②热病、阳闭、脱证不宜使用。③中风病正气不足者慎用，或配合扶正中药服用。④因其含朱砂，且易耗伤正气，故不宜过量或长期服用，肝肾功能不全者慎用。⑤急性脑血管病者服用本品，应结合其他抢救措施；⑥中风昏迷者宜鼻饲给药。⑦服药期间，忌食辛辣、生冷、油腻食物。

第十节 固涩剂

一、最佳选择题

1. B 本题考查玉屏风颗粒的主治。**玉屏风颗粒**益气、固表、止汗，主治**表虚不固**所致的**自汗**，症见自汗恶风、面色㿠白，或**体虚易感风邪者**。

2. D 本题考查缩泉丸的方义简释。缩泉丸组方中，乌药温肾气、散膀胱冷气而助气化，助君药温肾缩尿之功，故为臣药。盐益智仁为君药；山药益为佐药。

3. C 本题考查固本益肠片的主治。固本益肠片健脾温肾、涩肠止泻，主治脾肾阳虚所致的泄泻，症见腹痛绵绵、大便清稀或有黏液及黏液血便、食少腹胀、腰酸乏力、形寒肢冷、舌淡苔白、脉虚；慢性肠炎见上述证候者。

4. D 本题考查四神丸的功能和主治。**四神丸**的功能是**温肾散寒**、**涩肠止泻**，主治**肾阳不足**所致的**泄泻**，症见肠鸣腹胀、五更泄泻、食少不化、久泻不止、面黄肢冷。

5. D 本题考查玉屏风颗粒的方义简释。玉屏风颗粒组方中，黄芪善补气固表止汗，恰中病的，故为君药。炒白术为臣药。防风为佐药。

二、配伍选择题

[1~2] D、A 本组题考查相似中成药金锁固精丸、缩泉丸的主治鉴别。**金锁固精丸**固肾涩精，主治**肾虚不固**所致的**遗精滑泄**、神疲乏力、四肢酸软、腰酸耳鸣。**缩泉丸**补肾缩尿，主治**肾虚**所致的**小便频数**、**夜间遗尿**。

[3~5] B、C、A 本组题考查相似中成药缩泉丸、玉屏风颗粒、金锁固精丸的功能鉴别。缩泉丸温固而不燥热，功能是补肾缩尿。玉屏风颗粒补中兼疏，寓散于收，功能是益气、固表、止汗。金锁固精丸甘补涩敛，平和不峻，功能是固肾涩精。

[6~7] E、D 本组题考查相似中成药固本益肠片、四神片的功能鉴别。固本益肠片温补敛涩兼行散，功能是健脾温肾、涩肠止泻。四神片温补固涩，功能是温肾散寒、涩肠止泻。

三、综合分析选择题

1. A 本题考查四神丸的主治。四神丸温肾散寒、涩肠止泻，主治肾阳不足所致的泄泻，症见肠鸣腹胀、五更泄泻、食少不化、久泻不止、面黄肢冷。题干中患者病证为肾阳不足所致的五更泄泻。

2. C 本题考查四神丸的方义简释。四神丸组方中，煨肉豆蔻温脾暖胃、涩肠止泻，可助君药温脾止泻，故为臣药。盐炒补骨脂是君药，制吴茱萸、醋五味子是佐药，大枣、生姜是佐使药。

3. A 本题考查四神丸的方义简释。**四神丸**组方中，**盐炒补骨脂**补肾助阳、温脾止泻，恰中病的，故为**君药**。

四、多项选择题

1. ABCDE 本题考查金锁固精丸的方义简释。金锁固精丸组方中，炒沙苑子补肾助阳固精，为君药。莲子补脾止泻、益肾固精；蒸芡实补脾祛湿、益肾固精。二药相须为用，既益肾固精以助君药，又健脾以补虚强体，故为臣药。莲须固肾涩精；煅龙骨、煅牡蛎收敛固涩而止遗滑。三药相合，可使君臣药固精之功大增，故为佐药。

第十一节 补虚剂

一、最佳选择题

1. E 本题考查人参固本丸的功能。人参固本丸为补气养阴剂，功能为滋阴益气，固本培元。

2. B 本题考查济生肾气丸的注意事项。济生肾气丸的注意事项：①孕妇慎用。②湿热壅盛者、风水泛溢水肿者慎用。③因其所含附子大热有毒，故不可过量服用或久服。④服药期间，饮食宜清淡，宜低盐饮食。⑤因其含钾量高，与保钾利尿药安体舒通、氨苯蝶啶合用时，应防止高钾血症。⑤避免与磺胺类药物同时使用。其他四个选项的中成药均不含附子。此外，补虚剂中桂附地黄丸、右归丸也含有附子，也不宜多服或久服。

3. D 本题考查补中益气丸的主治。补中益气丸补中益气、升阳举陷，主治脾胃虚弱、中气下陷所致的泄泻、脱肛、阴挺，症见体倦乏力、食少腹胀、便溏久泻、肛门下坠或脱肛、子宫脱垂。

4. E 本题考查七宝美髯丸的主治。七宝美髯丸滋补肝肾，主治肝肾不足所致的须发早白、遗精早泄、头眩耳鸣、腰疼背痛。

5. E 本题考查健脾生血颗粒的注意事项。**健脾生血颗粒**的注意事项：①含有硫酸亚铁，对胃有刺激性，故宜在**饭后服用**。②服药期间，**忌饮茶**，勿与含鞣酸类药物合用；部分患儿可出现牙齿颜色变黑，停药后可逐渐消失。③少数患儿服药后，可见短暂性食欲下降、恶心、呕吐、轻度腹泻，多可自行缓解。④饮食宜清淡，忌食油腻、辛辣食物，要改善饮食，加强营养，合理添加蛋黄、瘦肉、肝、肾、豆类、绿色蔬菜及水果等。⑤若以本品治疗小儿缺铁性贫血应结合病因治疗。

6. B 本题考查四物合剂的主治。**四物合剂养血调经**，主治血虚所致的面色萎黄、头晕眼花、心悸气短及**月经不调**。

7. D 本题考查参苓白术散的主治。参苓白术散补脾胃、益肺气，主治脾胃虚弱所致的食少便溏以及肺脾气虚所致的气短咳嗽、肢倦乏力。

8. B 本题考查知柏地黄丸的功能和主治。知柏地黄丸的功能为滋阴降火，主治阴虚火旺，潮热盗汗，口干咽痛，耳鸣遗精，小便短赤。而六味地黄丸的功能为滋阴补肾，主治肾阴亏损证；杞菊地黄丸的功能为滋肾养肝，主治肝肾阴亏证；麦味地黄丸的功能为滋肾养肺，主治肺肾阴亏证。

9. D 本题考查七宝美髯丸的功能。七宝美髯丸为补精养血剂，功能是滋补肝肾。

10. B 本题考查人参归脾丸的功能。**人参归脾丸**为补气养血剂，功能是益气补血，**健脾养心**。

11. C 本题考查当归补血口服液的药物组成。当归补血口服液由黄芪、当归两味药物组成。

12. B 本题考查六君子丸的主治。六君子丸补脾益气、燥湿化痰，主治脾胃虚弱，食量不多，气虚痰多，腹胀便溏。四君子丸、香砂六君丸亦能治疗脾胃虚弱证。而四君子丸益气健脾、补力平和，主治脾胃气虚，胃纳不佳，食少便溏；香砂六君丸益气健脾、和胃，善治脾虚气滞，消化不良，嗳气食少，脘腹胀满，大便溏泄。

13. E 本题考查健脾生血颗粒的功能。健脾生血颗粒为补气养血剂，功能是健脾和胃，养血安神。

14. A 本题考查香砂六君丸的主治。香砂六君丸益气健脾、和胃，主治脾虚气滞，消化不良，嗳气食少，脘腹胀满，大便溏泄。

15. B 本题考查补中益气丸的方义简释。**补中益气丸**主治脾胃虚弱、中气下陷所致诸症，功能为补中益气，升阳举陷。组方中，**炙黄芪**补中益气、升阳举陷，重用**为君药**；柴胡轻清升散，升麻升散清泄，二药相合助君药升举下陷之清阳，为使药。

16. C 本题考查消渴丸的主治。消渴丸中含有西药降糖药格列本脲，为中西合剂。功能滋肾养阴，益气生津。主治气阴两虚所致的消渴病，症见多饮、多尿、多食、消瘦、体倦乏力、眠差、腰痛；2型糖尿病见上述证候者。

17. D 本题考查十全大补丸的功能。十全大补丸为补气养血剂，功能是温补气血。

18. B 本题考查右归丸的主治。右归丸温补肾阳、填精止遗，主治肾阳不足，命门火衰，腰膝酸冷，精神不振，怯寒畏冷，阳痿遗精，大便溏薄，尿频而清。五子衍宗丸也是助阳剂，功能为补肾益精，主治肾虚精亏所致的阳痿不育、遗精早泄、腰痛、尿后余沥。

19. A 本题考查参芪降糖胶囊的主治。参芪降糖胶囊益气滋阴补肾，主治气阴不足肾虚消渴，2型糖尿病。

20. A 本题考查启脾丸的主治。启脾丸健脾和胃，主治脾胃虚弱、消化不良、腹胀便溏。

21. E 本题考查四物合剂的药物组成。四物合剂由熟地黄、当归、白芍、川芎组成。方中所用芍药为白芍，而非赤芍。

22. A 本题考查大补阴丸的功能。大补阴丸为滋阴剂，功能为滋阴降火。

23. A 本题考查玉泉丸的注意事项。玉泉丸的注意事项：①孕妇忌用。②阴阳两虚消渴者慎用。③服药期间，忌食肥甘、辛辣食物，控制饮食，注意合理的饮食结构。④忌烟酒。⑤避免长期紧张，适当进行体育活动。⑥重症糖尿病患者应合用其他降糖药物治疗。⑦注意早期防治各种并发症，以防止病情的恶化。

24. C 本题考查薯蓣丸的功能。薯蓣丸为补气剂，功能是调理脾胃、益气和营。

25. C 本题考查河车大造丸的功能和主治。河车大造丸为滋阴剂，功能是滋阴清热、补肾益肺，主治肺肾两亏、虚劳咳嗽、骨蒸潮热、盗汗遗精、腰膝酸软。

26. C 本题考查左归丸的方义简释。左归丸组方中，熟地黄滋补肾阴、填精益髓，故为君药。臣药是龟甲胶、鹿角胶、菟丝子、枸杞子，佐药是山茱萸、山药，佐使药是牛膝。

27. C 本题考查参苓白术散的主治。参苓白术散补脾胃、益肺气，主治脾胃虚弱所致的食少便溏，以及脾肺气虚所致的气短咳嗽、肢倦乏力。

28. B　本题考查四物合剂的方义简释。四物合剂组方中，当归补血活血、调经止痛，既助熟地补血，又行经脉之滞，为臣药。熟地黄补血滋阴、填精益髓，为君药。白芍养血柔肝、缓急止痛；川芎活血行气止痛，共为佐药。

29. D　本题考查五子衍宗丸的主治。**五子衍宗丸**补肾益精，主治**肾虚精亏**所致的**阳痿不育**、**遗精**早泄、**腰痛**、尿后余沥。

30. C　本题考查生脉饮的功能。生脉饮为补气养阴剂，功能是益气复脉、养阴生津。

31. D　本题考查参芪降糖胶囊的功能。参芪降糖胶囊为补气养阴剂，功能是益气滋阴补肾。

32. B　本题考查养胃舒胶囊的功能。**养胃舒胶囊**为补气养阴剂，功能是**益气养阴，健脾和胃，行气导滞**。

33. D　本题考查参苓白术散的注意事项。参苓白术散的注意事项：①孕妇慎用。②湿热内蕴所致的泄泻、厌食、水肿，以及痰火咳嗽者不宜使用。③宜饭前服用。④服药期间，忌食荤腥、油腻等不易消化食物。⑤忌恼怒、忧郁、劳累过度，保持心情舒畅。

34. D　本题考查四君子丸的主治。四君子丸为补气剂，主治脾胃气虚，胃纳不佳，食少便溏。

35. D　本题考查杞菊地黄丸的注意事项。杞菊地黄丸实火亢盛所致的头晕、耳鸣，以及脾虚便溏者慎用。服药期间，忌食酸冷食物。杞菊地黄丸主治肝肾阴亏证。

36. C　本题考查人参归脾丸的药物组成。人参归脾丸的药物组成是人参、炙黄芪、当归、龙眼肉、白术（麸炒）、茯苓、远志（去心、甘草炙）、酸枣仁（炒）、木香、甘草（炙）。

37. C　本题考查当归补血口服液的方义简释。当归补血口服液组方中，黄芪甘微温补升，善补气生血行滞，重用为君药。当归补血和血，为臣药。

38. D　本题考查八珍颗粒的方义简释。八珍颗粒组方中，川芎行气活血，使诸药补而不滞，为佐药。熟地黄、党参气血双补，为君药；当归、白芍助熟地黄补血，白术、茯苓助党参健脾益气，共为臣药；炙甘草为使药。

39. B　本题考查生脉饮的主治。生脉饮益气复脉、养阴生津，主治气阴两亏，心悸气短，脉微自汗。

40. D　本题考查四君子丸的功能。四君子丸为补

气剂代表方，功能为益气健脾。

41. E　本题考查人参养荣丸的主治。人参养荣丸温补气血，主治心脾不足，气血两亏，形瘦神疲，食少便溏，病后虚弱。

42. A　本题考查大补阴丸的主治。大补阴丸滋阴降火，主治阴虚火旺，潮热盗汗，咳嗽咯血，耳鸣遗精。

43. D　本题考查七宝美髯丸的注意事项。七宝美髯丸的注意事项：①孕妇、脾胃虚弱及感冒者慎用。②服药期间，忌食辛辣、油腻食物。

44. C　本题考查补肾益脑丸的功能和主治。补肾益脑丸的功能为补肾生精、益气养血，主治肾虚精亏、气血两虚所致的心悸气短，失眠健忘，遗精盗汗，腰腿酸软，耳鸣耳聋。

45. A　本题考查精乌胶囊的功能。精乌胶囊为补精养血剂，功能是补肝肾、益精血、壮筋骨。

二、配伍选择题

[1~2]　C、E　本组题考查相似中成药济生肾气丸、知柏地黄丸的主治鉴别。济生肾气丸温肾化气、利水消肿，主治肾阳不足、水湿内停所致的肾虚水肿、腰膝疫重、小便不利、痰饮咳喘。知柏地黄丸滋阴降火，主治阴虚火旺，潮热盗汗，口干咽痛，耳鸣遗精，小便短赤。

[3~5]　C、A、B　本组题考查相似中成药河车大造丸、青娥丸、五子衍宗丸的功能鉴别。河车大造丸的功能是滋阴清热，补肾益肺。青娥丸的功能是补肾强腰。五子衍宗丸的功能是补肾益精。

[6~8]　D、A、B　本组题考查相似中成药补中益气丸、启脾丸、参苓白术散的功能鉴别。补中益气丸、启脾丸和参苓白术散均是补气剂，有补气健脾之功。补中益气丸的功能是补中益气，升阳举陷；启脾丸的功能是健脾和胃；参苓白术散的功能是补脾胃，益肺气。

[9~11]　E、A、B　本组题考查相似中成药右归丸、五子衍宗丸、济生肾气丸的主治鉴别。右归丸温补肾阳、填精止遗，主治肾阳不足，命门火衰，腰膝疫冷，精神不振，怯寒畏冷，阳痿遗精，大便溏薄，尿频而清。五子衍宗丸补肾益精，主治肾虚精亏所致的阳痿不育、遗精早泄、腰痛、尿后余沥。**济生肾气丸温肾化气、利水消肿**，主治肾阳不足、水湿内停所致的**肾虚水肿**、腰膝疫重、小便不利、**痰饮咳喘**。

[12~13]　D、C　本组题考查相似中成药六君子丸、香砂六君丸的功能和主治鉴别。六君子丸的功能

是补脾益气、燥湿化痰，主治脾胃虚弱，食量不多，气虚痰多，腹胀便溏。香砂六君丸的功能是益气健脾、和胃，主治脾虚气滞，消化不良，嗳气食少，脘腹胀满，大便溏泄。

[14~16] B、D、C 本组题考查相似中成药六味地黄丸、杞菊地黄丸、麦味地黄丸的功能鉴别。六味地黄丸、杞菊地黄丸、麦味地黄丸均能滋补肾阴。六味地黄丸滋阴补肾，主治肾阴亏损证；杞菊地黄丸滋肾养肝，主治肝肾阴虚证；麦味地黄丸滋肾养肺，主治肺肾阴虚证。

[17~18] E、B 本组题考查相似中成药河车大造丸和薯蓣丸的主治鉴别。河车大造丸滋阴清热、补肾益肺，主治肺肾两亏，虚劳咳嗽，骨蒸潮热，盗汗遗精，腰膝酸软。薯蓣丸调理脾胃、益气和营，主治气血两虚、脾肺不足所致的虚劳、胃脘痛、痹病、闭经、月经不调。

[19~21] C、D、A 本组题考查相似中成药养胃舒胶囊、人参固本丸、消渴丸的主治鉴别。①**养胃舒胶囊**益气养阴、健脾和胃、行气导滞，主治**脾胃气阴两虚所致的胃痛**，症见胃脘灼热疼痛、痞胀不适、口干口苦、纳少消瘦、手足心热；慢性胃炎见上述证候者。②人参固本丸滋阴益气、固本培元，主治阴虚气弱，虚劳咳嗽，心悸气短，骨蒸潮热，腰酸耳鸣，遗精盗汗，大便干燥。③消渴丸滋肾养阴、益气生津，主治气阴两虚所致的消渴病，症见多饮、多尿、多食、消瘦、体倦乏力、眠差、腰痛；2型糖尿病见上述证候者。

[22~23] E、B 本组题考查相似中成药左归丸、右归丸的功能鉴别。**左归丸**为滋阴剂，功能是**滋肾补阴**。**右归丸**为助阳剂，功能是**温补肾阳**、填精止遗。

[24~26] A、C、E 本组题考查相似中成药当归补血口服液、四物合剂、人参养荣丸的功能鉴别。**当归补血口服液**为养血剂，功能是**补养气血**。四物合剂亦为养血剂，功能是养血调经。人参养荣丸为补气养血剂，功能是温补气血。

[27~29] B、C、D 本组题考查相似中成药的方义简释。补中益气丸组方中，炙黄芪补中益气、升阳举陷，重用为君药。人参归脾丸组方中，炙黄芪补气升阳、健脾生血，与人参共为君药。玉屏风胶囊组方中，黄芪善补气固表止汗，为君药。

[30~31] B、D 本组题考查相似中成药益血生片、再造生血片的主治鉴别。益血生片健脾补肾、生血填精，主治脾肾两亏、精血不足所致的面色无华，

眩晕气短，体倦乏力，腰膝酸软；缺铁性贫血、慢性再生障碍性贫血见上述证候者。**再造生血片**补肝益肾、补气养血，主治**肝肾不足**、**气血两虚**所致的**血虚虚劳**，症见心悸气短、头晕目眩、倦怠乏力、腰膝酸软、面色苍白、唇甲色淡，或伴出血；再生障碍性贫血、缺铁性贫血见上述证候者。

[32~34] A、D、B 本组题考查相似中成药香砂六君丸、补中益气丸、六君子丸的功能鉴别。香砂六君丸、补中益气丸和六君子丸均是补气剂，有补气健脾之功。香砂六君丸的功能是益气健脾，和胃；补中益气丸的功能是补中益气，升阳举陷；六君子丸的功能是补脾益气，燥湿化痰。

[35~36] D、E 本题考查相似中成药十全大补丸、八珍颗粒的主治鉴别。十全大补丸、八珍颗粒、人参归脾丸都能补益气血，治疗气血两虚、月经过多。十全大补丸温补气血，主治气血两虚兼阳气不足所致的面色苍白、气短心悸、头晕自汗、体倦乏力、四肢不温、月经量多。八珍颗粒补气益血，平而偏温，主治气血两虚所致的面色萎黄、食欲不振、四肢乏力、月经过多，但没有四肢不温等寒象。人参归脾丸益气补血、健脾养心，除主治面色萎黄、乏力食少、出血外，还主治心悸怔忡、失眠健忘等神志不安诸症。

[37~39] A、C、E 本组题考查相似中成药左归丸、青娥丸、龟鹿二仙膏的主治鉴别。左归丸、右归丸、青娥丸、五子衍宗丸、龟鹿二仙膏均能补肾，治疗肾虚腰痛。①左归丸偏滋肾阴，主治真阴不足，腰酸膝软，盗汗，遗精，神疲口燥。②青娥丸善补肾强腰，主治肾虚腰痛，起坐不利，膝软乏力。③龟鹿二仙膏温肾益精、补气养血，主治肾虚精亏所致的腰膝酸软、遗精、阳痿。右归丸偏温补肾阳，主治肾阳不足，命门火衰之腰膝痠冷，精神不振，怯寒畏冷，阳痿遗精，大便溏薄，尿频而清。五子衍宗丸补肾益精，治肾虚精亏所致的阳痿不育、遗精早泄、腰痛、尿后余沥。

[40~41] B、D 本组题考查功能相似中成药玉泉丸、河车大造丸的功能鉴别。玉泉丸的功能是养阴生津、止渴除烦、益气和中。河车大造丸的功能是**滋阴清热、补肾益肺**。

[42~44] D、A、B 本组题考查相似中成药济生肾气丸、右归丸、龟鹿二仙膏的功能鉴别。济生肾气丸、右归丸均为助阳剂，济生肾气丸的功能是温肾化气、利水消肿；右归丸的功能是温补肾阳、填精止遗。龟鹿二仙膏为阴阳双补剂，功能是温肾益精、补

气养血。

[45～47] E、D、B　本组题考查相似中成药六味地黄丸、桂附地黄丸、麦味地黄丸的主治鉴别。六味地黄丸滋阴补肾，可用于治疗肾阴亏损所致的消渴。桂附地黄丸温补肾阳，可用于治疗肾阳不足所致的消渴。麦味地黄丸滋肾养肺，可用于治疗肺肾阴亏所致的消渴。

三、综合分析选择题

1. E　本题考查六味地黄丸的方义简释。六味地黄丸组方中，熟地黄滋补肾阴、填精益髓，故重用为君药。臣药是酒萸肉、山药，佐药是泽泻、茯苓、牡丹皮。

2. B　本题考查六味地黄丸的方义简释。六味地黄丸组方中，熟地黄善滋补肾阴、填精益髓，故重用为君药。

3. B　本题考查麦味地黄丸的主治。麦味地黄丸滋肾养肺，主治肺肾阴亏，潮热盗汗，咽干咳血，眩晕耳鸣，腰膝瘦软，消渴。

4. D　本题考查杞菊地黄丸的主治。杞菊地黄丸滋肾养肝，主治肝肾阴亏，眩晕耳鸣，羞明畏光，迎风流泪，视物昏花。

5. D　本题考查桂附地黄丸的主治。桂附地黄丸温补肾阳，主治肾阳不足，腰膝瘦冷，肢体浮肿，小便不利或反多，痰饮喘咳，消渴。

6. C　本题考查桂附地黄丸的功能。桂附地黄丸为助阳剂，功能是温补肾阳。

7. B　本题考查桂附地黄丸的方义简释。桂附地黄丸组方中，熟地黄滋阴填精益髓；酒萸肉温补肝肾，收敛固涩；山药既养阴益气、补脾肺肾，又固精缩尿。三药相合，肝脾肾三阴并补，又配桂附以阴中求阳，收阴生阳长之效，故为臣药。肉桂、制附子为君药，茯苓、泽泻、牡丹皮为佐药。

8. B　本题考查右归丸的主治。右归丸温补肾阳、填精止遗，主治肾阳不足，命门火衰，腰膝瘦冷，精神不振，怯寒畏冷，阳痿遗精，大便溏薄，尿频而清。

9. D　本题考查人参归脾丸的主治。人参归脾丸益气补血、健脾养心，主治心脾两虚、气血不足所致的心悸、怔忡、失眠健忘、食少体倦、面色萎黄，以及脾不统血所致的便血、崩漏、带下。

10. B　本题考查人参归脾丸的方义简释。人参归脾丸组方中，人参善大补元气，补脾肺之气；炙黄芪善补气升阳、健脾生血。二药相须为用，既增强补气

之效，又能补气以生血，共为君药。臣药是当归、龙眼肉、炒白术，佐药是茯苓、制远志、炒酸枣仁、木香，使药是炙甘草。

11. D　本题考查人参归脾丸的方义简释。人参归脾丸组方中，木香辛香温通，苦燥而降，可升可降，善行气、消食、健脾。

12. E　本题考查人参归脾丸的主治。人参归脾丸益气补血、健脾养心，主治心脾两虚、气血不足所致的心悸、怔忡、失眠健忘、食少体倦、面色萎黄，以及脾不统血所致的便血、崩漏、带下。

四、多项选择题

1. BD　本题考查龟鹿二仙膏的药物组成。龟鹿二仙膏的药物组成为龟甲、鹿角、党参、枸杞子。

2. ACD　本题考查生脉饮的药物组成。生脉饮的药物组成为红参、麦冬、五味子。

3. ACDE　本题考查七宝美髯丸的方义简释。七宝美髯丸组方中，枸杞子酒蒸后善补益，滋补肝肾、平补阴阳；炒菟丝子补阴助阳、养肝明目、固精缩尿；补骨脂温肾助阳、固精缩尿，又兼益精养血；当归补血活血。四药相合，阴阳双补，阳中求阴，并兼温散，助君药补肝肾、益精血，又温散活血，故为臣药。制何首乌为君药，酒蒸牛膝、茯苓为佐药。

4. ACD　本题考查右归丸的方义简释。右归丸组方中，肉桂补火助阳、引火归元；炮附片补火助阳；鹿角胶壮肾阳、益精血。三药相合，既温补肾阳，又填精益髓，故为君药。盐杜仲、菟丝子、酒萸肉、熟地黄、枸杞子为臣药，当归、山药为佐药。

5. ABCD　本题考查左归丸的药物组成。左归丸的药物组成为熟地黄、龟甲胶、鹿角胶、枸杞子、菟丝子、山茱萸、山药、牛膝。

6. ABCDE　本题考查薯蓣丸的主治。薯蓣丸为补气剂，主治气血两虚、脾肺不足所致的虚劳、胃脘痛、痹病、闭经、月经不调。

7. ABD　本题考查相似中成药当归补血口服液、八珍颗粒、十全大补丸的功能和主治。当归补血口服液的功能为补养气血，八珍颗粒的功能为补气益血，十全大补丸的功能为温补气血，均治气血两虚证。而四物合剂养血调经，主治血虚证。生脉饮益气复脉，养阴生津，主治气阴两亏证。

8. ABCDE　本题考查补气养阴剂的功能。养胃舒胶囊、消渴丸、生脉饮、人参固本丸、参芪降糖胶囊都属于补气养阴剂，都有补气养阴的功能。

9. ABCDE　本题考查消渴丸的注意事项。消渴

丸的注意事项：①阴阳两虚消渴者慎用。②体质虚弱、高热者、老年患者、有肾上腺皮质功能减退或垂体前叶功能减退者慎用。③服药期间，忌食肥甘、辛辣食物，控制饮食，注意合理的饮食结构，忌烟、酒。④服用本品时禁止加服磺酰脲类抗糖尿病药。⑤服药期间，应定期测定血糖、尿糖、尿酮体、尿蛋白、肝肾功能和血象，并进行眼科检查。

10. ABCDE　本题考查参芪降糖胶囊的注意事项。参芪降糖胶囊的注意事项：①孕妇禁用。②阴阳两虚消渴者慎用。③邪盛实热者慎用，待实热退后方可服用。④服药期间，忌食肥甘、辛辣食物，控制饮食，注意合理的饮食结构。⑤忌烟、酒。⑥避免长期精神紧张，适当进行体育活动。⑦对重症病例，应合用其他降糖药物治疗，以防病情加重。⑧在治疗过程

中，尤其是与西药降糖药联合用药时，要及时监测血糖，避免发生低血糖反应。

11. ABCDE　本题考查相似中成药玉泉丸、六味地黄丸、麦味地黄丸、参芪降糖胶囊、桂附地黄丸的主治。消渴病多属虚证，故补虚剂中可治消渴的中成药较多。玉泉丸、六味地黄丸、麦味地黄丸属于滋阴剂，参芪降糖胶囊属于补气养阴剂，桂附地黄丸属于助阳剂，都能治疗消渴。

12. ABC　本题考查补虚中成药的注意事项。应用补虚中成药必须辨别虚实真假，勿犯"虚虚实实"之戒。确属虚证，也要根据虚证的性质、部位和临床表现，有选择地使用。本类药物易生湿碍胃、影响气机，故虚而兼见湿盛或气滞者，不宜单独使用。

第十二节　安神剂

一、最佳选择题

1. E　本题考查天王补心丸的主治。天王补心丸滋阴养血、补心安神，主治**心阴不足，心悸健忘，失眠多梦，大便干燥**。

2. B　本题考查养血安神丸的功能和主治。养血安神丸的功能是滋阴养血、宁心安神，主治阴虚血少所致的头眩心悸、失眠健忘。

3. B　本题考查柏子养心丸的功能和主治。柏子养心丸的功能是补气、养血、安神。主治心气虚寒所致的心悸易惊、失眠多梦、健忘。

4. D　本题考查解郁安神颗粒的主治。解郁安神颗粒疏肝解郁、安神定志，主治情志不畅、肝郁气滞所致的失眠、心烦、焦虑、健忘；神经官能症、更年期综合征见上述证候者。

5. C　本题考查天王补心丸的注意事项。天王补心丸孕妇慎用。肝肾功能不全者禁用。含朱砂，故不宜长期服用，不可与溴化物、碘化物同服。服药期间，不宜饮用浓茶、咖啡等刺激性饮品。

6. B　本题考查天王补心丸的功能。天王补心丸滋养清泄镇敛，功能是滋阴养血、补心安神。

7. C　本题考查天王补心丸的方义简释。天王补心丸组方中，桔梗辛散苦泄，性平不偏，质轻上浮，既合菖蒲等调畅气机使补而不滞，又载药上行入胸心。

8. E　本题考查枣仁安神液的功能。枣仁安神液甘酸补虚，寒热适中，功能是养血安神。

9. B　本题考查解郁安神颗粒的功能。解郁安神颗粒疏养兼清，功能是**疏肝解郁、安神定志**。

10. E　本题考查舒眠片的功能和主治。舒眠片的功能是**疏肝解郁、养血柔肝、宁心安神**，主治失眠、多梦易惊；多愁善感或忧郁不乐，甚则急躁易怒；胸胁苦满或胸膈不畅；头晕目眩；咽干口燥。

二、配伍选择题

[1~4] C、B、D、E　本组题考查相似中成药养血安神丸、百乐眠胶囊、枣仁安神液、舒眠片的主治。①养血安神丸滋阴养血、宁心安神，主治阴虚血少所致的头眩心悸、失眠健忘。②百乐眠胶囊滋阴清热、养心安神，主治阴虚火旺型失眠症，症见入睡困难、多梦易醒、醒后不眠、头晕乏力、烦躁易怒、心悸不安等。③枣仁安神液养血安神，主治心血不足所致的失眠、健忘、心烦、头晕；神经衰弱症见上述证候者。④舒眠片疏肝解郁、养血柔肝、宁心安神。主治失眠、多梦易惊；多愁善感或忧郁不乐，甚则急躁易怒；胸胁苦满或胸膈不畅；头晕目眩；咽干口燥。

[5~6] E、A　本组题考查相似中成药舒眠片、百乐眠胶囊的功能。舒眠片为解郁安神剂，功能是疏肝解郁、养血柔肝、宁心安神。百乐眠胶囊为清火安神剂，功能是滋阴清热、养心安神。

三、综合分析选择题

1. B　本题考查朱砂安神丸的功能。**朱砂安神丸**为清火安神剂，功能是**清心养血，镇惊安神**。

2. B 本题考查朱砂安神丸的方义简释。朱砂安神丸组方中，当归甘能补润，辛温行散，善补血活血；地黄质润甘滋，苦寒清泄，善清热凉血滋阴。二药相合，能充养阴血、清解里热，故为臣药。朱砂、黄连为君药，甘草为佐使药。

3. D 本题考查朱砂安神丸的药物组成。朱砂安神丸的药物组成为朱砂、黄连、地黄、当归、甘草，不含有栀子。

四、多项选择题

1. ACDE 本题考查朱砂安神丸的注意事项。朱砂安神丸孕妇慎用。含朱砂，故不宜过量服用或久服，以防引起中毒。不宜与碘化物、溴化物并用，以防产生毒副作用。用于治疗失眠时，睡前忌吸烟、喝酒、饮茶和咖啡。朱砂安神丸主治心火亢盛，阴血不足，阴不制阳，扰动心神所致的心神不宁。

2. ABD 本题考查安神剂的分类。安神剂按其功效与适用范围，可分为补虚安神剂、解郁安神剂、清火安神剂三类。

3. ABC 本题考查天王补心丸的药物组成。天王补心丸的药物组成为地黄、天冬、麦冬、玄参、当归、丹参、炒酸枣仁、柏子仁、党参、五味子、茯苓、制远志、石菖蒲、朱砂、桔梗、甘草。

4. BCE 本题考查相似中成药的注意事项。柏子养心丸、朱砂安神丸和天王补心丸因处方中含有朱砂而不宜过量服用或久服。

第十三节　和解剂

一、最佳选择题

1. A 本题考查小柴胡颗粒的主治。小柴胡颗粒的功能是解表散热、疏肝和胃。主治外感病邪犯少阳证，症见寒热往来、胸胁苦满、食欲不振、心烦喜呕、口苦咽干。而桂枝合剂、感冒清热颗粒、正柴胡饮颗粒均属于辛温解表剂，主治外感风寒表证。参苏丸主治身体虚弱，感受风寒所致的感冒，症见恶寒发热、头痛鼻塞、咳嗽痰多、胸闷呕逆、乏力气短。

2. B 本题考查小柴胡颗粒的方义简释。小柴胡颗粒组方中，黄芩苦寒清泄而燥，善清少阳之热，与柴胡合用，疏散与清里并用，以解表散热，故为臣药。柴胡为君药，党参、甘草、大枣、生姜、姜半夏为佐药，甘草兼为使药。

3. D 本题考查加味逍遥丸的主治。加味逍遥丸的功能是舒肝清热、健脾养血，主治肝郁血虚，肝脾不和，两胁胀痛，头晕目眩，倦怠食少，月经不调，脐腹胀痛。

4. B 本题考查小柴胡颗粒的功能。小柴胡颗粒主疏清，兼扶正，具有解表散热、疏肝和胃之功。

二、配伍选择题

[1～3] C、B、D 本组题考查相似中成药柴胡舒肝丸、逍遥颗粒、加味逍遥丸的功能鉴别。柴胡舒肝丸辛香行散，苦燥温化，功能是舒肝理气、消胀止痛，属于理气剂范畴。逍遥颗粒补疏共施，肝脾并治，气血兼调，功能是疏肝健脾、养血调经。加味逍遥丸主疏清，兼扶正，功能是舒肝清热、健脾养血。

三、综合分析选择题

1. A 本题考查逍遥颗粒的主治。逍遥颗粒的功能是疏肝健脾、养血调经，主治肝郁脾虚所致的郁闷不舒、胸胁胀痛、头晕目眩、食欲减退、月经不调。而加味逍遥丸虽然亦主治肝郁、脾虚，但系因组方药物中增加了姜炙栀子、牡丹皮，所以尚有清肝热之功，主治病证中应有心情烦躁，而非郁闷不舒。四逆散亦治胁痛，但系因肝气郁结、肝脾不和所致，症见脘腹胁痛、热厥手足不温。

2. E 本题考查逍遥颗粒的功能。逍遥颗粒补疏共施，肝脾并治，气血兼调，功能是疏肝健脾、养血调经。

3. B 本题考查逍遥颗粒的方义简释。逍遥颗粒组方中，当归补血活血、调经止痛，白芍补养肝血、柔肝止痛。二药相合，既善养血柔肝以助君药柴胡疏肝解郁，又调经止痛，故为臣药。柴胡为君药，炒白术、茯苓、生姜、薄荷、炙甘草为佐药，炙甘草兼为使药。

4. E 本题考查逍遥颗粒的药物组成。逍遥颗粒的药物组成有柴胡、当归、白芍、炒白术、茯苓、炙甘草、生姜、薄荷。组方中无赤芍。

四、多项选择题

1. ABC 本题考查小柴胡颗粒的药物组成。小柴胡颗粒的药物组成有柴胡、黄芩、党参、大枣、生姜、姜半夏、甘草。

2. ABCE 本题考查加味逍遥丸的注意事项。加味逍遥丸脾胃虚寒、脘腹冷痛、大便溏薄者慎用。服药期间，忌食生冷、油腻食物，并注意调节情志，切忌气恼劳碌。

第十四节 理气剂

一、最佳选择题

1. D 本题考查四逆散的方义简释。四逆散组方中，白芍酸甘微寒，养血敛阴、柔肝止痛，助君药疏肝解郁，为臣药，柴胡为君药，麸炒枳壳为佐药，甘草为使药。

2. C 本题考查左金丸的方义简释。左金丸组方中，吴茱萸辛热香散，苦降而燥，善疏肝下气、燥湿制酸、止痛止呕。少量投用，既助黄连和胃止痛，又制其寒遏之弊，为佐药。黄连为君药。

3. C 本题考查木香顺气丸的功能。木香顺气丸辛散苦燥温化，功能是行气化湿、健脾和胃。

4. D 本题考查木香顺气丸的主治。木香顺气丸行气化湿、健脾和胃，主治湿阻中焦、脾胃不和所致的湿滞脾胃证，症见胸膈痞闷、脘腹胀痛、呕吐恶心、嗳气纳呆。

5. A 本题考查越鞠丸的主治。越鞠丸理气解郁、宽中除满，主治瘀热痰湿内生所致的脾胃气郁，症见胸脘痞闷、腹中胀满、饮食停滞、嗳气吞酸。

6. A 本题考查气滞胃痛颗粒的功能。气滞胃痛颗粒辛散疏理，功能是疏肝理气、和胃止痛。

7. D 本题考查胃苏颗粒的主治。胃苏颗粒理气消胀、和胃止痛，主治气滞型胃脘痛，症见胃脘胀痛、窜及两胁、得嗳气或矢气则舒、情绪郁怒则加重、胸闷食少、排便不畅、舌苔薄白；慢性胃炎及消化性溃疡见上述证候者。

8. B 本题考查气滞胃痛颗粒的药物组成。气滞胃痛颗粒由柴胡、醋香附、白芍、醋延胡索、枳壳、炙甘草组成，具有疏肝理气，和胃止痛之功。

二、配伍选择题

[1~3] D、C、A 本组题考查相似中成药胃苏颗粒、柴胡舒肝丸、左金丸的主治鉴别。①胃苏颗粒能理气消胀、和胃止痛，主治气滞型胃脘痛，症见胃脘胀痛、窜及两胁、得嗳气或矢气则舒、情绪郁怒则加重、胸闷食少、排便不畅、舌苔薄白、脉弦；慢性胃炎及消化性溃疡见上述证候者。②柴胡舒肝丸能舒肝理气、消胀止痛，主治肝气不舒，症见胸胁痞闷、食滞不消、呕吐酸水。③左金丸能泻火、疏肝、和胃、止痛，主治肝火犯胃，脘胁疼痛，口苦嘈杂，呕吐酸水，不喜热饮。

[4~6] D、A、E 本组题考查相似中成药越鞠丸、柴胡舒肝丸、木香顺气丸的功能鉴别。越鞠丸辛苦温散，功能是理气解郁、宽中除满。柴胡舒肝丸辛香行散，苦燥温化，功能是舒肝理气、消胀止痛。木香顺气丸辛散苦燥温化，功能是行气化湿，健脾和胃。

[7~9] A、B、C 本组题考查相似中成药小柴胡颗粒、气滞胃痛颗粒、左金丸的功能鉴别。小柴胡颗粒主疏清兼扶正，功能是解表散热、疏肝和胃。气滞胃痛颗粒辛散疏理，功能是疏肝理气、和胃止痛。左金丸苦泄辛散，寒多热少，功能是泻火、疏肝、和胃、止痛。

三、综合分析选择题

1. A 本题考查四逆散的功能。四逆散辛散苦泄，甘缓柔肝，功能是透解郁热、疏肝理脾。

2. D 本题考查四逆散的方义简释。四逆散组方中，白芍酸甘微寒，善养血敛阴、柔肝止痛，助君药疏肝解郁，为臣药。甘草甘补和缓，平而偏凉，既益脾和中清火，又合白芍而缓急止痛，还调和诸药，为使药。

3. A 本题考查四逆散的注意事项。四逆散孕妇慎用。肝阴亏虚胁痛、寒厥所致的四肢不温者慎用。服药期间，忌恼怒、劳累，保持心情舒畅。四逆散主治肝气郁结、肝脾不和所致的胁痛、痢疾，症见脘腹胁痛、热厥手足不温、泻痢下重。

四、多项选择题

1. ABCD 本题考查理气剂的注意事项。理气剂多属芳香辛燥之品，故不宜过量服用、久服。气滞兼阴虚或阴虚火旺者不宜使用。孕妇不宜使用。

2. ABCE 本题考查四逆散的药物组成。四逆散的药物组成有柴胡、白芍、枳壳（麸炒）、甘草。

3. BD 本题考查左金丸的药物组成。左金丸的药物组成为黄连、吴茱萸。

第十五节 活血剂

一、最佳选择题

1. A 本题考查复方丹参片的方义简释。复方丹参片组方中，冰片善通窍止痛、醒神化浊，并引药入心经，为佐使药。丹参为君药，三七为臣药。

2. C 本题考查血塞通颗粒的主治。血塞通颗粒活血祛瘀、通脉活络，主治瘀血阻络所致的中风偏瘫、肢体活动不利、口眼㖞斜、胸痹心痛、胸闷气憋；中风后遗症及冠心病心绞痛属上述证候者。

3. C 本题考查稳心颗粒的功能。稳心颗粒补中有行，功能是益气养阴、活血化瘀。

4. A 本题考查麝香保心丸的功能。麝香保心丸辛香走窜兼补益，功能是芳香温通、益气强心。

5. C 本题考查参松养心胶囊的功能。参松养心胶囊补中有行，功能是益气养阴、活血通络、清心安神。

6. E 本题考查心可舒胶囊的功能。心可舒胶囊辛苦泄散，功能是活血化瘀、行气止痛。

7. B 本题考查复方丹参片的功能。复方丹参片辛香行散，功能是活血化瘀、理气止痛。

8. E 本题考查消栓通络胶囊的功能。消栓通络胶囊辛通泄降，功能是活血化瘀、温经通络。

9. E 本题考查血府逐瘀口服液的主治。血府逐瘀口服液功能活血祛瘀、行气止痛，主治气滞血瘀所致的胸痹、头痛日久、痛如针刺而有定处、内热烦闷、心悸失眠、急躁易怒。

10. A 本题考查血府逐瘀口服液的方义简释。血府逐瘀口服液组方中，桃仁苦泄甘润，平而少偏，善破血行瘀；红花辛散温通，善活血通经、散瘀止痛。两药相须为用，活血化瘀力强，故为君药。地黄、川芎、赤芍、当归、牛膝为臣药，柴胡、桔梗、麸炒枳壳为佐药，甘草为使药。

11. B 本题考查消栓颗粒的功能。消栓颗粒重在补气兼以活血，补中有行，功能是补气活血通络。

12. D 本题考查血府逐瘀口服液的方义简释。血府逐瘀口服液组方中，牛膝牛膝苦泄降，酸入肝，甘补渗，善逐瘀通经、引血下行。

13. D 本题考查参松养心胶囊的主治。参松养心胶囊益气养阴、活血通络、清心安神，主治冠心病室性早搏属气阴两虚、心络瘀阻证，症见心悸不安、气短乏力、动则加剧、胸部闷痛、失眠多梦、盗汗、神倦、懒言。

14. E 本题考查逐瘀通脉胶囊的主治。逐瘀通脉胶囊破血逐瘀、通经活络，主治血瘀所致的眩晕，症见头晕、头痛、耳鸣、舌质暗红、脉沉涩；高血压、脑梗死、脑动脉硬化等病见上述证候者。

15. B 本题考查丹七片的主治。丹七片活血化瘀、通脉止痛，主治瘀血痹阻所致的胸痹心痛、眩晕头痛、经期腹痛。

16. C 本题考查复方丹参片的方义简释。复方丹参片组方中，三七微苦泄散，甘补温通，善活血化瘀、通经止痛，为臣药。丹参为君药；冰片为佐使药，善通窍止痛、醒神化浊，并引药入心经。

17. E 本题考查速效救心丸的功能。速效救心丸川芎、冰片辛香行散，功能是行气活血，祛瘀止痛。

18. A 本题考查益心舒胶囊的功能。益心舒胶囊补行相兼，功能是益气复脉、活血化瘀、养阴生津。

19. D 本题考查通心络胶囊的主治。通心络胶囊益气活血、通络止痛，主治心气虚乏、血瘀络阻证所致的冠心病心绞痛，症见胸部憋闷、刺痛、绞痛、固定不移、心悸自汗、气短乏力、舌质紫黯或有瘀斑、脉细涩或结代；亦用于气虚血瘀络阻型中风病，症见半身不遂或偏身麻木、口舌㖞斜、言语不利。

20. A 本题考查芪苈强心胶囊的主治。芪苈强心胶囊的功能是益气温阳、活血通络、利水消肿，主治阳气虚乏、络瘀水停之心悸，症见心慌气短，动则加剧，夜间不能平卧，下肢浮肿，倦怠乏力，小便短少，口唇青紫，畏寒肢冷，咳吐稀白痰等。用于冠心病、高血压病所致轻、中度充血性心力衰竭见上述证候者。

二、配伍选择题

[1~3] C、A、E 本组题考查相似中成药复方丹参片、诺迪康胶囊、益心舒胶囊的主治鉴别。①复方丹参片活血化瘀、理气止痛，主治气滞血瘀所致的胸痹，症见胸闷、心前区刺痛；冠心病心绞痛见上述证候者。②诺迪康胶囊益气活血、通脉止痛，主治气虚血瘀所致的胸痹，症见胸闷、刺痛或隐痛、心悸气短、神疲乏力、少气懒言、头晕目眩；冠心病心绞痛见上述证候者。③益心舒胶囊益气复脉、活血化瘀、养阴生津，主治气阴两虚，瘀血阻脉所致的胸痹，症见胸痛胸闷、心悸气短、脉结代；冠心病心绞痛见上

述证候者。

[4~7] **B、D、C、E** 本组题考查相似中成药消栓通络胶囊、消栓颗粒、抗栓再造丸、华佗再造丸的主治鉴别。①消栓通络胶囊活血化瘀、温经通络，主治瘀血阻络所致的中风，症见神情呆滞、言语謇涩、手足发凉、肢体疼痛；缺血性中风及高脂血症见上述证候者。②消栓颗粒补气活血通络，主治中风气虚血瘀证，症见半身不遂、口舌喝斜、言语謇涩、气短乏力、面色㿠白；缺血性中风见上述证候者。③抗栓再造丸活血化瘀、舒筋通络、息风镇痉，主治瘀血阻窍，脉络失养所致的中风，症见手足麻木、步履艰难、瘫痪、口眼喝斜、言语不清。④华佗再造丸活血化瘀、化痰通络、行气止痛，主治痰瘀阻络之中风恢复期和后遗症，症见半身不遂、拘挛麻木、口眼喝斜、言语不清。

[8~9] **C、D** 本组题考查相似中成药速效救心丸、冠心苏合滴丸的主治鉴别。速效救心丸行气活血、祛瘀止痛，主治气滞血瘀所致的冠心病、心绞痛。**冠心苏合滴丸**理气、宽胸、止痛，主治**寒凝气滞、心脉不通**所致的**胸痹**，症见胸闷、心前区疼痛；冠心病心绞痛见上述证候者。

[10~12] **B、D、A** 本组题考查中成药逐瘀通脉胶囊、麝香保心丸、消栓颗粒的注意事项。①逐瘀通脉胶囊孕妇禁用。脑出血患者或其他出血性疾病患者，以及有出血倾向者禁用。脑梗死急性期应与一般综合治疗结合使用。体虚、便溏者慎用。②麝香保心丸孕妇禁用。对其及所含成分过敏者禁用。过敏体质者慎用。哺乳期妇女慎用。脾胃虚弱者慎用。不宜与洋地黄类药物同用。若心绞痛持续发作，服药后不能缓解时，应加用硝酸甘油等药物。如出现剧烈心绞痛、心肌梗死，应及时救治。③消栓颗粒孕妇禁服。阴虚阳亢、风火上扰、痰浊蒙蔽者禁用。肝阳上亢者及有出血倾向者慎用。服药期间，饮食宜清淡，忌辛辣食物。病情急重者宜结合相应抢救治疗措施。

[13~14] **B、D** 本组题考查相似中成药华佗再造丸、抗栓再造丸的功能鉴别。华佗再造丸的功能是活血化瘀、化痰通络、行气止痛。抗栓再造丸标本兼顾，功能是活血化瘀、舒筋通络、息风镇痉。

[15~18] **D、C、B、E** 本组题考查相似中成药益心舒胶囊、参松养心胶囊、稳心颗粒、养胃舒胶囊的功能鉴别。益心舒胶囊、参松养心胶囊、稳心颗粒、养胃舒胶囊均有益气养阴之功。**益心舒胶囊**补行相兼，功能是**益气复脉、活血化瘀、养阴生津**；参松养心胶囊补中有行，功能是益气养阴、活血通络、清

心安神；稳心颗粒气阴并补，兼以活血，功能是益气养阴、活血化瘀；养胃舒胶囊的功能是益气养阴、健脾和胃、行气导滞。

[19~20] **A、B** 本组题考查相似中成药芪苈强心胶囊、天丹通络胶囊的功能鉴别。芪苈强心胶囊的功能是益气温阳，活血通络，利水消肿。天丹通络胶囊的功能是活血通络，熄风化痰。

三、综合分析选择题

1. A 本题考查血府逐瘀口服液的功能。血府逐瘀口服液苦辛泄散，功能是活血祛瘀、行气止痛，并无益气、养阴等补益功能。

2. E 本题考查血府逐瘀口服液的方义简释。血府逐瘀口服液组方中，桔梗苦泄辛散而平，善宣散肺气，以利"宽中理气"，并载药上行。

3. B 本题考查血府逐瘀口服液的注意事项。血府逐瘀口服液孕妇禁用。对其及所含成分过敏者禁用。过敏体质者慎用。脾胃虚弱者、气虚血瘀者慎用。服药期间，忌食生冷、油腻食物。治疗期间，若心绞痛持续发作，宜加用硝酸酯类药。如出现剧烈心绞痛、心肌梗死，应及时救治。

4. A 本题考查诺迪康胶囊的功能。**诺迪康胶囊**甘补苦泄凉清，功能是**益气活血、通脉止痛**。补气活血通络之法多用于治疗气虚血瘀、脉络瘀阻之中风后遗症。

5. E 本题考查诺迪康胶囊的注意事项。诺迪康胶囊孕妇及月经期妇女慎用。治疗期间，心绞痛持续发作，宜加用硝酸酯类药。若出现剧烈心绞痛、心肌梗死，应及时救治。

四、多项选择题

1. ABCDE 本题考查血府逐瘀口服液的药物组成。血府逐瘀口服液的药物组成有炒桃仁、红花、地黄、川芎、赤芍、当归、牛膝、柴胡、桔梗、麸炒枳壳、甘草。

2. BD 本题考查相似中成药丹七片、血塞通颗粒的主治。丹七片活血化瘀、通脉止痛，主治瘀血痹阻所致的胸痹心痛、眩晕头痛、经期腹痛。血塞通颗粒活血祛瘀、通脉活络，主治瘀血阻络所致的中风偏瘫、肢体活动不利、口眼喝斜、胸痹心痛、胸闷气憋；中风后遗症及冠心病心绞痛属上述证候者。

3. ACE 本题考查相似中成药稳心颗粒、参松养心胶囊、益心舒胶囊的主治。①稳心颗粒益气养阴、活血化瘀，主治气阴两虚、心脉瘀阻所致的心悸，症

见心悸不宁、气短乏力、胸闷胸痛；室性早搏、房性早搏见上述证候者。②参松养心胶囊益气养阴、活血通络、清心安神，主治冠心病室性早搏属气阴两虚、心络瘀阻证，症见心悸不安、气短乏力、动则加剧、胸部闷痛、失眠多梦、盗汗、神倦、懒言。③益心舒胶囊益气复脉、活血化瘀、养阴生津，主治气阴两虚，瘀血阻脉所致的胸痹，症见胸痛胸闷、心悸气短、脉结代；冠心病心绞痛见上述证候者。

4. BD 本题考查相似中成药通心络胶囊、诺迪康胶囊的主治。通心络胶囊和诺迪康胶囊均属于益气活血剂，具有益气活血、通络止痛的作用，主治气虚血瘀所致的胸痹。

5. ABCD 本题考查活血剂的注意事项。活血剂大多辛散温通，故月经过多、有出血倾向者慎用或忌用，孕妇忌用；药力较猛的活血剂，易伤正气，不宜过量或久服。

6. ADE 本题考查抗栓再造丸的功能。抗栓再造丸的功能是活血化瘀、舒筋通络、息风镇痉。

7. ABE 本题考查相似中成药通心络胶囊、诺迪康胶囊的功能。**通心络胶囊**行中有补，补而不滞，功能是**益气活血**、**通络止痛**。诺迪康胶囊甘补苦泄凉清，功能是益气活血，通脉止痛。

8. AB 本题考查相似中成药元胡止痛片、九气拈痛丸的主治。元胡止痛片理气、活血、止痛，主治气滞血瘀所致的胃痛、胁痛、头痛及痛经。九气拈痛丸理气、活血、止痛，主治气滞血瘀所致的胸胁胀满疼痛、痛经。

9. BD 本题考查血府逐瘀口服液的方义简释。血府逐瘀口服液组方中，桔梗苦泄辛散而平，善宣散肺气，以利"宽中理气"，并载药上行。

第十六节 止血剂

一、最佳选择题

1. B 本题考查槐角丸的功能。槐角丸苦降清泄下行，功能是清肠疏风、凉血止血。

2. E 本题考查槐角丸的注意事项。槐角丸虚寒性便血者、体弱年迈者慎用。服药期间，忌食辛辣、油腻食物。若痔疮便血、肿痛严重，或便血呈喷射状者，应及时采取综合急救措施。

3. A 本题考查三七片的主治。**三七片**的功能是**散瘀止血**、消肿止痛，主治**出血兼瘀血证**，症见咯血、吐血、衄血、便血、崩漏、外伤出血、胸腹刺痛、跌仆肿痛。止血定痛片虽有散瘀、止血、止痛之功，但多用于治疗十二指肠溃疡疼痛、出血，胃酸过多。

4. B 本题考查止血定痛片的主治。止血定痛片散瘀、止血、止痛，主治十二指肠溃疡疼痛、出血，胃酸过多。

5. D 本题考查致康胶囊的功能和主治。**致康胶囊**的功能是**清热凉血**止血，**化瘀生肌**定痛。主治创伤性出血，**崩漏**、**呕血**及**便血**等，尤宜于**热灼血脉**，瘀血阻络之出血。

二、配伍选择题

[1～3] A、C、B 本组题考查相似中成药三七片、槐角丸、止血定痛片的功能鉴别。三七片的功能是散瘀止血、消肿止痛。槐角丸苦降清泄下行，功能是清肠疏风、凉血止血。止血定痛片收中兼散，功能是散瘀、止血、止痛。

[4～5] C、A 本组题考查相似中成药三七片、丹七片的功能。三七片与丹七片均有活血祛瘀之功。三七片的功能是散瘀止血，消肿止痛；丹七片的功能是活血化瘀，通脉止痛。

三、多项选择题

1. AB 本题考查止血剂的注意事项。出血量多而急迫者，不宜单用中药止血剂，应采取综合急救措施。出血无瘀血者不宜用化瘀止血剂。

2. BC 本题考查槐角丸的主治。**槐角丸**功能**清肠疏风**、**凉血止血**，主治**血热**所致的**肠风便血**、**痔疮肿痛**。

第十七节 消导剂

一、最佳选择题

1. E 本题考查六味安消散的主治。六味安消散和胃健脾、消积导滞、活血止痛，主治脾胃不和、积滞内停所致的胃痛胀满、消化不良、便秘、痛经。保和丸亦可治疗食积停滞，脘腹胀满等，但其功能为消食、导滞、和胃，并无健脾、活血止痛之功，故不能治疗痛经，其主治病证有脘腹胀满但疼痛不明显，有嗳腐吞酸、不欲饮食但无消化不良之象。

2. B　本题考查保和丸的功能。**保和丸**为消积导滞剂，功能是**消食、导滞、和胃**，并无健脾、清热、利湿、活血之功。

3. A　本题考查枳实导滞丸的功能。枳实导滞丸为消积导滞剂，功能是消积导滞、清利湿热，而无健脾之功。

4. D　本题考查六味安消散的功能。**六味安消散**为消积导滞剂，功能是**和胃健脾、消积导滞、活血止痛**。

5. A　本题考查保和丸的主治。保和丸能消食、导滞、和胃，主治食积停滞，脘腹胀满，嗳腐吞酸，不欲饮食。

6. B　本题考查开胃健脾丸的主治。开胃健脾丸能补脾和胃，主治脾胃虚弱、中气不和所致的泄泻、痞满，症见食欲不振、嗳气吞酸、腹胀泄泻；消化不良见上述证候者。参苓白术散补脾胃、益肺气，主治脾胃虚弱、食少便溏、气短咳嗽、肢倦乏力。

7. E　本题考查保和丸的方义简释。保和丸组方中，焦山楂酸能消一切饮食积滞，尤善消肉食油腻之积，故为君药。炒六神曲、炒莱菔子、炒麦芽为臣药；制半夏、陈皮、茯苓、连翘为佐药。全方配伍，消散健运，共奏消食、导滞、和胃之功。

8. D　本题考查六味安消散的注意事项。六味安消散的注意事项：①孕妇忌服；②对本品过敏者忌服；③脾胃虚寒之胃痛、便秘，以及妇女月经期慎用；④服药期间，饮食宜清淡，忌食辛辣、刺激性食物，戒烟、酒。六味安消散并无饮茶禁忌。

9. C　本题考查四磨汤口服液的功能。四磨汤口服液为消积导滞剂，功能是顺气降逆，消积止痛。

10. A　本题考查健胃消食片的主治。**健胃消食片**健胃消食，主治脾胃虚弱所致的食积，症见不思饮食、嗳腐酸臭、脘腹胀满；消化不良见上述证候者。亦用治**小儿疳积**。

二、配伍选择题

[1~2] **A、E**　本组题考查相似中成药开胃健脾丸、人参归脾丸的主治鉴别。开胃健脾丸健脾和胃，主治脾胃虚弱、中气不和所致的泄泻、痞满，症见食欲不振、嗳气吞酸、腹胀泄泻；消化不良见上述证候者。人参归脾丸益气补血，健脾养心，主治心脾两虚、气血不足所致的心悸、怔忡、失眠健忘、食少体倦、面色萎黄，以及脾不统血所致的便血、崩漏、带下。

三、综合分析选择题

1. C　本题考查枳实导滞丸的主治。**枳实导滞丸**消积导滞、清利湿热，主治**饮食积滞、湿热内阻**所致的**脘腹胀痛、不思饮食、大便秘结、痢疾里急后重**。题干中患者的病证为湿热、食积内阻之象。保和丸、六味安消散虽消积导滞，但不能清利湿热。香连丸的功能是清热化湿、行气止痛，主要治疗湿热痢疾，症见大便脓血、里急后重、发热腹痛者。

2. E　本题考查枳实导滞丸的方义简释。枳实导滞丸组方中，茯苓甘淡渗利兼补，平而不偏，善健脾渗湿；炒白术甘补渗利，苦温而燥，善健脾燥湿利水；泽泻甘寒渗利清泄，善泄热利湿。三药相合，既渗利水湿，使湿热从小便而出；又能健脾和中，以复脾胃之运化，故为佐药。大黄为君药；炒枳实、炒六神曲、黄芩、黄连为臣药。

3. D　本题考查枳实导滞丸的功能。枳实导滞丸为消积导滞剂，功能是消积导滞、清利湿热。

四、多项选择题

1. ABDE　本题考查枳实导滞丸的药物组成。枳实导滞丸的药物组成为枳实（炒）、大黄、六神曲（炒）、黄芩、黄连（姜汁炒）、茯苓、白术（炒）、泽泻。组成中不含有陈皮、半夏。

2. ABC　本题考查六味安消胶囊的功能。六味安消胶囊为消积导滞剂，功能是和胃健脾、消积导滞、活血止痛。

3. ABCD　本题考查保和丸的药物组成。保和丸的药物组成有焦山楂、六神曲（炒）、炒莱菔子、炒麦芽、半夏（制）、陈皮、茯苓、连翘。

4. CD　本题考查四磨汤口服液的主治。四磨汤口服液能顺气降逆、消积止痛。主治食积；婴幼儿乳食内滞，症见腹胀、腹痛、啼哭不安、厌食纳差、腹泻或便秘；中老年气滞、食积证，症见脘腹胀满、腹痛、便秘；亦可用于腹部手术后促进肠胃功能的恢复。

第十八节 治风剂

一、最佳选择题

1. B 本题考查川芎茶调散的方义简释。**川芎茶调散**组方中，**羌活**祛风邪、散寒湿，治太阳头痛；**白芷**祛风散寒、通窍止痛，治阳明头痛。二药相合，祛风散寒、除湿止痛力强，可增君药之力，为臣药。川芎为君药，荆芥、防风、薄荷、细辛、清茶为佐药，甘草为使药。

2. C 本题考查强力天麻杜仲丸的功能。**强力天麻杜仲丸**的功能是**散风活血、舒筋止痛**。

3. D 本题考查脑立清丸的注意事项。脑立清丸孕妇及体弱虚寒者忌服。肾精亏虚所致的头晕、耳鸣慎用。服药期间，忌食寒凉、油腻食物。而脑立清丸主治肝阳上亢所致的头晕目眩、耳鸣口苦、心烦难寐；高血压见上述证候者。

4. A 本题考查川芎茶调散的功能和主治。**川芎茶调散**的功能是疏风止痛，主治**外感风邪**所致的**头痛**，或有恶寒、发热、鼻塞。

5. B 本题考查脑立清丸的主治。**脑立清丸**平肝潜阳、醒脑安神，主治**肝阳上亢**所致的**头晕目眩**、耳鸣口苦、心烦难寐；高血压见上述证候者。

二、配伍选择题

[1~3] A、E、C 本组题考查相似中成药天麻钩藤颗粒、脑立清丸、松龄血脉康胶囊的功能鉴别。天麻钩藤颗粒潜降清泄补益，功能是平肝息风、清热安神。脑立清丸重潜辛开，功能是平肝潜阳、醒脑安神。松龄血脉康胶囊泄散重潜，功能是平肝潜阳、镇心安神。

[4~6] A、B、E 本组题考查相似中成药川芎茶调颗粒、芎菊上清丸、正天丸的功能鉴别。川芎茶调颗粒辛散升浮，功能是疏风止痛。芎菊上清丸辛凉清散，功能是清热解表、散风止痛。正天丸辛散温通兼扶正，功能是疏风活血、养血平肝、通络止痛。

[7~9] D、A、E 本组题考查主治相似中成药芎菊上清丸、正天丸、松龄血脉康胶囊的功能和主治鉴别。①芎菊上清丸的功能是清热解表、散风止痛，

主治外感风邪所致的风热头痛，症见恶风身热、偏正头痛、鼻流清涕、牙疼喉痛。②正天丸的功能是散风活血、**养血平肝**、**通络止痛**，主治**外感风邪**、**瘀血阻络**、**血虚失养**、**肝阳上亢**所致的**各种头痛**。③松龄血脉康胶囊的功能是平肝潜阳、镇心安神，主治肝阳上亢所致的头痛、眩晕、急躁易怒、心悸、失眠，高血压病及原发性高脂血症见上述证候者。

三、综合分析选择题

1. B 本题考查天麻钩藤颗粒的方义简释。天麻钩藤颗粒组方中，天麻甘缓质重，柔润不燥，性平，善平肝息风、通络止痛，治肝风、肝阳之头痛、头晕；钩藤甘缓平和，微寒清泄，质轻疏透，善平肝阳、息肝风，兼清肝热。两药相伍，平肝息风力胜，为君药。

2. C 本题考查天麻钩藤颗粒的方义简释。天麻钩藤颗粒组方中，石决明介类质重镇潜，咸寒清泄兼补，善平肝潜阳、清肝益阴，既增君药平肝息风之力，又兼清肝益阴，故为臣药。天麻、钩藤为君药；盐杜仲、栀子、黄芩、益母草、桑寄生、首乌藤、茯苓为佐药。

3. A 本题考查天麻钩藤颗粒的方义简释。天麻钩藤颗粒组方中，黄芩苦寒，善清热泻火。

四、多项选择题

1. ACE 本题考查疏散外风剂的功能、主治。治风剂分为疏散外风剂和平肝息风剂两类。川芎茶调散、芎菊上清丸、正天丸均属于疏散外风剂，均能治疗外风所致的头痛。

2. ABCDE 本题考查川芎茶调散的注意事项。川芎茶调散孕妇慎服。久病气虚者、血虚者、肝肾不足者、肝阳上亢头痛者慎用。服药期间，忌食辛辣、油腻食物。

3. ABE 本题考查平肝息风剂的功能、主治。天麻钩藤颗粒、脑立清片、松龄血脉康胶囊均属于平肝息风剂，均能平息内风，治疗肝阳上亢所致的头痛。

第十九节 祛湿剂

一、最佳选择题

1. E 本题考查香连丸的主治。**香连丸**清热化湿、行气止痛，主治**大肠湿热所致的痢疾**，症见大便脓血、里急后重、发热腹痛；肠炎、细菌性痢疾见上述证候者。香连化滞丸是由香连丸合木香槟榔丸加减化裁而成，主能清热除湿、行血化滞，兼能消积导滞，善治大肠湿热积滞所致的痢疾。

2. C 本题考查肾炎四味片的主治。肾炎四味片清热利尿，补气健脾，主治湿热内蕴兼气虚所致的水肿，症见浮肿、腰痛、乏力、小便不利；慢性肾炎见上述证候者。

3. B 本题考查香连丸的药物组成。香连丸的药物组成是木香、萸黄连。

4. A 本题考查肾炎康复片的主治。**肾炎康复片**能**益气养阴**、**健脾补肾**、清解余毒，主治气阴两虚，脾肾不足，水湿内停所致的浮肿，症见神疲乏力、腰膝酸软、面目四肢浮肿、头晕耳鸣；慢性肾炎、蛋白尿、血尿见上述证候者。

5. C 本题考查三金片的功能。三金片为利尿通淋剂，功能是清热解毒，利湿通淋，益肾。

6. D 本题考查排石颗粒的功能和主治。排石颗粒的功能是清热利水、通淋排石，主治下焦湿热所致的石淋，症见腰腹疼痛、排尿不畅或伴有血尿；泌尿系统结石见上述证候者。

7. B 本题考查五苓散的注意事项。五苓散的注意事项：①孕妇慎用。②湿热下注、气滞水停、风水泛溢所致的水肿者慎用。③痰热犯肺、湿热下注、阴虚津少所致的喘咳、泄泻、小便不利不宜使用。④服药期间，不宜进食辛辣、油腻和煎炸类食物。

8. A 本题考查茵栀黄口服液的功能。茵栀黄口服液为清利肝胆剂，功能是清热解毒，利湿退黄。

9. A 本题考查香连丸的功能。香连丸为清热燥湿止泻剂，功能是清热化湿，行气止痛。

10. A 本题考查消炎利胆片的注意事项。消炎利胆片的注意事项：①孕妇慎用。②脾胃虚寒者慎用。③服药期间，饮食宜清淡，忌食辛辣食物，并戒酒。④用治急性胆囊炎感染时，应密切观察病情变化，若发热、黄疸、上腹痛等症加重则须及时请外科诊治。⑤因所**含苦木有一定毒性，故不宜久服**。

11. D 本题考查五苓散的方义简释。五苓散组方

中，炒白术善健脾补气、燥湿利水，为佐药。

12. C 本题考查香连丸的方义简释。香连丸组方中，黄连善清热燥湿、泻火解毒，为治湿热泻痢之要药，故为君药。木香为臣药，吴茱萸为佐药。

13. A 本题考查五苓散的功能和主治。五苓散为温化水湿剂，功能是温阳化气、利湿行水，主治阳不化气、水湿内停所致的水肿，症见小便不利、水肿腹胀、呕逆泄泻、渴不思饮。

14. E 本题考查萆薢分清丸的功能。**萆薢分清丸**为温化水湿剂，功能是分清化浊，**温肾利湿**。

15. A 本题考查癃清片的主治。癃清片清热解毒、凉血通淋，主治下焦湿热所致的热淋，症见尿频、尿急、腰痛、小腹坠胀者。亦用于湿热内蕴之癃闭，症见小便短赤灼热，尿线变细，甚至点滴而出，小腹胀满；前列腺增生症见上述证候者。但不治石淋、血淋，亦无补肾之功。

16. A 本题考查五苓散的方义简释。五苓散组方中，泽泻善利水渗湿、泄热消肿，重用为君药。臣药是茯苓、猪苓，佐药是炒白术、肉桂。

二、配伍选择题

[1~2] E、C 本组题考查相似中成药五苓散与济生肾气丸的主治鉴别。**五苓散温阳化气**、**利湿行水**，主治**阳不化气**、**水湿内停所致的水肿**，症见小便不利、水肿腹胀、呕逆泄泻、渴不思饮。济生肾气丸温肾化气、利水消肿，主治肾阳不足、水湿内停所致的肾虚水肿、腰膝疫重、小便不利、痰饮咳喘。

[3~4] E、D 本组题考查相似中成药肾炎四味片与八正合剂的功能鉴别。**肾炎四味片**为清利消肿剂，功能是**清热利尿**、**补气健脾**；八正合剂为利尿通淋剂，功能是清热、利尿、通淋。

[5~6] C、E 本组题考查相似中成药癃闭舒胶囊、癃清片的主治鉴别。①癃闭舒胶囊益肾活血、清热通淋，主治肾气不足、湿热瘀阻所致的癃闭，症见腰膝酸软、尿频、尿急、尿痛、尿线细，或伴小腹拘急疼痛；前列腺增生症见上述证候者亦可酌选。②癃清片清热解毒、凉血通淋，主治下焦湿热所致的热淋，症见尿频、尿急、尿痛、腰痛、小腹坠胀。下尿路感染见上述证候者。亦用于湿热内蕴之癃闭，症见小便短赤灼热，尿线变细，甚至点滴而出，小腹胀满；前列腺增生症见上述证候者。

[7～8] **D、C** 本组题考查相似中成药癃清片与排石颗粒的功能鉴别。癃清片与排石颗粒均为利尿通淋剂，癃清片的功能是清热解毒、凉血通淋，排石颗粒的功能是清热利水、通淋排石。

[9～10] **E、B** 本组题考查相似中成药癃清片与八正合剂的主治鉴别。癃清片清热解毒、凉血通淋，主治下焦湿热所致的热淋，症见尿频、尿急、尿痛、腰痛、小腹坠胀；下尿路感染见上述证候者。亦用于湿热内蕴之癃闭，症见小便短赤灼热，尿线变细，甚至点滴而出，小腹胀满；前列腺增生症见上述证候者。八正合剂清热、利尿、通淋，主治湿热下注所致的淋证，症见小便短赤、淋沥涩痛、口燥咽干等。

[11～12] **A、B** 本组题考查相似中成药消炎利胆片与龙胆泻肝丸的功能鉴别。消炎利胆片的功能是清热，祛湿，利胆；龙胆泻肝丸的功能是清肝胆，利湿热。而茵栀黄口服液的功能是清热解毒，利湿退黄；茵陈五苓丸的功能是清湿热，利小便。

[13～14] **A、B** 本组题考查相似中成药消炎利胆片、胆宁片的主治鉴别。消炎利胆片清热、祛湿、利胆，主治肝胆湿热所致的胁痛、口苦；急性胆囊炎、胆管炎见上述证候者。**胆宁片**疏肝利胆、清热通下，主治**肝郁气滞、湿热未清所致的胁痛**，症见右上腹隐隐作痛、食入作胀、胃纳不香、嗳气、便秘；慢性胆囊炎见上述证候者。

[15～16] **D、B** 本组题考查相似中成药小儿泻速停颗粒与香连化滞丸的功能鉴别。小儿泻速停颗粒为儿科止泻剂，功能是清热利湿、健脾止泻、缓急止痛；香连化滞丸为祛湿剂，功能是清热利湿、行血化滞。

[17～18] **E、D** 本组题考查八正合剂的方义简释。八正合剂组方中，大黄苦寒沉降，清泄通利，既泻热通肠、化瘀止痛，又兼利小便；栀子苦寒降泄清利，既清热泻火凉血，又清利湿热。

三、综合分析选择题

1. B 本题考查茵陈五苓丸的药物组成。茵陈五苓丸的药物组成为茵陈、茯苓、白术（炒）、泽泻、猪苓、肉桂。

2. B 本题考查茵陈五苓丸的功能。茵陈五苓丸为清利肝胆剂，功能为清湿热、利小便。

3. B 本题考查茵陈五苓丸的方义简释。茵陈五苓丸组方中，茵陈善清湿热、理郁结、利胆退黄，为治黄疸之要药，故为君药。臣药为泽泻、猪苓；佐药为茯苓、炒白术、肉桂。

4. E 本题考查八正合剂的方义简释。八正合剂组方中，川木通清心火、利湿热、通经脉而利尿通淋，炒车前子清热利尿通淋，两药相须为用，清热利尿通淋力强，共为君药。八正合剂的臣药是萹蓄、瞿麦、滑石，佐药是大黄、栀子、灯心草，使药是甘草。

5. B 本题考查排石颗粒的主治。排石颗粒清热利水、通淋排石，主治下焦湿热所致的石淋，症见腰腹疼痛、排尿不畅或伴有血尿；泌尿系统结石见上述证候者。题干中患者的病证正是下焦湿热所致的石淋。

6. E 本题考查八正合剂的注意事项。八正合剂的注意事项：①孕妇禁用。②淋证属肝郁气滞或脾肾两虚者慎用。③双肾结石或结石直径≥1.5 cm，或结石嵌顿时间长的病例不宜使用。④服药期间，忌烟酒、油腻食物，注意多饮水，避免劳累。⑤久病体虚、儿童及老年人慎用。⑥中病即止，不可过量或久用。

7. C 本题考查萆薢分清丸的主治。萆薢分清丸分清化浊、温肾利湿，主治肾不化气、清浊不分所致的白浊、小便频数。

8. A 本题考查萆薢分清丸的药物组成。萆薢分清丸的药物组成为粉萆薢、盐益智仁、乌药、石菖蒲、甘草。

9. D 本题考查萆薢分清丸的方义简释。萆薢分清丸组方中，盐益智仁善温肾阳、缩小便，治肾气虚寒之遗尿、尿频，故为臣药。萆薢分清丸中的君药是粉萆薢，佐药是乌药和石菖蒲，佐使药是甘草。

10. C 本题考查萆薢分清丸的方义简释。萆薢分清丸组方中，粉萆薢善利下焦湿浊，治膏淋、白浊效佳，重用为君药。

四、多项选择题

1. BCD 本题考查肾炎康复片的功能。肾炎康复片为清利消肿剂，功能是益气养阴，健脾补肾，清解余毒。

2. ABC 本题考查香连丸的方义简释。香连丸组方中，吴茱萸辛热香散，苦降而燥，善疏肝下气、燥湿散寒，取其煎液拌炒黄连（即萸黄连），既制黄连之寒，又助黄连（君药）、木香（臣药）燥湿，还调和肝胃。

3. ABCDE 本题考查五苓散的药物组成。五苓散的药物组成为泽泻、茯苓、猪苓、炒白术、肉桂。

4. BCD 本题考查主治相似中成药茵栀黄口服液、茵陈五苓丸、甘露消毒丸的鉴别。茵栀黄口服液主治肝胆湿热所致的黄疸，症见面目悉黄、胸胁胀痛、恶心呕吐、小便黄赤；急、慢性肝炎见上述证候者。茵陈五苓丸主治肝胆湿热所致的黄疸，症见身目发黄、脘腹胀满、小便不利，尤宜于湿重于热者。甘露消毒丸主治暑湿蕴结所致的身热肢痠、胸闷腹胀、尿赤黄疸。

5. ABCD 本题考查八正合剂的药物组成。八正合剂的药物组成有川木通、车前子（炒）、瞿麦、萹蓄、滑石、灯心草、栀子、大黄、甘草。

6. AC 本题考查癃闭舒胶囊的功能。**癃闭舒胶囊**为利尿通淋剂，功能是**益肾活血，清热通淋**。

7. BC 本题考查相似中成药三金片、癃清片的主治。三金片、癃清片均主治下焦湿热所致的热淋。癃闭舒胶囊主治肾气不足、湿热瘀阻所致的癃闭，排石颗粒主治下焦湿热所致的石淋。茵陈五苓丸主治肝胆湿热所致的黄疸。

第二十节　蠲痹剂

一、最佳选择题

1. E 本题考查当归拈痛丸的主治。**当归拈痛丸**清热利湿、祛风止痛，主治**湿热闭阻**所致的痹病，症见**关节红肿热痛**或**足胫红肿热痛**；亦可用于疮疡。

2. B 本题考查小活络丸的主治。小活络丸祛风散寒、化痰除湿、活血止痛，主治风寒湿邪闭阻、痰瘀阻络所致的痹病，症见肢体关节疼痛、或冷痛、或刺痛、或疼痛夜甚、关节屈伸不利、麻木拘挛。

3. E 本题考查附桂骨痛片的功能。**附桂骨痛片**辛散温燥，兼以甘补，功能是**温阳散寒，益气活血，消肿止痛**。

4. D 本题考查痛风定胶囊的主治。痛风定胶囊清热祛湿、活血通络定痛，主治湿热瘀阻所致的痹病，症见关节红肿热痛，伴有发热、汗出不解、口渴心烦、小便黄、舌红苔黄腻、脉滑数；痛风见上述证候者。

5. C 本题考查腰痹通胶囊的主治。腰痹通胶囊活血化瘀、祛风除湿、行气止痛，主治血瘀气滞、脉络闭阻所致的腰痛，症见腰腿疼痛、痛有定处、痛处拒按、轻者俯仰不便、重者剧痛不能转侧；腰椎间盘突出见上述证候者。

6. A 本题考查木瓜丸的主治。木瓜丸祛风散寒、除湿通络，主治风寒湿闭阻所致的痹病，症见关节疼痛、肿胀、屈伸不利、局部畏恶风寒、肢体麻木、腰膝酸软。

7. D 本题考查四妙丸的主治。**四妙丸**清热利湿，主治**湿热下注**所致的痹病，症见**足膝红肿、筋骨疼痛**。

8. D 本题考查尪痹颗粒的主治。尪痹颗粒补肝肾、强筋骨、祛风湿、通经络，主治肝肾不足、风湿阻络所致的尪痹，症见肌肉、关节疼痛、局部肿大、僵硬畸形、屈伸不利、腰膝酸软、畏寒乏力；类风湿关节炎见上述证候者。

9. A 本题考查壮腰健肾丸的主治。壮腰健肾丸壮腰健肾、祛风活络，主治肾亏腰痛，风湿骨痛，症见膝软无力、小便频数。

10. E 本题考查木瓜丸的功能。木瓜丸为祛寒通痹剂，功能是祛风散寒、除湿通络。

11. B 本题考查天麻丸的主治。天麻丸祛风除湿、通络止痛、补益肝肾，主治风湿瘀阻、肝肾不足所致的痹病，症见肢体拘挛、手足麻木、腰腿酸痛。

12. A 本题考查壮腰健肾丸的功能。壮腰健肾丸为补虚通痹剂，功能是壮腰健肾、祛风活络。

13. D 本题考查痹祺胶囊的主治。痹祺胶囊益气养血、祛风除湿、活血止痛，主治气血不足，风湿瘀阻，肌肉关节酸痛，关节肿大、僵硬变形或肌肉萎缩，气短乏力；风湿、类风湿性关节炎，腰肌劳损，软组织损伤属上述证候者。

14. B 本题考查四妙丸的方义简释。四妙丸组方中，苍术善燥湿除痹，薏苡仁善利湿清热除痹，两药相合，助君药祛除下焦湿热，故为臣药。盐黄柏善除下焦之湿热，为君药。牛膝善活血通经、通利关节、利尿，又引药直达下焦，为佐使药。

15. C 本题考查风湿骨痛丸的主治。风湿骨痛丸温经散寒、通络止痛，主治寒湿闭阻经络所致的痹病，症见腰脊疼痛、四肢关节冷痛；风湿性关节炎见上述证候者。

16. E 本题考查腰痹通胶囊的注意事项。腰痹通胶囊孕妇忌服；对本品及其组成成分过敏者禁用；消化性溃疡、肝功能异常者，以及妇女月经期、哺乳期慎用；不宜与藜芦同用。

17. D 本题考查颈舒颗粒的注意事项。颈舒颗粒孕妇禁用；过敏体质者慎用；服药期间，忌食生冷、油腻食物。独活寄生合剂、四妙丸、当归拈痛丸、痛风定胶囊均为孕妇慎用。

二、配伍选择题

[1~3] B、C、D 本组题考查相似中成药附桂骨痛片、颈复康颗粒与颈舒颗粒的主治鉴别。①附桂骨痛片温阳散寒、益气活血、消肿止痛，主治阳虚寒湿所致的颈椎及膝关节增生性关节炎，症见骨关节疼痛、屈伸不利、麻木肿胀、遇热则减、畏寒肢冷。②颈复康颗粒活血通络、散风止痛，主治风湿瘀阻所致的颈椎病，症见头晕、颈项僵硬、肩背酸痛、手臂麻木。③颈舒颗粒活血化瘀、温经通窍止痛，主治神经根型颈椎病瘀血阻络证，症见颈肩部僵硬、疼痛，患侧上肢窜痛。

[4~5] A、B 本组题考查相似中成药痛风定胶囊、四妙丸的功能鉴别。痛风定胶囊和四妙丸均为清热通痹剂，痛风定胶囊的功能是清热祛湿、活血通络定痛；四妙丸的功能是清热利湿。

[6~7] A、B 本组题考查相似中成药四妙丸、痛风定胶囊的主治鉴别。四妙丸清热利湿，主治湿热下注所致的痹病。痛风定胶囊清热祛湿、活血通络定痛，主治湿热瘀阻所致的痹病。

[8~10] E、A、D 本组题考查组方中含有特殊药物的中成药的注意事项。①痹祺胶囊因含有马钱子，高血压、冠心病、肝肾功能不全、癫痫、破伤风、甲亢患者慎用。运动员慎用；不可过量、久服；孕妇禁服。②痛风定胶囊因含有土茯苓，服药后不宜立即饮茶。③尪痹颗粒因所含附子有毒，故孕妇禁用。

[11~12] E、D 本组题考查相似中成药颈复康颗粒、当归拈痛丸的功能鉴别。颈复康颗粒为活血通痹剂，功能是活血通络、散风止痛。当归拈痛丸为清热通痹剂，功能是清热利湿、祛风止痛。

[13~14] C、D 本组题考查相似中成药风湿骨痛丸、颈舒颗粒的功能鉴别。风湿骨痛丸为祛寒通痹剂，功能是温经散寒、通络止痛；颈舒颗粒为活血通痹剂，功能是活血化瘀、温经通窍止痛。

[15~16] A、B 本组题考查相似中成药腰痹通胶囊、痹祺胶囊的功能鉴别。腰痹通胶囊为活血通痹剂，功能是活血化瘀、祛风除湿、行气止痛；痹祺胶囊为补虚通痹剂，功能是益气养血，祛风除湿，活血止痛。

[17~18] D、E 本组题考查相似中成药天麻丸、尪痹颗粒的功能鉴别。天麻丸、尪痹颗粒均为补虚通痹剂，都有补肝肾的功能。天麻丸的功能是祛风除湿，通络止痛，补益肝肾；尪痹颗粒的功能是补肝肾、强筋骨、祛风湿、通经络。

三、综合分析选择题

1. E 本题考查小活络丸的药物组成。小活络丸的药物组成为制川乌、制草乌、乳香（制）、没药（制）、胆南星、地龙。

2. A 本题考查小活络丸的方义简释。小活络丸组方中，制川乌、制草乌辛热燥散，毒大力强，善祛风除湿、散寒止痛，二者相须为用，药力更著，恰中病的，故为君药。臣药是胆南星，佐药是制乳香、制没药、地龙。

3. E 本题考查小活络丸的注意事项。小活络丸所含制川乌、制草乌有大毒，故孕妇禁用，不可过量服用或久服。湿热瘀阻或阴虚有热者、脾胃虚弱者慎用。据报道，有服用本品引起心律失常、药疹、急性胃黏膜出血的不良反应，使用时应引起注意。小活络丸主治风寒湿邪闭阻、痰瘀阻络所致的痹病。

4. B 本题考查独活寄生合剂的主治。独活寄生合剂祛风除湿、养血舒筋、补益肝肾，主治风寒湿闭阻、肝肾两亏、气血不足所致的痹病，症见腰膝冷痛、屈伸不利。

5. D 本题考查独活寄生合剂的功能。独活寄生合剂祛邪扶正两兼顾，功能是祛风除湿、养血舒筋、补益肝肾。

6. B 本题考查独活寄生合剂的方义简释。独活寄生合剂组方中，独活辛散苦燥，微温能通，善祛下焦与筋骨间风寒湿邪而通痹止痛，故重用为君药。臣药是桑寄生、防风、秦艽、桂枝、细辛、川牛膝、盐杜仲，佐药是当归、川芎、白芍、熟地黄、党参、茯苓，使药是甘草。

四、多项选择题

1. ADE 本题考查含有毒药物的蠲痹剂的注意事项。蠲痹剂中，小活络丸、木瓜丸、风湿骨痛丸均因组方中含有制川乌、制草乌（有大毒）而孕妇禁用，不可过量服用或久服。天麻丸、尪痹颗粒孕妇也应慎用或禁用，但所含的有毒药物是附子。故正确答案是ADE。

2. ABCDE 本题考查颈复康颗粒的注意事项。颈复康颗粒的注意事项：①孕妇忌服；②消化道溃疡、肾性高血压患者慎服；③服药期间，忌生冷、油腻食物；④有高血压、心脏病、肝病、糖尿病、肾病等慢性病严重者应在医师指导下服用；⑤如有感冒、发烧、鼻咽痛等的患者，应暂停服用。故正确答案是ABCDE。

3. CDE 本题考查小活络丸的功能。小活络丸为祛寒通痹剂，功能是祛风散寒、化痰除湿、活血止痛。

4. ABCDE 本题考查独活寄生合剂的药物组成。独活寄生合剂的药物组成有独活、桑寄生、防风、秦艽、桂枝、细辛、川牛膝、盐杜仲、当归、白芍、熟地黄、川芎、党参、茯苓、甘草。（独活寄生丸用牛膝与酒当归）。故正确答案是ABCDE。

5. ABC 本题考查附桂骨痛片的注意事项。附桂骨痛片孕妇、有出血倾向者、阴虚内热者禁用。高血压、严重消化道疾病慎用。少数人服药后可见胃脘不舒，停药后可自行消除。故正确答案是ABC。

第二十三章　外科常用中成药

一、最佳选择题

1. C 本题考查牛黄醒消丸的主治。牛黄醒消丸清热解毒、活血祛瘀、消肿止痛，主治热毒郁滞、痰瘀互结所致的痈疽发背、瘰疬流注、乳痈乳岩、无名肿毒。

2. B 本题考查连翘败毒丸的主治。连翘败毒丸清热解毒、消肿止痛，主治热毒蕴结肌肤所致的疮疡，症见局部红肿热痛、未溃破者。

3. E 本题考查消银颗粒的功能。消银颗粒为治疹痒剂之祛风止痒剂，功能是清热凉血、养血润肤、祛风止痒。

4. B 本题考查连翘败毒丸的功能和主治。连翘败毒丸的功能是清热解毒、消肿止痛，主治热毒蕴结肌肤所致的疮疡，症见局部红肿热痛、未溃破者。而牛黄醒消丸清热解毒、消肿止痛、活血祛瘀，主治热毒郁滞、痰瘀互结所致痈疽发背、瘰疬流注等。紫草软膏化腐生肌、解毒止痛，主治热毒蕴结所致的溃疡。

5. E 本题考查牛黄醒消丸的功能。牛黄醒消丸为治疮疡剂之解毒消肿剂，功能是清热解毒、活血祛瘀、消肿止痛。

6. B 本题考查如意金黄散的注意事项。如意金黄散的注意事项有：①孕妇禁用。婴幼儿禁用。儿童、哺乳期妇女、年老体弱者应在医师指导下使用。②皮肤破溃、皮损或感染处禁用。③对本品及所含成分（包括辅料）过敏者禁用。④切勿接触眼睛、口腔等黏膜处，使用后立即洗手。⑤糖尿病严重者慎用，以防止使用不当引起皮肤损伤。⑥疮疖较重或局部变软化脓或已破溃者应去医院就诊。全身高热者应去医院就诊。⑦本品含生天南星，不宜长期或大面积使用。⑧用药后，局部皮肤如出现瘙痒、刺痛、皮疹时，应停止使用，症状严重者应及时就医。如出现皮肤以外的全身不适，应立即停用，严重者应及时就医。⑨用药期间，忌食辛辣、刺激性食物。⑩外用药，不可内服。

7. C 本题考查生肌玉红膏的功能和主治。**生肌玉红膏**的功能是解毒，祛腐，生肌。主治热毒壅盛所致的疮疡，症见疮面色鲜、脓腐将尽或久不收口；亦用于**乳痈**。

8. E 本题考查马应龙麝香痔疮膏的主治。马应龙麝香痔疮膏清热燥湿、活血消肿、去腐生肌，主治湿热瘀阻所致的各类痔疮、肛裂，症见大便出血，或疼痛、有下坠感；亦用于肛周湿疹，为外用药。

9. D 本题考查当归苦参丸的主治。当归苦参丸活血化瘀、燥湿清热，主治湿热瘀阻所致的粉刺、酒皶，症见颜面、胸背粉刺疙瘩、皮肤红赤发热，或伴脓头、硬结，酒皶鼻、鼻赤。

10. A 本题考查紫草软膏的主治。紫草软膏化腐生肌、解毒止痛，主治热毒蕴结所致的溃疡，症见疮面疼痛、疮色鲜活、脓腐将尽。

11. E 本题考查当归苦参丸的注意事项。当归苦参丸的注意事项：①孕妇禁用。②脾胃虚寒者慎用。③服药期间，忌食辛辣、油腻及海鲜食物。④切忌用手挤压患处，特别是鼻唇周围。

12. C 本题考查紫草软膏的功能。紫草软膏为治疮疡剂之生肌敛疮剂，功能是化腐生肌、解毒止痛。

13. B 本题考查拔毒生肌散的主治。拔毒生肌散的功能是拔毒生肌，主治热毒内蕴所致的溃疡，症见疮面脓液稠厚、腐肉未脱、久不生肌。

14. A 本题考查乳癖消胶囊的主治。**乳癖消胶囊**软坚散结、活血消痈、清热解毒，主治痰热互结所致的乳癖、**乳痈**，症见乳房结节、数目不等、大小形态不一、质地柔软，或产后乳房结块、红热疼痛；乳腺增生、乳腺炎早期见上述证候者。

15. C 本题考查牛黄醒消丸的用法。牛黄醒消丸用黄酒或温开水送服。一次3g，一日1～2次。患在上部，临睡前服；患在下部，空腹时服。

16. C 本题考查当归苦参丸的功能。当归苦参丸为治疮疡剂之清热消痤剂，功能是活血化瘀、燥湿清热。

17. C 本题考查消风止痒颗粒的功能。消风止痒颗粒为治疹痒剂之祛风止痒剂，功能是清热除湿、消风止痒。

18. A 本题考查消银颗粒的主治。消银颗粒清热凉血、养血润肤、祛风止痒，主治血热风燥型白疕和血虚风燥型白疕，症见皮疹为点滴状、基底鲜红色、表面覆有银白色鳞屑，或皮疹表面覆有较厚的银白色鳞屑、较干燥、基底淡红色、瘙痒较甚。题干中患者所患属血热风燥型白疕。

19. E 本题考查消风止痒颗粒的主治。**消风止痒颗粒**清热除湿、消风止痒，主治**风湿热邪蕴阻肌肤**所致的**湿疮**、**风疹瘙痒**、**小儿瘾疹**，症见皮肤丘疹、水疱、抓痕、血痂，或见梭形或纺锤形水肿性风团、中央出现小水疱、瘙痒剧烈；湿疹、皮肤瘙痒症、丘疹性荨麻疹见上述证候者。

20. C 本题考查消银颗粒的主治。消银颗粒清热凉血、养血润肤、祛风止痒，主治血热风燥型白疕和血虚风燥型白疕，症见皮疹为点滴状、基底鲜红色、表面覆有银白色鳞屑，或皮疹表面覆有较厚的银白色鳞屑、较干燥、基底淡红色、瘙痒较甚。题干中患者所患属血虚风燥型白疕。

21. A 本题考查地榆槐角丸的功能。**地榆槐角丸**为治痔肿剂之清肠消痔剂，功能是**疏风凉血、泻热润燥**。

22. D 本题考查马应龙麝香痔疮膏的功能。马应龙麝香痔疮膏为治痔肿剂之清肠消痔剂，功能是清热燥湿、活血消肿、去腐生肌。

23. D 本题考查消银颗粒的注意事项。消银颗粒的注意事项：①孕妇禁用。②脾胃虚寒及肝功能异常者慎用。③服药期间，忌食辛辣、油腻食物及海鲜食物。消银颗粒主治血热风燥型白疕和血虚风燥型白疕，有养血润肤的作用，故阴虚血弱证不是禁忌。

24. D 本题考查地榆槐角丸的主治。地榆槐角丸疏风凉血、泻热润燥，主治脏腑实热、大肠火盛所致的肠风便血、痔疮肛瘘、湿热便秘、肛门肿痛。

25. A 本题考查马应龙麝香痔疮膏的主治。马应龙麝香痔疮膏清热燥湿、活血消肿、去腐生肌，主治湿热瘀阻所致的各类痔疮、肛裂，症见大便出血，或疼痛、有下坠感；亦用于肛周湿疹。

26. B 本题考查小金丸的主治。小金丸散结消肿、化瘀止痛，主治**痰气凝滞所致的瘰疬、瘿瘤、乳岩、乳癖**，症见肌肤或肌肤下肿块一处或数处、推之能动，或骨及骨关节肿大、皮色不变、肿硬作痛。

27. D 本题考查拔毒生肌散的注意事项。拔毒生肌散的注意事项：①孕妇禁用。②溃疡无脓者慎用。③溃疡过大、过深者不可久用。④皮肤过敏者慎用。⑤不可久用。⑥不可内服。⑦用药期间，忌食辛辣、海鲜、油腻及刺激性食物。拔毒生肌散只能外用，不能内服。

28. A 本题考查脉络宁口服液的功能和主治。脉络宁口服液的功能是清热养阴，活血祛瘀。主治阴虚内热、血脉瘀阻所致的脱疽，症见患肢红肿热痛、破溃、持续性静止痛，夜间为甚，兼见腰膝酸软、口干欲饮；血栓闭塞性脉管炎、动脉硬化性闭塞症见上述证候者。亦用于阴虚风动、瘀毒阻络之中风，症见半身不遂、口舌歪斜、偏身麻木、语言不利。脑栓塞、脑血栓形成见上述证候者。

29. E 本题考查金蝉止痒胶囊的主治。金蝉止痒胶囊清热解毒、燥湿止痒，主治湿热内蕴所引起的丘疹性荨麻疹，夏季皮炎皮肤瘙痒症状。

二、配伍选择题

[1～2] D、E 本组题考查相似中成药阳和解凝膏、牛黄醒消丸的主治鉴别。阳和解凝膏温阳化湿、消肿散结，主治脾肾阳虚、痰瘀互结所致的阴疽、瘰疬未溃、寒湿痹痛。牛黄醒消丸清热解毒、活血祛瘀、消肿止痛，主治热毒郁滞、痰瘀互结所致的痈疽发背、瘰疬流注、乳痈乳岩、无名肿毒。内消瘰疬丸、小金丸亦可治疗瘰疬。内消瘰疬丸化痰、软坚、散结，主治痰湿凝滞所致的瘰疬；小金丸散结消肿、化瘀止痛，主治痰气凝滞所致的瘰疬、瘿瘤、乳岩、乳癖。

[3～4] A、B 本组题考查主治相似中成药生肌玉红膏、乳癖消胶囊的主治鉴别。生肌玉红膏解毒、祛腐、生肌，主治热毒壅盛所致的疮疡及乳痈。乳癖消胶囊软坚散结、活血消痈、清热解毒，主治痰热互结所致的乳癖、乳痈。

[5～6] E、C 本组题考查如意金黄散的用法。如意金黄散外用。红肿、烦热、疼痛，用清茶调敷；漫肿无头，用醋或葱酒调敷；亦可用植物油或蜂蜜调敷。一日数次。

[7～8] B、A 本组题考查相似中成药小金丸、乳癖消胶囊的功能鉴别。小金丸的功能是散结消肿、化瘀止痛；乳癖消胶囊的功能是软坚散结、活血消

痛，清热解毒。二者均能散结消肿。

［9～10］D、C 本组题考查主治相似中成药地榆槐角丸、马应龙麝香痔疮膏的功能鉴别。地榆槐角丸疏风凉血、泻热润燥，主治脏腑实热、大肠火盛所致的肠风便血、痔疮肛瘘、湿热便秘、肛门肿痛。马应龙麝香痔疮膏清热燥湿、活血消肿、去腐生肌，主治湿热瘀阻所致的各类痔疮、肛裂，症见大便出血，或疼痛、有下坠感；亦用于肛周湿疹。二者均属清肠消痔剂，都能治疗痔疮。

三、综合分析选择题

1. C 本题考查京万红软膏的主治。京万红软膏活血解毒、消肿止痛、去腐生肌，主治轻度水、火烫伤，疮疡肿痛，创面溃烂。

2. B 本题考查京万红软膏的功能。京万红软膏为治烧伤剂之清解收敛剂，功能是活血解毒，消肿止痛，去腐生肌。

3. B 本题考查京万红软膏的注意事项。京万红软膏的注意事项：①孕妇慎用。②运动员慎用。③烧伤、烫伤感染者禁用。④若用药后出现皮肤过敏反应需及时停用。⑤不可内服。⑥不可久用。⑦用药期间，忌食辛辣、海鲜食物。

4. C 本题考查阳和解凝膏的主治。阳和解凝膏温阳化湿、消肿散结，主治脾肾阳虚、痰瘀互结所致的阴疽、瘰疬未溃、寒湿痹痛。

5. A 本题考查阳和解凝膏的功能。阳和解凝膏为治瘰核乳癖剂之散结消核剂，功能是温阳化湿，消肿散结。

6. E 本题考查阳和解凝膏的注意事项。阳和解凝膏的注意事项：①孕妇禁用。②运动员慎用。③疮疡阳证者慎用。④不可久用。⑤不可内服。⑥用药后出现皮肤过敏反应者，需及时停用。⑦用药期间，忌食辛辣、油腻食物，以及海鲜等发物。

7. A 本题考查内消瘰疬丸的主治。内消瘰疬丸化痰、软坚、散结，主治痰湿凝滞所致的瘰疬，症见皮下结块、不热不痛。

8. C 本题考查内消瘰疬丸的功能。内消瘰疬丸为治瘰核乳癖剂之散结消核剂，功能是化痰，软坚，散结。

9. B 本题考查小金丸的主治。小金丸散结消肿、化瘀止痛，主治痰气凝滞所致的瘰疬、瘿瘤、乳岩、乳癖，症见肌肤或肌肤下肿块一处或数处、推之能动，或骨及骨关节肿大、皮色不变、肿硬作痛。

10. B 本题考查小金丸的注意事项。小金丸的注意事项：①孕妇禁用。②脾胃虚弱者、过敏体质者慎

用。③运动员慎用。④肝、肾功能不全者慎用。

四、多项选择题

1. ABCDE 本题考查地榆槐角丸的药物组成。地榆槐角丸的药物组成为地榆炭、蜜槐角、炒槐花、黄芩、大黄、当归、地黄、赤芍、红花、防风、荆芥穗、麸炒枳壳。

2. ADE 本题考查相似中成药连翘败毒丸、牛黄醒消丸、如意金黄散的功能。连翘败毒丸的功能是清热解毒，消肿止痛。牛黄醒消丸的功能是清热解毒，活血祛瘀，消肿止痛。如意金黄散的功能是清热解毒，消肿止痛。而生肌玉红膏的功能是解毒，祛腐，生肌；拔毒生肌散的功能是拔毒生肌。

3. ABCDE 本题考查马应龙麝香痔疮膏的注意事项。马应龙麝香痔疮膏的注意事项：①孕妇禁用。②不可内服。③用药后如出现皮肤过敏反应或月经不调者，需及时停用。④用药期间，忌食辛辣、海鲜、油腻及刺激性食物。

4. ABCDE 本题考查的地榆槐角丸的主治。地榆槐角丸疏风凉血、泻热润燥，主治脏腑实热、大肠火盛所致的肠风便血、痔疮肛瘘、湿热便秘、肛门肿痛。

5. CDE 本题考查牛黄醒消丸的注意事项。牛黄醒消丸的注意事项：①孕妇禁用。②运动员慎用。③疮疡阴证者、脾胃虚弱者、身体虚弱者慎用。④用药期间，忌食辛辣、海鲜、油腻及刺激性食物。⑤不宜长期使用。⑥若用药后出现皮肤过敏反应，应及时停用。

6. ABCDE 本题考查外科常用中成药中的外用药。外科常用中成药中，拔毒生肌散、紫草软膏、生肌玉红膏、如意金黄散、阳和解凝膏均不可内服，只能外用。此外，京万红软膏、马应龙麝香痔疮膏也是外用中成药。

7. ABD 本题考查如意金黄散的主治。如意金黄散清热解毒、消肿止痛，主治热毒瘀滞肌肤所致的疮疡肿痛、丹毒流注，症见肌肤红、肿、热、痛，亦可用于跌打损伤。

8. ACD 本题考查京万红软膏的主治。京万红软膏活血解毒、消肿止痛、去腐生肌，主治轻度水、火烫伤，疮疡肿痛，创面溃烂。

9. AC 本题考查如意金黄散的功能。如意金黄散为治疮疡剂之解毒消肿剂，功能是清热解毒，消肿止痛。

10. CDE 本题考查牛黄醒消丸的方义简释。牛黄醒消丸组方中，麝香活血散瘀、消肿止痛，治瘰疬

肿；制乳香活血止痛、消肿生肌；制没药活血散瘀、消肿止痛。三药相合，善活血散瘀、消肿止痛，治疮痈、瘰疬，故为臣药。君药是牛黄，佐药是雄黄。

第二十四章　妇科常用中成药

一、最佳选择题

1. E　本题考查妇炎平胶囊的主治和用法。**妇炎平胶囊**清热解毒、燥湿止带、杀虫止痒，主治**湿热下注**所致的带下病、阴痒，症见**带下量多、色黄味臭、阴部瘙痒**；滴虫、霉菌、细菌引起的阴道炎、外阴炎见上述证候者。妇炎平胶囊外用。睡前洗净阴部，置胶囊于阴道内，一次2粒，一日1次。

2. B　本题考查妇科十味片的功能。妇科十味片补虚与疏调并施，功能是养血舒肝、调经止痛。主治血虚肝郁所致的月经不调、痛经、月经前后诸证。

3. E　本题考查益母草颗粒的注意事项。益母草颗粒孕妇禁用，月经量多者慎用，气血不足、肝肾亏虚所致月经不调者不宜单用，不宜过量服用。

4. A　本题考查乌鸡白凤丸的功能。乌鸡白凤丸主补虚，兼行敛，功能是补气养血、调经止带。

5. E　本题考查大黄䗪虫丸的方义简释。大黄䗪虫丸组方中的君药是熟大黄、炒土鳖虫。熟大黄既善攻积导滞，又善逐瘀通经、破癥消积，推陈致新；炒土鳖虫善破血逐瘀、消癥散结。二药相须为用，破血逐瘀、通经消癥力强，故为君药。臣药是制水蛭、炒虻虫、制蛴螬、煅干漆、桃仁，佐药是地黄、白芍、黄芩、炒苦杏仁，使药是甘草。

6. E　本题考查生化丸的主治。**生化丸**甘补温通，功能养血祛瘀、温经止痛，主治**产后受寒、寒凝血瘀**所致的产后病，症见**恶露不行或行而不畅**、夹有血块、**小腹冷痛**。

7. D　本题考查宫血宁胶囊的主治。宫血宁胶囊凉血止血、清热除湿、化瘀止痛，主治崩漏下血、月经过多，产后或流产后宫缩不良出血及子宫功能性出血属血热妄行者，以及慢性盆腔炎之湿热瘀结所致的少腹痛、腰骶痛、带下增多。

8. E　本题考查宫血宁胶囊的注意事项。宫血宁胶囊孕妇忌服。脾虚、肾虚、血瘀出血，以及妊娠期出血者不宜使用。暴崩者慎用。胃肠道疾病、脾胃虚寒者慎用。服药期间，忌肥甘厚味、辛辣食物。宫血宁胶囊主治慢性盆腔炎之湿热瘀结所致的少腹痛、腰骶痛、带下增多。

9. D　本题考查坤宝丸的主治。坤宝丸滋补肝肾、养血安神，主治肝肾阴虚所致的绝经前后诸证，症见烘热汗出、心烦易怒、少寐健忘、头晕耳鸣、口渴咽干、四肢酸楚；更年期综合征见上述证候者。

10. B　本题考查产复康颗粒的功能。产复康颗粒补虚兼通利，功能是补气养血、祛瘀生新。

11. D　本题考查安坤颗粒的方义简释。安坤颗粒组方中，墨旱莲滋补肝肾之阴，凉血止血；牡丹皮清热凉血，活血祛瘀。二药相合，既滋阴清热，又活血止血，为君药。益母草、栀子、当归、白芍、女贞子是臣药；白术、茯苓是佐药。

12. C　本题考查艾附暖宫丸的方义简释。**艾附暖宫丸**组方中，**当归**善补血活血、调经止痛；**醋香附**辛香行散，微苦略降，微甘能和，性平不偏，善疏肝理气、调经止痛。二药相合，主补血活血、理气止痛，兼散寒邪，恰中血虚气滞有寒之病机，故为**君药**。臣药是地黄、酒炒白芍、川芎、炙黄芪；佐药是艾叶炭、制吴茱萸、肉桂、续断。

13. B　本题考查少腹逐瘀丸的主治。**少腹逐瘀丸**温经活血、散寒止痛，主治**寒凝血瘀**所致的月经后期、痛经、产后腹痛，症见**行经后错、经行小腹冷痛**、经血紫黯、**有血块**、产后小腹疼痛喜热拒按。

14. E　本题考查艾附暖宫丸的注意事项。艾附暖宫丸孕妇禁用。热证、实热证者不宜使用。服药期间，忌食生冷食物。而艾附暖宫丸主治血虚气滞、下焦虚寒所致的月经不调、痛经。

15. D　本题考查大黄䗪虫丸的主治。大黄䗪虫丸活血破瘀、通经消癥，主治瘀血内停所致的癥瘕、闭经，症见腹部肿块、肌肤甲错、面色黯黑、潮热羸瘦、经闭不行。

16. C　本题考查千金止带丸的主治。千金止带丸健脾补肾、调经止带，主治脾肾两虚所致的月经不调、带下病，症见月经先后不定期、量多或淋漓不净、色淡无块，或带下量多、色白清稀、神疲乏力、腰膝酸软。

17. A　本题考查白带丸的药物组成。**白带丸**的药物组成为**黄柏（酒炒）**、椿皮、当归、白芍、醋香附。

18. C 本题考查白带丸的方义简释。白带丸组方中，白芍甘补酸敛，苦微寒兼清泄，善养血柔肝、调经止痛。方中酒黄柏善除下焦湿热而燥湿止带，当归善补血活血，醋香附善疏肝理气、调经止痛。

19. C 本题考查消糜栓的功能和主治。消糜栓的功能是清热解毒，燥湿杀虫，祛腐生肌。主治湿热下注所致的带下病，症见带下量多、色黄、质稠、腥臭、阴部瘙痒；滴虫性阴道炎、霉菌性阴道炎、非特异性阴道炎、宫颈糜烂见上述证候者。

20. A 本题考查保妇康栓的功能。保妇康栓行散兼清泄，功能是行气破瘀，生肌止痛。

21. E 本题考查妇炎平胶囊的注意事项。妇炎平胶囊孕妇慎用。月经期至经净 3 天内停用。切忌内服。

22. B 本题考查下乳涌泉散的主治。下乳涌泉散疏肝养血、通乳，主治肝郁气滞所致的产后乳汁过少，症见产后乳汁不行、乳房胀硬作痛、胸闷胁胀。

23. B 本题考查通乳颗粒的注意事项。通乳颗粒孕妇禁用。产后缺乳属肝郁气滞证者慎用。服药期间，忌食生冷及辛辣食物。恶露过多者不宜服用。对本品过敏者禁用。过敏体质者慎用。而通乳颗粒主治产后气血亏损，乳少，无乳，乳汁不通。

24. D 本题考查七制香附丸的功能。七制香附丸行散兼补虚，功能是舒肝理气，养血调经。主治气滞血虚所致的痛经、月经量少、闭经。

25. C 本题考查白带丸的方义简释。白带丸组方中，椿皮苦燥寒清，涩能收敛，既清热燥湿，又收涩止带，为君药。酒黄柏为臣药，当归、白芍、醋香附为佐药。

26. C 本题考查通乳颗粒的功能。通乳颗粒补虚与通散并施，功能是益气养血、通络下乳。

27. D 本题考查益母草颗粒的主治。益母草颗粒活血调经，主治血瘀所致的月经不调、产后恶露不绝，症见经水量少、淋漓不净，产后出血时间过长；产后子宫复旧不全见上述证候者。

28. B 本题考查大黄䗪虫丸的方义简释。大黄䗪虫丸组方中，熟大黄苦寒沉降，清泄通利，走而不守，既善攻积导滞，又善逐瘀通经、破癥消积，推陈致新，为君药。

29. C 本题考查更年安片的主治。更年安片滋阴清热、除烦安神，主治肾阴虚所致的绝经前后诸证，症见烘热汗出、眩晕耳鸣、手足心热、烦躁不安；更年期综合征见上述证候者。

30. A 本题考查桂枝茯苓胶囊的方义简释。桂枝茯苓胶囊组方中，桂枝辛散温通，甘温助阳，善温经通脉、行散瘀滞，为君药。

31. D 本题考查桂枝茯苓胶囊的方义简释。**桂枝茯苓胶囊**组方中，牡丹皮活血行瘀、凉血清热；白芍养血调经、敛阴止汗、柔肝止痛、平抑肝阳。二药相合，既活血化瘀、养血柔肝以消癥，以助君臣药之力；又凉血，与君臣药相合，活血消癥而不动血，凉血而不留瘀。茯苓健脾益气利湿，以利行消癥肿。故此三药，共为佐药。**桂枝为君药；桃仁为臣药。**

32. A 本题考查安坤颗粒的主治。**安坤颗粒滋阴清热、养血调经**，主治阴虚血热所致的**月经先期、月经量多、经期延长**，症见月经期提前、经量较多、行经天数延长、经色红质稀、**腰膝酸软、五心烦热**；放节育环后出血见上述证候者。固经丸亦主治阴虚血热所致的月经先期，但症见经血量多、色紫黑。

33. A 本题考查产复康颗粒的主治。产复康颗粒补气养血、祛瘀生新，主治气虚血瘀所致的产后恶露不绝，症见产后出血过多、淋漓不断、神疲乏力、腰腿酸软。

34. A 本题考查坤宁口服液的功能和主治。**坤宁口服液**为固崩止血剂，功能是**活血行气，止血调经**。主治气滞血瘀所致的**妇女月经过多、经期延长**。

35. E 本题考查宫瘤清胶囊的功能和主治。宫瘤清胶囊的功能是活血逐瘀，消癥破积。主治瘀血内停所致的妇女癥瘕，症见小腹胀痛、经色紫暗有块、经行不爽；子宫肌瘤见上述证候者。

二、配伍选择题

[1～2] D、C 本组题考查相似中成药血府逐瘀丸、少腹逐瘀丸的功能鉴别。血府逐瘀丸和少腹逐瘀丸均有活血祛瘀之功。血府逐瘀丸为内科活血行气剂，功能是活血祛瘀、行气止痛；**少腹逐瘀丸**为妇科温经活血调经剂，功能是**温经活血**、散寒止痛。

[3～5] B、C、E 本组题考查相似中成药女金丸、八珍益母丸、乌鸡白凤丸的主治鉴别。①女金丸益气养血、理气活血、止痛，主治气血两虚、气滞血瘀所致的月经不调，症见月经提前、月经错后、月经量多、神疲乏力、经水淋漓不净、行经腹痛。②八珍益母丸益气养血、活血调经，主治气血两虚兼有血瘀所致的月经不调，症见月经周期错后、行经量少、淋漓不净、精神不振、肢体乏力。③**乌鸡白凤丸补气养血、调经止带，主治气血两虚，身体瘦弱，腰膝酸软，月经不调，崩漏带下。**

[6~7] **D、E** 本组题考查相似中成药坤宝丸、安坤颗粒的功能鉴别。坤宝丸为安坤除烦剂，功能是滋补肝肾、养血安神；安坤颗粒为补虚扶正调经剂，功能是滋阴清热、养血调经。

[8~9] **A、D** 本组题考查相似中成药妇科十味片、七制香附丸的主治鉴别。妇科十味片养血舒肝、调经止痛，主治血虚肝郁所致的月经不调、痛经、月经前后诸证，症见行经后错，经水量少、有血块，行经小腹疼痛，血块排出痛减，经前双乳胀痛、烦躁，食欲不振。七制香附丸舒肝理气、养血调经，主治气滞血虚所致的痛经、月经量少、闭经，症见胸胁胀痛、经行量少、行经小腹胀痛、经前双乳胀痛、经水数月不行。

[10~11] **B、D** 本组题考查相似中成药安坤颗粒、固经丸的主治鉴别。安坤颗粒滋阴清热、养血调经，主治阴虚血热所致的月经先期、月经量多、经期延长，症见月经期提前、经量较多、行经天数延长、经色红质稀、腰膝酸软、五心烦热；放节育环后出血见上述证候者。固经丸滋阴清热、固经止带，主治阴虚血热所致的月经先期，症见经血量多、色紫黑；以及赤白带下。

[12~13] **D、E** 本组题考查相似中成药益母草颗粒、八珍益母丸的功能鉴别。益母草颗粒和八珍益母丸均有活血调经之功。益母草颗粒功专活血调经；八珍益母丸的功能是益气养血，活血调经。

[14~16] **B、E、C** 本组题考查相似中成药妇科千金片、宫血宁胶囊、白带丸的功能鉴别。妇科千金片、宫血宁胶囊和白带丸均有清热除湿之功。妇科千金片的功能是清热除湿，益气化瘀；宫血宁胶囊的功能是凉血止血，清热除湿，化瘀止痛；白带丸的功能是清热，除湿，止带。

[17~19] **B、C、D** 本组题考查相似中成药七制香附丸、逍遥颗粒、妇科十味片的功能鉴别。七制香附丸、逍遥颗粒和妇科十味片均有养血调经之功。七制香附丸的功能是舒肝理气，养血调经；逍遥颗粒的功能是疏肝健脾，养血调经；妇科十味片的功能是养血舒肝，调经止痛。

[20~22] **A、D、E** 本组题考查相似中成药妇炎平胶囊、花红颗粒、消糜栓的功能鉴别。妇炎平胶囊、花红颗粒和消糜栓均有清热解毒、燥湿之功。妇炎平胶囊的功能是清热解毒，燥湿止带，杀虫止痒；花红颗粒的功能是清热解毒，燥湿止带，祛瘀止痛；消糜栓的功能是清热解毒，燥湿杀虫，祛腐生肌。

[23~24] **C、E** 本组题考查相似中成药妇科千金片、花红颗粒的主治鉴别。妇科千金片清热除湿、益气化瘀，主治湿热瘀阻所致的带下病、腹痛，症见带下量多、色黄质稠、臭秽、小腹疼痛、腰骶酸痛、神疲乏力；慢性盆腔炎、子宫内膜炎、慢性宫颈炎见有上述证候者。花红颗粒清热解毒、燥湿止带、祛瘀止痛，主治湿热瘀滞所致的带下病、月经不调，症见带下量多、色黄质稠、小腹隐痛、腰骶酸痛、经行腹痛；慢性盆腔炎、附件炎、子宫内膜炎见上述证候者。

[25~26] **B、C** 本组题考查相似中成药下乳涌泉散、通乳颗粒的主治鉴别。下乳涌泉散和通乳颗粒均可治疗妇人产后乳少。下乳涌泉散疏肝养血、通乳，主治肝郁气滞所致的乳汁过少，症见产后乳汁不行、乳房胀硬作痛、胸闷胁胀；通乳颗粒益气养血，通络下乳，主治产后气血亏损，乳少，无乳，乳汁不通。

[27~28] **A、B** 本组题考查相似中成药坤宝丸、更年安片的主治鉴别。坤宝丸与更年安片均可治疗更年期综合征。坤宝丸滋补肝肾、养血安神，主治肝肾阴虚所致的绝经前后诸证，症见烘热汗出、心烦易怒、少寐健忘、头晕耳鸣、口渴咽干、四肢酸楚。更年安片滋阴清热、除烦安神，主治肾阴虚所致的绝经前后诸证，症见烘热出汗、眩晕耳鸣、手足心热、烦躁不安。

三、综合分析选择题

1. D 本题考查固经丸的主治。固经丸滋阴清热、固经止带，主治阴虚血热，月经先期，经血量多、色紫黑，赤白带下。安坤颗粒亦主治阴虚血热所致的月经先期，但症见月经期提前、经量较多、行经天数延长、经色红质稀等。

2. E 本题考查固经丸的药物组成。固经丸的药物组成有醋龟甲、炒白芍、盐关黄柏、酒黄芩、麸炒椿皮、醋香附。

3. D 本题考查固经丸的功能。固经丸为固崩止血剂，功能是滋阴清热、固经止带。

4. D 本题考查固经丸的方义简释。固经丸组方中，醋龟甲滋阴退热、凉血止血；炒白芍养血敛阴、柔肝止痛；酒黄芩清热泻火、凉血止血。三药相合，善滋阴养血、凉血止血，故为君药。盐关黄柏为臣药；炒椿皮、醋香附为佐药。

5. C 本题考查千金止带丸的主治。千金止带丸健脾补肾、调经止带，主治脾肾两虚所致的月经不调、带下病，症见月经先后不定期、量多或淋漓不净、色淡无块，或带下量多、色白清稀、神疲乏力、腰膝酸软。

6. C 本题考查千金止带丸的功能。千金止带丸主补涩，兼行散，标本同治，功能是健脾补肾、调经止带。

7. A 本题考查白带丸的主治。**白带丸**清热、除湿、止带，主治**湿热下注**所致的带下病，症见**带下量多、色黄、有味**。

8. D 本题考查桂附地黄丸的主治。桂附地黄丸温补肾阳，主治肾阳不足、腰膝酸冷、肢体浮肿、小便不利或反多、痰饮喘咳、消渴。题干所述症状为肾阳不足所致。济生肾气丸主治肾阳不足、水湿内停所致的肾虚水肿、腰膝酸重、小便不利、痰饮咳喘。

9. A 本题考查生化丸的药物组成。生化丸的药物组成是当归、川芎、桃仁、干姜（炒炭）、甘草。

10. A 本题考查生化丸的方义简释。**生化丸**组方中，当归甘温补润，辛温行散，善补血活血、**祛瘀生新、调经止痛，故为君药**。臣药是川芎、桃仁，佐药是干姜（炒炭），使药是甘草。

11. A 本题考查生化丸的功能。生化丸的功能是养血祛瘀。主治产后受寒、寒凝血瘀所致的产后病，症见恶露不行或行而不畅、夹有血块、小腹冷痛。产后多血虚，故其证属血虚受寒、寒凝血瘀，应重在养血祛瘀，兼以温经散寒止痛。

12. E 本题考查生化丸的方义简释。生化丸组方中，干姜炒炭即为炮姜，其苦涩温敛，微辛兼散，善温经散寒止痛，为佐药。

四、多项选择题

1. ABCDE 本题考查大黄䗪虫丸的药物组成。大黄䗪虫丸的药物组成有熟大黄、土鳖虫（炒）、水蛭（制）、虻虫（去翅足，炒）、蛴螬（炒）、干漆（煅）、桃仁、地黄、白芍、黄芩、炒苦杏仁、甘草。

2. ABCD 本题考查少腹逐瘀丸的注意事项。少腹逐瘀丸孕妇忌服。湿热或阴虚有热者慎用。治产后腹痛，应排除胚胎或胎盘组织残留。服药后若腹痛不减轻，应请医生诊治。服药期间，忌食寒凉食物。

3. ABCDE 本题考查安坤颗粒的药物组成。安坤颗粒的药物组成是墨旱莲、牡丹皮、益母草、栀子、当归、白芍、女贞子、白术、茯苓。

4. ABE 本题考查女金丸的功能。女金丸主温补行散，兼涩敛清泄，功能是益气养血、理气活血、止痛。

5. ABCDE 本题考查桂枝茯苓胶囊的主治。**桂枝茯苓胶囊**活血、化瘀、消癥，主治**妇人瘀血阻络**所致的**癥块、经闭、痛经、产后恶露不尽**；子宫肌瘤、慢性盆腔炎包块、痛经、子宫内膜异位症、卵巢囊肿见上述证候者。女性乳腺囊性增生病属**瘀血阻络证**，症见**乳房疼痛、乳房肿块**、胸胁胀闷。前列腺增生属**瘀阻膀胱证**，症见**小便不爽、尿细如线或点滴而下**、小腹胀痛者。

6. BD 本题考查桂枝茯苓胶囊的注意事项。桂枝茯苓胶囊孕妇忌用，月经期停服。

7. ABCDE 本题考查妇科常用中成药中的孕妇禁用药。孕妇禁用的妇科常用中成药除选项中的大黄䗪虫丸、益母草颗粒、七制香附丸、八珍益母丸、艾附暖宫丸外，还有更年安片、坤宝丸、花红颗粒、保妇康栓、通乳颗粒等。而少腹逐瘀丸、宫血宁胶囊为、桂枝茯苓胶囊为孕妇忌用。消糜栓为妊娠期忌用。

8. ABC 本题考查桂枝茯苓胶囊的药物组成。桂枝茯苓胶囊的药物组成为桂枝、桃仁、牡丹皮、白芍、茯苓。

9. ABCDE 本题考查宫血宁胶囊的功能。**宫血宁胶囊**为固崩止血剂，功能是**凉血止血**，清热除湿、**化瘀止痛**。

第二十五章 儿科常用中成药

一、最佳选择题

1. C 本题考查肥儿丸的注意事项。肥儿丸脾虚气弱者慎用；一般服药不超过3日，注意饮食卫生。

2. B 本题考查小儿消积止咳口服液的功能。小儿消积止咳口服液为止咳喘剂之清宣降气化痰剂，功能是**清热肃肺**、**消积止咳**。

3. C 本题考查解肌宁嗽丸的主治。解肌宁嗽丸解表宣肺、止咳化痰，主治外感风寒、痰浊阻肺所致的小儿感冒发热、咳嗽痰多。

4. A 本题考查小儿咽扁颗粒的主治。小儿咽扁颗粒清热利咽、解毒止痛，主治小儿肺卫热盛所致的喉痹、乳蛾，症见咽喉肿痛、咳嗽痰盛、口舌糜烂；急性咽炎、急性扁桃体炎见上述证候者。

5. C 本题考查小儿宝泰康颗粒的功能。小儿宝泰康颗粒为解表剂之疏散风热剂，功能是解表清热，止咳化痰。主治小儿风热外感，症见发热、流涕、咳嗽、脉浮。

6. A 本题考查小儿化毒散的主治。小儿化毒散清热解毒、活血消肿，主治热毒内蕴、毒邪未尽所致的口疮肿痛、疮疡溃烂、烦躁口渴、大便秘结。

7. D 本题考查儿童清肺丸的功能。**儿童清肺丸**为止咳喘剂之清宣降气化痰剂，功能是**清肺，解表，化痰，止嗽**。主治小儿风寒外束、肺经痰热所致的面赤身热、咳嗽气促、痰多黏稠、咽痛声哑。

8. C 本题考查小儿化毒散的功能和用法。**小儿化毒散**为清热剂之清热解毒消肿剂，功能是**清热解毒，活血消肿**。用法用量：①散剂：口服，一次0.6g，一日1~2次，3岁以内小儿酌减；外用，敷于患处。②胶囊剂：口服，一次2粒，一日1~2次，3岁以内小儿酌减；外用，去囊壳敷于患处。

9. C 本题考查止泻灵颗粒的功能。止泻灵颗粒为止泻剂之健脾止泻剂，功能是健脾益气、渗湿止泻。

10. A 本题考查小儿泻速停颗粒的主治。小儿泻速停颗粒清热利湿、健脾止泻、缓急止痛，主治小儿湿热蕴结大肠所致的泄泻，症见大便稀薄如水样、腹痛、纳差；小儿秋季腹泻及迁延性、慢性腹泻见上述证候者。

11. D 本题考查一捻金的注意事项。**一捻金**脾胃虚弱，内无痰食积滞者慎用。服药期间，不宜过食生冷、肥腻食物。**含有朱砂，不宜久用**。肝肾功能不全者慎用。一捻金主治脾胃不和、痰食阻滞所致的积滞。

12. B 本题考查肥儿丸的功能。肥儿丸为消导剂之健脾消食剂，功能是健胃消积、驱虫。

13. B 本题考查龙牡壮骨颗粒的功能。龙牡壮骨颗粒为补虚剂之益气养阴剂，功能是强筋壮骨、和胃健脾。

14. E 本题考查健儿消食口服液的功能。健儿消食口服液为消导剂之健脾消食剂，功能是健脾益胃，理气消食。

15. B 本题考查鹭鸶咳丸的主治。**鹭鸶咳丸**宣肺、化痰、止咳，主治**痰浊阻肺所致的顿咳、咳嗽**，症见咳嗽阵作、痰鸣气促、咽干声哑；百日咳见上述证候者。

16. D 本题考查儿童清肺丸的主治。儿童清肺丸清肺、解表、化痰、止嗽，主治小儿风寒外束、肺经

痰热所致的面赤身热、咳嗽气促、痰多黏稠、咽痛声哑。

17. A 本题考查清宣止咳颗粒的功能。清宣止咳颗粒为止咳喘剂之清宣降气化痰剂，功能是疏风清热、宣肺止咳。

18. B 本题考查小儿化毒散的注意事项。小儿化毒散的注意事项：①肺胃阴虚所致的喉痹，以及阴虚火旺、虚火上炎所致的口疮慎用。②脾胃虚弱、体弱者慎用。③因其含有雄黄，故不宜过量服用或久用。④服药期间，饮食宜清淡，忌食辛辣、油腻食物。⑤腹泻患儿忌服。⑥绞窄性肠梗阻患者忌服。

19. C 本题考查清宣止咳颗粒的主治。清宣止咳颗粒疏风清热、宣肺止咳，主治小儿外感风热所致的咳嗽，症见咳嗽、咯痰、发热或鼻塞、流涕、微恶风寒、咽红或痛、苔薄黄等。

20. E 本题考查小儿消积止咳口服液的主治。小儿消积止咳口服液清热肃肺、消积止咳，主治小儿饮食积滞、痰热蕴肺所致的咳嗽、夜间加重、喉间痰鸣、腹胀、口臭。

21. C 本题考查鹭鸶咳丸的注意事项。**鹭鸶咳丸**的注意事项：①体虚久咳者慎用。②服药期间，饮食宜清淡，忌食辛辣等刺激性食物。③服药后病情未见好转，出现惊厥、窒息者，应及时采取相应急救措施。④**含有细辛，不宜长期过量服用**。⑤百日咳患儿应及时隔离治疗。⑥运动员慎用。

22. B 本题考查小儿消积止咳口服液的注意事项。小儿消积止咳口服液的注意事项：①体质虚弱、肺气不足、肺虚久咳、大便溏薄者慎用。②3个月以下婴儿不宜服用。③服药期间，饮食宜清淡，忌食生冷、辛辣、油腻食物。

23. C 本题考查牛黄抱龙丸的方义简释。牛黄抱龙丸组方中，牛黄善清热解毒、清心豁痰、息风止痉定惊；胆南星善清热化痰定惊。二药相合，善清热定惊、祛痰止痉，故为君药。天竺黄、琥珀、朱砂、茯苓、人工麝香为臣药，全蝎、炒僵蚕、雄黄为佐使药。

24. A 本题考查小儿扶脾颗粒的功能、主治。**小儿扶脾颗粒**为补虚剂之补气健脾剂，功能是**健脾胃、助消化**，主治小儿脾胃气虚，消化不良，体质消瘦。

二、配伍选择题

[1~4] E、D、A、B 本组题考查相似中成药解肌宁嗽丸、小儿化毒散、小儿咽扁颗粒、儿感清口服液的功能鉴别。①解肌宁嗽丸的功能是解表宣肺，

止咳化痰。②小儿化毒散的功能是清热解毒，活血消肿。③小儿咽扁颗粒的功能是清热利咽，解毒止痛。④儿感清口服液的功能是解表清热，宣肺化痰。

[5～7]　A、E、D　本组题考查相似中成药小儿热速清口服液、儿感清口服液、小儿化毒散的主治鉴别。①小儿热速清口服液清热解毒、泻火利咽，主治小儿外感风热所致的感冒，症见高热、头痛、咽喉肿痛、鼻塞流涕、咳嗽、大便干结。②儿感清口服液解表清热、宣肺化痰，主治小儿外感风寒、肺胃蕴热证，症见发热恶寒、鼻塞流涕、咳嗽有痰、咽喉肿痛、口渴。③小儿化毒散清热解毒、活血消肿，主治热毒内蕴、毒邪未尽所致的口疮肿痛、疮疡溃烂、烦躁口渴、大便秘结。而主治小儿外感风寒、痰浊阻肺所致的感冒的中成药是解肌宁嗽丸；主治小儿肺卫热盛所致的咽喉肿痛的中成药是小儿咽扁颗粒。

[8～11]　C、B、E、D　本组题考查相似中成药一捻金、小儿消食片、健儿消食口服液、健脾康儿片的主治鉴别。上述中成药均有消食功能，可治疗小儿食积停滞。①一捻金能消食导滞、祛痰通便，主治脾胃不和、痰食阻滞所致的积滞，症见停食停乳、腹胀便秘、痰盛喘咳。②小儿消食片能消食化滞、健脾和胃，主治食滞肠胃所致的积滞，症见食少、便秘、脘腹胀满、面黄肌瘦。③健儿消食口服液能健脾益胃、理气消食。主治小儿饮食不节损伤脾胃引起的纳呆食少，脘胀腹满，手足心热，自汗乏力，大便不调，以至厌食、恶食。④健脾康儿片能健脾养胃、消食止泻，主治脾胃气虚所致的腹胀便溏、面黄肌瘦、食少倦怠、小便短少。

[12～15]　D、B、A、C　本组题考查相似中成药健脾康儿片、保和丸、小儿消食片、一捻金的功能鉴别。①健脾康儿片为儿科健脾止泻剂，功能是健脾养胃、消食止泻。②保和丸：为内科消导剂，功能是消食、导滞、和胃。③小儿消食片为儿科消食导滞剂，功能是消食化滞、健脾和胃。④一捻金为儿科消食导滞剂，功能是消食导滞、祛痰通便。

[16～19]　E、A、C、D　本组题考查相似中成药儿童清肺丸、清宣止咳颗粒、鹭鸶咯丸、小儿消积止咳口服液的主治鉴别。①儿童清肺丸清肺、解表、化痰、止嗽，主治小儿风寒外束、肺经痰热所致的面赤身热、咳嗽气促、痰多黏稠、咽痛声哑。②清宣止咳颗粒疏风清热、宣肺止咳，主治小儿外感风热所致的咳嗽，症见咳嗽、咯痰、发热或鼻塞、流涕、微恶风寒、咽红或痛、苔薄黄等。③鹭鸶咯丸宣肺、化痰、止咳，主治痰浊阻肺所致的顿咳、咳嗽，症见咳

嗽阵作、痰鸣气促、咽干声哑；百日咳见上述证候者。④小儿消积止咳口服液清热肃肺、消积止咳，主治小儿饮食积滞、痰热蕴肺所致的咳嗽、夜间加重、喉间痰鸣、腹胀、口臭。

[20～22]　A、C、B　本组题考查相似中成药肥儿丸、止泻灵颗粒、小儿泻速停颗粒的主治鉴别。①肥儿丸健胃消积、驱虫，主治**小儿消化不良，虫积腹痛**，面黄肌瘦，食少腹胀，泄泻。②止泻灵颗粒健脾益气、渗湿止泻，主治**脾胃虚弱所致的泄泻**、大便溏泄、饮食减少、腹胀、倦怠懒言；慢性肠炎、小儿腹泻病见上述证候者。③**小儿泻速停颗粒**清热利湿、健脾止泻、缓急止痛，主治**小儿湿热蕴结大肠所致的泄泻**，症见大便稀薄如水样、腹痛、纳差；小儿秋季腹泻及迁延性、慢性腹泻见上述证候者。

[23～24]　C、A　本组题考查相似中成药琥珀抱龙丸、牛黄抱龙丸的功能鉴别。琥珀抱龙丸与牛黄抱龙丸均为镇惊息风剂之治急惊剂。琥珀抱龙丸的功能是清热化痰，镇静安神；牛黄抱龙丸的功能是清热镇惊，祛风化痰。

[25～26]　E、B　本组题考查相似中成药琥珀抱龙丸、牛黄抱龙丸的主治鉴别。琥珀抱龙丸与牛黄抱龙丸都是镇惊息风剂，主要用于急惊风的治疗。**琥珀抱龙丸**清热化痰、镇静安神，主治饮食内伤所致的**痰食型急惊风**，症见发热抽搐、烦躁不安、痰喘气急、惊痫不安。牛黄抱龙丸清热镇惊、祛风化痰，主治小儿风痰壅盛所致的惊风，症见高热神昏、惊风抽搐。

三、综合分析选择题

1. A　本题考查小儿热速清口服液的主治。小儿热速清口服液清热解毒、泻火利咽，主治小儿外感风热所致的感冒，症见高热、头痛、咽喉肿痛、鼻塞流涕、咳嗽、大便干结。

2. C　本题考查小儿热速清口服液的功能。小儿热速清口服液为儿科常用中成药之解表剂，功能是清热解毒，泻火利咽。

3. C　本题考查小儿热速清口服液的注意事项。小儿热速清口服液的注意事项：①风寒感冒者忌用。②大便次数多者忌用。③对本品过敏者禁用。④过敏体质者慎用。⑤服药期间，忌食生冷、油腻、辛辣食物。⑤不宜在服药期间同时服用滋补性中药。

4. D　本题考查小儿化食丸的主治。小儿化食丸消食化滞、泻火通便，主治食滞化热所致的积滞，症见厌食、烦躁、恶心呕吐、口渴、脘腹胀满、大便干燥。

5. C　本题考查小儿化食丸的功能。小儿化食丸为消导剂之消食导滞剂，功能是消食化滞、泻火通便。

6. B　本题考查小儿化食丸的用法用量和注意事项。小儿化食丸的用法用量：丸剂，1岁以内，一次1丸，1岁以上，一次2丸，一日2次。注意事项：脾虚食积者慎用；服药期间，不宜过食生冷、辛辣、油腻食物；中病即止，不宜长期服用。

7. B　本题考查小儿咳喘灵颗粒的主治。小儿咳喘灵颗粒宣肺清热、止咳、祛痰、平喘，主治小儿外感风热所致的感冒、咳喘，症见发热、恶风、微有汗出、咳嗽咯痰、咳喘气促；上呼吸道感染、支气管炎、肺炎见上述证候者。

8. E　本题考查小儿咳喘灵颗粒的功能。小儿咳喘灵颗粒为止咳喘剂之清宣降气化痰剂，功能是宣肺清热、止咳、祛痰、平喘。

9. B　本题考查小儿咳喘灵颗粒的注意事项。小儿咳喘灵颗粒的注意事项：①风寒感冒者慎用。②服药期间，忌食生冷、辛辣、油腻食物。③若见高热喘憋、鼻煽加剧者，应及时到医院诊治。④高血压、心脏病患儿慎用。⑤若见高热痰多、气促鼻煽，或咳嗽久治不愈，或频咳伴吐，或发热体温超过38.5℃的患者，应去医院就诊。⑥不宜在服药期间同时服用滋补性中药。⑦对本品过敏者禁用。过敏体质者慎用。⑧运动员慎用。而小儿咳喘灵颗粒主治小儿外感风热所致的感冒、咳嗽。

10. C　本题考查小儿咳喘灵颗粒的用法用量。小儿咳喘灵颗粒的用法用量：口服，开水冲服，2岁以内，一次1g；3~4岁，一次1.5g；5~7岁，一次2g，一日3~4次。小儿咳喘灵口服液的用法用量：2岁以内，一次5ml；3~4岁，一次7.5ml；5~7岁，一次10ml，一日3~4次。

四、多项选择题

1. ACE　本题考查小儿泻速停颗粒的功能。小儿泻速停颗粒为止泻剂之清利止泻剂，功能是清热利湿、健脾止泻、缓急止痛。

2. BCE　本题考查相似中成药小儿化食丸、小儿消食片、健儿消食口服液、一捻金、健脾康儿片的功能鉴别。小儿化食丸的功能是消食化滞，泻火通便。小儿消食片的功能是消食化滞，健脾和胃。健儿消食口服液的功能是健脾益胃，理气消食。一捻金的功能是消食导滞，祛痰通便。健脾康儿片的功能是健脾养胃，消食止泻。

3. BC　本题考查儿科解表剂中发散风寒剂的功能、主治。发散风寒剂的代表中成药有儿感清口服液、解肌宁嗽丸。儿感清口服液的功能是解表清热、宣肺化痰，解肌宁嗽丸的功能是解表宣肺、止咳化痰，两药都有解表、宣肺、化痰的功能，治疗小儿外感风寒证。

4. ACE　本题考查相似中成药一捻金、琥珀抱龙丸、牛黄抱龙丸的注意事项。一捻金、琥珀抱龙丸、牛黄抱龙丸均含朱砂，不宜过量服用或久用。

5. ABCDE　本题考查龙牡壮骨颗粒的主治。龙牡壮骨颗粒强筋壮骨、和胃健脾，治疗和预防小儿佝偻病、软骨病；对小儿多汗、夜惊、食欲不振、消化不良、发育迟缓也有治疗作用。

6. ACE　本题考查鹭鸶咯丸的功能。鹭鸶咯丸为止咳喘剂之清宣降气化痰剂，功能为宣肺、化痰、止咳，主治痰浊阻肺所致的顿咳、咳嗽。

7. ABCDE　本题考查牛黄抱龙丸的药物组成。牛黄抱龙丸的药物组成为牛黄、胆南星、天竺黄、全蝎、炒僵蚕、朱砂、琥珀、人工麝香、雄黄、茯苓。

第二十六章　眼科常用中成药

一、最佳选择题

1. A　本题考查明目地黄丸与杞菊地黄丸的功能。明目地黄丸滋补中兼清泄，功能是滋肾、养肝、明目；杞菊地黄丸肝肾并补，功能是滋肾养肝。二者共有的功能是滋肾养肝，均可治疗肝肾阴虚所致的视物模糊、迎风流泪。

2. A　本题考查石斛夜光丸的功能。石斛夜光丸融滋补、清泄、润降为一体，功能是滋阴补肾、清肝明目。

3. E　本题考查黄连羊肝丸的功能。黄连羊肝丸苦寒清泄佐以甘补，功能是泻火明目。主治肝火旺盛所致的目赤肿痛、视物昏暗、羞明流泪、眵肉攀睛。

4. D　本题考查马应龙八宝眼膏的主治。马应龙八宝眼膏清热退赤、止痒去翳，主治风火上扰所致的眼睛红肿痛痒、流泪，眼睑红烂。使用时，取马应龙八宝眼膏少许，点入眼睑内。

5. C 本题考查明目地黄丸的主治。明目地黄丸滋肾、养肝、明目，主治肝肾阴虚所致的目涩畏光、视物模糊，迎风流泪。

6. D 本题考查石斛夜光丸的主治。石斛夜光丸滋阴补肾、清肝明目，主治肝肾两亏、阴虚火旺所致的内障目暗、视物昏花。

7. E 本题考查障眼明片的主治。障眼明片补益肝肾、退翳明目，主治肝肾不足所致的干涩不舒、单眼复视、腰膝酸软，或轻度视力下降；早、中期年龄相关性白内障见上述证候者。

8. A 本题考查复方血栓通胶囊的主治。复方血栓通胶囊活血化瘀、益气养阴，主治血瘀兼气阴两虚所致的视网膜静脉阻塞，症见视力下降或视觉异常、眼底瘀血征象、神疲乏力、咽干、口干等；以及血瘀兼气阴两虚的稳定型劳累性心绞痛，症见胸闷痛、心悸、心慌、气短、乏力、心烦、口干等。其主治病证为血瘀兼气阴两虚所致；胸闷痛为心血瘀阻所致；气短、乏力、心烦、口干为气阴两虚所致。

二、配伍选择题

[1~2] B、D 本题考查相似中成药明目上清片、黄连上清丸的功能。明目上清片将疏散、清泄、通降融为一体，功能是清热散风、明目止痛。黄连上清丸清散兼通利，功能是散风清热、泻火止痛。

[3~4] A、B 本题考查相似中成药明目蒺藜丸、障眼明片的功能。明目蒺藜丸清泄与疏散并施，功能是清热散风、明目退翳。障眼明片扶正祛邪兼顾，功能是补益肝肾，退翳明目。

[5~6] C、E 本题考查相似中成药复方血栓通胶囊、芪明颗粒的主治。复方血栓通胶囊活血化瘀、益气养阴，主治血瘀兼气阴两虚所致的视网膜静脉阻塞，症见视力下降或视觉异常、眼底瘀血征象、神疲乏力、咽干、口干等。芪明颗粒益气生津、滋养肝肾、通络明目，主治2型糖尿病视网膜病变单纯型，中医辨证属气阴亏虚、肝肾不足、目络瘀滞证，症见视物昏花、目睛干涩、神疲乏力、五心烦热、自汗盗汗、口渴喜饮、便秘、腰膝酸软、头晕、耳鸣。

[7~8] C、D 本题考查相似中成药明目地黄丸、石斛夜光丸的主治。明目地黄丸滋肾、养肝、明目，主治肝肾阴虚所致的目涩畏光、视物模糊、迎风流泪。石斛夜光丸滋阴补肾、清肝明目，主治肝肾两亏、阴虚火旺所致的内障目暗，视物昏花。

三、综合分析选择题

1. C 本题考查明目上清片的主治。明目上清片清热散风、明目止痛，主治外感风热所致的暴发火眼、红肿作痛、头晕目眩、眼边刺痒、大便燥结、小便赤黄。

2. D 本题考查明目蒺藜丸的主治。明目蒺藜丸清热散风、明目退翳，主治上焦火盛引起的暴发火眼、云蒙障翳、羞明多眵、眼边赤烂、红肿痛痒、迎风流泪。

3. B 本题考查银翘解毒丸的功能和主治。患者感受风热邪气致病，应选用疏风清热的中成药增强疗效。银翘解毒丸疏风解表、清热解毒，符合增强清热散风之效的需求。

4. E 本题考查复方血栓通胶囊的主治。复方血栓通胶囊活血化瘀、益气养阴，主治血瘀兼气阴两虚所致的视网膜静脉阻塞，症见视力下降或视觉异常、眼底瘀血征象、神疲乏力、咽干、口干等；以及血瘀兼气阴两虚的稳定型劳累性心绞痛，症见胸闷痛、心悸、心慌、气短、乏力、心烦、口干等。

5. C 本题考查复方血栓通胶囊的功能。复方血栓通胶囊甘补苦泄，功能是活血化瘀、益气养阴，主治眼病证属血瘀兼气阴两虚。

6. C 本题考查参芪降糖胶囊的主治。参芪降糖胶囊主治气阴两虚所致的消渴病，症见咽干口燥、倦怠乏力、口渴多饮、多食多尿、消瘦；2型糖尿病见上述证候者。

四、多项选择题

1. ABDE 本题考查石斛夜光丸的注意事项。石斛夜光丸孕妇慎用。肝经风热、肝火上攻实证，以及脾胃虚弱、运化失调者慎用。

2. ABC 本题考查相似中成药明目地黄丸、石斛夜光丸、障眼明片的功能。明目地黄丸滋补中兼清泄，功能是滋肾、养肝、明目。石斛夜光丸融滋补、清泄、润降为一体，功能是滋阴补肾、清肝明目。障眼明片扶正而不敛邪，祛邪而不伤正，功能是补益肝肾、退翳明目。

3. AC 本题考查明目蒺藜丸的功能。明目蒺藜丸清泄与疏散并施，功能是清热散风、明目祛翳。

4. DE 本题考查相似中成药明目蒺藜丸、障眼明片的功能。明目蒺藜丸、障眼明片均有明目退翳之功。明目蒺藜丸的功能是清热散风，明目退翳；障眼明片的功能是补益肝肾，退翳明目。

5. ABDE 本题考查功能相似中成药的注意事项。明目上清片、马应龙八宝眼膏、石斛夜光丸、复方血栓通胶囊均孕妇慎用。

6. ABCD 本题考查黄连羊肝丸的注意事项。黄连羊肝丸阴虚火旺、脾胃虚寒及体弱年迈者慎用，不可过量或持久服用。服药期间，忌食辛辣肥甘之物。

第二十七章 耳鼻喉、口腔科常用中成药

一、最佳选择题

1. C 本题考查六神丸的注意事项。六神丸孕妇禁用。对本品过敏者禁用。过敏体质及阴虚火旺者慎用。服药期间，应进食流质或半流质饮食。忌食辛辣、油腻、鱼腥食物，戒烟、酒。老年人、儿童及素体脾胃虚弱者慎用。因**含有麝香**，故**运动员慎用**。因**含有毒的蟾酥、雄黄**等，故**不能过量服用或持久服用**。**外用不可入眼**。有文献报道，六神丸可引起喉头水肿及药物性肝炎等。

2. B 本题考查耳聋丸的功能与主治。耳聋丸的功能是清肝泻火，利湿通窍。主治肝胆湿热所致的头晕头痛、耳聋耳鸣、耳内流脓。

3. B 本题考查辛芩颗粒的主治。辛芩颗粒益气固表、祛风通窍，主治肺气不足、风邪外袭所致的鼻痒、喷嚏、流清涕、易感冒；过敏性鼻炎见上述证候者。千柏鼻炎片、鼻炎康片均可治疗过敏性鼻炎，但无肺气不足者。

4. D 本题考查藿胆丸的功能和主治。藿胆丸的功能是芳香化浊，**清热通窍**。主治**湿浊内蕴、胆经郁火**所致的**鼻塞、流清涕或浊涕、前额头痛**。题干中，患者的鼻病证属湿浊内蕴、胆经郁火。

5. C 本题考查鼻咽清毒颗粒的主治。鼻咽清毒颗粒清热解毒、化痰散结，主治痰热毒瘀蕴结所致的鼻咽部慢性炎症，鼻咽癌放射治疗后分泌物增多。

6. A 本题考查鼻炎康片的功能。鼻炎康片全方配伍，中西药合璧，标本兼顾，功能是清热解毒、宣肺通窍、消肿止痛。

7. E 本题考查冰硼散的主治。冰硼散清热解毒、消肿止痛，主治热毒蕴结所致的咽喉疼痛、牙龈肿痛、口舌生疮。题干中，患者病证是因家庭矛盾而火热内生，日久成毒，热毒上炎、蕴结咽喉而致。

8. A 本题考查桂林西瓜霜的主治。桂林西瓜霜清热解毒、消肿止痛，主治风热上攻、肺胃热盛所致的乳蛾、喉痹、口糜，症见咽喉肿痛、喉核肿大、口舌生疮、牙龈肿痛或出血；急性咽炎、慢性咽炎、扁桃体炎、口腔炎、口腔溃疡、牙龈炎见上述证候者及轻度烫伤（表皮未破）者。

9. C 本题考查复方鱼腥草片的功能和主治。复方鱼腥草片的功能是清热解毒。主治外感风热所致的急喉痹、急乳蛾，症见咽部红肿、咽痛；急性咽炎、急性扁桃体炎见上述证候者。

10. B 本题考查栀子金花丸的主治。栀子金花丸清热泻火、凉血解毒，主治肺胃热盛所致的口舌生疮、牙龈肿痛、目赤眩晕、咽喉肿痛、吐血衄血、大便秘结。

11. E 本题考查冰硼散的注意事项。冰硼散孕妇及哺乳期妇女禁用。虚火上炎者慎用。用药期间，忌食油腻食物，戒烟、忌饮酒。因**含朱砂（硫化汞）**，故**不宜长期大剂量使用**，以免引起汞的蓄积而中毒。

12. A 本题考查玄麦甘桔含片的功能。玄麦甘桔含片清滋兼宣散，功能是清热滋阴、祛痰利咽。

13. A 本题考查锡类散的功能。锡类散为化腐利咽剂，功能是解毒化腐。

14. E 本题考查珠黄散的功能。珠黄散为化腐利咽剂，功能是清热解毒、祛腐生肌。

15. A 本题考查栀子金花丸的功能和主治。栀子金花丸的功能是清热泻火、凉血解毒，主治肺胃热盛所致的口舌生疮、牙龈肿痛、目赤眩晕、咽喉肿痛、吐血衄血、大便秘结。

16. A 本题考查口腔溃疡散的功能。口腔溃疡散为治口疮之清解消肿剂，功能是清热、消肿、止痛。

17. C 本题考查口炎清颗粒的功能。口炎清颗粒滋润兼清解，功能是滋阴清热、解毒消肿。

18. A 本题考查耳聋左慈丸的功能。耳聋左慈丸为益肾聪耳剂，功能是滋肾平肝。

19. B 本题考查通窍耳聋丸的功能和主治。**通窍耳聋丸**的功能是**清肝泻火**，通窍润便。主治**肝经热盛**，头目眩晕，**耳聋蝉鸣，耳底肿痛**，目赤口苦，胸膈满闷，**大便燥结**。

20. B 本题考查香菊片的功能和主治。香菊片的功能是辛散祛风，清热通窍。主治急、慢性鼻窦炎，鼻炎。

21. D 本题考查口腔溃疡散的主治。口腔溃疡散

清热、消肿、止痛，主治火热内蕴所致的口舌生疮、黏膜破溃、红肿灼痛；复发性口疮、急性口炎见上述证候者。

22. A 本题考查牙痛一粒丸的主治。牙痛一粒丸解毒消肿、杀虫止痛，主治火毒内盛所致的牙龈肿痛，龋齿疼痛。

23. A 本题考查冰硼散的方义简释。冰硼散组方中，冰片辛散苦泄，芳香走窜，微寒清凉，外用善清热止痛、消肿生肌，故为君药。煅硼砂为臣药，朱砂、玄明粉为佐药。

二、配伍选择题

[1~3] B、D、C 本组题考查中成药的注意事项。六神丸含有毒的蟾酥、雄黄等，故不能过量或持久服用。辛芩颗粒含苍耳子有毒，故不宜过量或持久服用。桂林西瓜霜含山豆根与煅硼砂，故不宜过量服用或长期服用。

[4~5] C、A 本组题考查相似中成药桂林西瓜霜、复方鱼腥草片的主治鉴别。桂林西瓜霜清热解毒、消肿止痛，主治风热上攻、肺胃热盛所致的乳蛾、喉痹、口糜，症见咽喉肿痛、喉核肿大、口舌生疮、牙龈肿痛或出血；急性咽炎、慢性咽炎、扁桃体炎、口腔炎、口腔溃疡、牙龈炎见上述证候者及轻度烫伤（表皮未破）者。复方鱼腥草片清热解毒，主治外感风热所致的急喉痹、急乳蛾，症见咽部红肿、咽痛；急性咽炎、急性扁桃体炎见上述证候者。

[6~8] A、D、E 本组题考查相似中成药六神丸、清音丸、清咽滴丸的功能鉴别。六神丸、清音丸和清咽滴丸均是治咽肿声哑剂，有清热利咽之功。①六神丸为清解利咽剂，功能是清热解毒、消炎止痛；②清音丸为滋润利咽剂，功能是清热利咽、生津润燥；③清咽滴丸为开音利咽剂，功能是疏风清热、解毒利咽。

[9~10] C、E 本组题考查相似中成药玄麦甘桔含片、桂林西瓜霜的主治鉴别。玄麦甘桔含片和桂林西瓜霜均可治疗咽炎。**玄麦甘桔含片**清热滋阴、祛痰利咽，主治**阴虚火旺、虚火上浮**所致慢性咽炎，症见**咽喉肿痛、口鼻干燥**；桂林西瓜霜清热解毒、消肿止痛，主治风热上攻、肺胃热盛所致急、慢性咽炎，症见咽喉肿痛、喉核肿大、口舌生疮、牙龈肿痛或出血。

[11~12] A、B 本组题考查相似中成药辛芩颗粒、玉屏风散的功能鉴别。辛芩颗粒和玉屏风散均有益气固表之功。辛芩颗粒为治鼻鼽鼻渊剂之散风通窍剂，功能为益气固表、祛风通窍；玉屏风散为固涩剂之益气固表剂，功能为益气、固表、止汗。

[13~14] D、B 本组题考查相似中成药锡类散、珠黄散的主治鉴别。锡类散解毒化腐，主治心胃火盛所致的咽喉糜烂肿痛者；珠黄散清热解毒、祛腐生肌，主治热毒内蕴所致的咽痛，咽部红肿、糜烂，口腔溃疡久不收敛。

[15~16] A、B 本组题考查相似中成药清咽滴丸、清音丸的主治鉴别。清咽滴丸和清音丸均可治疗咽喉病证。清咽滴丸疏风清热、解毒利咽，主治外感风热所致的急喉痹，症见咽痛、咽干、口渴，或微恶风、发热、咽部红肿、舌边尖红，苔薄白或薄黄、脉浮数或滑数；急性咽炎见上述证候者。清音丸清热利咽、生津润燥，主治肺热津亏所致的咽喉不利、口舌干燥、声哑失音。

[17~18] D、C 本组题考查相似中成药耳聋丸、耳聋左慈丸的主治鉴别。耳聋丸清肝泻火、利湿通窍，主治肝胆湿热所致的头晕头痛、耳聋耳鸣、耳内流脓。耳聋左慈丸滋肾平肝，主治肝肾阴虚所致的耳鸣耳聋、头晕目眩。而牛黄上清胶囊主治热毒内盛、风火上攻所致的耳鸣；六味地黄丸主治肾阴亏损之耳鸣；知柏地黄丸主治阴虚火旺之耳鸣。

[19~20] A、B 本组题考查相似中成药千柏鼻炎片、鼻炎康片的主治鉴别。千柏鼻炎片清热解毒、活血祛风、宣肺通窍，主治风热犯肺、内郁化火、凝滞气血所致的鼻塞、鼻痒气热、流涕黄稠，或持续鼻塞、嗅觉迟钝；急慢性鼻炎、急慢性鼻窦炎见上述证候者。鼻炎康片清热解毒、宣肺通窍、消肿止痛，主治风邪蕴肺所致的急、慢性鼻炎，过敏性鼻炎。

[21~22] A、D 本组题考查相似中成药鼻咽清毒颗粒、辛夷鼻炎丸的功能鉴别。鼻咽清毒颗粒和辛夷鼻炎丸均有清热解毒之功。**鼻咽清毒颗粒**为治鼻鼽鼻渊剂之清化通窍剂，功能是清热解毒、**化痰散结**；辛夷鼻炎丸为治鼻鼽鼻渊剂之散风通窍剂，功能是祛风宣窍、清热解毒。

[23~24] E、B 本组题考查相似中成药辛芩颗粒、辛夷鼻炎丸的主治鉴别。辛芩颗粒益气固表、祛风通窍，主治肺气不足、风邪外袭所致的鼻痒、喷嚏、流清涕，易感冒；过敏性鼻炎见上述证候者。**辛夷鼻炎丸**祛风宣窍、清热解毒，主治**风热上攻、热毒蕴肺**所致的**鼻塞、鼻流清涕或浊涕**、发热、头痛；慢性鼻炎、过敏性鼻炎、神经性头痛见上述证候者。

[25~26] B、D 本组题考查相似中成药口炎清颗粒、牙痛一粒丸的功能鉴别。口炎清颗粒和牙痛一

粒丸均有解毒消肿之功。口炎清颗粒为治口疮剂之滋阴清解剂，功能是滋阴清热、解毒消肿。牙痛一粒丸为治牙病剂之清热止痛剂，功能是解毒消肿、杀虫止痛。

三、综合分析选择题

1. D　本题考查千柏鼻炎片的主治。千柏鼻炎片清热解毒、活血祛风、宣肺通窍，主治风热犯肺、内郁化火、凝滞气血所致的鼻塞、鼻痒气热、流涕黄稠、或持续鼻塞、嗅觉迟钝；急慢性鼻炎、急慢性鼻窦炎见上述证候者。

2. E　本题考查千柏鼻炎片的功能。**千柏鼻炎片苦泄辛散寒清，功能是清热解毒、活血祛风、宣肺通窍**。

3. D　本题考查千柏鼻炎片的注意事项。**千柏鼻炎片**外感风寒、肺脾气虚者慎用；高血压、青光眼患者慎用；服药期间，忌食辛辣厚味、油腻、鱼腥发物，戒烟酒；**因含千里光，故不宜过量或持久服用**。有文献报道，服用本品可引起肝脏损害，偶有胸痛、口干等。

4. E　本题考查黄氏响声丸的主治。**黄氏响声丸疏风清热、化痰散结、利咽开音，主治风热外束、痰热内盛**所致的急、慢性喉瘖，症见**声音嘶哑、咽喉肿痛**、咽干灼热、**咽中有痰**，或寒热头痛，或便秘尿赤；急、慢性喉炎及声带小结、声带息肉初起见上述证候者。题干中，患者为急性喉瘖，证属风热外束、痰热内盛。

5. B　本题考查黄氏响声丸的功能。黄氏响声丸为治咽肿声哑剂之开音利咽剂，功能是疏风清热、化痰散结、利咽开音。

6. C　本题考查诃子的功效。诃子的功效为涩肠止泻，敛肺止咳，降火利咽。

7. E　本题考查黄氏响声丸的注意事项。黄氏响声丸阴虚火旺、胃寒便溏者，以及素体脾胃虚弱者慎用。老年人、儿童慎用。服药期间，忌食辛辣、油腻、鱼腥食物，戒烟、酒。儿童服用该药应遵医嘱。并无孕妇忌用之说。

8. A　本题考查耳聋左慈丸的功能与主治。耳聋左慈丸滋补兼镇潜，功能滋肾平肝，主治肝肾阴虚所致的耳鸣耳聋、头晕目眩。题干中，患者耳病为重，属肝肾阴虚证。而六味地黄丸虽治肾阴亏损所致的头晕耳鸣、腰膝酸软等，但尚有肾阴虚内热之骨蒸潮热、盗汗遗精、消渴等表现。

9. C　本题考查左归丸的功能与主治。左归丸的功能是滋肾补阴。主治真阴不足，腰酸膝软，盗汗遗精，神疲口燥。左归丸与大补阴丸、知柏地黄丸虽均可滋阴补肾，治疗肾阴虚证所致诸证，但大补阴丸、知柏地黄丸，滋阴与清火并行，善治肾阴不足、阴虚火旺者。

10. C　本题考查明目地黄丸的功能与主治。明目地黄丸的功能是滋肾，养肝，明目。主治肝肾阴虚所致的目涩畏光、视物模糊、迎风流泪。明目地黄丸与石斛夜光丸均善补肝益肾而明目，主治肝肾亏虚所致的视物昏花，但石斛夜光丸的功能是滋阴补肾、清肝明目，主治肝肾两亏、阴虚火旺所致的内障目暗、视物昏花。

四、多项选择题

1. AB　本题考查牙痛一粒丸的注意事项。牙痛一粒丸使用后，将含药后的唾液吐出，不可咽下。本品含蟾酥、朱砂、雄黄，不宜过量使用或久用。牙痛一粒丸主治火毒内盛所致的牙龈肿痛，龋齿疼痛。

2. ABCD　本题考查冰硼散的药物组成。冰硼散的药物组成为冰片、硼砂（煅）、朱砂、玄明粉。

3. ABCDE　本题考查六神丸的主治。**六神丸清热解毒、消炎止痛，主治烂喉丹痧，咽喉肿痛，喉风喉痛，单双乳蛾，小儿热疖，痈疡疔疮，乳痈发背，无名肿毒**。

4. ABCDE　本题考查六神丸的用法用量。六神丸口服：一日3次，温开水吞服；1岁一次服1粒，2岁一次服2粒，3岁一次服3～4粒，4～8岁一次服5～6粒，9～10岁一次服8～9粒，成人一次服10粒。另可外敷在皮肤红肿处，以丸十数粒，用冷开水或米醋少许，盛食匙中化散，敷搽四周，每日数次，常保潮湿，直至肿退为止。如红肿已将出脓或已穿烂，切勿再敷。

5. BCDE　本题考查桂林西瓜霜的功能和注意事项。桂林西瓜霜的功能是清热解毒，消肿止痛。注意事项：孕妇禁用。对本品过敏者禁用。过敏体质者慎用。服药期间，忌食辛辣、油腻、鱼腥食物，戒烟酒。老人、儿童及素体脾胃虚弱者慎用。不宜与滋补性中药同时服用。内含有山豆根与煅硼砂，故不宜过量服用或长期服用。高血压、心脏病、肝病、糖尿病、肾病等慢性病严重者，应在医师指导下服用。外用时，应首先清洁患处，取适量药粉敷于患处。如口腔用药，应先漱口清除口腔食物残渣，用药后禁食30～60分钟。

6. ABCDE　本题考查六神丸的注意事项。六神丸孕妇禁用。对本品过敏者禁用。过敏体质及阴虚火旺者慎用。服药期间，应进食流质或半流质饮食。忌食辛辣、油腻、鱼腥食物，戒烟、酒。老年人、儿童及素体脾胃虚弱者慎用。因含有麝香，故运动员慎用。因含有毒的蟾酥、雄黄等，故不能过量服用或持久服用。外用不可入眼。有文献报道，六神丸可引起喉头水肿及药物性肝炎等。

7. ABDE 本题考查中成药的注意事项。冰硼散、桂林西瓜霜、六神丸、清音丸均孕妇禁用，珠黄散孕妇慎用。

8. CE 本题考查相似中成药的功能。玄麦甘桔含片、口炎清颗粒均有滋阴清热之功。玄麦甘桔含片的功能为清热滋阴，祛痰利咽。口炎清颗粒的功能为滋阴清热，解毒消肿。

9. ABCD 本题考查相似中成药的功能。鼻炎康片、千柏鼻炎片、藿胆丸、香菊片均能清热通窍。鼻炎康片的功能为清热解毒，宣肺通窍，消肿止痛。千柏鼻炎片的功能为清热解毒，活血祛风，宣肺通窍。

藿胆丸的功能为芳香化浊，清热通窍。香菊片的功能为辛散祛风，清热通窍。辛芩颗粒虽可通窍，但无清热之功。

10. ABCE 本题考查中成药的注意事项。**辛夷鼻炎丸、辛芩颗粒、鼻炎康片、鼻咽清毒颗粒所含苍耳子有毒，故不宜过量服用或持久服用。**千柏鼻炎片因含千里光，故不宜过量服用或持久服用。

11. ABCDE 本题考查鼻炎康片的注意事项。鼻炎康片孕妇及哺乳期妇女慎用。对本品及所含成分过敏者禁用。过敏性鼻炎属虚寒者慎用。肺脾气虚或气滞血瘀者慎用。运动员慎用。服药期间，戒烟、酒，忌辛辣食物。所含苍耳子有毒，故不宜过量服用或持久服用。含马来酸氯苯那敏，易引起嗜睡，服药期间，不得驾驶车、船，不得从事高空作业、机械作业，以及操作精密仪器等；又因其对 H_1 受体有阻断作用，故膀胱颈梗阻、甲状腺功能亢进、青光眼、高血压和前列腺肥大者慎用。

第二十八章 骨伤科常用中成药

一、最佳选择题

1. C 本题考查接骨七厘片的主治。接骨七厘片活血化瘀、接骨止痛，主治跌打损伤，闪腰岔气，骨折筋伤，瘀血肿痛。

2. B 本题考查舒筋活血片的主治。舒筋活血片舒筋活络、活血散瘀。主治筋骨疼痛，肢体拘挛，腰背酸痛，跌打损伤。

3. D 本题考查七厘散的功能及用法。**七厘散**为化瘀止痛剂，长于**化瘀消肿、止痛止血**，既可口服，又可外用调敷患处。

4. E 本题考查舒筋活血片的注意事项。舒筋活血片组方中所用的香加皮含强心苷而有毒，故不宜过量服用或持久服用，禁止与含有强心苷类的西药同用。

5. A 本题考查接骨丸的注意事项。接骨丸所含马钱子粉有大毒，故应在医师指导下使用。孕妇禁用。骨折、脱臼者应先复位后再用本品治疗。切勿过量服用或持久服用。

6. E 本题考查七厘散的方义简释。**七厘散**组方中，**血竭**既善活血化瘀止痛，又善止血生肌敛疮，**为君药**。而制乳香、制没药、红花、儿茶为臣药，冰片、人工麝香、朱砂为佐药。

7. D 本题考查舒筋活血片的功能。**舒筋活血片**行散与强壮并举，主舒筋活络、活血散瘀，兼祛风湿、强筋骨，功能是**舒筋活络、活血散瘀**。

8. E 本题考查七厘散的主治及用法。七厘散化瘀消肿、止痛止血，主治跌仆损伤，血瘀疼痛，外伤出血。既可内服，又可外用调敷患处。

9. A 本题考查七厘散的注意事项。七厘散的药物组成中含有朱砂，长期或过量服用可引起汞中毒。

10. C 本题考查活血止痛散的功能和主治。活血止痛散的功能是活血散瘀、消肿止痛，主治跌打损伤，瘀血肿痛。

11. C 本题考查活血止痛散的主治。活血止痛散活血散瘀、消肿止痛，主治跌打损伤，瘀血肿痛。

12. A 本题考查舒筋活血片的主治。舒筋活血片舒筋活络、活血散瘀，主治筋骨疼痛，肢体拘挛，腰背酸痛，跌打损伤。

13. C 本题考查活血止痛散的主治及用法。活血止痛散活血散瘀、消肿止痛，主治跌打损伤、瘀血肿痛。用法：口服，用温黄酒或温开水送服。

14. B 本题考查七厘散的功能和主治。七厘散化瘀消肿、止痛止血，主治跌仆损伤，血瘀疼痛，外伤出血。

15. E 本题考查七厘散的内服用量。七厘散口服，一次 1～1.5g，一日 1～3 次；外用，调敷患处。七厘胶囊口服，一次 2～3 粒，一日 1～3 次；外用，以内容物调敷患处。

16. A 本题考查仙灵骨葆胶囊的方义阐释。**仙灵骨葆胶囊**组方中，**淫羊藿**补肾壮阳、强筋健骨、祛风寒湿，**为君药**。续断、补骨脂为臣药，丹参、知母、地黄为佐药。

17. B 本题考查仙灵骨葆胶囊的功能。**仙灵骨葆胶囊**阴阳并补，补中有行，功能是**滋补肝肾**、**接骨续筋**、**强身健骨**。

二、配伍选择题

[1～3] **A、C、D** 本组题考查相似中成药的功能鉴别。接骨七厘片、接骨丸、七厘散均能活血散瘀。其中，接骨七厘片长于活血化瘀、接骨续筋；接骨丸长于活血散瘀、消肿止痛；七厘散长于化瘀消肿、止痛止血，但不长于解毒。

[4～5] **A、B** 本组题考查相似中成药骨疏康胶囊、强骨胶囊的功能和主治鉴别。**骨疏康胶囊**的功能是**补肾益气**，**活血壮骨**。主治肾虚气血不足所致的**中老年骨质疏松症**，症见腰脊酸痛，胫膝痿软，神疲乏力。**强骨胶囊**的功能是**补肾**，强骨，**止痛**。主治**肾阳虚所致的骨痿**，症见骨脆易折、腰背或四肢关节疼痛、畏寒肢冷或抽筋、下肢无力、夜尿频多；原发性骨质疏松症、骨量减少见上述证候者。

三、综合分析选择题

1. B 本题考查云南白药的功能。云南白药的功能是化瘀止血、活血止痛、解毒消肿。

2. E 本题考查云南白药（散剂）的用法。云南白药（散剂）：刀、枪伤、跌打诸伤，无论轻重，出血者用温开水送服；瘀血肿痛及未流血者用酒送服；妇科各病证，用酒送服，但月经过多、红崩，用温水送服。毒疮初起，服 0.25g，另取药粉，用酒调匀，敷患处，如已化脓只需内服。其他内出血各病证均可内服。

3. C 本题考查云南白药（散剂）的用量。云南白药（散剂）：口服，一次 0.25～0.5g，一日 4 次（2～5 岁按 1/4 剂量服用，5～12 岁按 1/2 剂量服用）。凡遇较重的跌打损伤可先服保险子 1 粒，轻伤及其他病证不必服。

四、多项选择题

1. ABDE 本题考查跌打丸的注意事项。跌打丸的注意事项：孕妇禁用；骨折、脱臼者宜手法先复位后再用本品治疗；饭后服用可减轻肠胃反应，脾胃虚弱者慎用。

2. ACDE 本题考查功能相似中成药接骨七厘片、接骨丸的主治。接骨七厘片与接骨丸均主治跌打损伤，闪腰岔气，骨折筋伤，瘀血肿痛。

3. ACDE 本题考查舒筋活血片的注意事项。舒筋活血片孕妇忌服。对本品及所含成分过敏者禁用。过敏体质者慎用。妇女月经期慎服。因组方中所用的香加皮含强心苷而有毒，故不宜过量服用或持久服用，禁与含强心苷类的西药同用。

4. BC 本题考查相似中成药跌打丸、活血止痛散的功能。跌打丸与活血止痛散均能活血散瘀、消肿止痛。

5. ABCDE 本题考查云南白药的主治。云南白药化瘀止血、活血止痛、解毒消肿，主治跌打损伤，瘀血肿痛，吐血，咳血，便血，痔血，崩漏下血，疮疡肿毒及软组织挫伤，闭合性骨折，支气管扩张及肺结核咳血，溃疡病出血，以及皮肤感染性疾病。

6. ABCDE 本题考查七厘散的药物组成。七厘散的药物组成为血竭、乳香（制）、没药（制）、红花、儿茶、冰片、人工麝香、朱砂。

7. ABCDE 本题考查仙灵骨葆胶囊的药物组成。仙灵骨葆胶囊的药物组成为淫羊藿、续断、丹参、知母、补骨脂、地黄。

8. ABC 本题考查仙灵骨葆胶囊的注意事项。仙灵骨葆胶囊孕妇禁用，有肝病史或肝生化指标异常者禁用。